高职高专医学类相关专业规划教材

●供专科院校医学类相关专业使用

临床医学概要

LINCHUANG YIXUE GAIYAO

（第二版）

主　编　刘付平　胡忠亚

副主编　谢　虹　周卫凤

编　者（以姓氏笔画为序）

　　　　李东风（皖西职业技术学院）

　　　　刘付平（安徽医学高等专科学校）

　　　　陈方军（安庆医药高等专科学校）

　　　　张兰清（皖西职业技术学院）

　　　　周卫凤（安徽医学高等专科学校）

　　　　胡忠亚（安庆医药高等专科学校）

　　　　黄　丽（安庆医药高等专科学校）

　　　　黄华山（巢湖职业技术学院）

　　　　谢　虹（蚌埠医学院）

　　　　章宗武（安徽省立第二医院）

　　　　童　枫（安徽医学高等专科学校）

U0236016

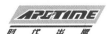
时代出版传媒股份有限公司
安徽科学技术出版社

图书在版编目(CIP)数据

临床医学概要/刘付平,胡忠亚主编.—2版.--合肥:安徽科学技术出版社,2015.9(2020.8重印)

ISBN 978-7-5337-4473-1

Ⅰ.临… Ⅱ.①刘…②胡… Ⅲ.临床医学-高等学校:技术学校-教材 Ⅳ.R4

中国版本图书馆CIP数据核字(2009)第123507号

临床医学概要   刘付平   胡忠亚   主编

出 版 人:丁凌云

责任编辑:何宗华   王 勇

封面设计:朱 婧

出版发行:安徽科学技术出版社(合肥市政务文化新区翡翠路1118号
           出版传媒广场,邮编:230071)

电   话:(0551)63533330

网   址:www.ahstp.net

经   销:新华书店

印   刷:合肥华云印务有限责任公司

开   本:787×1092   1/16

印   张:28

字   数:660千

版   次:2020年8月第9次印刷

定   价:58.00元

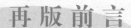

再版前言

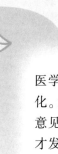

随着我国医药卫生事业和教育事业的快速发展,目前高职高专医学及相关专业的学生培养目标、方法和内容都发生了巨大的变化。2012年11月,《教育部关于"十二·五"职业教育教材建设的若干意见》发布,2014年2月,国家原卫生部发布了《医药卫生中长期人才发展规划(2011—2020年)》。

《临床医学概要》是关于临床疾病诊断和防治的思路、原则、方法以及临床各科常见病、多发病的诊治原则和要点的一门教材。为适应医药卫生和教育事业的发展,进一步提高本教材的思想性、科学性、先进性、启发性、适用性需要,优化和完善教材结构,我们根据上述等文件精神,围绕高职高专院校卫生类非临床医学专业(如医学检验、医学影像、口腔医学、药学及卫生信息管理等专业)培养目标,对本教材进行了更新修订,本次修订作了较大调整,内容更注重教材"三基五性"的要求,充分体现职业教育特色,注意知识更新,充分把握好本书的深度和广度,使之更好地适应高职高专类院校的要求。

本教材内容包括诊断学基础、急诊医学、传染性疾病、肿瘤学概论、内科、外科、妇科、儿科等临床各科常见疾病。本次修订参考相关学科的最新进展,对有关章节的知识进行了更新,妇产科部分增加了计划生育内容,儿科部分删除了不常见的新生儿寒冷损伤综合征,增加了计划免疫内容。对教材第一版中优越的突出特点,如:"案例+问题引导""知识链接""小贴士""健康教育"等继续保留并加强,删除了"本章小结"的形式与内容(因内容与正文有所重复),同时,进一步增加了插图和表格等直观的形式,配有复习思考题,使本教材实用性更强。

本教材适用对象为专科非临床医学专业类,如医学检验、医学影像、口腔医学、眼视光技术、药学、医疗保险和卫生信息管理等专业的学生使用。

编　者

2015年8月

目　录

第一章 诊断学基础

教 学 目 标

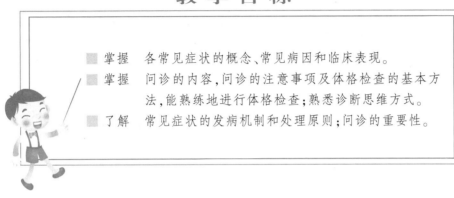

- ■ 掌握 各常见症状的概念、常见病因和临床表现。
- ■ 掌握 问诊的内容,问诊的注意事项及体格检查的基本方法,能熟练地进行体格检查;熟悉诊断思维方式。
- ■ 了解 常见症状的发病机制和处理原则;问诊的重要性。

第一节 常见症状

症状是患者对机体生理功能异常的自身体验和感受,主要是患者主观感觉到的异常或不适,如头痛、发热、眩晕等。体征是医务人员在体格检查中发现的异常的客观表现,如黄疸、心脏杂音、肝脾肿大等。有些症状既是症状也是体征,如发热、皮肤黄染等。症状可以为诊断提供重要的线索。

一、发 热

当机体在致热原作用下或各种原因引起体温调节中枢的功能障碍时,体温升高超出正常范围称之为发热。正常体温:腋下 36～37 ℃;口腔 36.3～37.2 ℃;直肠 36.5～37.7 ℃。腋下体温测量 10 min,直肠和口腔体温测量 5 min。一般口腔较腋下高 0.2～0.3 ℃,直肠较口腔高 0.3～0.5 ℃。以口腔温度为标准发热分为四度:低热 37.3～38 ℃、中热 38.1～39 ℃、高热 39.1～41 ℃、超高热≥41.1 ℃。

案例分析

上呼吸道感染会出现发热;风湿性疾病常有发热;心肌梗死后也会有发热。

问题:1.机体受病原体感染时为什么会发热?2.人体体温是怎样调节的?3.发热时有哪些临床表现?4.遇到高热的患者我们应怎样处理?

(一)发热的病因

1.感染性发热

见于各种病原体感染,是最常见的发热原因,如细菌、真菌、病毒、支原体、衣原体和某些寄

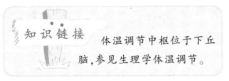

知识链接 体温调节中枢位于下丘脑,参见生理学体温调节。

1

生虫等引起的疾病均可引起发热。

2.非感染性发热

常见原因有：

(1)坏死物质的吸收,如大手术后、急性心肌梗死、内出血、大面积烧伤等;

(2)变态反应,如风湿热、系统性红斑狼疮(SLE)等;

(3)内分泌与代谢疾病,如甲状腺功能亢进症(简称甲亢)、重度脱水等;

(4)皮肤散热减少,如大面积烧伤后等;

(5)体温调节中枢功能发生障碍,如中暑、脑出血、自主神经功能紊乱等;

(6)产热过多,如惊厥、癫痫等。

(二)发热的机制

1.致热原性发热

致热原是指能引起人体发热的物质。致热原分为两大类:

小贴士

> 体温受昼夜、年龄、性别、运动、内环境等因素的影响可有所变化。一般下午和晚上体温较早晨偏高,儿童较老年人偏高等,但都在正常范围。

(1)外源性致热原　细菌、病毒、真菌、毒素及炎性渗出物。

(2)内源性致热原　细胞释放的代谢产物,如:白介素、干扰素、肿瘤坏死因子(TNF)等。外源性致热原被白细胞或巨噬细胞吞噬释放出代谢产物(内源性致热原),作用于下丘脑体温调节中枢,使体温调定点上移引起发热。一方面通过垂体内分泌因素使代谢增加和骨骼肌产热增多,另一方面交感神经使皮肤血管及竖毛肌收缩,排汗减少,致使产热大于散热,体温升高而发热。

2.非致热原性发热

非致热原性发热是指体温调节中枢功能障碍或体温调节异常所致。

(1)体温调节中枢受损　如脑出血、颅脑外伤等。

(2)产热过多　如甲亢、癫痫等。

(3)散热减少　如大面积烧伤后、心力衰竭(简称心衰)等。

(三)临床表现

1.发热的过程

(1)体温上升期　常有畏寒、乏力、头昏、皮肤苍白、肌肉酸痛等。分两型:①骤升型:体温急剧升高,数小时达高峰,见于肺炎、败血症、疟疾等;②缓升型:数日内达高峰,见于肺结核、伤寒等。

知识链接

> 在发热的过程中要密切观察病情变化,至少每4 h测一次体温和脉搏。

(2)高热期　体温到高峰后保持一段时间,可持续数小时、数日或数周,表现皮肤潮红、烦躁不安、头昏或精神萎靡不振、呼吸加深加快、脉搏增快纳差等。

(3)体温下降期　①骤降:数小时降至正常,伴有大汗,如肺炎球菌肺炎、疟疾等;②渐降:如伤寒、布鲁菌病等。体温下降后精神、食欲等逐渐恢复。

2.热　型

(1)稽留热　体温持续在39～40 ℃或以上达数日或数周,24 h波动不超过1 ℃。常见

于大叶性肺炎、伤寒高热持续期。（图1-1）

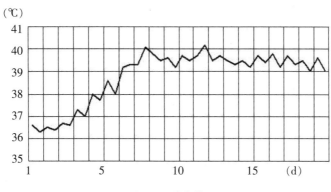

图1-1　稽留热

（2）弛张热　又称败血症热型，体温在39 ℃以上，24 h波动幅度在2 ℃以上，体温最低时一般仍在正常以上。常见于败血症、风湿热、重症肺结核、化脓性炎症等。（图1-2）

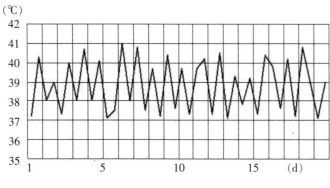

图1-2　弛张热

（3）间歇热　高热与无热期交替出现，无热期可持续1天至数天。见于疟疾、急性肾盂肾炎等。（图1-3）

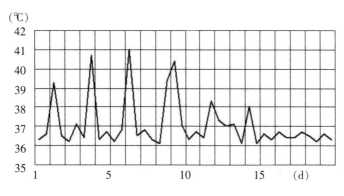

图1-3　间歇热

（4）波状热　体温逐渐升高至39 ℃或以上，数天后又逐渐下降至正常，持续数天后又逐渐升高。见于布鲁菌病。（图1-4）

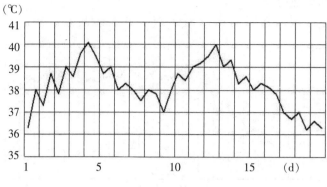

图 1-4　波状热

（5）回归热　体温急剧上升至 39 ℃以上,持续数日后又急剧下降至正常,高热与无热各持续数日。常见于回归热、霍奇金病等。（图 1-5）

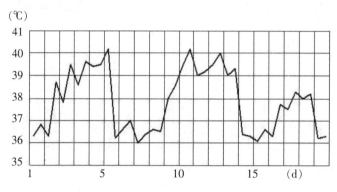

图 1-5　回归热

（6）不规则热　发热曲线无规律可循,可见于感染性疾病、肺结核、风湿热、渗出性胸膜炎等。

（四）实验室及辅助检查

1. 血常规

一般细菌性感染时白细胞增多,中性粒细胞升高,但是伤寒、副伤寒白细胞计数减少;病毒感染时白细胞计数正常或减少,但乙脑和出血热白细胞和中性粒细胞增多;白血病和严重感染类白血病反应时,白细胞明显增加,末梢血中可出现幼稚细胞;寄生虫病及变态反应性疾病时嗜酸性粒细胞增多;长期发热可有贫血,血中红细胞和血红蛋白减少。

2. 尿常规

对尿路感染、肾脏疾病有重要价值。当尿沉渣镜检白细胞大于 3 个/HP 称为镜下脓尿,红细胞大于 5 个/HP 称为镜下血尿。

3. 粪常规

注意外观、有无脓血便、虫卵等。

4. 凝血机制

血液病及严重感染可有凝血机制改变。

5.细菌学检查

对不明原因的感染或怀疑有细菌感染时可做细菌学检查。

6.血清学检查

对不同的免疫及变态反应性疾病采用相应的检查,如类风湿因子、抗核抗体检查、肥达反应、外裴反应等。

7.骨髓检查

骨髓细菌培养、找幼稚细胞等。

> **小贴士**
>
> 骨髓检查对血液病有确诊价值。

8.X 线检查

有透视和摄片等,对肺部感染的诊断有重要价值,是肺结核病早期发现的首选指标。

9.超声波检查

对胆道疾病、胸腔积液、肝脏疾病的诊断有重要价值。

二、头 痛

头痛指患者额、顶、颞、枕部的疼痛。头痛的病因多种多样,有功能性的,也有器质性的,因此,对其病因的诊断有时比较困难。

(一)病 因

1.颅脑病变

各种病原体感染,如流行性脑脊髓膜炎(简称流脑)、流行性乙型脑炎(简称乙脑)、脑脓肿等;脑血管病变,如脑出血、脑血栓等;占位性病变,如颅脑肿瘤、颅内包虫病等;颅脑外伤,如脑震荡、脑挫伤等;其他如偏头痛、丛集性头痛、头痛性癫痫等。

2.颅外病变

颅骨病变;颈椎病及其他颈部疾病;神经痛,如三叉神经痛、枕神经痛、舌咽神经痛等;眼耳鼻和牙齿所致的疾病。

3.全身性疾病

急性感染,如流感、伤寒、肺炎等;心血管疾病,如高血压病、心衰等;中毒,如酒精、一氧化碳和有机磷农药中毒等;其他,如中暑、尿毒症、贫血、SLE、月经期头痛等。

>
> **案例分析**
>
> 患者,男,60 岁,有高血压病史多年,2 h 前因情绪激动突然出现剧烈头痛、恶心、呕吐,伴右侧偏瘫。
>
> 问题:1.该患者头痛的原因是什么?2.进一步明确诊断须做哪些检查?怎样与其他原因引起的头痛相鉴别?

4.药物性头痛

如硝苯地平、尼莫地平、硝酸酯类等。

5.神经症

神经衰弱、癔症性头痛等。

(二)临床表现

1.头痛发生的急缓

发热伴急性头痛常见于急性感染;急性剧烈头痛伴意识障碍提示脑血管病变。头痛缓

> **知识链接**
>
> 对于 50 岁以上的头痛患者应注意脑血管疾病!对于疑为脑膜炎的患者确诊前就应先使用抗生素治疗!

慢发生,进行性加重是颅内占位的表现等。

2.头痛部位

感染性疾病的头痛多为全头痛;深部头痛多为颅内病变;偏头痛多在一侧;三叉神经痛沿着其分布区疼痛;副鼻窦炎在其投影部位疼痛等。

3.头痛程度

与患者对疼痛的敏感性和耐受性有关,与病情轻重不平行。

4.头痛性质

搏动性见于血管性;压迫样见于肌收缩性头痛;闪电性痛见于神经性头痛等。

5.头痛时间

晨间加剧见于颅内占位;丛集性头痛常在夜间发生;女性偏头痛常与月经有关。

6.影响头痛的因素

用力、转体、咳嗽、吞咽时可加重头痛。

(三)实验室及辅助检查

根据临床需要和具体条件,为明确诊断选择相应的检查。脑电图对癫痫性头痛可作为首选;头颅电子计算机断层扫描(CT)对脑血管疾病可作为首选;有条件时根据需要还可做磁共振成像(MRI)、对蛛网膜下隙出血及颅内感染者可腰椎穿刺做脑脊液检查等。

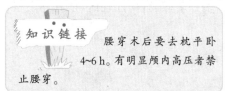
知识链接 腰穿术后要去枕平卧4~6 h。有明显颅内高压者禁止腰穿。

三、咳嗽与咳痰

咳嗽是一种防御反射,通过咳嗽及咳痰清除呼吸道的分泌物和异物以保护呼吸道的通畅,但是剧烈的咳嗽可引起不良的后果,如影响睡眠、引起气胸、加重心衰和诱发肺气肿等。

(一)病 因

1.呼吸道疾病

从鼻咽部到小支气管整个呼吸道黏膜受到刺激时均可引起咳嗽,刺激效应以喉部杓状间隙和气管分叉部黏膜最为敏感。

2.胸膜疾病

胸膜炎、胸膜间皮瘤、气胸等。

3.心血管疾病

左心衰肺淤血、肺动脉高压、肺栓塞等。

4.中枢神经因素

大脑皮质也可通过有意识或无意识地影响咳嗽动作。

(二)发生机制

1.咳 嗽

是由于外界刺激传入延髓咳嗽中枢后经反射引起的。当呼吸道黏膜及脑、耳、内脏受到

案例分析

呼吸系统疾病、心血管疾病和胸膜炎等都可引起咳嗽。

问题:有哪些因素可引起咳嗽?它们是怎样引起咳嗽的?

刺激,神经冲动经迷走神经、舌咽神经和三叉神经传入延髓咳嗽中枢,经喉下神经、膈神经及脊神经传出,咽喉部肌肉收缩引起声门,膈肌及呼吸肌收缩引起咳嗽动作。

2.咳 痰

呼吸道黏膜-纤毛转运机制发挥重要作用;咳痰以保证呼吸道通畅。

(三)临床表现

1.咳嗽性质

胸膜炎及上呼吸道感染的早期痰液较少,主要表现为干性咳嗽。慢性支气管炎、支气管扩张和肺脓肿等有大量的白色黏痰或脓性痰,表现为湿性咳嗽。

2.咳嗽的时间与节律

突发咳嗽常见于呼吸道受到冷空气、烟雾和化学物质刺激及上呼吸道感染等;发作性咳嗽见于百日咳、支气管哮喘等;长期慢性咳嗽常见于慢性呼吸道及肺部疾病;清晨起床及晚间卧床变动体位咳嗽加剧、痰量较多见于支气管扩张、肺脓肿;夜间咳嗽见于左心衰、肺结核等。

3.咳嗽的音色

声音嘶哑见于声带炎、喉炎、喉癌、喉返神经麻痹等;金属音调见于支气管肺癌、纵隔肿瘤等压迫气管;鸡鸣样咳嗽见于百日咳、会厌及喉部疾患和气管受压;声音低微或无声见于极度衰弱或声带麻痹患者。

> **小贴士**
>
> 对45岁以上,肺部听诊有局限性干啰音咳嗽后不消失的患者要注意有无支气管肺癌可能!

4.痰的性状和量

黏液性、浆液性、黏液脓性、浆液血性、血性等。

5.痰 色

脓痰伴恶臭味见于厌氧菌感染,黄绿色痰见于绿脓杆菌感染,痰中带血见于肺癌、肺结核等,粉红色泡沫痰见于左心衰急性肺水肿,铁锈色痰见于肺炎球菌肺炎,巧克力色痰见于肺阿米巴病,烂桃样痰见于肺吸虫病,日咳大量浆液泡沫痰见于弥漫性肺泡癌等。

(四)实验室及辅助检查

1.血液检查

细菌感染时血常规检查往往白细胞总数和中性粒细胞增高,临床上应使用抗生素治疗;肺结核时血沉增快。

2.痰液检查

一般性状、颜色、病原学和脱落细胞学检查。痰培养＋药敏检查对指导用药有帮助,痰脱落细胞学检查找到癌细胞对肺癌有确诊价值,支气管哮喘患者痰中有大量嗜酸性粒细胞,肺结核患者应做痰液抗酸染色找结核杆菌。

3.胸部影像学检查

根据需要可选择X线、CT、MRI等。X线检查是咳嗽时常用的检查项目,是发现肺结核的首选方法。

4.其 他

对于怀疑有肺癌的患者,X线和CT不能确诊的患者可行纤维支气管镜检查。对于慢性咳嗽的患者要了解肺功能状态时可做肺功能检查。

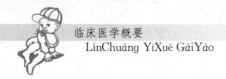

四、咯 血

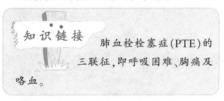
案例分析

　　患者,女,24岁,长期咳嗽、大量脓痰,反复出现咯血。近几天因受凉再次出现咳嗽及咯血。体检:右下肺有湿啰音。

　　问题:1.该患者首先考虑是什么病? 2.哪些原因可以引起咯血? 3.患者发生咯血时我们应注意些什么?

　　咯血是指喉及喉以下的呼吸道任何部位的出血,经口腔排出称为咯血。但要排除口腔、咽及鼻部出血,还要注意与消化道出血相鉴别。见表1-1所示。

表1-1　咯血与呕血的鉴别

类 别	咯 血	呕 血
病 因	肺结核、支气管肺癌、支气管扩张、肺脓肿、肺炎、二尖瓣狭窄	消化性溃疡、肝硬化、急性糜烂出血性胃炎、胆道疾病
出血前症状	咽喉部发痒、胸闷、咳嗽等	上腹部不适、恶心、呕吐等
出血方式	咯出	呕出,可呈喷射状
血 色	鲜红	咖啡色或暗红,偶鲜红
血中混有物	痰、泡沫	食物残渣、胃液
酸碱反应	碱性	酸性
黑 便	无,咽下血液时有	有,呕血停止后仍持续数日
出血后症状	常有血痰数日	无血痰

(一)病 因

1.支气管病变

支气管扩张、肺癌、支气管内膜结核和慢性支气管炎等。出血原因主要是炎症时黏膜毛细血管扩张被咳破或肿瘤侵犯黏膜血管所致。

2.肺部疾病

肺结核、肺炎、肺脓肿等,其中肺结核是最常见的病因。

知识链接　肺血栓栓塞症(PTE)的三联征,即呼吸困难、胸痛及咯血。

3.心血管疾病

二尖瓣狭窄、左心功能不全等所引起的咯血主要是肺动脉压升高肺淤血所致。肺梗死咯血主要是病变区血管损伤咳嗽时破裂出血和血管渗出所致。

4.其 他

血液病、急性传染病(流行性出血热)、风湿性疾病、支气管炎、子宫内膜异位症等。

(二)临床表现

1.年　龄

青壮年以肺结核、支气管扩张和二尖瓣狭窄多见。肺结核患者常伴有午后低热、盗汗和消瘦等。支气管扩张有长期咳嗽、大量脓痰和反复咯血。对于长期吸烟的患者,年龄大于40岁的,要注意肺癌的可能。

2.咯血量

小量:每天咯血量在100 ml以内;中等:每天咯血量100～500 ml;大量:每天咯血超过500 ml或一次咯血量在300 ml以上。肺结核、肺癌患者往往是痰中带血,但如较大血管受侵蚀破裂也可有大咯血。二尖瓣狭窄、肺动脉高压引起的咯血,在早期较易出现,后期由于血管内膜增厚咯血反而减少。大量咯血时患者常有精神紧张、烦躁不安、脉搏细速、出汗及血压下降等。

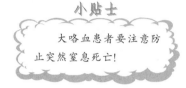

小贴士

大咯血患者要注意防止突然窒息死亡!

3.咯血的颜色和性状

鲜红色见于肺结核、支气管扩张等,铁锈色见于肺炎球菌大叶性肺炎、肺吸虫病,砖红色胶冻样见克雷伯杆菌肺炎,粉红色泡沫样痰见于肺水肿。

(三)辅助检查

1.血液及骨髓检查

有助于发现有无血液系统疾病。如血小板减少性紫癜、再生障碍性贫血和白血病等。

2.痰液检查

包括常规、病原菌(培养＋药敏)、脱落细胞学检查对肺癌诊断有重要意义等。

3.X线检查

透视是最常用的检查方法,可早期发现病变,如肺结核等。对诊断不明确或为了观察病情变化时应行摄片检查。

4.CT检查

对于肺内病变为明确诊断可做肺部CT检查。

5.其　他

纤维支气管镜和支气管造影等,根据需要选做。

案例分析

案例1 患者,男,56岁,有慢性咳嗽咳痰病史10年,近来因受惊再次出现发热、胸闷、呼吸费力,张口呼吸,口唇发绀。

案例2 某高血压患者,近来因劳累出现心悸、胸闷,夜间在睡眠中突感胸闷、呼吸困难而憋醒,被迫坐起数分钟后好转。

问题:1.这两个患者出现呼吸困难的发生机制是什么?2.不同类型的呼吸困难各有哪些临床表现?

五、呼吸困难

呼吸困难指患者在吸入空气的情况下,主观感到呼吸费力、空气不足,客观表现为用力张口呼吸,严重者有鼻翼扇动、张口耸肩、发绀,辅助呼吸肌参与呼吸运动,并有呼吸频率、节律和深度的异常。呼吸困难的原因有许多,但以呼吸系统和循环系统疾病最为常见。

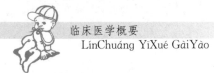
（一）病　因

（1）呼吸系统疾病　①气道阻塞：支气管异物、痰液阻塞、喉头水肿、白喉等；②支气管疾病：支气管哮喘、慢性支气管炎、支气管肺癌等；③肺疾病：各种肺炎、肺脓肿、肺不张、弥漫性肺间质纤维化及水肿等；④胸廓胸膜疾病：严重胸廓畸形、多根多处肋骨骨折、胸膜广泛增厚、气胸、大量胸腔积液等；⑤神经-肌肉疾病：重症肌无力、格林-巴利综合征、肌松药物等；⑥膈肌运动障碍：膈肌麻痹、大量腹腔积液、怀孕晚期等。

小贴士

支气管异物急救时采用 Heimlich 手法可取得立竿见影的效果！

（2）心血管系统疾病　各种原因引起的心力衰竭、风湿性心瓣膜病、肺梗死等。

（3）中毒　尿毒症、酮症酸中毒、一氧化碳中毒、有机磷中毒等。

（4）血液病　重度贫血、异常血红蛋白增多、白血病等。

（5）神经精神因素　颅脑外伤、脑出血、癔症等。

（二）临床表现

1.肺源性呼吸困难

肺源性呼吸困难按临床表现不同可分为以下三种。

（1）吸气性呼吸困难　表现为吸气费力，吸气时间延长，严重者可出现吸气时胸骨上窝、锁骨上窝和肋间隙凹陷，称为“三凹症”。如喉头水肿、支气管肿瘤及气管异物等。常伴有干咳及吸气时高调的喉鸣音，此表现提示上呼吸道有狭窄或阻塞，当阻塞现象去除后此表现很快消失。

（2）呼气性呼吸困难　表现为呼气费力，呼气时间明显延长，常伴有干啰音。此表现提示下呼吸道有狭窄或阻塞，如支气管哮喘患者主要表现为呼气性呼吸困难，听诊时两肺有广泛性的哮鸣音，使用支气管舒张剂可使症状缓解。

（3）混合性呼吸困难　吸气和呼气都感困难，往往以呼气时间延长更明显，呼吸频率增快、变浅，听诊时呼吸音减弱，常有异常呼吸音（如干湿啰音），见于广泛肺实质或间质病变及严重胸廓畸形、膈肌、胸膜和神经-肌肉疾病，如干酪样肺炎、广泛胸膜增厚、大面积肺不张、气胸等。

2.心源性呼吸困难

心源性呼吸困难的特点是活动时出现或加重，休息后好转；平卧位时加重，半卧位及坐位时好转。

（1）左心衰竭引起　机制是：①肺淤血，气体弥散功能下降引起缺氧；②肺泡张力增高；③肺循环压力升高；④肺泡弹性减退。缺氧通过刺激主动脉体和颈动脉窦，肺泡张力增高、肺循环压力增高刺激肺内牵张感受器，通过迷走神经反射兴奋呼吸中枢，加上肺泡弹性减退引起呼吸困难。左心衰竭时劳力型呼吸困难出现最早，表现为活动及劳累时呼吸困难，伴有心悸、胸闷等；夜间阵发性呼吸困难，表现为熟睡中突然出现呼吸困难、胸闷、憋气而惊醒，被迫坐起，恐惧和紧张，数十分钟后好转，又称“心源性哮喘”。见于心肌病、冠心病、高血压性心脏病等。

（2）右心衰引起　机制是：①体循环淤血，酸性代谢产物增高和缺氧刺激呼吸中枢；②右心房和上腔静脉压升高，刺激压力感受器兴奋呼吸中枢；③肝脾大、腹腔积液和胸腔积液使呼吸受限等引起呼吸困难。右心衰竭引起呼吸困难常伴有颈静脉怒张、肝脾大、下肢水肿，如肺心病、左向右分流的先天性心脏病等。

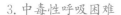

3.中毒性呼吸困难

糖尿病酮症酸中毒表现为呼吸深长、规则,呼气时有烂苹果味;尿毒症时呼气时有氨味;安眠药中毒呼吸浅慢等。

4.神经精神性呼吸困难

颅脑损伤、脑水肿时,呼吸深慢,可有节律的异常。癔症性表现为呼吸浅快,常有精神因素。

5.血液病

一氧化碳中毒、异常血红蛋白病等,因血氧含量减少刺激呼吸中枢使呼吸深快。

(三)实验室及辅助检查

对于呼吸困难的患者应常规进行胸部 X 线透视或摄片检查,根据需要还可选做痰液检查、心电图检查。血气分析有助于判断有无呼吸衰竭,对于脑血管疾病和颅脑损伤引起的呼吸困难应做头颅 CT 或磁共振检查。

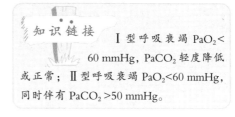

知识链接

Ⅰ型呼吸衰竭 $PaO_2 < 60$ mmHg,$PaCO_2$ 轻度降低或正常;Ⅱ型呼吸衰竭 $PaO_2 < 60$ mmHg,同时伴有 $PaCO_2 > 50$ mmHg。

案例分析

案例 1 患者,女,6 岁,休息时也有口唇、指甲发绀,活动时感呼吸困难和心悸而采取蹲踞体位以缓解症状,体检:胸骨左缘 3~4 肋间闻及 4/6 级 SM。

案例 2 患者,男性,60 岁,有慢性咳、痰、喘及反复呼吸道感染病史 10 年,近来受凉再次加重,同时有呼吸困难、口唇发绀。

问题:1.这两位患者为什么会出现皮肤及黏膜发绀?2.不同病因引起的发绀临床上各有哪些特点?

六、发 绀

发绀是指血液中还原血红蛋白增多,或血液中含有异常血红蛋白衍生物(高铁血红蛋白、硫化血红蛋白)所致皮肤和黏膜青紫现象。

(一)病因及发生机制

1.还原血红蛋白增多

各种原因引起缺氧还原血红蛋白增多时都可引起发绀,但主要是心肺疾病所致。正常情况下,体循环动脉血以氧合血红蛋白为主,还原血红蛋白含量约为 7.5 g/L,毛细血管中还原血红蛋白约为 26 g/L,不会引起发绀。当吸入气体中氧含量过低或某种心肺疾病气体交换功能障碍引起缺氧时,可使毛细血管血中还原血红蛋白明显升高,当超过 50 g/L 时,会出现发绀。

2.血液中含有异常血红蛋白衍生物

(1)高铁血红蛋白血症 正常人血红蛋白分子含二价铁,与氧结合为氧合血红蛋白。当血红蛋白中铁丧失

小贴士

重度贫血时,即使有严重缺氧,也难以引起发绀。

一个电子,被氧化为三价铁(Fe^{3+})时,即称为高铁血红蛋白(简称 MetHb),失去携带氧的能力。正常人血中 MetHb 仅占血红蛋白总量的 1% 左右,不会出现发绀。由于先天性因素、接触和摄入某些药物或化学物,如亚硝酸钠、硝酸铵、氯酸盐、非那西汀、磺胺药物等可使血中 MetHb 明显升高,当超过 30 g/L 时会出现发绀。

(2)引起 MetHb 血症的药物或化学物质也能引起硫化血红蛋白血症,但须患者同时有

便秘或服用硫化物(主要为含硫的氨基酸),在肠内形成大量硫化氢为先决条件,使硫化氢作用于血红蛋白,而生成硫化血红蛋白,当血中含量达 5 g/L 时,即可出现发绀。

(二)临床表现

1.还原血红蛋白增多

(1)中心性发绀　主要因为心肺疾病致动脉血氧饱和度降低而引起的发绀,如慢性阻塞性肺疾病、呼吸衰竭、肺炎、气胸,右向左分流的先天性心脏病等。发绀特点是全身性,四肢、面颊、黏膜及躯干皮肤发绀,可有杵状指,但肢端皮肤温暖。

(2)周围性发绀　常见于休克、体循环障碍和末梢血管阻塞或痉挛引起的周围组织缺血缺氧。表现为肢体末梢与下垂部位发绀,皮肤发凉,当加温或按摩温暖后发绀可消退。

(3)混合性发绀　以上两种发绀同时存在时称之为混合性发绀,常见于心肺功能不全同时合并有周围循环衰竭。

2.异常血红蛋白血症

(1)MetHb 血症　如误服亚硝酸盐或进食大量含有亚硝酸盐的变质蔬菜可出现发绀。表现为发绀出现较急,皮肤黏膜发绀明显,但相对症状较轻,吸氧疗效差,使用亚甲蓝或大量 Vit C 治疗后发绀很快好转或消退。

(2)硫化血红蛋白血症　患者有便秘或服用硫化物,在肠道内形成大量硫化氢经肠壁吸收后作用于血红蛋白,产生硫化血红蛋白,当其在血中含量超过 5g/L 时,即可出现发绀。硫化血红蛋白一旦形成后,始终存在于体内,直至红细胞破坏为止。发绀的特点是持续时间很长,可达几个月或更长。

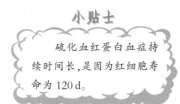

小贴士

硫化血红蛋白血症持续时间长,是因为红细胞寿命为 120 d。

(三)辅助检查

1.血气分析

对于发绀的患者进一步明确诊断和治疗须做血气分析,了解血氧饱和度、氧分压、氧含量、二氧化碳分压等。

2.X 线及心电图

对于心肺疾病引起的发绀须做胸部 X 线透视或摄片、心电图等检查。

3.分光镜检查

疑是异常血红蛋白血症用分光镜检查,MetHb 的光带、波长在 618～630 nm,硫化血红蛋白血症于 630 nm 处出现吸收光带,当与 MetHb 血症难以鉴别时,加入 1%氰化钾后吸收光带消失,即可确定硫化血红蛋白的存在。也可用小剂量亚甲蓝诊断性的治疗,当注射后发绀很快好转则是 MetHb 血症。

七、水　肿

液体在组织间隙过多积聚引起组织肿胀称为水肿。水肿分为全身性和局限性水肿。胸膜腔和腹膜腔中液体积聚过多形成胸腔积液与腹腔积液,是水肿的特殊形式。水肿根据指压皮肤有无凹陷,又可分为凹陷性与非凹

案例分析

心脏、肾脏和肝脏疾病都可以引起水肿。

问题:1.水肿是怎样发生的? 2.水肿的常见病因有哪些? 临床表现有何不同?

陷性水肿。

(一)发生机制

(1)保持液体在血管与组织间隙间平衡的主要因素之间的关系为：

毛细血管内静水压＋组织液中的胶体渗透压⇔血浆胶体渗透压＋组织压力

正常情况下前两者相加略大于后两者相加,有少量的液体进入组织间隙生成淋巴液,再由淋巴管回流至血液循环。

(2)水肿的主要因素　①钠水潴留;②毛细血管滤过压增高,如右心衰竭、静脉血栓形成;③毛细血管通透性增高,如炎症;④血浆胶体渗透压降低,如肝硬化和肾病综合征所致的低蛋白血症;⑤淋巴回流受阻,如丝虫病等。

(二)病因与临床表现

1.全身性水肿

(1)心源性水肿　①右心衰竭:表现为颈静脉怒张、肝大、下肢水肿;②左心衰竭:表现为肺水肿呼吸困难和咳粉红色泡沫样痰等。心源性水肿往往首先从身体的下垂部开始,指压时呈凹陷性,休息或下肢抬高后好转或消失。

(2)肾源性水肿　早期见于眼睑与颜面部,以后可发生全身性水肿。其原因与低蛋白血症和钠水潴留有关。

(3)肝源性水肿　与门静脉高压症、低蛋白血症、肝淋巴液回流障碍、继发性醛固酮增多等因素有关。多在肝硬化失代偿期发生,往往从踝部开始,逐渐向上蔓延,而头、面部及上肢常无水肿,常伴有肝病面容。

(4)营养不良性水肿　与低蛋白血症或 Vit B_1 缺乏有关。水肿多从踝部开始向全身逐渐蔓延。

(5)其他　如甲状腺功能减退引起的黏液性水肿;女性月经前水肿与雌激素增多致钠水潴留有关。

2.局限性水肿

局部静脉或淋巴回流受阻、毛细血管壁渗透性增加所致,见于静脉受压或血栓形成、丝虫病、局部炎症等。

(三)实验室及辅助检查

对于水肿的患者应进行血常规、尿常规、血清蛋白定量及电泳、肝肾功能检查。对于非凹陷性水肿疑为甲状腺功能减退症(简称甲减)的患者进行 T_3、T_4、TSH 检查。疑为心功能不全引起的进行心电图、超声心动图检查。

八、胸　痛

胸痛主要由胸部疾病所致,少数可由腹部脏器病变所引起。因个体的痛阈不同,所患疾病不同,胸痛的程度与病情的轻重不完全平行。一般

案例分析

案例1　患者,男,56岁,活动后心前区疼痛,休息后好转2个月。

案例2　患者,女,21岁,主诉左侧胸部烧灼样疼痛3d,体检:左侧胸壁见有成簇样水疱,有触痛。

问题:1.胸痛的病因主要有哪些?2.心绞痛有哪些特点?

情况下儿童和青年人对疼痛的敏感性高于老年人,胸壁疾病虽然有剧烈疼痛但不一定导致严重后果,老年冠心病患者胸痛不一定剧烈,但可产生严重后果,甚至死亡。

(一)病　因

各种刺激因子如理化因素、炎症、肿瘤转移等作用于胸部感觉神经末梢,通过传入神经传至大脑皮质痛觉中枢都可引起胸痛。常见的原因有以下几种:

(1)胸壁疾病　带状疱疹、非化脓性肋软骨炎、肋骨骨折、皮下蜂窝织炎、胸部软组织损伤、肿瘤骨转移等。

(2)呼吸系统疾病　胸膜炎、肺炎、肺梗死、肺癌、气胸、胸膜肿瘤等。

(3)心脏与大血管疾病　心绞痛、心肌梗死、心肌炎、胸主动脉瘤(夹层动脉瘤)、肺梗死、心脏神经症等。

(4)纵隔疾病　纵隔肿瘤、食管癌、反流性食管炎、纵隔炎、胸腔甲状腺和纵隔脓肿等。

(5)其他　肝脓肿、脾梗死、肝癌、胆囊炎放射至肩背部痛。

(二)临床表现

1.发病年龄

青年人胸痛应注意炎症、损伤所致,如胸膜炎、胸部软组织损伤、气胸、非化脓性肋软骨炎等,中老年人应多注意有无心绞痛、心肌梗死和肺部肿瘤等。

2.胸痛部位

胸壁疾病引起的胸痛定位明确,炎症引起的胸痛往往有局部红、肿、热、痛;肋软骨炎多侵犯第1、2肋软骨,局部可有肿胀隆起及压痛;带状疱疹引起的疼痛沿肋间神经分布,并可见簇状疱疹出现;胸膜炎、气胸患者胸痛多在肺移动度大的腋中线、腋后线部位,呼吸时加重;食管和纵隔疾病疼痛在胸骨后,进食时加重;心绞痛和心肌梗死胸痛在心前区或胸骨后,可放射到左肩部及左上肢内侧。

3.胸痛性质

肋间神经炎引起胸痛为阵发性灼痛或刺痛;带状疱疹呈烧灼样或剧烈疼痛;食管炎及食管癌则为胸骨后灼痛,伴进食时阻塞感;心绞痛和心肌梗死患者为压榨性闷痛,伴濒死或紧缩感,可有恐惧;撕裂样痛多见于夹层动脉瘤;干性胸膜炎或胸膜炎早期为刺痛;肺梗死为胸部剧烈疼痛,常伴有咯血、发绀和呼吸困难等。

4.影响胸痛的因素

心绞痛和心肌梗死往往有劳累、激动、紧张的诱因,心绞痛患者休息和舌下含服硝酸甘油几分钟后可缓解或消失,心肌梗死缓解较差;胸膜炎患者深呼吸时疼痛加重;胸骨骨折患者胸廓挤压时疼痛,局部有骨摩擦感;肺炎患者往往有上呼吸道感染的病史等。

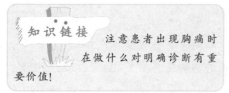

(三)辅助检查

由于胸痛的严重程度与病情不一定有确切的关系,如胸部带状疱疹可产生剧烈胸痛,而急性心肌梗死的胸痛有时并不很严重。因此,对胸痛的患者应认真检查,尽可能找到引起胸痛的原因。

（1）心电图检查　原因不明的胸痛应常规进行心电图检查，以明确是否是心脏原因引起的胸痛。在缓解期做心电图运动试验，如活动平板试验，观察是否有心肌缺血表现。

（2）X线检查　对于胸痛伴有咳嗽、咯血、呼吸困难、发绀等症状的应进行X线透视或摄片检查，胸骨后疼痛伴哽噎感疑食管病变者应给予食管钡餐造影，必要时配合胃镜检查以明确诊断。

（3）其他　疑有心肌梗死，应做心肌酶谱测定；疑有心血管疾病，应做心脏超声检查，当疑为冠心病所致者应考虑做冠状动脉造影检查；疑为肺和胸膜肿瘤，应做胸部CT及痰液细菌学及病理学检查，观察有无块影及形态特

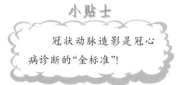

小贴士

冠状动脉造影是冠心病诊断的"金标准"！

征；疑有肺梗死者应做MRI、肺通气和灌注核素扫描，以及肺动脉造影；疑有胸腔积液或腹部病变应做B超检查；疑脊柱或脊神经病变者，应做颈、胸椎X线摄片和CT、MRI检查等。

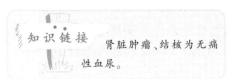

案例分析

患者，女，26岁，4h前开始出现上腹疼痛伴发热38℃，之后腹痛逐渐转移到右下腹。体检：右下腹压痛及反跳痛。

问题：1.该患者腹痛有什么特点？2.诊断是什么病？3.为进一步明确诊断须做哪些检查？4.腹部其他脏器病变腹痛各有哪些特点？

九、腹　痛

腹痛是一种常见的症状，主要有腹腔内脏器病变引起，少数是由于腹外疾病及全身疾病所致，病变有功能性和器质性。注意腹痛的急缓、部位、性质、程度和伴随症状等对明确诊断有重要帮助。

（一）病因及临床表现

1.急性腹痛

（1）腹腔内脏器急性炎症　急性胃肠炎，往往有不洁饮食史，为阵发性腹部绞痛；急性胆囊炎为右上腹痛及压痛、莫菲征阳性；急性胰腺炎为上腹部或偏左的持续性剧烈疼痛，可向左腰部放射；急性阑尾炎为转移性右下腹痛伴右下腹压痛及反跳痛；急性阵发性脐周围痛多为胃肠炎肠痉挛所致等。

（2）腹膜急性炎症　胃肠道穿孔引起急性腹膜炎，表现为突然上腹部疼痛，很快弥漫到全腹，同时伴有腹肌紧张、压痛及反跳痛。

（3）腹腔内脏器阻塞或扩张　肠梗阻时有腹痛、腹胀、呕吐和肛门停止排便及排气；胆结石为右上腹痛，可放射到右肩背部；肾及输尿管结石为肾区及下腹部绞痛，伴有血尿。

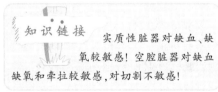

知识链接　实质性脏器对缺血、缺氧较敏感！空腔脏器对缺血缺氧和牵拉较敏感，对切割不敏感！

（4）腹腔内脏器扭转或破裂　肠扭转时有肠梗阻症状；肝破裂时往往有外伤史或肝癌病史等；宫外孕破裂时，有停经史，突然下腹痛伴有阴道流血等。

知识链接　肾脏肿瘤、结核为无痛性血尿。

（5）腹腔内血管病　脾梗死左下胸及左上腹痛，肠系膜动脉栓塞有剧烈腹痛，两者往往有心脏瓣膜病病史等。

(6)腹壁病变　带状疱疹疼痛沿神经分布,可有疱疹出现等。

(7)胸部疾病所致的腹部牵涉痛　肺炎可引起上腹痛,伴有发热和呼吸困难等;下壁心肌梗死疼痛可放射至上腹部。

2.慢性腹痛

(1)消化性溃疡　为周期性节律性上腹痛。其中胃溃疡为:进食—疼痛—缓解,十二指肠溃疡为:空腹—疼痛—进食—缓解。

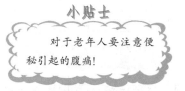

(2)腹腔内脏器的慢性炎症　慢性胃炎、肠炎、胆囊炎、膀胱炎和子宫附件炎等。

(3)腹内脏器慢性扭转　慢性胃肠扭转有腹痛,伴不全梗阻的症状,如腹胀、呕吐等。

(4)腹内实质性脏器病变　肝炎或肝大表现为右上腹痛、腹胀、黄疸等。

(5)腹内肿瘤　胃癌为上腹痛或原来胃痛的节律性改变,夜间痛明显;肝癌患者有肝大、肝区胀痛;胰腺癌往往有上腹痛伴腹部包块及黄疸等。

知识链接

胰腺癌时可出现胆囊肿大、无压痛、表面光滑并可推移,即 Courvoisier 征,是诊断胰腺癌的重要体征。

(6)中毒与代谢障碍　铅中毒、尿毒症时可有腹痛。

(7)神经精神因素　胃肠神经症、癫痫性腹痛。

(二)实验室及辅助检查

1.血、尿、粪检查

血常规可提供有无感染、出血的依据。尿液检查可确定有无蛋白尿、血尿、脓尿等为腹痛提供线索。血尿淀粉酶增高是诊断胰腺炎的重要依据。生育期女性急性腹痛,如妊娠试验阳性有助于异位妊娠的诊断。大便潜血阳性(OB试验)有助于消化道出血性疾病的诊断。

2.X线检查

腹部X线透视或摄片可发现有无膈下游离气体、肠管积气扩张、液平等,对急腹症的诊断有重要价值。X线检查还可以发现由于肺炎放射性引起的上腹部疼痛。当怀疑乙状结肠扭转或肠套叠时应行钡剂灌肠检查。

3.B超检查

对于腹腔内积液、肿块,肝胆及泌尿系结石等,B超可提供准确快捷的诊断。对于肝胆疾病可首选B超检查。

4.诊断性穿刺

对于腹膜炎、内脏出血、腹腔脓肿等可试行诊断性腹腔穿刺术检查,且可对穿刺物进行常规、涂片显微镜检查及细菌培养。阴道后穹隆穿刺有助于妇科急腹症的诊断。

5.其　他

根据需要选择性检查。对于上消化道疾病,明确诊断首选胃镜检查;下消化道疾病首选结肠镜检查;怀疑肝癌时做甲胎蛋白测定等。

十、恶心与呕吐

恶心是指上腹部紧迫欲将胃内容物经口吐出的一种不适感。呕吐是指胃或小肠部分内容物不自主地经贲门、食管逆流出口腔的现象。恶心与呕吐发生时常伴有迷走神经兴奋的症状，如面色苍白、出汗、流涎、心率减慢和血压下降等。

案例分析

案例 1　患者，女，12 岁，喝冰饮料后吃油腻食物，饭后不久出现上腹部不适、恶心，呕吐两次。

案例 2　患者，男，60 岁，因突然头晕，伴恶心、呕吐 2 h 来院就诊。

问题：1.两患者为什么会出现恶心及呕吐？怎样发生的？2.还有哪些原因能引起恶心与呕吐？

(一)发生机制

恶心与呕吐的发生机制如图 1-6 所示。

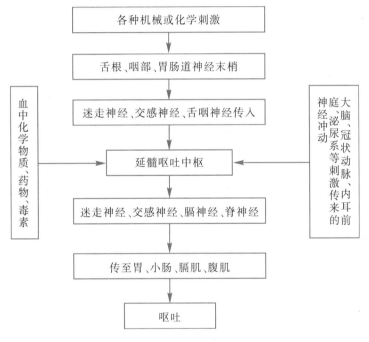

图 1-6　恶心与呕吐发生机制

(二)病因与分类

1.反射性呕吐

(1)消化系统疾病　口咽部炎症或受理化因素刺激、胃肠疾病、肝胆胰疾病、腹膜及肠系膜疾病。

(2)循环系统疾病　急性冠状动脉综合征、心力衰竭、肺梗死、休克等。

(3)泌尿生殖系统疾病　泌尿系结石、急性感染、异位妊娠等。

(4)眼部疾病　青光眼、屈光不正、眼外伤等。

(5)其他　当嗅觉、视觉和味觉受到不适宜刺激时。

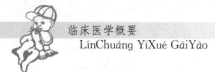

2.中枢性呕吐

(1)颅内压增高　中枢神经系统感染、脑血管病、脑肿瘤、颅脑外伤。

(2)药物、化学毒物　直接作用于延髓的呕吐中枢,如抗癌药物、吗啡、尿毒症、洋地黄过量和某些抗生素等。

(3)其他　妊娠反应、酮症酸中毒、电解质紊乱。

3.前庭性呕吐

美尼尔综合征、迷路炎、晕动病。

4.精神神经性呕吐

如癔症、神经性厌食等。

(三)临床表现

1.前驱表现

呕吐前往往有迷走神经兴奋的表现,即恶心、面色苍白、出汗、流涎、心率减慢等。

2.呕吐的时间

幽门梗阻呕吐常发生在夜晚或凌晨;食物中毒者多在进食后数小时至 24 h 内出现;咽部慢性炎症多在清晨刷牙时发生;妊娠呕吐多在进食或清晨时发生。

3.呕吐与进食的关系

急性胃肠炎呕吐常与不洁饮食有关;餐后即刻呕吐可能为精神性呕吐;餐后 1 h 后延迟呕吐,提示胃张力下降或胃排空延迟;餐后数人或集体出现呕吐多为食物中毒所致。

4.呕吐的特点

脑膜炎、颅内压增高呕吐呈喷射性,伴有头痛及意识障碍;急性胃肠炎引起的恶心、呕吐多伴有腹痛、腹泻;贲门失弛缓症表现为咽下困难、进食后呕吐和胸骨后下端不适或疼痛;前庭性呕吐常有眩晕、眼球震颤;呕吐伴右上腹痛、发热、黄疸应考虑胆囊炎、胆石症。

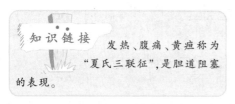

知识链接　发热、腹痛、黄疸称为"夏氏三联征",是胆道阻塞的表现。

5.呕吐的性质

贲门失弛缓症呕吐物无酸味;幽门梗阻呕吐物中有宿食;高位肠梗阻,呕吐频繁伴有胆汁;低位肠梗阻,呕吐物中可有粪臭味。

(四)实验室及辅助检查

(1)粪常规　粪常规及细菌培养对肠道感染性疾病的诊断和治疗时选择敏感药物有很大帮助,对伴有腹泻的患者应作为常规检查。

(2)电解质、血生化　根据诊断和治疗的需要选择性检查。

(3)X 线检查　胃肠 X 线检查有助于肠梗阻、腹腔脏器穿孔的诊断。

(4)B 超检查　怀疑是肝、胆疾病的患者首选。

(5)CT 检查　对中枢神经系统疾病及腹部实质性脏器的诊断有重要价值,可选择采用。

(6)纤维内镜　适用于胃肠疾病的诊断,在非介入性检查不能明确病因时可选用。

十一、呕　血

上消化道出血(食管、胃、十二指肠、肝、胆、胰)经胃从口腔呕出称为呕血。血液在胃内经胃酸及肠道作用后变为黑色,经肠道排出体外,形成黏稀发亮的柏油样便称为黑便。由鼻腔、口腔、咽喉等部位出血经口腔吐出或呼吸道疾病引起的咯血,不属于呕血。

（一）病　因

(1)食管疾病　食管静脉曲张破裂、炎症、肿瘤、异物、外伤等。

(2)胃及十二指肠疾病　溃疡（消化性、应激性）、杜氏病（Dieulafoy's）、炎症、胃癌。最易引起出血的溃疡是十二指肠球后溃疡;十二指肠溃疡不发生癌变,胃溃疡可发生癌变。

案例分析

患者,男,36岁,上腹节律性疼痛反复发作4年,空腹时腹痛,进食后缓解,近来有夜间痛。今晨进食后连续呕血3次,总量约600 ml,呕吐物初为咖啡色,后为暗红色,同时有稀黑便、头晕、心慌。体检:体温37.5℃,脉搏90次/min,呼吸20次/min,血压100/60 mmHg,神志清楚,面色苍白,中上腹剑突下偏右压痛,腹水征(-)。

问题:1.呕血时患者会有哪些表现? 2.本例的诊断首先考虑是什么? 3.进一步明确诊断须做哪些检查?

(3)肝、胆和胰腺疾病　肝硬化致食管及胃底静脉曲张破裂、胆道出血、肝癌破裂血液经胆道流出、胰腺癌等。

(4)血液系统疾病　白血病、血小板减少性紫癜和弥散性血管内凝血及其他凝血障碍等。

(5)其他　出血热、暴发性肝炎、多脏器功能不全综合征、尿毒症等。

呕血病因发生率:

消化性溃疡＞肝硬化胃底/食管静脉曲张破裂＞急性胃黏膜病变

（二）临床表现

1.先　兆

呕血前多有上腹部不适、恶心、面色苍白、出汗等,随后呕出血性胃内容物。

2.呕血与黑便

幽门以上出血多有呕血与黑便,幽门以下出血多引起黑便,但呕血颜色与出血量和出血快慢有关,如食管、胃底静脉曲张破裂出血量大及快,呕吐物呈鲜红、暗红色可有血块。出血量少或在胃内停留时间长,血红蛋白在胃酸作用下形成酸化正铁血红蛋白时,呈咖啡色。呕血时由于部分血液经肠道排出体外,可形成黑便。

3.失血的表现

(1)出血量为血容量的10％～15％(400～500 ml):有头晕、畏寒,多无血压、脉搏的变化。

(2)出血量为血容量的20％(1 000 ml)以上时:有出汗、四肢厥冷、心慌、脉搏增快等症状。

(3)出血量达血容量的30％:有出汗、四肢厥冷、心慌、脉搏增快细弱、呼吸急促、少尿或无尿等。

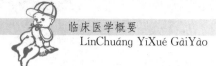

4. 发 热

消化道出血后可有不规则发热,第 3～5 d 体温最高,一般不超过 38.5 ℃,主要是血液分解产物在肠内被吸收及散热减少引起。如体温持续在 39 ℃以上往往提示有感染可能。

(三)实验室及辅助检查

(1)血、尿及粪常规检查　血常规检查可判断贫血的程度,但急性出血 2～3 h 红细胞和血红蛋白可正常;粪常规及隐血试验可发现有无便血。

(2)其他实验室检查　肝肾功能、出凝血时间、骨髓检查等可根据需要选择。

(3)器械检查　根据需要选择 B 超、纤维胃镜及 X 线钡餐造影等检查。有条件的医院可行急诊胃镜检查,以早期明确诊断及在胃镜下进行止血治疗。

案例分析

案例 1　患者,男,54 岁,因上腹部包块,纳差 20 d 入院。PE:皮肤明显黄染,呈橘皮样改变,上腹部可触及不规则质地硬的包块,有压痛。

案例 2　患者,男,35 岁,有慢性肝炎病史 5 年,近来病情加重,并出现皮肤及黏膜发黄伴有出血点。

问题:1. 上述患者的黄疸是怎样发生的? 2. 黄疸有哪些类型? 3. 各种类型的黄疸实验室检查有何不同? 如何进一步明确病因?

十二、黄 疸

黄疸是由于血清总胆红素 (TB)浓度增高,超过 34.2 μmol/L,致使皮肤、黏膜和巩膜黄染的现象。当血清总胆红素浓度在 17.1～34.2 μmol/L,临床上尚未出现黄疸时,称隐性黄疸。

(一)病因与发生机制

胆红素代谢及黄疸发生机制如图 1-7 所示。

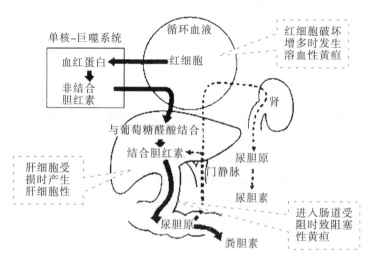

图 1-7　胆红素代谢及黄疸发生机制

1. 溶血性黄疸

各种原因引起的溶血使红细胞破坏过多都可引起溶血性黄疸。如自身免疫性溶血性贫血、新生儿溶血、误输异型血、伯氨喹啉等药物引起的溶血等。溶血形成大量的非结合胆红素(UCB)超过肝脏的代谢能力,导致血中非结合胆红素明显升高而引起的黄疸。

2. 肝细胞性黄疸

如病毒性肝炎、中毒性肝炎、肝硬化失代偿期和肝癌等使肝细胞受损,肝细胞摄取、结合及排泄功能障碍,导致血中 UCB 增加,同时由于受损的肝细胞所转变的部分结合胆红素(CB),因肝细胞破坏进入血液,使血中结合胆红素也增加,从而引起黄疸的发生。

3. 胆汁淤积性黄疸

各种原因引起肝内、外胆道系统阻塞,胆红素反流入血而引起的黄疸。如结石、胆道蛔虫、胰头癌、胆管炎、毛细胆管型病毒性肝炎、氯丙嗪药物引起的黄疸等。

(二)临床表现

1. 溶血性黄疸

急性溶血时,可伴有寒战、发热、头痛、腰背部及四肢酸痛和不同程度的贫血。血管内溶血可出现酱油样或浓茶样尿,称血红蛋白尿。重者可发生急性肾衰竭。慢性溶血多因遗传性疾病所致,除贫血表现外,可有脾大,长期高胆红素血症可并发胆结石和肝功能损害。

2. 肝细胞性黄疸

皮肤、黏膜浅黄至深黄不等,可伴有乏力、恶心、呕吐、食欲减退、腹胀、肝区胀痛及其他肝脏病的表现等。严重肝炎患者可有出血倾向及昏迷等症状。

3. 胆汁淤积性黄疸

黄疸程度较重,皮肤暗黄色,完全梗阻者可呈黄绿色,甚至绿褐色,并伴有皮肤瘙痒、心动过缓、尿色深黄、粪便颜色变浅或呈白陶土色。进食脂类食物时可出现腹泻,由于 Vit K 吸收障碍,可发生出血倾向。

(三)实验室及辅助检查

血、尿、粪常规有利于黄疸病因的诊断及分类,肝功能检查对于黄疸的患者应作为常规检查项目,对于黄疸伴有贫血的患者应进行免疫学方面的检查以判断有无溶血机制的存在,B超检查对肝脏大小、形态、肝内有无占位性病变、胆道系统有无结石与扩张、脾脏有无肿大与胰腺有无病变的诊断有较大帮助,应为首选,必要时进一步行 CT、MRI 或肝穿刺活检及腹腔镜检查。不同类型黄疸的实验室检查区别见表1-2所示。

表1-2 黄疸的实验室检查区别

项　目	溶血性黄疸	肝细胞性黄疸	胆汁淤积性黄疸
血清 TB	升高	升高	升高
血清 CB	正常	升高	明显升高
血清 CB/TB	<15%	>30%～40%	>50%～60%
尿液中尿胆红素	－	＋	＋＋
尿液中尿胆原	升高	轻度升高	减少或消失
谷丙转氨酶(ALT)	正常	明显升高	可升高
碱性磷酸酶(ALP)	正常	升高	明显升高
凝血酶原时间(PT)	正常	延长	延长
粪便颜色	加深	正常	变浅或白陶土样

从上表可知,肝细胞性黄疸与胆汁淤积性黄疸的鉴别有一定困难,胆红素升高的类型与血清酶学的分析是关键。胆汁淤积性黄疸直接胆红素与总胆红素的比值偏高,而肝细胞性黄疸则偏低,但两者多有重叠。肝细胞性黄疸血中谷丙转氨酶明显升高,胆汁淤积性黄疸血中碱性磷酸酶也明显升高。有时还要结合其他检查综合评价。

十三、意识障碍

意识障碍是指人体对外界环境刺激缺乏反应的一种精神状态,多由大脑及脑干损伤所致,重者表现为昏迷。

(一)病因及发病机制

意识由觉醒状态和意识内容组成。觉醒状态取决于双侧大脑半球皮质、特异性和非特异性上行激活系统的完整性。意识内容是在意识觉醒状态的基础上产生,包括思维、情感、记忆、定向、理解等精神活动。任何原因导致大脑皮质活动功能减退或脑干网状结构损害均可产生意识障碍。临床上常见的病因有:

案例分析

案例1 某患者原有肝硬化病史4~5年,春节期间进蛋白类食物较多,近几天逐渐出现精神异常,有时大小便失禁,两天前出现昏睡状态,不易叫醒。

案例2 王某,女,50岁,因某事在争执后突然出四肢抽动,昏迷不醒。体检:瞳孔等大等圆,对光反射正常,血压、呼吸、心率正常。

问题:1.这两个患者哪个有意识障碍？2.意识障碍有哪些类型和表现？

小贴士

从目击者获得发病当时情况对诊断有重要意义！

1.感染性因素

(1)颅内感染 脑炎、脑膜炎和脑脓肿等。

(2)全身严重感染 败血症、中毒性肺炎、中毒性痢疾和脑型疟疾等。

2.非感染性因素

(1)颅脑疾病 脑血管疾病、脑肿瘤、脑外伤、癫痫、高血压脑病、脑缺氧和脑水肿等。

(2)内分泌与代谢障碍 甲亢危象、甲减危象、糖尿病酮症酸中毒、低血糖和严重水及电解质紊乱等。

(3)心血管疾病 阿-斯综合征、严重心律失常、急性心肌梗死、肥厚性心肌病、主动脉瓣狭窄及关闭不全、血管迷走性晕厥等。

(4)药物及化学毒物中毒 有毒气体吸入、安眠药、麻醉药、有机磷农药中毒等。

(5)物理损伤 如高热中暑、触电、溺水等。

(二)临床表现

1.嗜 睡

嗜睡为程度最轻的意识障碍。患者处于持续睡眠状态,但可被轻度刺激或语言能唤醒,醒后能正确回答问题,但反应迟钝,停止刺激后又入睡。

2.意识模糊

意识障碍程度较嗜睡深,表现为对时间、地点、人物等定向力障碍,思维和语言不连贯,可有错觉、幻觉、躁动不安、谵语或精神错乱等。

3.昏 睡

患者处于沉睡状态,不易唤醒,经压眼眶、摇动身体等强刺激可被唤醒,但很快又入睡。

醒时答话含糊或答非所问。

4. 昏　迷

昏迷为最严重的意识障碍,患者表现为意识大部分或完全丧失,不能唤醒,无自主运动。按程度可分为:

(1)浅昏迷　意识大部丧失,无自主运动,对声、光刺激无反应,但是对疼痛刺激有痛苦表情或肢体退缩等防御反应。吞咽反射、角膜反射和瞳孔对光反射可存在,血压、脉搏、呼吸无明显变化,可有排便、排尿失禁。

(2)中度昏迷　对各种刺激无反应,对剧烈刺激可有防御反应,但反应明显减弱。角膜反射、瞳孔对光反射迟钝为其特征。

(3)深昏迷　意识完全丧失,肢体呈弛缓状态,对外界任何刺激无反应,深、浅反射均消失,偶尔有深反射亢进与病理反射,血压、脉搏、呼吸常有改变,排便、排尿失禁。

5. 谵　妄

谵妄是一种特殊类型的意识障碍,表现为意识模糊、幻觉、错觉、定向力丧失、躁动不安、言语杂乱等。

6. 其他表现

有原发病及继发病的一些表现。如脑血管疾病患者多有肢体运动障碍及偏瘫表现;肝性脑病有肝硬化门脉高压、肝性面容表现;低血糖引起的意识障碍往往有低血糖或糖尿病使用胰岛素病史等。

(三)实验室及辅助检查

血常规检查有利于判断患者有无感染,肝、肾功能、电解质、血糖有利于病因的诊断和治疗,应常规进行检查;对于怀疑是脑血管疾病引起的应首选头颅 CT 检查;对突然意识障碍的患者应常规进行心电图检查;其他检查,如超声、甲状腺素测定等根据需要选做。

第二节　问　诊

一、问诊的重要性

问诊是医护人员通过对患者或知情人进行全面、系统询问而获得临床资料的一种诊断方法,又称病史采集。通过详细了解疾病的发生、发展、病因、诊疗经过及既往健康状况等全过程,可从中获取诊断依据,为进一步的检查、护理和治疗提供线索。问诊也是与患者及其家属之间相互沟通,建立共识,达到相互理解和信任的过程。采集病史的真实性、系统性、完整性和效率等,取决于医生的方法和技巧,需要在临床工作中不断地进行实践和练习。

二、问诊的内容

(一)一般项目

姓名、性别、年龄、籍贯、民族、婚姻、住址、职业、就诊或入院日期及时间、记录日期及时间、病史陈述者、可靠程度等。若病史陈述者非本人,应注明与患者的关系。

(二)主　诉

是患者感受最明显的症状和体征加上持续时间,也是本次就诊的最主要的原因。主诉

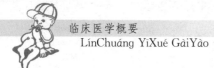

小贴士

主诉相当于作文的题目，要让人一看就知道大概是什么病。

要简明扼要，一般不超过 20 个字。主诉要用患者的语言，而不是诊断用语。如：

"多食、多饮、多尿伴消瘦 1 年"（√） "糖尿病史史 1 年"（×）

"慢性咳嗽、咳痰、气喘 10 年"（√） "慢性支气管炎病史 10 年"（×）

对当前无症状表现，诊断资料和入院目的又十分明确时，也可用以下方式记录主诉。"发现肾结石 1 个月，入院接受手术治疗"；"白血病复发 1 周，要求入院化疗"；"胃癌术后 3 个月，入院接受第三次化疗。"

（三）现病史

现病史是病史的精华或主体部分，应围绕主诉进行详细询问后，记录患者发病后疾病的发生、发展、演变的全过程。内容包括：

1.起病情况

小贴士

现病史相当于作文的主体，是病史的精华部分。

起病情况包括起病急缓、前驱症状等。对病因的探索具有重要的意义。如：在劳动或情绪激动时突然出现意识障碍、失语、偏瘫，应首先考虑是出血性脑卒中；在睡眠状态下出现失语、偏瘫等，应首先考虑脑血栓形成的可能性。

2.患病时间

患病时间指起病到就诊或入院的时间，如果有几个症状，应按时间顺序分别记录。时间长者以年、月、日计算，时间短者以小时、分钟计算。

3.主要症状特点

主要症状特点包括主要症状的起病部位、性质、程度、持续时间、缓解和加重因素等。这是对疾病诊断的重要依据，应真实可靠。如某患者右上腹出现剧烈绞痛向右肩背部放射，据此可首先判断有无胆囊疾病。

4.病因和诱因

了解病因和诱因有助于明确诊断与拟订治疗方案，但对患者提供的病因和诱因医护人员应科学地进行分析记录，不能随意记入病历中。

5.病情的发展和演变

病情是持续性或间歇性发作，是进行性加重或逐渐好转，缓解或加重的因素。如某患者开始有上腹部及脐周疼痛，几小时后转移到右下腹疼痛。这些都对明确诊断和将要采取的处理措施有重要意义。

6.伴随症状

伴随症状是指主要症状出现的同时所伴随的次要症状。如咳嗽、咯血伴午后低热及盗汗。在记录时对于具有鉴别意义的阴性症状也要同时记录。

7.诊治经过

诊治经过是指在本次就诊前的诊断情况、采取的治疗措施及其效果。所用的药物应记录名称、用法及效果，手术或急救措施应记录手术方式、所用材料等。有利于进一步治疗方案的制订和实施。

8.一般情况

一般情况是指精神、饮食、大小便、睡眠、体重等。有利于病情的观察、治疗和护理。

（四）既往史

包括：患者对自己既往健康的评价，既往病史（患病史、手术史、外伤史等），过敏史（药物、食物、环境），预防接种及传染病史。为了避免遗漏，一般按系统进行回顾。

（1）呼吸系统 有无流涕、咽痛、咳嗽（量、性质、颜色、气味）、咯血、胸痛、呼吸困难等。

（2）循环系统 有无心悸、气短、心前区疼痛、水肿、晕厥、高血压、血脂异常等。

（3）消化系统 有无上腹部疼痛、反酸、嗳气、恶心、呕吐、食欲减退、腹泻、呕血、便血和黄疸等。

（4）泌尿系统 有无排尿困难、尿频、尿急、尿痛、水肿、腰痛、尿色发红等现象。

（5）代谢及内分泌系统 有无畏寒、怕热或怕冷、多汗、多食、多饮、多尿、消瘦或肥胖等。

（6）肌肉及骨骼系统 有无四肢关节痛、运动障碍、形态变化和肌肉萎缩等。

（7）神经系统 有无头痛、失眠、记忆减退、肢体活动不便、精神异常、意识障碍和抽搐现象等。

（8）血液 有无头晕、乏力、皮肤黏膜出血点和瘀斑、肝脾及淋巴结肿大等。

（五）个人史

包括出生地、居住地及时间、社会经历、职业及工作条件、个人习惯与嗜好有无夜游史、吸毒史和药物依赖现象等。

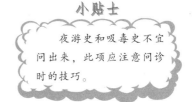
小贴士
夜游史和吸毒史不宜问出来，此项应注意问诊时的技巧。

（六）婚姻史

婚姻史是指未婚、已婚或再婚，配偶身体状况、夫妻关系、性生活情况等。

（七）月经史

月经史的记录格式：初潮年龄 $\dfrac{行经天数}{月经周期天数}$ 末次月经时间或绝经年龄。

有无痛经及白带情况等。

（八）生育史

妊娠与生育次数及年龄，人工或自然流产次数，有无死产、剖宫产、产后计划生育状况等。

（九）家族史

家族成员的健康及疾病情况，有无家族性及遗传性疾病史，对于与遗传有关的疾病如高血压、血友病、精神病等应详细地记录下来，可通过绘出家系图表示出来。

三、问诊的方法与技巧

（1）问诊前最好了解一下患者的个人和社会背景（身份、性格、文化、民族等），营造一个宽松的谈话环境。要注意语言和态度，如对于年龄较大的患者，询问年龄时要问："老人家，你今年多大年纪啦？"，不要说"你几岁啦？"。

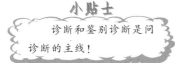
小贴士
诊断和鉴别诊断是问诊的主线！

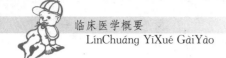

（2）问诊一般从主诉开始，逐步深入进行有目的、有层次、有顺序的询问。

（3）掌握谈话的主动权，对于患者多余的讲话可给予及时打断，回到谈话主题上来。还要避免套问和诱问，如："你感到心慌吧？""你失眠吧？"等。

（4）去伪存真、抓住重点。在询问时注意观察患者，并随时分析、综合、归纳患者所述症状的内在联系，分清主次，辨明因果，抓住重点，深入询问，紧紧围绕诊断和鉴别诊断进行询问。

（5）遇到危急重症患者，应简单地询问后，先及时给予必要的处理，待病情稳定后再完成病史询问。

（6）用通俗语言询问，不要用特定的医学术语，如"里急后重""端坐呼吸"和"纳差"等。但在记录时不要用俗语或方言，要注意文字的精练、准确和科学性。

总之问诊的方法与技巧要在工作实践中逐渐才能掌握和熟练。

第三节 体格检查

体格检查是检查者应用自己的感觉器官（眼、耳、鼻、手）或借助简单的辅助工具（如体温表、血压计、听诊器、叩诊锤等），对被检查者进行仔细地观察和系统地检查，以了解其身体状况的一组最基本的检查方法。包括视诊、触诊、叩诊、听诊和嗅诊。

一、基本检查方法

（一）视　诊

1. 方　法

视诊是检查者运用视觉来观察被检者全身或局部表现的一种诊断方法。通过检查者的眼睛直接观察，但某些部位或某些情况下，则须借助耳镜、喉镜、眼底镜、内镜等仪器帮助检查。视诊可分为一般视诊和局部视诊，一般视诊能观察到患者全身的一般状态，如性别、年龄、营养、发育、意识状态、面容、表情、体位、步态、姿势等。局部视诊是对患者身体的某一局部进行观察，例如巩膜有无黄染、皮肤有无皮疹和出血点、心尖搏动的位置和范围等。

2. 注意事项

视诊最好是在自然光线下进行。视诊虽然简单，却非常重要，它适用范围广，不受条件限制，随时可以进行。检查者必须具有敏锐、系统的观察能力、扎实的医学知识和丰富的临床经验，通过全面、深入、敏锐的观察，可发现对诊断具有重要意义的临床征象。

（二）触　诊

检查者通过手的感觉，来判断所触及的内脏器官及躯体部分的物理特征的一种诊断方法。其应用范围很广，遍及身体各部，尤以腹部更为重要。触诊可以进一步证实视诊内容，同时弥补视诊的不足，如是否有肝脾大、心尖搏动位置等。手的指腹和掌指关节的掌面最敏感，触诊常用这两个部位进行。

1. 触诊方法

根据检查目的和施加的压力不同，触诊可分为浅部触诊法和深部触诊法。

（1）浅部触诊法　检查者将手轻轻放在被检查者的部位上，运用掌指关节和腕关节柔和地进行滑动触摸；浅部触诊法适用于脉搏、浅表动静脉、浅表淋巴结、胸部、腹部、皮肤、关软组织的浅表病变的检查。

(2)深部触诊法　检查者用并拢的二、三、四指指端或两手重叠连同该处皮肤由浅入深，逐渐压向深处，触摸深部器官或病变部位。深部触诊法主要用于腹部检查。根据检查目的和手法不同分为：①单手滑行触诊法：被检者做腹式呼吸，尽量使腹肌松弛，检查者以并拢的二、三、四指末端逐渐触向腹腔的脏器或包块，在被触及的脏器或包块表面上做上下左右的滑动触摸。常用于腹腔脏器或深部肿块检查。②双手触诊法：检查者右手置于被检查部位，左手置于被检查脏器或肿块的背部，左手将检查部位的脏器、肿块固定并推向右手方向，右手在脏器或肿块的体表触摸。主要用于肝、脾、肾及肿块的检查。③深压触诊法：主要用以探测腹腔深处病变的部位、确定腹腔压痛点和反跳痛的检查，如阑尾压痛点、输尿管压痛点等。检查时用一或两个手指指端在腹壁上垂直地逐渐用力下压。检查反跳痛时，即在深压的基础上突然将手抬起，询问患者是否有疼痛突然加重。④冲击触诊法(浮沉触诊法)：并拢的两手指与腹壁取 70°～90°角置放于腹壁上相应的部位，进行快速和连续冲击。由于腹腔积液的浮力使脏器下移后随之浮起，使指端易于触及肿大的肝、脾或肿块。

2.注意事项

(1)站在被检者的右侧，面向被检者，以便随时观察其表情与反应。被检者一般取屈膝仰卧位，腹肌尽量放松。下腹部检查时，可嘱被检者排尿、排便，以免将充盈的膀胱或粪团误为腹腔肿块。

(2)向被检者讲明检查目的和需要配合的动作，检查时手指要温暖，动作要轻柔，从"正常"部位逐渐移向"病变"部位。

(3)边触摸边思索病变的解剖部位和毗邻关系，运用所学知识判断病变的起源和性质。

小贴士

触诊一般从健侧开始，逐渐移向患侧。

(三)叩　诊

叩诊是用手指、手掌、空拳或叩诊锤叩击身体某部位，使之震动和发出音响，根据震动和音响的特点来判断脏器的物理性质及病变情况，或根据是否出现疼痛来判断有无病变或病变程度的一种诊断方法。

1.叩诊方法

叩诊法分为直接叩诊法与间接叩诊法两种。

(1)直接叩诊法　用屈曲的右手中指或二、三、四、五指并拢的手指掌面直接叩或拍击检查部位，通过被查部位的震动感和声音来判断有无异常情况。适用于胸部或腹部面积广泛的病变，如气胸、大量胸腔积液或腹腔积液等。

(2)间接叩诊法　医生将左手中指第二节紧贴于被检部位，右手中指自然弯曲，以右手中指指端垂直叩击左手中指第二指骨前端，用腕关节与指掌关节作弹跳式叩击。叩击时，用力量要均匀、适中，一个部位连续叩击2～3次，叩击的动作要灵活、短促，富有弹性。使产生的声音基本一致，才能判断叩击音的变化(图1-8)。

2.叩诊音

叩诊部位组织和脏器的密度、弹性、含气量以及与体表的间距不同，会产生不同的音响。根据音响的强弱、振调、振动持续时间的长短，临床将叩诊音分为清音、鼓音、浊音、实音、过清音等五种。

(1)清音　是一种音调较低、音响较强、振动持续时间较长的声音，是正常肺部的叩

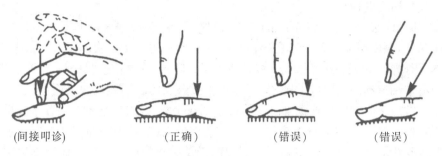

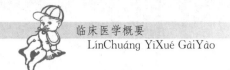

(间接叩诊)　　　　　（正确）　　　　（错误）　　　　　（错误）

图1-8　间接叩诊方法

诊音。

（2）鼓音　音调较低，类似击鼓音；与清音相比音响较强、振动持续时间也较长，在叩击含有大量气体的空腔脏器（如胃泡、肠管）时出现。见于气胸、气腹等。

（3）浊音　音调较高、音响较弱、振动持续时间较短的声音。生理情况下，当叩击被少量含气组织覆盖的实质脏器（如心脏、肝脏）边缘时产生。病理情况下，见于肺组织含气量减少的病变如大叶性肺炎等。

（4）实音　音调较浊音高、音响更弱、振动持续时间更短的声音。实音也称绝对浊音。当叩击肌肉、实质性脏器（如心脏和肝脏等）时为实音。病理情况下，见于大量胸腔积液或肺组织实变等。

（5）过清音　是一种音调较清音低，音响较清音强，介于清音与鼓音之间的声音。由于肺组织含气量增多、弹性减退所致，如肺气肿时。

（四）听　诊

是直接用耳或借助于听诊器间接在被检者体表听取身体各组织脏器活动时发出的声音，判断功能正常与否的一种诊断方法。

1. 听诊方法

听诊有直接听诊法和间接听诊法两种。

（1）直接听诊法　用耳郭直接贴于被检者的某部位，倾听内部发出的音响。方法简便、易行，但由于所听到的声音较微弱，又不便于在某些部位（如腋窝等）进行，故临床上很少采用。

（2）间接听诊法　检查者用听诊器在被检者体表某部位进行听诊的检查方法。此法对听诊音有放大作用，适用范围广泛，除心、肺、腹部以外，还适用于身体其他部位的血管音、皮下捻发音、骨折面摩擦音等。

2. 听诊注意事项

（1）环境要安静、温暖，被检者肌肉尽量放松。

（2）选择适当的体位　一般多取坐位或卧位，有时需配合呼吸运动或变换体位，有时需让被检者做某些动作或适当的运动后再进行听诊检查。对衰弱的患者，应尽可能减少体位改变加剧痛苦。

（3）正确使用听诊器　听诊器通常由耳件、体件和软管三部分组成，其长度与医生手臂的长度相适宜。注意耳件方向是否正确，硬管和软管的管腔是否通畅。体件有钟型和膜型两种，钟型适合听取低调声音，如二尖瓣狭窄的舒张期隆隆样杂音，膜型适合听取高调声音，

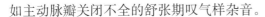

如主动脉瓣关闭不全的舒张期叹气样杂音。

（4）注意辨别脏器之间的声音和外来杂音的干扰。

(五)嗅　诊

嗅诊是指以检查者的嗅觉来判断患者的异常气味及其与疾病之间关系的一种诊断方法。异常气味的来源主要是皮肤黏膜、呼吸道、消化道、分泌物、渗出物、呕吐物、排泄物等。有时嗅诊能迅速为诊断提供重要线索。如糖尿病酮症酸中毒患者有烂苹果味；尿毒症患者有尿素味；肝坏死患者有肝臭味；有机磷农药中毒的患者口腔中有大蒜味。

二、一般检查

(一)全身状态检查

全身状态检查是对患者全身状况的概括性检查，以视诊和触诊为主，必要时辅以体温表、血压计、听诊器等进行检查。内容包括：性别、年龄、生命征、营养、发育与体型、意识状态、面容与表情、体位、姿势、步态、皮肤和淋巴结等。

1.性别和年龄

性别根据被检者的特征一般不难辨别，年龄经问诊或观察很容易得知。有些疾病的发生和预后与性别和年龄都有一定的关系。

2.生命体征

是评价生命活动及其质量的重要指标，包括体温、呼吸、脉搏、血压等。

（1）体温　测量方法与临床意义详见本章第一节常见症状发热。

（2）呼吸　见本节肺和胸膜检查，观察记录每分钟呼吸的次数和节律。

（3）脉搏　一般用示指、中指和无名指触诊桡动脉，并记录脉搏的频率、节律、张力、幅度、性质及动脉壁的弹性等。正常成人脉搏为 60～100 次/min，平均 70 次/min 左右。老年人偏慢，儿童偏快。正常情况下脉率与心率一致，心律不齐时可不一致。

（4）血压　临床上多用间接测量法，采用袖带汞柱式血压计。测量方法：被检者休息 5～10 min，采取仰卧位或坐位，全身放松，被测上肢裸露自然伸直并外展，上臂与心脏在同一水平，袖带的气囊部分对准肱动脉，袖带下缘在肘弯横纹上方 2～3 cm 处，听诊器体件置于肘窝处肱动脉上袖带下缘，然后向袖带的气囊内充气，眼与水银柱上界面处于同一水平。在放气时，听到第一次声响时的汞柱数值为收缩压，声音消失时的汞柱数值为舒张压。

3.发育与体型

发育是否正常，多以年龄与智力、体格成长状态(如身高、体重及第二性征)之间的关系来判断。发育正常的人，年龄与智力、体格成长状态之间的

> **小贴士**
>
> 正常血压<140/90 mmHg，
> 血压≥140/90 mmHg 为高血压，
> 血压<90/60 mmHg 为低血压。

关系相应。发育情况与种族遗传、内分泌、营养代谢、生活条件、体育锻炼等内外因素有密切关系。体型是身体各部发育的外观表现，包括骨骼、肌肉的生长与脂肪的分布状态等。临床上将成人的体型分为：正力型(匀称型)、无力型(瘦长型)和超力型(矮胖型)三种。

4.营养状态

营养状态可根据皮肤、毛发、皮下脂肪、肌肉发育等进行综合判断，可作为评价健康或疾

病程度的标准之一。简便而迅速的评价方法是察看皮下脂肪充实的程度。通常临床上营养状态分为:良好、中等和不良三个等级。

5.意识状态

意识状态是大脑功能活动的综合表现,是对环境的知觉状态。根据意识障碍的程度可分为嗜睡、意识模糊、昏睡、昏迷等。

6.面容与表情

面容是指面部呈现的状态;表情是在面部或姿态上思想情感的表现。正常人表情自如,神态安怡。患病后可出现痛苦、忧虑或疲惫的面容与表情。临床上常见的面容改变有以下几种:急性病容、慢性病容、贫血面容、二尖瓣面容、甲亢面容、黏液性水肿面容、肝病面容、肾病面容、肢端肥大症面容、满月面容、伤寒面容和苦笑面容等。

7.体 位

体位是指被检者身体所处的状态。对某些疾病的诊断具有一定意义。常见体位有:自主体位、被动体位、强迫体位。

8.步 态

步态指走动时所表现的姿态。健康人的步态因年龄、机体状态和所受训练的影响而有不同的表现,当患某些疾病时,可使步态发生很大改变,并且有一定的特征性。常见异常步态有:蹒跚步态、醉酒步态、偏瘫步态、共济失调步态、慌张步态、跨阈步态、剪刀式步态等。

(二)皮肤及黏膜检查

皮肤黏膜检查应在良好的自然光线下进行。内容包括:①颜色:有无苍白、发红、发绀、黄染、色素沉着和脱失;②湿度与出汗;③弹性;④皮疹:常见的皮疹有斑疹、丘疹、斑丘疹、玫瑰疹、荨麻疹;⑤出血点及瘀斑;⑥脱屑;⑦蜘蛛痣与肝掌;⑧水肿;⑨溃疡与瘢痕等。

(三)浅表淋巴结检查

淋巴结分布全身,检查时只能查到浅表部位的淋巴结。正常淋巴结体积较小,直径多不超过0.5 cm,质地柔软,表面光滑,单个散在,无触痛及压痛,与毗邻组织无粘连,一般不易触及。检查时应按顺序进行,以免遗漏。一般顺序为:耳前、耳后、乳突区、枕骨下区、颌下、颈下、颈前三角、颈后三角、锁骨上窝、腋窝、滑车上、腹股沟、腘窝等。

淋巴结肿大时,应注意部位、大小、数目、硬度、压痛、活动度、局部皮肤有无红肿、瘢痕、瘘管等。

身体某部位的急、慢性炎症可引起相应的淋巴结肿大,如咽炎、扁桃体炎、牙龈炎可引起颈部淋巴结肿大;下肢炎症可引起腘窝及腹股沟淋巴结肿大。结核性淋巴结肿大晚期可形成瘘管,经久不愈,愈合后可形成瘢痕。肺癌可向右侧锁骨上窝或腋部淋巴结群转移,引起此处的淋巴结肿大。胃癌、食管癌多向左侧锁骨上淋巴结群转移,引起锁骨上淋巴结肿大。白血病、淋巴瘤等可引起全身性淋巴结肿大。

三、头部及其器官检查

(一)头 部

头部的检查包括头发、头皮、头颅等。以视诊检查为主,辅以触诊检查。

1. 头　发

头发的检查应注意其颜色、疏密度、脱发的类型及特点。有些疾病可引起脱发,检查时应注意发生的部位、形状与头发改变的特点。

2. 头　皮

检查时注意观察头皮的颜色、有无头皮屑、头癣、炎症、外伤及瘢痕等。

3. 头　颅

检查时应注意大小、外形、有无包块、压痛和运动情况。头颅的检查对小儿意义较大。小颅畸形,常伴有大脑发育不全;巨颅多由于颅内压增高引起;小儿佝偻病可引起方颅,且头部受压部位往往有头发脱落;主动脉瓣关闭不全患者可见与颈动脉搏动一致的点头运动。

(二)头部器官

1. 眼

(1)眼眉　正常人眉毛一般内侧与中间部分比较浓密,外侧部分较稀。黏液性水肿、腺垂体功能减退可引起外 1/3 眉毛过于稀疏或脱落麻风病。

(2)眼睑　注意有无外翻、倒睫、眼睑水肿、上睑下垂和眼睑闭合障碍等。

(3)结膜　分为睑结膜、球结膜和穹隆结膜三部分。检查时注意有无沙眼、充血水肿、苍白、黄染和出血点等。

(4)巩膜　注意有无黄斑、黄染等。

(5)角膜　注意其透明度,有无云翳、白斑、溃疡、软化、新生血管、色素沉着等。

(6)瞳孔　正常瞳孔为圆形,双侧等大、等圆,直径为 3～4 mm。检查瞳孔时应注意其形状、大小,两侧是否等大、等圆,对光及调节反射等。

(7)眼球　检查时应注意眼球的外形与运动。

2. 耳

注意耳郭有无畸形、外耳道是否通畅、有无红肿、分泌物、流血、鼓膜是否有穿孔、乳突区有无压痛等。

3. 鼻

注意:①形态、皮肤颜色、鼻翼有无扇动;②鼻腔:是否通畅、有无分泌物、出血、黏膜有无红肿、糜烂、溃疡、鼻中隔有无弯曲等;③鼻旁窦:共四对与鼻腔相通,当引流不畅时,易发生炎症而出现鼻塞、流涕、头痛和鼻旁窦压痛等。

4. 口　腔

(1)口唇　注意口唇颜色、有无疱疹、口角糜烂及歪斜。健康人口唇红润光泽。口唇苍白见于贫血、虚脱等;口唇发绀为血液中还原血红蛋白增多所致,见于心肺功能不全等;大叶性肺炎可引起口唇疱疹;口角糜烂见于维生素 B_2 缺乏;口角歪斜见于脑卒中和面神经麻痹等。

(2)口腔黏膜　正常口腔黏膜光洁,呈粉红色。检查时应注意有无疱疹、出血点或瘀斑。麻疹患者在第二磨牙颊黏膜处可见针头样大小的白色斑点,周围有红晕,称麻疹黏膜斑(Koplik 斑),对麻疹早期有诊断价值。

(3)牙齿　注意有无龋齿、残根、缺牙和义齿等。若有牙齿疾患应按下列格式标明所在部位:如 6⌐7 龋齿,即右上第一磨牙和左上第二磨牙有龋齿。

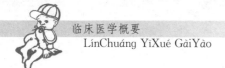
```
                        上
     8  7  6  5  4  3  2  1 | 1  2  3  4  5  6  7  8
右 ────────────────────────|──────────────────────── 左
     8  7  6  5  4  3  2  1 | 1  2  3  4  5  6  7  8
                        下
```

(4)牙龈　正常牙龈呈粉红色。检查时注意有无肿胀、出血、溢脓、牙龈瘘管等。

(5)舌　注意舌质、舌苔及舌的活动状态。正常人舌质淡红、湿润、柔软，活动自如，伸舌居中，无震颤，舌苔薄白。肢端肥大症患者舌体肥大；缺铁性贫血、恶性贫血及慢性萎缩性胃炎患者，舌乳头萎缩，舌体变小，舌面光滑呈粉红色或红色，谓之镜面舌；猩红热患者，舌乳头肿胀突出，呈鲜红色形如草莓，称草莓舌；甲状腺功能亢进患者，伸舌常有震颤；舌下神经麻痹患者，伸舌偏向患侧。

(6)咽部与扁桃体　检查时，被检查者取坐姿，头略后仰，张口并发"啊"音，同时用压舌板将舌的前 2/3 与后 1/3 交界处迅速下压，此时软腭上抬，在照明的配合下，即可见软腭、腭垂、软腭弓、扁桃体、咽后壁等。咽炎可见咽部黏膜充血、红肿，黏膜腺分泌增多。扁桃体炎时，可见表面有肿大和分泌物等。扁桃体增大分为三度：不超过咽腭弓者为Ⅰ度；超过咽腭弓者为Ⅱ度；达到或超过咽后壁中线者为Ⅲ度。如图 1-9。

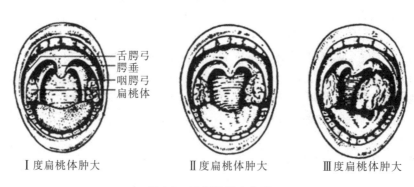

舌腭弓
腭垂
咽腭弓
扁桃体

Ⅰ度扁桃体肿大　　　Ⅱ度扁桃体肿大　　　Ⅲ度扁桃体肿大

图 1-9　扁桃体肿大分度

(7)口腔气味　健康人口腔无特殊气味。如疾病原因导致口腔有特殊气味称为口臭，可由口腔或非口腔疾病引起。

(8)腮腺　位于耳屏、下颌角及颧弓所构成的三角区内，正常时腺体薄而软，触诊时摸不出腺体轮廓。腮腺肿大时，可见到以耳垂为中心的隆起，并可触及边缘不明显的包块。腮腺导管开口于上颌第二磨牙对侧的颊黏膜处。

四、颈部检查

颈部检查应注意颈部的姿势、运动、颈部血管、甲状腺和气管等情况。检查时，让被检查者取坐位或仰卧位，充分暴露颈部和肩部，在平静、自然的状态下进行，手法应轻柔，特别是疑有颈椎病变时。

(一)外　形

正常人颈部直立时两侧对称。男性甲状软骨比较突出，形成喉头结节，女性则较平坦。转头时可见胸锁乳突肌突起。

(二)姿势与运动

正常人坐位时颈部伸屈、转动自如。头部向一侧偏斜称为斜颈,见于颈肌外伤、瘢痕收缩、先天性斜颈或颈肌挛缩。颈部运动受限并伴有疼痛,可见于软组织炎症、颈肌扭伤、颈椎结核或肿瘤等。脑膜刺激征的特点为颈部强直,见于脑膜炎、蛛网膜下隙出血等。

(三)颈部血管

1.颈静脉怒张

正常人立位或坐位时,颈外静脉常不显露,平卧时可见充盈,充盈程度不超过锁骨上缘至下颌角的下 2/3 内。若 30°~40°半卧位时充盈水平超过正常水平,或立位或坐位时,颈静脉充盈称颈静脉怒张,提示静脉压增高,见于右心衰竭、心包积液或上腔静脉阻塞综合征等。

2.颈动脉搏动

正常人安静状态下不易看到颈动脉搏动,剧烈活动后可见。如在安静状态下出现颈动脉的明显搏动,称为颈动脉搏动,提示脉压增大,见于主动脉瓣关闭不全、甲状腺功能亢进及严重贫血患者等。

3.颈静脉搏动

正常情况无颈静脉搏动,在三尖瓣关闭不全时可看到。

(四)甲状腺

甲状腺位于甲状软骨下方表面光滑,柔软不易触及。在做吞咽动作时可向上移动。检查法时注意:甲状腺的大小、对称性、质地、有无结节、压痛及震颤等。

方法 1 在被检者前面,用一手拇指施压将甲状腺推向对侧,另一手示、中指在对侧胸乳突肌后缘向前推挤甲状腺侧叶,拇指在胸锁乳突肌前缘触诊,然后让被检者做吞咽动作配合,感甲状腺组织在手下滑动。

方法 2 在被在检者后面,用一手示、中指施压将甲状腺推向对侧,另一手拇指在对侧胸锁乳突肌后缘向前推挤甲状腺,示、中指在其前缘触诊甲状腺,嘱被检者做吞咽动作配合,感甲状腺组织在手下滑动。

甲状腺肿大可分为三度:不能看出肿大但能触及者为Ⅰ度;能看到肿大又能触及,但在胸锁乳突肌外缘以内者为Ⅱ度;超过胸锁乳突肌外缘者为Ⅲ度。甲状腺肿大原因有:单纯性甲状腺肿、甲状腺功能亢进、甲状腺癌、慢性淋巴性甲状腺炎、结节性甲状腺肿、甲状腺瘤等。

(五)气 管

正常人气管位于颈前正中部。检查时被检查者取坐位或仰卧位。

方法 1 医生用示指和无名指分别置于两侧胸锁关节上,然后将中指置于气管之上或气管与两侧胸锁乳突肌之间的间隙,据两侧间隙是否等宽来判断气管有无偏移。

方法 2 医生用两手的中指或拇指分别放在两侧胸锁关节上,然后用两手示指分别放于两侧胸锁乳突肌之间的间隙,据两侧间隙是否等宽来判断气管有无偏移。大量胸腔积液、积气、纵隔肿瘤时,可将气管推向健侧;而肺不张、肺纤维化、胸膜粘连肥厚可将气管拉向患侧。

五、胸部检查

胸部是指颈部以下和腹部以上的区域。胸部检查内容包括:胸廓外形、胸壁、乳房、支气管、肺和心脏等。

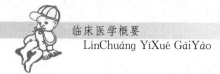

(一)胸部的体表标志

主要是指胸部体表自然标志和人为的画线,包括骨骼标志、自然陷窝、垂直线标志和解剖区域。胸部检查时,可借助于这些标志用于标记胸部脏器的位置和轮廓,以及描述异常体征的部位和范围。

1.骨骼标志

(1)胸骨角　为胸骨柄与胸骨体连接处向前突出的部分。其两侧分别与第2肋软骨相连接,为确定肋骨和肋间隙的重要标志。

(2)肋骨与肋间隙　肋骨共12对,两个肋骨之间的间隙称为肋间隙,用以标记病变的水平位置。

(3)胸骨下角　又称腹上角,为左右肋弓在胸骨下端会合所形成的夹角,正常70°～110°,因体型不同而有差异,矮胖体型者较钝,瘦长体型者较锐。

(4)肩胛骨　肩胛骨呈三角形,其下部尖端称肩胛下角。当被检查者两上肢自然下垂时,肩胛下角相当于第7后肋间和第8胸椎水平,为后胸部计数肋骨的标志。

(5)第7颈椎棘突　背部颈、胸交界的骨性标志,低头时最明显。

(6)肋脊角　指第12肋骨与脊柱构成的夹角,其前方为肾和输尿管所在区域。

2.自然陷窝和解剖区域

(1)胸骨上窝　指胸骨柄上方的凹陷,正常气管位于其后正中。

(2)锁骨上窝　指分别位于锁骨上方的凹陷,相当于肺尖上部。

(3)锁骨下窝　指分别位于锁骨下方的凹陷,相当于肺尖下部。

(4)腋窝　指上肢内侧与胸壁相连的凹陷部。

(5)肩胛区　指肩胛冈以下的肩胛区域。

(6)肩胛间区　指两肩胛骨内缘之间的区域。

3.垂直线标志

(1)前正中线　又称胸骨中线,指通过胸骨正中所作的垂直线。

(2)锁骨中线　指通过左右锁骨中点向下所作的垂直线。

(3)腋前线　指通过腋窝前皱襞沿前胸壁向下所作的垂直线。

(4)腋后线　指通过腋窝后皱襞沿后胸壁向下所作的垂直线。

(5)腋中线　自腋窝顶端,腋前线和腋后线之间中点向下所作的垂直线。

(6)肩胛下角线　指两上臂自然下垂时通过肩胛下角所作的垂直线。

(7)后正中线　指通过椎骨棘突或沿脊柱正中所作的垂直线。

(二)胸廓、胸壁和乳房

1.胸　廓

正常人胸廓呈椭圆形,两侧大致对称。成人胸廓前后径与左右径之比为1∶1.5,婴儿和老年人胸廓前后径与左右径接近。常见胸廓异常如图1-10所示。

(1)桶状胸　胸廓呈圆桶状,前后径增大,与左右横径几乎相等,肋骨呈水平位,肋间隙增宽饱满,腹上角增大。见于严重肺气肿、支气管哮喘,也可见于老年人或肥胖体型者。

(2)扁平胸　胸廓扁平,前后径显著缩小,为左右横径的一半,两者的比例约为1∶2,多见于慢性消耗性疾病,如肺结核、肿瘤晚期等。也可见于瘦长体型者。

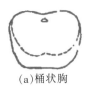 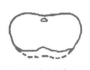 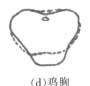

(a)桶状胸　　　(b)扁平胸　　　(c)漏斗胸　　　(d)鸡胸

图 1-10　胸廓常见异常

(3)佝偻病胸　多见于儿童。①佝偻病串珠:沿胸骨两侧各肋软骨与肋骨交界处常隆起,形成串珠状;②肋膈沟:下胸部前面的肋骨常外翻,自剑突沿膈附着部位向内凹陷形成的沟状带;③鸡胸:胸骨下端前突,胸廓前侧胸壁肋骨凹陷,胸骨上下距离较短;④漏斗胸:胸骨剑突处显著凹陷呈漏斗状,称漏斗胸。

2.胸　壁

胸壁检查时除应注意皮肤、淋巴结、肌肉发育等外,还应注意以下内容:

(1)静脉有无充盈和曲张　当上腔静脉或下腔静脉阻塞时,胸壁静脉可以充盈、曲张。

(2)皮下气肿　当气管、肺和胸膜破裂后,气体逸出积存于皮下,称为皮下气肿。用手按压有"捻发感或握雪感"。用听诊器加压听诊皮下气肿处,有"捻发音"。

(3)胸壁压痛　正常人胸壁无压通。肋软骨炎、胸壁软组织炎、肋间神经炎及肋骨骨折时,胸壁局部可有压痛。白血病患者胸骨可有明显压痛和叩痛。

3.乳　房

检查时应注意:①两侧乳房的大小及对称性;②乳头:有无倒置或内翻、有无溢液等;③乳房皮肤:有无发红、色素沉着、水肿、溃疡、橘皮样变或局部回缩。④触诊时注意:质地与弹性、有无压痛及包块等。

(三)肺和胸膜

1.视　诊

(1)呼吸运动　呼吸运动分胸式呼吸和腹式呼吸。正常成年男性和儿童以腹式呼吸为主,成年女性以胸式呼吸为主。某些疾病可使呼吸运动类型发生改变,如肺炎、胸膜炎、肺水肿或肋骨骨折时,胸式呼吸减弱,腹式呼吸增强;腹膜炎症、大量腹腔积液和腹腔巨大肿瘤时,腹式呼吸减弱,胸式呼吸增强。

(2)呼吸频率和深度　正常成人静息状态下呼吸为 16～20 次/min,呼吸频率超过 24 次/min 称为呼吸过速,呼吸频率低于 12 次/min 称为呼吸过缓。①肺炎、胸膜炎、气胸,可引起浅快呼吸;②深快呼吸:见于剧烈运动、情绪激动或过度紧张症。③浅慢呼吸:见于昏迷、麻醉剂或镇静剂过量、颅内压增高等。④深大呼吸:呼吸深而慢,又称 Kussmaul 呼吸,多见于糖尿病酮症酸中毒、尿毒症等。

(3)呼吸节律　正常成人静息状态下呼吸节律基本均匀而整齐。呼吸节律改变多提示中枢神经系统病变。①潮式呼吸:又称 Cheyne-Stokes 呼吸,呼吸由浅慢逐渐变得深快,然后再由深快转为浅慢,之后出现一段呼吸暂停,继而又重复上述呼吸节律。②间停呼吸:又称 Biots 呼吸,表现为在规则的呼吸几次后,突然停止一段时间,之后又开始规则呼吸,周而复始。其发生原因同潮式呼吸,但较之更为严重。③叹气样呼吸:表现为在一段正常呼吸节律中插入一次深大呼吸,常伴有叹息声,多为功能性改变。见图 1-11 所示。

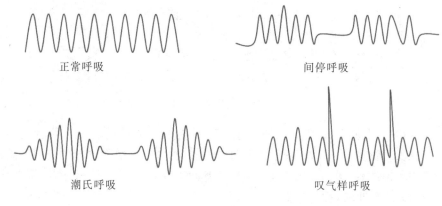

正常呼吸　　　　　　　　　　　　　　　间停呼吸

潮氏呼吸　　　　　　　　　　　　　　　叹气样呼吸

图 1-11　呼吸改变的类型和特点

2. 触　诊

（1）胸廓扩张度　是呼吸时胸廓的动度，检查时，两手置于患者胸廓前下部，左右拇指尖在前正中线两侧对称部位。嘱患者做深呼吸运动，观察两侧活动度是否一致。当有大量胸腔积液、胸膜增厚和肺不张等情况时，患侧活动度减弱。

（2）语音震颤　被检查者发出声音时，声波所产生的震动顺着气管、支气管及肺泡传到胸壁引起的共鸣震动，检查者用手掌在胸部的体表可触及称为语音震颤（简称语颤）。语音震颤主要取决于气管、支气管是否畅通，胸壁传导是否良好等。一般情况下，发音强、音调低、胸壁薄、支气管与胸壁距离近、语颤强，反之则弱。一般成人较儿童为强，男性较女性强，瘦者较胖者为强，前胸上部较下部为强，右胸上部较左胸上部为强。病理情况下，触觉语颤可出现以下变化：①语颤减弱或消失：如阻塞性肺不张、肺气肿、大量胸腔积液或气胸、严重胸膜增厚或粘连等；②语颤增强：见于大叶性肺炎实变期、肺梗死、肺脓肿及肺结核空洞。

（3）胸膜摩擦感　正常胸腔内有少量润滑液体，胸膜炎时，因纤维蛋白沉积于胸膜，使胸膜表面变得粗糙，呼吸时脏、壁层胸膜互相摩擦，触诊时有皮革相互摩擦的感觉，称胸膜摩擦感。

3. 叩　诊

胸部叩诊有直接叩诊法和间接叩诊法。叩诊音的性质和强度受肺泡含气量、弹性、胸壁厚薄以及邻近器官的影响。

（1）正常胸部叩诊音的分布　①清音：正常肺组织叩诊音为清音。前胸上部比下部稍浊；右上肺叩诊较左上肺稍浊；左侧心缘旁稍浊；右腋下部因受肝影响叩诊稍浊；背部较前胸部稍浊。②浊音：心、肝与肺组织的重叠部位为浊音。③实音：心、肝实质性脏器无肺组织覆盖的部位、后胸的脊柱为实音。④鼓音：胃泡区（左胸下部）为鼓音。

（2）异常胸部叩诊音　当肺或胸膜发生病变时，正常肺部清音区出现过清音、浊音、实音及鼓音，称为异常胸部叩诊音。①浊音与实音：见于肺炎、肺结核、肺水肿、肺不张、肺梗死、肺肿瘤、胸腔积液、胸膜增厚等；②过清音：见于肺气肿；③鼓音：见于气胸或肺内空腔性病变，且空腔靠近胸壁，直径大于 3 cm，如空洞型肺结核、肺脓肿等。

4. 听　诊

肺部的听诊内容主要包括正常呼吸音、异常呼吸音、啰音、语音传导和胸膜摩擦音等。

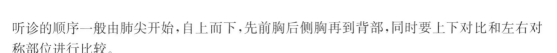

听诊的顺序一般由肺尖开始,自上而下,先前胸后侧胸再到背部,同时要上下对比和左右对称部位进行比较。

(1)正常呼吸音 正常肺部可听到三种呼吸音①支气管呼吸音:为呼吸时气流经声门、气管、主支气管形成湍流所产生的声音,颇似抬舌后经口腔呼气发出的"哈"音,特点为:吸气时相短,呼气时相长而强,音调较高。正常可在喉部、胸骨上窝、背部第6、7颈椎及第1、2胸椎附近听到。②肺泡呼吸音:吸气时气流由气管经支气管进入肺泡,使肺泡由松弛变为紧张状态,呼气时又由紧张变为松弛,肺泡的这种弹性变化和气流震动所产生的声音为肺泡呼吸音。似"哎—哎"的声音。特点为吸气时相较呼气时相长而强。正常人除支气管呼吸音和支气管肺泡呼吸音分布部位外,大部分肺部都可听到肺泡呼吸音。③支气管肺泡呼吸音:兼有支气管呼吸音与肺泡呼吸音的特点。其吸气音的性质与肺泡呼吸音相似,但音调较高,音响较强;呼气音的性质与支气管呼吸音相似,但音调较低、音响较弱、时间较短。支气管肺泡呼吸音吸气时相与呼气时相大致相等,正常人于胸骨角两侧、肩胛间区第3、4胸椎水平及肺尖前后部可听到。

(2)异常呼吸音 ①异常肺泡呼吸音:当肺泡通气量减少或进入肺泡内的空气流速减慢及呼吸音传导障碍时,可引起肺泡呼吸音减弱或消失,如支气管阻塞、肺不张、胸腔积液、气胸、胸膜增厚、肺气肿等。肺泡通气功能增强,如发热、运动、情绪紧张、甲亢和代谢性酸中毒等可肺泡呼吸音增强。一侧肺组织病变,健侧可有代偿性肺泡呼吸音增强。②异常支气管呼吸音:是指在正常肺泡呼吸音区域听到支气管呼吸音。主要原因有肺组织实变、肺内大空腔或压迫性肺不张所致。③异常支气管肺泡呼吸音:在正常肺泡呼吸音区听到支气管肺泡呼吸音。④呼气音延长:由于下呼吸道部分阻塞导致呼气的阻力增加或由于肺泡弹性回缩力减弱所致,见于阻塞性肺气肿、慢性支气管炎、支气管哮喘等。⑤呼吸音粗糙:由于支气管黏膜轻度水肿或炎症浸润,导致内壁狭窄或不光滑,使气流进出不畅所致,见于支气管或肺部炎症的早期。

(3)啰音 啰音是呼吸音以外的附加音,按其性质不同可分为干啰音和湿啰音。①干啰音:是指由于气管、支气管、细支气管狭窄或部分阻塞,气流通过狭窄或部分阻塞的气道时产生湍流所发出的声音。可分为低调干啰音(鼾音)和高调干啰音(哮鸣音、哨笛音、鸟鸣音、飞箭音等)。局限干啰音为支气管狭窄所致,如支气管内膜结核、肿瘤时等。广泛性见干啰音于支气管哮喘、慢性支气管炎和心源性哮喘等。②湿啰音:气流通过气道内的稀薄分泌物如渗出液、痰液、血液、黏液、脓液等引起水泡破裂所产生的声音。或是由于小支气管壁周围因分泌物黏着而陷闭,当吸气时突然张开重新充气所产生的爆裂音。可分为大、中、小水泡音和捻发音。其特点为断续而短暂的声音,一次常连续多个出现于吸气时和吸气末最明显,部位较固定,中小水泡音可同时存在,咳嗽后可减轻或消失。

(4)听觉语音 产生机制和临床意义与语音震颤类似,但较更敏感。

(5)胸膜摩擦音 正常人无此音,当胸膜由于炎症、纤维素渗出使表面变的粗糙不平时,可产生胸膜摩擦音。其特点似用一手掩耳,以另一手在其手背上摩擦时所听到的声音。吸气和呼气时均可听到,以吸气末或呼气开始最为明显,屏住呼吸即消失,深呼吸或听诊器加压声音增强。可发生于任何部位,但最多见于肺脏移动范围较大的部位,如腋中线下部。当胸腔积液增多使两层胸膜分开时,摩擦音可消失。见于纤维素性胸膜炎、肺梗死、胸膜肿瘤、尿毒症等。

(四)心　脏

1.视　诊

(1)心前区有无隆起　正常人心前区外形与右侧相应部位对称。异常情况,如先天性心脏病、大量心包积液时,心前区可出现隆起。

(2)心尖搏动　正常人心尖搏动位于胸骨左侧第 5 肋间隙锁骨中线内侧 0.5～1.0 cm 处,搏动范围的直径为 2.0～2.5 cm。生理情况下:心尖搏动位置可因体位或体型而有所改变。①仰卧位时心尖搏动稍向上移;左侧卧位时心尖搏动可左移 2～3 cm;右侧卧位时,心尖搏动可向右移 1.0～2.5 cm。②矮胖体型者心尖搏动向外上方移位可达第 4 肋间;瘦长体型者心尖搏动向下移位可达第 6 肋间。病理因素:①心脏疾病:左心室增大时,心尖搏动向左下移位;右心室增大时,心尖搏动向左或偏上移位;右位心时,心尖搏动在胸骨右侧第 5 肋间锁骨中线内 0.5～1 cm 处。②胸部疾病:一侧胸腔积液或气胸,心尖搏动移向健侧;一侧肺不张或胸膜粘连,心尖搏动移向患侧;左侧胸腔大量积液或肺气肿时,心尖搏动减弱或消失。③腹部疾病:大量腹腔积液或腹腔巨大肿瘤,心尖搏动向上移位。

2.触　诊

(1)心尖搏动　用触诊确定心尖搏动的位置、强弱和范围较视诊准确。左心室肥大时心尖搏动明显增强,呈抬举样搏动,此为左心室肥大的可靠体征。触诊感觉到的心尖搏动标志着心室收缩期的开始,临床上据此确定杂音或震颤出现的时期。

(2)震颤(又称猫喘)　指用手触诊心脏时感觉到的一种细微震动感,是由于血液流经狭窄瓣膜口或异常通道时产生湍流,使瓣膜、心壁及大血管壁产生振动所致。临床触诊及震颤即提示有器质性心血管病。按震颤出现的时期不同可分为收缩期、舒张期和连续性震颤。

(3)心包摩擦感　在心前区可触及的一种摩擦振动感。在胸骨左缘第 3、4 肋间处最易触及,因心脏在此处不被肺覆盖,且接近胸壁,坐位前倾或呼气末明显,收缩期和舒张期均可触到,见于心包膜炎症。当心包积液增多时,摩擦感消失。

3.叩　诊

心脏叩诊是用于确定心界,判断心脏大小、形状以及在胸腔中位置的重要方法。心左右缘被肺遮盖的部分叩诊呈相对浊音,不被肺覆盖的部分叩诊仍呈绝对浊音(实音)。代表心脏实际大小的是心脏相对浊音界。

(1)正常心浊音界　正常心右界 2、3 肋在胸骨右缘旁,在第 4 肋间处向外偏离胸骨右缘。心左界第 2 肋间处几乎与胸骨左缘一致,第 3 肋间以下逐渐向外、左下呈弧形凸起,于第 5 肋间最明显。叩诊心界时应注明左锁骨中线至前正中线的距离,正常成人为 8～10 cm。正常心脏相对浊音界见表 1-3 所示。

表 1-3　正常心脏相对浊音界

右界(cm)	肋间	左界(cm)
2～3	Ⅱ	2～3
2～3	Ⅲ	3.5～4.5
3～4	Ⅳ	5～6
	Ⅴ	7～9

(左锁骨中线距前正中线 8～10 cm)。

(2)心浊音界改变及其临床意义　心脏浊音界的大小、形态、位置可因心脏本身因素或心外因素而发生改变。

心脏本身因素：①左心房与肺动脉扩大：心腰部饱满或膨出，可使心浊音界外形呈梨形，又称"梨形心"，多由于二尖瓣病变所致。②左心室增大：心浊音界向左下扩大，心腰部加深由钝角变为近似直角，心浊音界外形呈靴形，又称"靴形心"，见于主动脉瓣病变或高血压性心脏病。③右心室增大：右心室轻度增大时，心脏绝对浊音界增大；显著增大时，心脏相对浊音界向左右扩大，以向左扩大明显，多见于肺心病。④左右双心室增大：心浊音界向两侧扩大，向左下扩大，呈普大型，见于扩张型心肌病、重症心肌炎、克山病和全心功能不全等。⑤心包积液：心界向两侧扩大，且心界外形随体位改变而发生改变。坐位时心浊音界呈三角烧瓶形；仰卧位时心底部浊音界明显增宽，此为心包积液的特征。

心外因素：肺气肿时，心浊音界缩小，甚至叩不出；肺实变、肺部肿瘤当其浊音与心浊音界重叠时，真正的心浊音界叩不出；大量胸腔积液和胸腔积气时，心界在患侧叩不出，健侧心界向外移位；腹腔大量积液、腹腔巨大肿瘤、妊娠末期，使膈肌上升，心脏呈横位。

4. 听　诊

听诊是心脏检查的重要方法，也是较难掌握的方法。

1) 心脏瓣膜听诊区

心脏各瓣膜开放与关闭时产生的声音，沿血流方向传导至体表，听诊最清楚的部位即为该瓣膜听诊区，与各瓣膜的解剖位置不完全一致。见图1-12所示。

（1）二尖瓣区　位于心尖部，即左侧第5肋间锁骨中线稍内侧。

（2）主动脉瓣区　主动脉瓣第一听诊区，通常称为主动脉瓣区，在胸骨右缘第2肋间。主动脉瓣第二听诊区在胸骨左缘第3、4肋间，主动脉瓣关闭不全所致的舒张期杂音在此区听诊较清晰。

（3）肺动脉瓣区　胸骨左缘第2肋间。

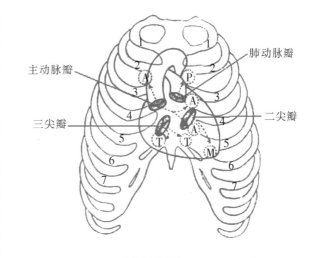

图1-12　心脏各瓣膜的解剖位置及听诊区
M：二尖瓣听诊区　P：肺动脉瓣听诊区
A：主动脉瓣听诊区　T：三尖瓣听诊区

（4）三尖瓣区　胸骨体下端左缘，即胸骨左缘第4、5肋间。

2) 听诊内容

包括心率、心律、心音、额外心音及杂音、心包摩擦音。

（1）心率　正常成人心率范围为60～100次/min，大多为60～80次/min，女性稍快、老年人偏慢，3岁以下儿童多在100次/min以上。成人心率超过100次/min，婴幼儿心率超过150次/min，称为窦性心动过速。心率低于60次/min称为窦性心动过缓。

（2）心律　正常成人心跳节律规整，临床上儿童和部分青年的心律吸气可增快，呼气可减慢，这种随呼吸而出现的心律不齐称为窦性心律不齐，一般无临床意义。临床上最常见的心律失常有：期前收缩和心房颤动等。期前收缩是指在规则心律基础上提前出现的心跳，简称早搏,其后有一较长间歇。早搏根据其来源可分为房性、房室交界性和室性三种类型。心房颤动是由于心房内异位起律点发出的冲动产生多个折返所致。听诊特点为:心室律绝对不规则、第一心音强弱不等、心率大于脉率。在听诊心脏时,同时计数心率和脉率,可发现每分钟脉率次数少于心率次数,称脉搏短绌。

(3)心音 心音有四个,按其在心动周期中出现的先后,依次命名为第一心音(S_1)、第二心音(S_2)、第三心音(S_3)和第四心音(S_4)。通常听到的是 S_1 和 S_2 部分,有时儿童和青少年也可听到 S_3,S_4 一般不易听到。各心音的特点如表 1-4 所示。

表 1-4 心脏各心音的产生及其特点

心 音	产生机制	听诊特点	临床意义
第一心音 (S_1)	主要是心室收缩时,二尖瓣和三尖瓣骤然关闭引起的振动所致	音调较低、强度较响、性质较钝、持续时间较长(约 0.1 s)、与心尖搏动同时出现,心尖部听诊最强且最清晰	1. 标志着心室收缩期的开始。 2. S_1 增强:见于二尖瓣狭窄、活动、发热、甲亢等。 3. S_1 减弱:见于二尖瓣及主动脉瓣关闭不全、心肌炎、心肌病和急性心肌梗死等
第二心音 (S_2)	主要是心室舒张期时,主动脉瓣和肺动脉瓣骤然关闭引起的振动所致	音调较高、强度较 S_1 低、性质清脆、持续较短(约 0.08 s)、在心尖搏动之后出现,心底部听诊最强且最清晰	1. 标志着心室舒张期的开始。 2. 主动脉瓣区第二心音(A_2)增强,见于高血压和主动脉硬化;肺动脉瓣区第二心音(P_2)增强,见于二尖瓣狭窄和左向右分流的先天性心脏病。 3. 第二心音减弱,见于主动脉瓣和肺动脉瓣狭窄和关闭不全时、低血压和休克等
第三心音 (S_3)	心室舒张早期血液自心房急速流入心室,使心室壁、乳头肌、腱索产生振动所致	音调低钝而短促,强度较弱,在心尖部及其内上方易听到,在 S_2 后 0.12～0.18 s 出现	1. 部分正常儿童和青少年可听到。 2. 当心室肌严重受损时,如心力衰竭、急性心肌梗死、扩张型心肌病等,可出现病理性第三心音,与 S_1 和 S_2 一起组成三音律,即舒张期奔马律,是心衰的表现
第四心音 (S_4)	是由于心房收缩使血液进行一步流入心室,引起心室壁的振动所致	音调低沉而短促,强度很弱,在 S_1 前 0.1 s 出现	1. 正常情况下此音很弱,一般听不到。 2. 病理情况下可在心尖部及其内侧听到,称为房性或收缩期前奔马律,是心衰的表现之一

(4)心脏杂音 系指除心音和额外心音以外,由于血流加速或紊乱发生湍流冲击心室壁、瓣膜或血管壁振动产生的一种具有不同频率、不同强度的夹杂音,其特点是持续时间较长,可与心音分开或连续,甚至完全掩盖心音。分析杂音的不同特性对心脏病诊断具有重要意义。因此,听诊时应注意:杂音出现的时期、最响部位、强度、性质、传导方向、体位和呼吸对杂音的影响等。目前杂音分级多采用 Levine 6 级分级法(表 1-5)。

表 1-5 心脏杂音分级

级别	响度	听诊特点	震颤
1	最轻	很弱,须在安静环境下仔细听才能听到,易被忽略	无
2	轻度	较易听到,杂音柔和	无
3	中度	杂音明显	无
4	响亮	杂音响亮	有
5	很响	杂音很响,向周围甚至背部传导	明显
6	最响	杂音震耳,即使听诊器离胸壁有一定距离也能听到	较强

注:杂音的记录方法:杂音级别为分子,6 为分母。

正常儿童和青少年在肺动脉瓣区和心尖区有时可听到生理性杂音,但性质柔和、短促。心脏病理杂音往往是指 3/6 级以上的粗糙的收缩期杂音、舒张期杂音或连续性杂音。

(5)心包摩擦音 产生机制同胸膜摩擦感。听诊特点为性质粗糙,呈搔抓样,与心跳一致,在心脏收缩期和舒张期均可听到,于胸骨左缘第 3、4 肋间最响,坐位前倾、屏气时更明显。

六、腹部检查

(一)腹部体表标志及分区

1.体表标志

常用的体表标志有:胸骨剑突、肋弓下缘、耻骨联合、髂前上棘、脐、腹中线、腹直肌外缘、腹股沟韧带、腰椎棘突、第 12 肋骨及肋脊角等(图 1-13)。记录时,应描述该体征部位与体表标志间的关系。

2.腹部分区

临床上常用腹部分区有四分区和九分区两种。

(1)四分区法 通过脐画一水平线与一垂直线,将腹部划分为左上腹、右上腹、左下腹、右下腹四个区(图 1-14)。各区所包含的主要脏器是:①左上腹:肝左叶、脾、胃、小肠、胰体、胰尾、左肾、左肾上腺、部分横结肠、结肠脾曲、腹主动脉。②右上腹:肝、胆囊、幽门、十二指肠、小肠、胰头、右肾、右肾上腺、结肠肝曲、部分横结肠。③左下腹:小肠、部分降结肠、乙状结肠、充盈的膀胱、增大的子宫、女性的左侧卵巢和输卵管、男性的左侧精索和左输尿管。④右下腹:小肠、盲肠、阑尾、部分升结肠、充盈的膀胱、增大的子宫、女性的右侧卵巢和输卵管、男性的右侧精索和右输尿管。

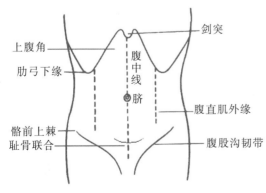

图 1-13 腹部前面体表标志示意图

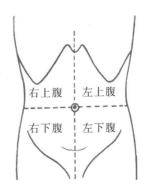

图 1-14 腹部体表(四分区)示意图

（2）九分区法　用两条水平线和两条垂直线将腹部划分为九个区。两条水平线:连接两侧肋弓下缘的肋弓线、连接两侧髂前上棘的髂棘线。左、右两条垂直线是在髂前上棘至腹正中线的水平线的中点所作的垂直线。

（二）视　诊

1.腹部外形

正常人腹部两侧对称,平坦。肥胖者及小儿腹部可呈饱满状。消瘦者皮下脂肪少,腹部下凹,呈低平状,这些都属于正常范围。若腹部外形明显膨隆或凹陷,应视为异常。①全腹凹陷:见于极度消瘦或严重脱水者等;②局部凹陷:较少见,多由于手术后腹壁瘢痕收缩所致;③全腹膨隆:由腹腔积液、胃肠胀气、巨大腹块、妊娠、肥胖等所致;④局部膨隆:常因局部有增大的脏器、炎性包块、肿瘤或疝等引起。检查时应注意隆起的部位、形态、有无搏动及与体位改变的关系。

2.呼吸运动

正常成人男性及儿童,以腹式呼吸为主,女性则以胸式呼吸为主。腹式呼吸减弱或消失见于:急性腹膜炎、腹腔内巨大肿块及大量腹水等。

3.腹壁静脉

正常人的腹壁静脉一般不显露,但较瘦者因腹壁皮肤薄可看出。当门静脉高压侧支循环形成或上、下腔静脉回流受阻时,腹壁静脉显现及迂曲变粗,称腹壁静脉曲张。

4.胃肠型和蠕动波

正常腹部看不到胃肠型和蠕动波。胃肠道发生梗阻时,梗阻近端的胃或肠段饱满而隆起,显示出各自的轮廓,称为胃型或肠型,同时伴有该部位的蠕动加强,可出现蠕动波。如幽门梗阻时,上腹部可见胃型和胃蠕动波,机械性肠梗阻时,在腹壁上可看到肠型和肠蠕动波。

5.腹壁包块

腹壁局限性包块要注意与腹部疝鉴别。

（三）触　诊

触诊对腹部的检查具有重要意义。被检者通常取仰卧位,头垫低枕,两下肢屈曲并稍分开,两上肢平放于躯干两侧,使腹肌松弛。检查时,从"正常"部位开始,逐渐移向"病变"部位,边触诊边观察患者的反应与表情,可用谈话来转移其注意力而减少反射性腹肌紧张。触诊的主要内容有:腹壁紧张度、压痛和反跳痛、波动感、肿块及肝、胆囊、脾、胰、肾重要脏器等。

1.腹壁紧张度

正常人腹壁柔软,当腹膜有炎症时,可使腹壁紧张度增加。局限性腹壁紧张,见于腹部某一脏器炎症波及局部腹膜时,如急性阑尾炎出现右下腹紧张,急性胆囊炎可发生右上腹紧张。弥漫性腹壁紧张常见于胃肠道穿孔所引起的急性弥漫性腹膜炎。在年老体弱、腹肌发育不良或过度肥胖者,腹膜虽有炎症,但腹壁紧张可不明显。

2.压痛与反跳痛

由浅逐渐加深按压某部位出现疼痛,称为压痛。压痛局限于一点,称为压痛点。较固定的压痛点标志着病变部位。如胆囊压痛点位于右侧腹直肌外缘与肋弓交界处,提示胆囊病变。阑尾压痛点位于右髂前上棘至脐部连线的外 1/3 与内 2/3 交界处,又称麦氏（McBurney)点,提示阑尾病变。触诊腹部出现压痛后,手指在原处稍停片刻,然后迅速将手抬起,如此时患者腹痛明显加重,称反跳痛。反跳痛的出现标志病变累及壁层腹膜。腹肌紧张、压痛、反跳痛是腹膜炎症的三大体征,临床上称腹膜刺激征。

3.液波震颤

腹腔内有大量游离液体时,腹部触及液波震颤。检查方法:被检者平卧,检查者以手掌贴于患者一侧腹部,而用另一手并拢的指端冲击对侧腹部,当大量腹腔积液存在时,手掌有被液体波动冲击的感觉。为防止因腹壁本身振动传至对侧,可让另一人将手掌尺侧缘轻压在脐部正中线上,阻止腹壁振动的传导。

4.腹部包块

腹部包块常由腹腔内器官肿大、扩张、肿瘤、囊肿、炎性组织或肿大的淋巴结等引起。腹部触及包块时应注意:部位、大小、形态、质地与硬度、压痛、活动度、搏动等。

5.肝脏触诊

肝脏触诊方法常用以下三种:单手触诊法、双手触诊法和冲击触诊法。触及肝脏时,应注意其大小、形态(包括边缘、表面)、质地、压痛等。

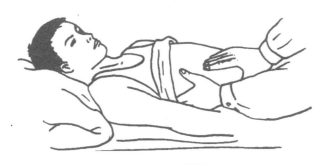

图 1-15　肝脏触诊

(1)大小　正常成人的肋缘下一般不能触及。腹壁松软或体瘦者,可被触及,但在右锁骨中线肋缘下不超过 1 cm,剑突下不超过 3 cm。其质地软,表面光滑,无压痛。肝下缘超过上述标准,排除肝下移,则为肝大。可见于:肝炎、脂肪肝、肝淤血、白血病等。肝肿瘤、肝囊肿及肝脓肿等所致的肝大一般是局限性的。

(2)形态　正常肝脏表面平滑,边缘整齐,且厚薄一致。肝边缘圆钝见于脂肪肝或肝淤血。肝表面不光滑,呈不均匀的结节状,边缘厚薄不一致者见于肝硬化、肝癌、多囊肝等。

(3)质地　肝脏质地一般分为三个等级,即质软(如触口唇)、质韧(如触鼻尖)和质硬(如触前额)。急性肝炎及脂肪肝时肝质地稍韧;慢性肝炎质韧;肝硬化、肝癌质硬;肝脓肿或囊肿有液体时呈囊性感。

(4)压痛　正常肝脏无压痛。肝包膜紧张或有炎症反应时则多有压痛。急性肝炎、肝淤血常有弥漫性轻度压痛,肝脓肿为局限压痛。

6.胆囊触诊

正常胆囊不能触及。急慢性胆囊炎、结石、肿瘤等可引起胆囊肿大时,在右肋弓下腹直肌外缘可触到一张力较高、卵圆形或梨形的肿块,随呼吸而上下移动。胆囊触痛检查法是:检查者以左手掌放在被检查的右肋缘下部,将拇指放在腹直肌外缘与肋弓交界处(胆囊点),拇指用力压迫腹壁后,再嘱其深呼吸,在深吸气时,被检查者因疼痛而突然屏气,即胆囊触痛

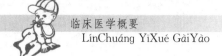
征,又称墨菲(Murphy)征阳性,多见于急性胆囊炎。

7. 脾脏触诊

正常脾脏不能触及,若能触及即有肿大。临床上,将脾脏肿大分为:轻度、中度、高度三种。深吸气时,如果脾脏在肋缘下不超过 2 cm,为轻度肿大;自 2 cm 至脐水平线,为中度肿大;超过脐水平以下为高度肿大。脾大的常见原因有:白血病、淋巴瘤、肝硬化、疟疾、血吸虫病等。

8. 胰腺触诊

正常胰腺质软,位置较深而不能触及。胰腺炎时,在上腹部或偏左可有压痛。

9. 肾脏触诊

正常人肾脏一般不能触及,瘦弱者可触及,呈蚕豆形,表面光滑,边缘钝圆,质韧且有弹性,可随呼吸上下移动。肾脏触诊时应注意其大小、形状、硬度、表面及移动度等。

10. 膀胱触诊

正常膀胱空虚时隐于盆腔内,不易触及。当膀胱充盈时,下腹正中部可触及呈球形或椭圆形的囊状物,按压有尿意,排尿或导尿后囊状物消失,借此可与妊娠子宫、卵巢囊肿及直肠肿物等相鉴别。

(四)叩 诊

1. 腹部叩诊音

正常腹部叩诊除肝、脾区呈浊音外,其余部位均为鼓音,其程度随胃肠充气多少而不同。明显的鼓音可见于胃肠高度充气、人工气腹和胃肠穿孔等。当肝脾高度肿大、腹腔内肿瘤或大量积液时,鼓音范围缩小,可出现浊音或实音。

2. 腹水的叩诊

腹腔大量积液时,患者取仰卧位,腹部两侧有液体积聚,叩诊呈浊音,腹中部由于肠管内有气体而在液面上浮起,叩诊呈鼓音;侧卧位时,腹水积聚于下部,肠管浮起,叩诊下部呈浊音,上侧腹部转为鼓音。这种因变换体位而出现浊音区变动的现象,称移动性浊音,是腹水诊断的重要依据。出现移动性浊音,提示腹水多在 1 000 ml 以上。

3. 肝脏叩诊

肝脏叩诊呈实音,肝脏上界因部分被肺所遮盖,叩诊呈浊音,是肝脏的真正上界。自肺区开始沿右锁骨中线向下叩至肝区,依次可叩得三个音响,即清音—浊音—实音,清音转为浊音处即为肝上界。确定肝下界时,可由腹部鼓音区向上叩,鼓音转为浊音处即为肝下界。一般叩得的肝下界要比触得的肝下缘上移 2~3 cm。正常肝脏在右锁骨中线上,其上界在第 5 肋间,下界在右肋弓下缘,两者间的距离为 9~11 cm。

肝炎、肝癌、淤血性肝大等可使肝浊音区扩大;肝坏死、肝硬化、消化道穿孔、胃肠胀气等可使肝浊音界缩小或消失。肝脏叩击痛可辅佐诊断肝炎、肝脓肿等。

4. 肾脏叩诊

被检查者取坐位或侧卧位,检查者用左手掌平贴在被检查者肾区(即肋脊角处),右手握空拳用轻至中等强度的力量向左手背进行叩击。正常时肾区无叩击痛。在肾盂肾炎和肾周围炎等时,肾区可有叩击痛。

5. 膀胱叩诊

当膀胱充盈时,在耻骨联合上方可叩得圆形浊音区。尿液排出后,叩诊为鼓音。子宫肌瘤或卵巢囊肿在该区叩诊亦可呈浊音,鉴别方法是:排尿后,尿潴留由浊音变为鼓音;子宫肌瘤或卵巢囊肿排尿后浊音仍存在。

(五)听 诊

1.肠鸣音

正常情况下,肠鸣音每分钟4～5次。当肠鸣音每分钟10次以上,但音调不高亢,称肠鸣音活跃,常见于急性肠炎、胃肠道大出血或泻药效应。当肠鸣音次数增多,响亮、高亢,甚至有气过水声或金属音时,称肠鸣音亢进,见于机械性肠梗阻。连续3～5 min才听到一次肠鸣音者,称肠鸣音减弱。始终听不到者,称肠鸣音消失,见于急性腹膜炎、肠麻痹等。

2.振水音

胃内有气体、液体潴留时,被检查者仰卧,检查者用稍弯曲、并拢的手指在其上腹部连续迅速地冲击,可听到胃内气体与液体相撞击所发出的声音,称为振水音。正常人饮大量液体后,可出现振水音。但若在空腹或饭后6h以上仍有振水音,表示胃潴留,见于幽门梗阻、胃扩张等。

3.血管杂音

正常腹部无血管杂音,腹主动脉瘤、肾动脉狭窄等可有血管杂音。

七、脊柱与四肢

(一)脊 柱

正常人脊柱有四个弯曲部位,即颈、腰段向前凸,胸、骶段向后凸,近似"S"型,称为生理性弯曲。检查时,患者取直立位或坐位,注意:脊柱有无畸形、生理弯曲是否在正常范围、脊柱活动有无受限、有无压痛和叩击痛等。

(二)四肢及关节

四肢检查以视诊与触诊为主,两者相互配合,注意观察:四肢及关节的形态是否正常、有无肿胀及压痛、活动是否受限、肌肉有无萎缩等。

八、神经系统检查

神经系统检查包括脑神经、感觉功能、运动功能、自主神经及神经反射等方面。神经系统检查专业性较强,这里我们仅做一些简单介绍。

(一)脑神经

脑神经共12对,即嗅神经、视神经、动眼神经、滑车神经、三叉神经、展神经、面神经、位听神经、舌咽神经、迷走神经、副神经和舌下神经。支配人的五官感觉、运动等功能。脑神经检查对颅脑疾病的定位诊断很有意义,检查时要按一定顺序进行,以免重复或遗漏。

(二)浅反射

刺激皮肤黏膜引起的反应称为浅反射,包括:角膜反射、腹壁反射、提睾反射、跖反射和肛门反射等。

(三)深反射

刺激骨膜、肌腱引起的反射称为深反射,包括:肱二头肌反射、肱三头肌反射、桡骨膜反射、膝反射和跟腱反射等。

（四）病理反射

锥体束损害,失去对脑干和脊髓的抑制功能时而出现的一种异常反射,故又称锥体束征。1岁半以内的婴幼儿由于锥体束未发育完善,可出现此类反射,且多为两侧,不属于病理反射。常见的病理反射检查有:巴宾斯基(Babinski)征、奥本海姆(Oppenheim)征、戈登(Gordon)征、查多克(Chaddock)征和霍夫曼(Hoffmann)征。如图1-16所示。

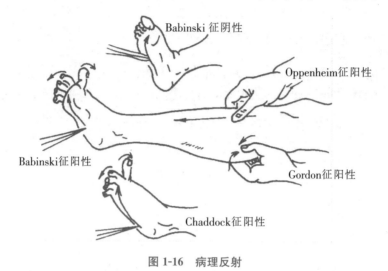

图1-16　病理反射

（五）脑膜刺激征

脑膜刺激征是脑膜受激惹的体征,包括:颈项强直、克尼格(Kernig)征和布鲁金斯基(Brudzinski)征。见于各种脑膜炎、脑出血、蛛网膜下隙出血和颅内压增高等。

复习思考题

一、名词解释

1.稽留热　2.弛张热　3.咯血　4.“三凹症”　5.发绀　6.黄疸

7.昏迷　8.主诉　9.潮式呼吸　10.间停呼吸　11.压痛与反跳痛

12.墨菲氏征阳性　13.病理反射　14.脑膜刺激征

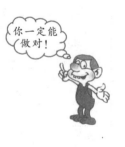

你一定能做对!

二、单项选择题

1.临床诊断的种类有多种,其中最重要的诊断是(　　)

　A.病因诊断　　　　　　B.病理解剖诊断　　　　C.病理生理诊断

　D.并发症诊断　　　　　E.伴发疾病诊断

2.引起发热的原因不包括(　　)

　A.年老体弱　　　　　　B.感染　　　　　　　　C.无菌性坏死物质的吸收

　D.内分泌与代谢障碍　　E.颅脑损伤

3.痰液呈铁锈色痰常见的疾病是(　　)

A. 慢性支气管炎 　　　　 B. 支气管哮喘 　　　　 C. 大叶性肺炎

D. 肺脓肿 　　　　 E. 慢性咽炎

4. 咳大量脓臭痰最常见的疾病是(　　)

A. 慢性支气管炎 　　　　 B. 支气管哮喘 　　　　 C. 大叶性肺炎

D. 肺脓肿 　　　　 E. 肺结核

5. 咯血在临床上最常见于(　　)

A. 肺结核 　　　　 B. 风湿性心脏病二尖瓣狭窄 　　 C. 肺脓肿

D. 肺癌 　　　　 E. 支气管扩张

6. 呼吸困难患者出现"三凹征",提示(　　)

A. 气管、大支气管阻塞 　　 B. 小支气管阻塞 　　　　 C. 肺部炎症

D. 胸膜炎 　　　　 E. 肺结核

7. 血液中还原血红蛋白量超过多少皮肤黏膜会出现发绀?

A. 10 g/L 　　　　 B. 20 g/L 　　　　 C. 30 g/L

D. 40 g/L 　　　　 E. 50 g/L

8. 胸痛并向左肩放射,最可能的诊断是(　　)

A. 急性心包炎 　　　　 B. 急性胸膜炎 　　　　 C. 心绞痛

D. 纵隔疾病 　　　　 E. 食管炎

9. 右上腹部腹痛,并向右肩放射,可能的疾病是(　　)

A. 胆囊炎 　　　　 B. 胃炎 　　　　 C. 肠炎

D. 阿米巴痢疾 　　　　 E. 胰腺炎

10. 突然发生的刀割样上腹疼痛,并很快波及全腹。最可能的诊断是(　　)

A. 急性胃炎 　　　　 B. 胆管结石 　　　　 C. 输尿管结石

D. 胃或十二指肠溃疡穿孔 　 E. 幽门梗阻

11. 突发剑突下钻顶样腹痛最可能的诊断是(　　)

A. 急性病毒性肝炎 　　　　 B. 胆道蛔虫症 　　　　 C. 肠蛔虫症

D. 胆囊炎 　　　　 E. 胆石症

12. 出现转移性右下腹痛伴发热最可能的诊断是(　　)

A. 急性病毒性肝炎 　　　　 B. 急性阑尾炎 　　　　 C. 急性胰腺炎

D. 急性胃炎 　　　　 E. 急性膀胱炎

13. 反复发作上腹部空腹或夜间痛,吃食物或服碱性药物可缓解,提示(　　)

A. 胃溃疡 　　　　 B. 十二指肠溃疡 　　　　 C. 胆囊炎

D. 胰腺炎 　　　　 E. 肝炎

14. 生育期女性停经后2～3个月,突发剧烈腹痛应首先想到(　　)

A. 脾破裂 　　　　 B. 肝破裂 　　　　 C. 异位妊娠破裂

D. 急性膀胱炎 　　　　 E. 急性肾盂肾炎

15. 粪便呈米泔样最可能的诊断是(　　)

A. 细菌性食物中毒 　　　　 B. 霍乱或副霍乱 　　　　 C. 阿米巴痢疾

D. 胰腺炎 　　　　 E. 病毒性肠炎

16. 开始出现肉眼可见的黄疸,血液中胆红素浓度应是(　　)

A. >1.7 μmol/L   B. >17.1 μmol/L   C. >34.2 μmol/L

D. >68 μmol/L   E. >136 μmol/L

17. 引起皮肤黏膜出血的病因是（　　）

     A. 血管壁异常   B. 血小板异常   C. 凝血功能异常

     D. 抗凝及纤维蛋白溶解异常   E. 以上都是

18. 心源性水肿最常见的病因是（　　）

     A. 右心衰竭   B. 左心衰竭   C. 缩窄性心包炎

     D. 渗出性心包炎   E. 心绞痛

19. 男，30 岁，淋雨后出现寒战高热，呼吸困难，右侧胸痛，咳铁锈色痰，口唇处可见疱疹，最可能的诊断是（　　）

     A. 大叶性肺炎   B. 急性胆囊炎   C. 急性肾盂肾炎

     D. 急性支气管炎   E. 伤寒

20. 男，19 岁，突发脐周疼痛，呈进行性加重并逐渐转至右下腹，伴恶心、呕吐及发热。PE：右下腹局部压痛。最可能是（　　）

     A. 急性胃穿孔   B. 急性胆囊炎   C. 急性阑尾炎

     D. 胆道蛔虫症   E. 胆结石

21. 男，50 岁，大量饮酒后突发左上腹痛，疼痛呈持续性伴阵发性加重，向左腰背部放射，伴恶心呕吐，提示（　　）

     A. 急性胃炎   B. 急性胰腺炎   C. 急性胆囊炎

     D. 急性阑尾炎   E. 胃癌

22. 男，15 岁，颜面水肿 2 d，查血尿、蛋白尿阳性，应首先考虑（　　）

     A. 急性肾炎   B. 慢性肾炎   C. 急性肾盂肾炎

     D. 尿崩症   E. 糖尿病

23. 男，35 岁，上腹灼痛 2 月，柏油样大便 2 d，提示（　　）

     A. 痔出血   B. 胃或十二指肠溃疡出血   C. 直肠癌出血

     D. 肛裂出血   E. 乙状结肠出血

24. 男，67 岁，1 月前出现巩膜黄染，呈进行性加深，皮肤瘙痒，消瘦明显，最可能是（　　）

     A. 病毒性肝炎   B. 肝硬化   C. 胰头癌

     D. 胆道蛔虫症   E. 胆石症

25. 下列哪项属非感染性发热？（　　）

     A. 肺炎发热   B. 变态反应发热   C. 感冒发热

     D. 肝炎发热   E. 艾滋病发热

26. 败血症患者，一天内最高体温 40.2 ℃，最低时为 37.5 ℃，其热型称为（　　）

     A. 弛张热   B. 波状热   C. 稽留热

     D. 间歇热   E. 不规则热

27. 患者体温在 39 ℃以上，24 h 体温波动不超过 1 ℃，该热型是（　　）

     A. 不规则热   B. 弛张热   C. 间歇热

     D. 稽留热   E. 波状热

28. 有机磷农药中毒患者呼气可有（　　）

A. 蒜味　　　　　　　　B. 氨味　　　　　　　　C. 烂苹果味

D. 肝臭味　　　　　　　E. 粪臭味

29. 在引起呕血与黑便的病因中,下列哪项最常见?(　　　)

A. 食管疾病　　　　　　B. 消化性溃疡　　　　　C. 胃底食管静脉曲张

D. 急性胃黏膜病变　　　E. 胃癌

30. 某患者检查时发现:全身肌肉松弛,对任何刺激无反应,深浅反射消失。该患者意识障碍属于下列哪种情况?(　　　)

A. 昏睡　　　　　　　　B. 意识模糊　　　　　　C. 浅昏迷

D. 中度昏迷　　　　　　E. 深昏迷

31. 程度最轻的意识障碍为(　　　)

A. 意识模糊　　　　　　B. 嗜睡　　　　　　　　C. 昏睡

D. 浅昏迷　　　　　　　E. 中度昏迷

32. 最严重的意识障碍为(　　　)

A. 意识模糊　　　　　　B. 嗜睡　　　　　　　　C. 昏睡

D. 昏迷　　　　　　　　E. 以上都不是

33. 患者原有高血压,1 h前在劳动时突然感头痛,伴有恶心及呕吐,同时有左侧上下肢体无力。此患者的头痛首先考虑为哪种类型的头痛?(　　　)

A. 感染性头痛　　　　　B. 脑血管意外头痛　　　C. 占位性病变性头痛

D. 颅脑外伤性　　　　　E. 偏头痛

34. 某患者,男性,40岁,平时常有上腹部痛、反酸等病史,2 h前餐后突然出现上腹部剧烈性痛,并很快弥漫到全腹部,此患者应首先考虑是下列哪种原因所致?(　　　)

A. 胆囊结石　　　　　　B. 急性胃穿孔　　　　　C. 急性胰腺炎

D. 急性阑尾炎　　　　　E. 急性胃炎

35. 患者,女性,22岁,6 h前出现上腹部疼痛,以后逐渐转移到右下腹部。检查:肝脾不大,右下腹有压痛及反跳痛。诊断首先考虑是(　　　)

A. 胃或十二指肠溃疡穿孔　　　　　　　　　　B. 急性胆囊炎

C. 异位妊娠　　　　　　D. 肠扭转　　　　　　　E. 阑尾炎

36. 心源性水肿的特点是(　　　)

A. 首先表现为胸腔积液　　　　　　　　　　　B. 首先表现为眼睑水肿

C. 首先出现在身体下垂部位　　　　　　　　　D. 首先表现为腹腔积液

E. 首先出现在面部

37. 关于心悸的描述,下列哪项不正确?(　　　)

A. 是一种自觉心脏跳动的不适感或心慌感　　　B. 心率可快可慢

C. 心律可不齐　　　　　D. 心率和心律可正常　　E. 心脏一定有器质性病变

38. 意识障碍伴瞳孔缩小最常见于(　　　)

A. 酒精中毒　　　　　　B. 颠茄中毒　　　　　　C. 低血糖状态

D. 有机磷中毒　　　　　E. 氰化物中毒

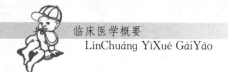

三、简答题

1. 以口腔体温为准简述发热的分度。

2. 头痛的常见病因有哪些？怎样鉴别各种原因引起的头痛？

3. 简述痰液的颜色与疾病的关系。

4. 简述咯血量的评估。

5. 简述心源性哮喘的临床特点和发生机制。

6. 肋间神经痛和心绞痛有哪些特点？

7. 急性腹痛常见病因有哪些？

8. 不同原因的疾病为什么都可引起恶心与呕吐？

9. 呕血的常见原因有哪些？

10. 肝细胞性黄疸与胆汁淤积性黄疸怎样区别？

11. 不同程度昏迷的患者各有何临床表现？

12. 简述现病史的内容有哪些？

13. 对于危重的患者如何问诊？

14. 正常胸部叩诊时能叩出哪几种叩诊音？

15. 心房颤动的患者心脏听诊时有何特点？

（刘付平）

第二章 急诊医学

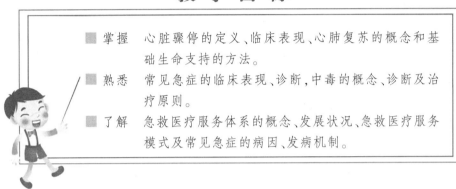

教 学 目 标

- ■ 掌握 心脏骤停的定义、临床表现、心肺复苏的概念和基础生命支持的方法。
- ■ 熟悉 常见急症的临床表现、诊断,中毒的概念、诊断及治疗原则。
- ■ 了解 急救医疗服务体系的概念、发展状况、急救医疗服务模式及常见急症的病因、发病机制。

急诊医学(emergency medicine)是由基础医学、临床医学及多学科相结合的一门学科,它是医学科学和社会发展的必然结果。1979 年,它被国际上公认为独立的学科。我国于 1987 年 5 月在杭州成立了急诊医学学会,急诊医学从此在我国也得到迅速的发展。随着现代医学的快速发展,急救模式、急救方法、急救水平都得到空前的提高,相关技术及理论也得到了飞速发展。一些经济发达的国家非常重视发展医疗紧急救援,除广泛普及急救知识和在大型、重要的公共场所设立急救医疗设施外,还先后建立了"急救医疗服务体系"(Emergency Medical Services System,EMSS)。

第一节 急救医疗服务体系

急救医疗服务体系(EMSS)是集院前急救体系、院内急诊体系和重症监护(intensive care unit,ICU)体系为一体的急救网络,包括通信指挥系统、现场救护、有监护的途中转运、急诊、强化治疗等。该系统的组成部分,既有各自的工作职责和任务,又相互密切联系,形成了一个既有严密组织,又有统一指挥的有机整体,为各种急危者提供快速而有效的急救医疗服务。近年来,由于现代化通信设施和现代医学技术的突飞猛进,加之快捷的海空运输的发展,许多专门从事人员救援的公司如 SOS 公司、欧洲救援公司等相继建立,标志了 EMSS 日臻完善。

一、各国 EMSS 的发展概况

(一)美国 EMSS 发展

美国从 20 世纪 50 年代就开始有急救专业人员对患者进行科学、规范的现场救治。1966 年,美国制定了两项至关重要的急救法规:一是国家公路安全法。该法责成运输部门建立 EMSS,并开设急救医疗技术人员(emergency medical technician,EMT)课程,培训现场急救技术。二是美国心脏协会开始提倡在公众中普及心肺复苏初级救生术(CPR‐BLS)。法律规定,第一急救者是亲眼目睹危重病发作的"目击者",大多是非医务人员;第二急救者是救护车内的 EMT 或急救医疗辅助人员(emergency medical paramedic,EMP);第三急救者是医院内的急救医生。这种"接力棒"式的急救措施使许多急危重患者获得了新生。1968年,美国麻省理工学院倡导建立"急救医疗服务体系";1970 年,美国部分城市成立了地区性的急救医疗体系;1973 年通过了"加强急救医疗法案",此法案把全国分成 300 个区,统一急救呼救电话为"911"。1976 年建立了全国规模的急救医疗服务网络。急救工作由地方政府和消防队员负责,急救医师均有统一的上岗证书"911"。

(二)法国 EMSS 发展

法国是组建 EMSS 最早的国家之一。1956 年巴黎首先组成了一个急救系统,负责运送脊髓灰质炎患者到医院,并建立了世界上第一个 ICU。这一成功经验被应用于公路交通事故伤员的救治,在此基础上,1965 年发展成 EMSS。EMSS 的院前急救由急诊专业医师负责,该机构负责接受求助。从最简单的提供咨询至立即派出救护小组,包括必要时派遣直升机到现场抢救,并通过无线电通信网络,使急救工作的各个环节全面运转。法国的 EMSS 具有近部队化的组织形式和快速反应能力,其执行的使命有 4 项,即实施院前急救、对群体突发性事故医疗救援的领导、医疗服务的社区化及大范围医疗救护的预测(包括制定预案)、对医务人员(主要为急诊专业医师)进行高级急救培训及对急救医士进行专业培训,开展相关的科研工作等。

(三)加拿大 EMSS 发展

加拿大自 1960 年就以各种不同的形式开始有关急诊医学技能的训练,至 1980 年确认了急诊医学专业。私人医生在开业前均须接受急救培训,经过严格的考试,包括笔试和口试,并由皇家内外科医生学会负责发证书。目前,在加拿大 16 所医学院校中,有 12 所开设急诊医学的课程和进行相关的训练,经考试合格者由急诊医学专家颁发证书,而且规定床位数超过 800 张的医院至少有 10 名专职的急救医师。

(四)中国 EMSS 的发展

我国的急救医疗起步于 20 世纪 80 年代。1980 年 10 月,卫生部颁发"加强城市急救工作"的文件,要求根据条件加强急救工作。1983 年,卫生部颁布了"城市医院急诊室(科)建立方案",这个方案规定了急诊科的任务,急诊医疗工作的方向、组织、管理及规章制度,有效地促进了急诊医学在国内的兴起和发展,全国各大中城市医院根据各自条件纷纷成立了急诊科。1986 年 11 月,我国颁布了第一个急救医疗法案《中华人民共和国急救医疗法(草案)》,规定"市、县以上地区都要成立急救医疗指挥系统,实行三级急救医疗体制",成立医院急诊科、城市急救站(中心)。1987 年 5 月,中华医学会急诊医学分会正式成立,这标志着急诊医学作为一门独立的医学学科在我国正式确立。如今,我国已有院前急救、灾害医学、危重病医学、创伤与复苏专业等近 10 个专业组,为推动我国 EMSS 的发展做出了巨大贡献。20 世纪 90 年代以来,随着我国经济实力的增强和全社会对急救医学重要性认识水平的提高,许多医院急诊科的装备得到了更新和充实。我国各地的急救中心(站)也纷纷建立起来,全国各城市普遍设立了"120"急救专线电话,并拥有了现代化的监护型急救车、灵敏的通信设备,使抢救半径缩短在 5 km 左右。与此同时,我国正在加强急救组织间的相互协作。1995 年发布了《灾害事故医疗救援工作管理办法》,2002 年,卫生部和公安部共同下发了"关于建立交通事故快速抢救机制的通知",要求在公路设置报警和急救的醒目标识,实行"110""122"和"120"信息互通,逐步实现公安机关与急救中心(站)或卫生行政部门指定的医院同时接警、同步出动、快速反应的交通事故紧急抢救联动机制。卫生部、交通部还联合制定了"突发公共卫生事件交通应急规定",进一步提高了应对突发公共卫生事件的应急反应能力。

目前,以急救中心及急救站为主体的院前急救网络已逐步确立,急救设备、车辆、通信等设施得到改善,从业人员的技术服务水平有了较大的提高,逐步缩短了反应时间,有效地降低了各种急慢性疾病以及意外伤害事故的死亡率和伤残率。

二、急救医疗服务模式

(一)国际急救医疗服务模式

目前,全球范围内存在着多种急救模式,其中主要有两种,即英美模式和法德模式。

1. 英美模式

主要的急救方式是"把患者送到医院",其观点是患者被送到以医院为基础的急诊科从而得到更好的救治和护理。在这种模式中急诊救护开始于来医院之前,由有关专业人员,如急诊技师和护士进行救护,到医院急诊中心(科)后由急诊医师等相关人员进行急诊治疗。其特点如下:

(1)发达国家的院外救援工作多以消防机构中受过一定医学训练的消防救险人员组成,如急救医助(Paramedic)、急救技士(EMT),他们既有医学知识又有救援本领,在意外伤害、灾难事故的现场救护中发挥很好的作用。

(2)急救通信指挥中心、星罗棋布的急救站受理并迅速有效地执行救援任务。

(3)平时在社会上大力普及急救知识和技能紧急情况下发挥作用。多点形成的急救网络,能使呼救信号及时。

(4)急救中起着重要作用的救护车、直升机已不仅仅是运输患者的工具,也是抢救患者的场所,即所谓"流动的急诊室",是医疗基本设备。体外自动除颤仪(AED)、简易呼吸器、氧气瓶、负压担架、脊柱板、颈托以及有关药品、敷料等已成为必备的,而不是可有可无的装备。

目前,采用英美急救医疗模式的国家和地区包括澳大利亚、加拿大、中国、爱尔兰、以色列、日本、新西兰、菲律宾、韩国等。

2. 法德模式

主要急救方式是"把医院带到患者家中"。其具体操作是医生及有关专业人员,如技术人员或护理人员到某一个有关地点对患者实施急诊治疗。医生大多是麻醉师,他们所采取的急救手段多为救生和止痛。这一模式存在一些问题,如医生没有受过很好的培训和监管,因此,没有英美模式中的医生那样有质量保证;患者急诊治疗时间长、存活率低等。近年来,尽管法德急救医学模式存在着不少争议,很多国家和地区采用了英美模式,但是仍有一些国家(如奥地利、比利时、芬兰、挪威、波兰、葡萄牙、俄罗斯、瑞士、瑞典等)采用法德模式。

(二)我国急救医疗服务模式

由于各地的经济实力、城市规模、急救意识、服务区域以及传统观念的影响,设立院前急救医疗机构时,形成了不同的急救医疗服务体系模式。大体分为独立型、依附医院型、单纯调度指挥型和联合型四种模式。

1. 独立型

(1)院前院内完善型 急救中心除了设有病房、门诊、急诊外,还设立院前急救部,承担本地的院前急救,伤病员现场急救后一般接到本急救中心继续治疗。急救中心根据地区情况设立若干分站。此形式优点是随车医师的医疗水平容易提高,院前院内急救能较好地结合,通信、运输也容易不断更新提高;缺点是建立时的投入较多,伤病员转运到其他医院时容易发生矛盾。北京市、沈阳市等采用这种模式。

(2)单纯院前型 急救中心(站)不设病房,专门从事院前急救。急救中心(站)根据地区情况设立若干分站。此形式优点是有较快的急救速度,通信、运输容易不断更新提高;缺点是随车医师的医疗水平不易提高。上海、天津、山东、山西、陕西、湖北、湖南、安徽、江苏、浙江、江西、东北大部分城市采用这种模式。

2. 依附医院型

急救中心为医院的一部分,为急诊科或院前急救部,除了完成医院的任务外,还向外承担院前急救任务,全市120急救电话设在该医院内。此形式优点是随车医师的医疗水平容易提高,院前院内急救能较好地结合,通讯、运输也容易不断更新提高;缺点是建立时的投入较多。重庆、河南、云南、海南、福建、深圳等省市采用这种模式。

3. 单纯调度指挥型

急救指挥中心不设病房,不配备救护车和医务人员,只负责"120"指挥调度。此形式优点是节省急救系统的投入开支,可利用医院的资源,院前院内急救能较好地结合;缺点是联合医院的通信、运输不易更新提高。广州市、成都市、珠海市、汕头市等采用这种模式。

4. 联合型(急救、公安、消防、交通与消防合并指挥型)

这是一种新型模式。"120"和"119"电话合在一个调度中心。苏州市采用这种模式。

三、组建 EMSS 的要素

(一)急救指挥系统

中央是最高指挥中心,下设省市、区(县)指挥系统,各地在地区急救指挥系统领导下,落实好现场急救、转运中急救和医院内各方面的各种急救措施,有效地提高了急救医疗质量。如图 2-1 所示。

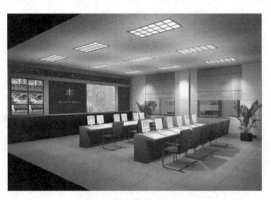

图 2-1 急救指挥系统

(二)急救通信网络

建立健全灵敏的现代化通信网络是提高急救应急能力的基础。急救中心应装备专用的通信设备,如专用的通信设备,无线电—电话联络系统(radio-telephone switch system,RTSS),确保任何时间、任何地点急救通信畅通无阻,以快速联系患者所在地、急救中心和医院急诊室,在最短时间内分别行动和准备就绪。遇有特大灾难时,这个系统更能显示出它的优越性。如图2-2所示。

（三）院前急救中心（站）

1. 参与人员

包括急救人员、通信人员、调度人员、运输人员和指挥人员，他们都要经过业务培训。主要参与急救的人员有：

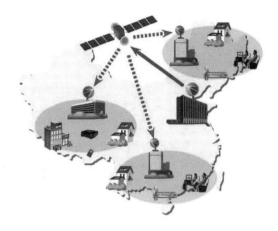

（1）第一目击者 指在事发现场能为突发伤害和危重疾病的患者提供紧急救护的人。通常为事发现场伤病员身边的人，包括亲属、同事、救援人员、警察、消防员、保安人员、公共场所从业人员等。如果对第一目击者进行急救培训，使他们具有初步的现场急救知识与技能，他们就可以对

图2-2 卫星通信系统

伤病员进行必要的救治，这就为下一步专业人员的救治赢得了时间。

（2）急救中心的医护人员 一般情况下，救护车上应配备一两名合格的急救人员，参加现场和运送途中的救护工作。

（3）医院急诊科的医护人员 伤病员送到医院，由急诊科医护人员进行确定性治疗。

2. 装 备

包括通信设备、运输工具、抢救器械及药物。

（1）通信设备 可以快速联系患者所在地的急救中心和医院急诊室，以便迅速派出急救车和急救人员。

（2）运输工具 是急救单位执行紧急救护任务必不可少的设备。目前以救护车为主，但在沿海地区、边远地区、林区、牧区以及有条件的城市，应因地制宜，根据急救需要发展急救直升机或快艇。配备具有监测和急救装置的运输工具作为进行运送途中救护的保障，改变救护车仅作为运输工具的状况。如图2-3、图2-4所示。

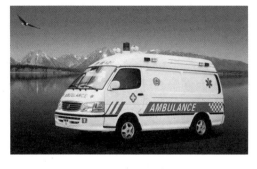

图2-3 重症急救车

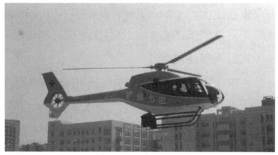

图2-4 急救直升机

（四）医院急诊科和ICU

医院急诊科、ICU应有专门的医护人员编制，要有一定规模的装备和通信联系设施，并有计划、有组织地进行急救医务人员业务培训，建立健全急诊科、ICU的各项规章制度，推行急诊工作标准化管理，提高急诊科的应急能力和ICU的救治能力。

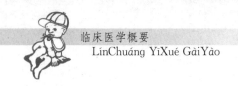

第二节　心脏骤停

心脏骤停(cardiac arrest)是指在意外的情况下心脏有效泵血功能突然停止,引起全身组织器官严重缺血、缺氧和代谢障碍。临床以意识丧失、大动脉搏动消失为特征。心脏骤停不同于任何慢性疾病终末期的心脏停搏,如果给患者进行及时、有效的心肺复苏(cardiopulmonary resuscitation,CPR),患者可获存活,否则将发生不可逆的生物学死亡。

案例分析

患者,男,60 岁,有高血压病史 10 年,不规则服药,血压 155~145/95~100 mmHg,有发作性胸痛史 2 年,未诊治。上午工作时突然跌倒、意识丧失,全身抽搐。质疑:对该患者应如何判断和处理?

一、病　因

引起心脏骤停的原因大致分为两大类。

(一)心源性疾病

大多数心脏骤停是心源性疾病所致,其中以冠心病最常见,心脏骤停的患者中约 2/3 是由于心室颤动(简称室颤)所引起的。

(二)非心源性疾病

窒息、中毒、创伤、电击伤、溺水、药物过敏、严重酸中毒、电解质紊乱(如严重高血钾、低血钾)等。

二、病理生理

(一)缺血缺氧引起的损害

心脏骤停后根据组织对缺血缺氧的敏感性而呈不同的病理生理变化。脑对缺血缺氧最敏感,完全缺血缺氧 5~10 s 就会出现意识丧失、全身性抽搐或惊厥。多在心跳停止 45 s 后出现瞳孔散大,1~2 min 后瞳孔固定。>5 min 脑细胞可产生不可逆性损害。心脏骤停后因组织严重缺氧机体会产生代谢性酸中毒和电解质紊乱。

(二)再灌注损伤

心脏骤停后组织灌注停止,产生有害物质,当复苏后恢复组织灌注,这些有害物质可导致组织进一步损伤。

三、临床表现

心源性心脏骤停发生突然、发生前多无明显症状。非心源性心脏骤停有相应的病史:如外伤、中毒等。心脏骤停后,表现为突然意识丧失、大动脉搏动消失、呼吸停止、可出现抽搐或惊厥、二便失禁、瞳孔散大等。其中以意识丧失和大动脉搏动消失最为重要。

四、辅助检查

在发病现场受条件限制,现场急救前立即行生命体征判断,不能等待心电监测或心电图检查。一旦确立心脏骤停,应立即进行心肺复苏。转运到医院后(转运过程中心肺复苏不可停止,除非患者生命体征恢复),进一步检查病因。根据心脏骤停病因类型选择实验室检查和其他辅助检查。心电图表现有四种,即无脉性室性心动过速(按心脏骤停处理)、心室颤动、心电-机械分离、心室停搏四种情况(图 2-5,图 2-6,图 2-7,图 2-8)。其中心室颤动最为常见。

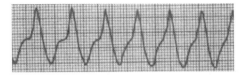

图 2-5　室性心动过速

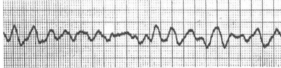

图 2-6　心室颤动

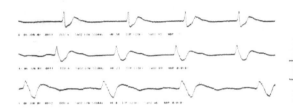

图 2-7　心电-机械分离

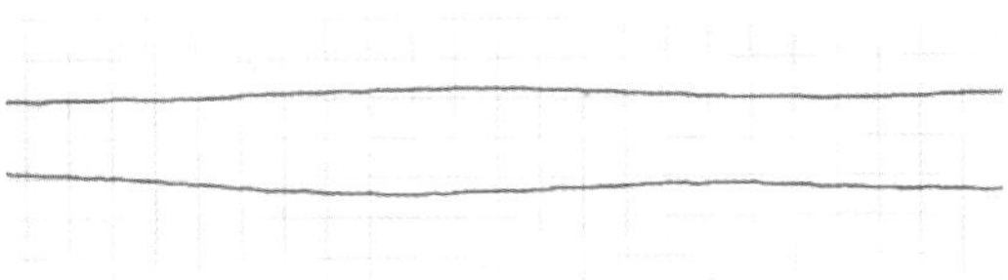

图 2-8　心室停搏

五、诊　断

早期复苏是抢救成功的关键,因此要求在 10 s 内做出临床诊断,并即刻进行现场心肺复苏。意识丧失和大动脉搏动消失是心脏骤停最重要的临床表现,据此可做出心脏骤停的诊断。

六、治　疗

应用人工呼吸和循环尽快逆转临床死亡的急救措施称为心肺复苏。现代心肺复苏术于 20 世纪五六十年代逐步形成。1958 年 Peter Safar 提出了采用口对口吹气式人工呼吸;1960 年 Kowenhoven 医生提出了封闭式胸部心脏按压(closed chest heart massage),这两种技术的结合是复苏医学领域里一场革命性的进展,标志现代心肺复苏术的诞生。1966 年,Zoll 提出电击除颤和上述两法的结合构成了现代复苏的三大要素。1985 年,也就是现代 CPR 诞生 25 年之际,第四届全美复苏会议对过去的 CPR 标准进行了评价和修改,强调复苏的成功并非心搏和呼吸功能的恢复,而必须达到脑和神经系统功能的恢复,从而诞生了心肺脑复苏(Cardiopulmonary Cerebral Resuscitation,CPCR)的概念和新标准。完整的心肺复苏包括 3 个阶段,即基础生命支持(basis life support,BLS)、进一步生命支持(advanced cardiac life support,ACLS)和延续生命支持(prolonged life support,PLS)。三个阶段相互联系、密不可分。

小贴士

《2010 美国心脏协会心肺复苏和心血管急救指南》中指出:专业人员和非专业人员一样,不再强调判定心脏骤停必须进行脉搏检查。当发现一位成人意识突然丧失或无反应且没有正常呼吸时,即可判定患者发生了心脏骤停。

（一）基本生命支持（BLS）或现场心肺复苏

基本生命支持是指心脏骤停后，在发病现场以徒手方法对患者进行紧急复苏抢救，以使心、肺、脑及全身重要器官获得最低限度的紧急供氧，也称初级心肺复苏或现场心肺复苏。心肺复苏越早，成功率越高。

1.识别和启动 EMSS

急救者到达现场后，首先拍击患者肩膀并大声呼叫患者，同时观察患者的反应，要求5～10 s内完成。一旦发现患者无反应，说明意识丧失，立即向周围人呼救，并拨打"120"或"999"或与本国相应的急救电话与医疗急救中心联系，及时启动急诊医疗服务体系（EMSS）。同时触摸患者大动脉，如大动脉无搏动，可判断为心脏骤停，即可开始心肺复苏。

2.实施 CPR

确定现场对于患者和施救者是安全的，开始 CPR。

（1）安置复苏体位　将患者仰卧于平地或硬板上。如患者为俯卧位或侧卧位，翻动患者时要保持患者的头、颈、躯干、臀部始终保持在

小贴士

非专业人员对突然意识丧失且没有正常呼吸的患者不需要检查脉搏，医务人员检查脉搏时间不应超过10 s。

同一轴面上。疑有颈部损伤者要特别注意保护，翻动时应一手托住患者颈部，另一手扶住肩部，使患者平稳地转动为仰卧（图2-9）。

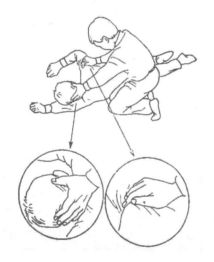

图 2-9　安置复苏体位

（2）胸外按压　按压时两手平行重叠且手指交叉互握稍抬起，使手指脱离胸壁。双臂应绷直，按压方向与患者胸骨垂直，利用上半身体重和肩、臂部肌肉力量垂直向下按压（图2-10）。按压部位：胸骨中下 1/3 交界处。按压频率：至少 100 次/min。按压与呼吸之比为 30∶2。按压幅度：成人胸骨下陷深度至少 5 cm。注意在 CPR 时应尽量减少中断按压时间，两人交换或检查心率、脉搏的时间尽可能<5 s。

（3）开放气道及人工呼吸　心脏骤停后，患者意识丧失，会厌部肌张力下降，肌肉松弛，常可导致舌根后坠，气道阻塞。为了保持呼吸道通畅，必须开放气道。开放气道的方法是先清除患者口鼻异物、分泌物，取出假牙，而后用仰头抬颏法、下颌前推法（图2-11，图2-12）开放气道。现场可进行口对口、口对鼻或口对口鼻人工呼吸。每次吹气量 500～600 ml，时间>1 s。同时，观察吹气后患者胸廓有无起伏。

（4）电除颤　心脏骤停绝大多数为心室颤动、心室扑动。对于室颤患者，如果能在意识丧失的3～5 min内立即施行除颤，存活率最高，否则除颤成功率会随着时间的流逝而迅速降低，室颤也可能转化为心室停搏。CPR 能延长室颤，推迟心室停搏的发生，延长可以除颤的时间窗。为了给患者最大的生存机会，发生心脏骤停的第一时间内必须进行以下三步：启动急救医疗服务系统（EMSS）、实施 CPR，进行电除颤。提倡在院前急救中广泛使用自动体外除颤器（automated external defibrillator，AED）（图2-13），尤其适合于经培训的非医务人员。

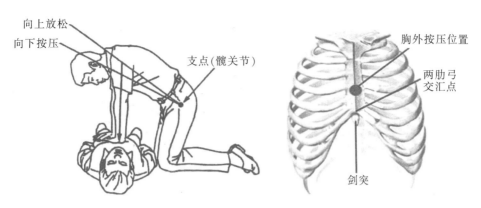

图 2-10　胸外按压部位及手法、姿势

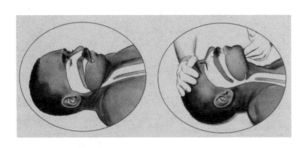

图 2-11　仰头抬颏法

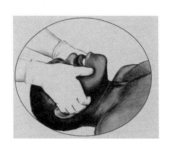

图 2-12　下颌前推法

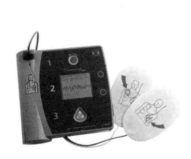

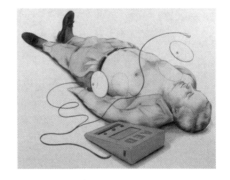

图 2-13　自动体外除颤器

（5）恢复体位　对有循环和呼吸体征而无意识的患者，为了保持呼吸道通畅，减少气道阻塞及误吸的发生，应将患者置于稳定的侧卧位。

（二）进一步生命支持（ACLS）

ACLS 是在 BLS 基础上应用辅助设备及特殊技术，建立和维持有效的通气和血液循环，识别及治疗心律失常，建立有效的静脉通路，改善并保持心肺功能及治疗原发疾病，包括评估和处理气道问题、呼吸和通气是否充分、循环问题和药物应用、鉴别诊断及脑复苏。ACLS 多为患者送达医疗机构后由专业人员采取的急救措施。只要条件可能，ACLS 应尽早开始，可以与 BLS 同步进行。

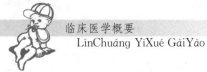
（三）延续生命支持（PLS）

心脏骤停后自主循环恢复的患者仍有很高的病死率，大多数死亡发生在心脏骤停后的第一个24 h内。PLS的目标是减少早期由于血流动力学不稳定导致的死亡，晚期多器官功能衰竭及脑损伤的发病率和死亡率。一般在ICU进行，重点是恢复患者的脑功能。

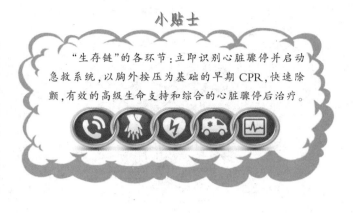

小贴士

"生存链"的各环节：立即识别心脏骤停并启动急救系统，以胸外按压为基础的早期CPR，快速除颤，有效的高级生命支持和综合的心脏骤停后治疗。

第三节　急性呼吸衰竭

案例分析

患者，男，62岁，吸烟史30年，反复咳嗽、咳痰10年，半月前受凉后再发，未行诊治，意识模糊伴呼吸困难1 d入院，查体：T 37.5 ℃，P 112次/min，R 30次/min，BP 120/70 mmHg，意识模糊，急性病容，口唇发绀，颈软，双肺可闻及干湿性啰音，心率112次/min，律齐，心音低，双下肢无水肿。心电图示：窦性心动过速。血气分析示：氧分压（PaO_2）50 mmHg，动脉二氧化碳分压（$PaCO_2$）70 mmHg。

问题：1.该病例的诊断是什么？2.诊断依据有哪些？

急性呼吸衰竭指患者原呼吸功能基本正常，因急慢性肺损伤、胸廓疾病及神经-肌肉疾病等各种原因引起肺通气严重不足和（或）肺换气功能严重障碍、通气/血流比例失调等，在短时间内$PaO_2 < 60$ mmHg和（或）$PaCO_2 > 50$ mmHg，称为急性呼吸衰竭。

一、临床分类

（一）Ⅰ型呼吸衰竭

血气分析特点是$PaO_2 < 60$ mmHg，$PaCO_2$降低或正常，主要是由于肺换气功能障碍疾病，如严重肺部感染性疾病、急性肺损伤等。

（二）Ⅱ型呼吸衰竭

血气分析特点是$PaO_2 < 60$ mmHg，$PaCO_2 > 50$ mmHg，多系肺泡通气不足、换气障碍所致。常见于慢性阻塞性肺疾病（COPD）。

二、病　因

（一）气道和肺疾病

气道阻塞性疾病，如气道异物、喉头水肿、COPD等，因大和（或）小气道阻塞而影响气体交换导致呼吸衰竭。常见于气道异物、各种肺脏疾病。

（二）胸廓和胸膜病变

胸廓和胸膜病变使肺膨胀受限，引起肺气体交换障碍，如气胸、大量胸腔积液等。

（三）神经-肌肉疾病

脑血管意外，镇静、催眠剂中毒，颅脑感染、外伤，可直接或间接抑制呼吸中枢。脊髓颈段或高位，胸段损伤肿瘤或外伤。脊髓灰质炎、多发性神经根神经炎、重症肌无力、有机磷中毒、破伤风以及严重的钾代谢紊乱，引起呼吸肌麻痹，导致呼吸功能下降而引起肺通气不足。

三、发病机制

低氧血症和高碳酸血症是由各种病因引起肺泡通气不足，弥散障碍，肺泡通气/血流比例失调，肺内动-静分流增加和耗氧量增加而产生。使通气和（或）换气过程发生障碍，导致呼吸衰竭。临床上常是多种机制并存或随着病情的发展先后参与发挥作用引起和加重的呼吸衰竭。

四、临床表现

（一）呼吸困难

呼吸困难是呼吸衰竭的常见典型症状，可表现为呼吸频率和幅度的改变。中枢性疾病或中枢神经性抑制性药物所致的呼吸衰竭，表现为呼吸节律的改变，如陈-施呼吸、比奥呼吸等。

（二）发　绀

发绀是缺氧的典型表现。当血中还原性血红蛋白超过 50 g/L 时会出现发绀。

（三）精神、神经症状

急性缺氧和（或）二氧化碳分压升高可出现判断力、定向力障碍、烦躁不安、谵妄、昏睡，甚至昏迷。

（四）循环系统症状

多数患者有心动过速。严重低氧血症、高碳酸血症，引起心肺损害，导致周围循环衰竭、血压下降、心律失常，严重可心跳停止。

（五）消化和泌尿系统

严重的呼吸衰竭，对肝肾功能都有影响，可出现丙氨酸氨基转移酶与血尿素氮升高。或应激性溃疡，引起上消化道出血。

（六）酸碱失衡和水、电解质紊乱

因缺氧而致通气过度可发生呼吸性碱中毒，CO_2 潴留可引起呼吸性酸中毒，长时间严重缺氧可出现代谢性酸中毒及电解质紊乱。

五、辅助检查

（一）动脉血气分析

动脉血气分析是呼吸衰竭诊断和分型的依据。在海平面，标准大气压，静息状态，呼吸空气条件下，$PaO_2 < 60$ mmHg 为 I 型呼吸衰竭，若伴有 $PaCO_2 > 50$ mmHg，则为 II 型呼吸衰竭。

(二)肺功能检测

有助于判断原发疾病的种类和严重程度。

(三)胸部影像学检查

X 线胸片、胸部 CT 和 MRI 等，有助于分析引起呼吸衰竭的原因。

六、诊断要点

根据原发疾病和低氧血症所致的临床表现及血气分析，可以做出诊断。在无血气分析条件时，应根据病史、体征做出临床诊断，有引起急性呼吸衰竭的病因、出现进行性呼吸困难或呼吸节律明显改变、出现明显发绀、有烦躁不安或谵妄、意识障碍等神经精神症状和心率增快、血压下降、四肢厥冷等缺氧表现可诊断为急性呼吸衰竭。

七、治　疗

(一)生命体征监测

监测呼吸、脉搏、血压、意识等生命体征的变化，有条件应行多功能监护仪监测心率、呼吸、血压、血氧饱和度（SpO_2）等，有条件及时行血气分析检查，以判断病情发展趋势。

(二)保持呼吸道通畅

1. 保持呼吸道通畅

维持呼吸道通畅是处理急性呼吸衰竭的重要环节。对咳嗽无力的患者应及时吸痰，无论患者是否有人工气道，若有咳嗽无力或意识不清，应及时清除气道内的分泌物。吸痰的主要目的是清除大气道的分泌物以防大气道阻塞造成呼吸衰竭加重，其次是通过刺激气道，诱发患者咳嗽反射，使小气道的分泌物排至大气道中以便被清除。

2. 建立人工气道

建立人工气道是急性呼吸衰竭的一种治疗措施，其有利于排出气道内的分泌物，解除上呼吸道阻塞和协助机械通气。方法有气管插管、气管切开等。

3. 解除支气管痉挛

患者有支气管痉挛时，可选用氨茶碱、β 受体激动剂、肾上腺糖皮质激素等迅速解除支气管痉挛。首选静脉给药，可应用氨茶碱 0.25 g 加入 50% 葡萄糖 40 ml 缓慢滴注。然后以氨茶碱 0.5 g 加入 500 ml 液体中静滴，氨茶碱一日总量不超过 1.0 g，同时应用地塞米松 20～40 mg 或氢化可的松 300～600 mg 静滴。

(三)氧　疗

通过增加吸入氧浓度来纠正患者缺氧状态的治疗方法即为氧疗。对于呼吸衰竭患者，应给予氧疗。

1. 吸氧浓度

I 型呼吸衰竭的主要为换气障碍而通气功能基本正常，高浓度（>35%）、高流量给氧可以迅速缓解低氧血症，而不会引起 CO_2 潴留。II 型急性呼吸衰竭，则应持续低浓度、低流量

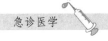

给氧(轻度缺氧可刺激呼吸中枢),氧浓度应<35%,以免加重CO_2的潴留。

2.吸氧方法

吸氧可使用鼻导管或鼻塞,其优点为简单方便,不影响患者咳嗽、进食;缺点为氧浓度不恒定,易受患者呼吸影响,且高流量时对局部黏膜有刺激,患者耐受差。面罩吸氧,主要优点是吸氧浓度相对稳定,对鼻黏膜刺激小。

3.机械通气

呼吸衰竭的患者存在呼吸肌疲劳,在上述氧疗难以纠正缺氧和CO_2潴留时,应及时给予机械通气。

(四)控制感染

感染是诱发和加重呼吸衰竭的重要原因,积极控制感染可以有效地改善呼吸衰竭。开始根据临床判断选用高效、广谱抗生素,以后根据痰、分泌物、血液培养及药敏结果,选用敏感抗生素。

(五)纠正水电介质紊乱和酸碱失衡

呼吸性酸中毒时,通过有效改善肺泡通气,可自我纠正。呼吸性酸中毒合并代谢性酸中毒应在改善肺泡通气的情况下,在治疗引起代谢性酸中毒原因的同时,适量补充碱剂。呼吸性酸中毒合并代谢性碱中毒,在使用机械通气时,应避免过度通气,以防CO_2排出过快,加重病情,同时根据心功能情况补充液体。酸中毒纠正后应及时补钾。

(六)病因治疗及处理并发症

积极治疗基础疾病、去除诱因,可有效地提高呼吸衰竭抢救的成功率;同时密切观察病情变化,及时纠正呼吸衰竭引起的如心功能不全、休克及上消化道出血等并发症。

(七)支持治疗

急性呼吸衰竭患者,由于费力呼吸,能量消耗较大,应补充足够的热量和蛋白质,补给方法以鼻饲为好。

八、转 诊

急性呼吸衰竭的患者,在经过初步处理后,对于症状难以纠正或基础疾病较重的患者可在治疗中转入上一级医院进一步治疗。

第四节 昏 迷

昏迷是一种最严重的意识障碍,表现为患者的意识持续中断或完全丧失,对外界环境的任何刺激均不能唤醒,无自主运动,但生命体征如呼吸、脉搏、心跳、血压和体温尚存在。昏迷是病情危重的信号,死亡率高,应及时进行抢救。

案例分析

患者,女,62岁,糖尿病病史20年,平时治疗情况不详,近两天发热伴咳嗽,进食较少,其子女下班后发现患者躺在床上,不能唤醒,立刻将患者送往医院。

问题:1.该患者发生了什么情况?2.临床上如何鉴别和处理?

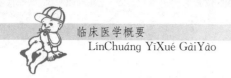

一、病　因

(一)颅脑疾病

常见的颅脑疾病有脑血管病、颅内感染性疾病、颅内占位性病变、颅脑外伤以及癫痫等。

(二)全身性疾病

(1)严重感染　感染性休克、败血症、中毒性肺炎、中毒型细菌性痢疾、流行性出血热。

(2)内分泌与代谢障碍　低血糖昏迷、高渗性高血糖昏迷、甲亢危象、肝性脑病、肺性脑病、尿毒症等。

(3)电解质及酸碱平衡紊乱　低钠、高钠血症,低钾、高钾血症及严重酸中毒等。

(4)中毒　酒精、一氧化碳、各种农药、药物,如镇静催眠药、麻醉剂、精神类药物、异烟肼等。

(5)环境异常与体温调节障碍　低温、中暑、恶性高热等。

(6)其他　严重贫血、休克、心律失常等可引起脑功能障碍的各种情况。

二、发病机制

意识的内容包括"觉醒状态"及"意识内容与行为"。脑干网状结构上行激动系统维持人的睡眠与觉醒状态,大脑皮质是人类学习、记忆、判断、语言等意识内容活动的部分。不同的病因影响了脑干网状结构上行激动系统,阻断了它的投射功能,不能维持大脑皮质的兴奋状态,或者大脑皮质广泛损害时,使觉醒状态减弱,意识内容减少或改变即可造成意识障碍。

昏迷的重要病理基础是脑水肿及其后的脑疝,其发生昏迷的病变基础是颅内病变引起脑水肿及大脑皮质广泛的抑制状态;此外,脑以外各种躯体疾病所引起的脑缺氧、低血糖、高血糖、尿毒症、肝昏迷、水与电解质代谢的紊乱和酸碱平衡失调等均可引起脑细胞代谢障碍而引起昏迷。

三、临床表现

根据昏迷患者意识障碍程度,昏迷可分为以下两类。

(一)浅昏迷

意识丧失,不能唤醒,但强烈疼痛刺激可出现痛苦表情及肢体的防御反应;角膜反射、瞳孔对光反射、压眶反射存在或反射迟钝,生理反射可正常、减弱或消失。生命体征可平稳或紊乱。

(二)深昏迷

所有深、浅反射均消失,生命体征紊乱,呼吸不规则可伴有通气不足。

四、实验室和辅助检查

(一)实验室检查

血常规、尿常规、肝肾功能、血糖、血气分析、血清酶、血氨等。脑脊液检查一般不作为常规检查,如需检查应注意患者有无颅内高压。

(二)辅助检查

心电图、脑电图、B超、X线片、CT、MRI或血管造影等检查根据情况选择。

五、诊 断

昏迷患者应首先注意生命体征是否稳定,对生命体征不稳定的应采取急救措施,先维持有效通气和循环,再迅速做病因诊断。具体病因很多,通过病史和临床检查,有的病因易明确,有的则不易明确。因此,必须边询问病史,边体检,边观察,边治疗。分析判断:①是不是昏迷? ②昏迷的程度如何? ③引起昏迷的病因是什么? 是颅内疾病还是全身性疾病? 具体病因是什么?

(一)病 史

询问病史应注意昏迷发生的急缓及伴随症状、发生时间,有无外伤,过去病史,特别是高血压、糖尿病、心脏病及慢性肝肾病史。

(二)体 检

应注意生命体征和神志的变化,皮肤颜色及有无外伤,有无脑膜刺激征,瞳孔大小、是否对称,生理反射及病理症等。

(三)初步病因诊断

(1)发热出现的先后可以进行初步判断,是中枢性发热,还是全身或颅内感染。

(2)血压升高,突然发病多见于急性脑血管疾病(如脑出血)、高血压急症或颅内高压等。

(3)根据心率快慢或心律不齐突然昏迷应首先考虑心脏疾病

(4)呼吸缓慢、急促、深大等可分别见于吗啡中毒、安眠药中毒等、急性感染性疾病、代谢性酸中毒等。呼气伴大蒜臭味见于有机磷农药中毒。昏迷伴针尖样瞳孔常见于吗啡、镇静催眠药,有机磷农药等中毒等。

(5)昏迷伴脑膜刺激征可见于蛛网膜下隙出血、颅内感染。

(6)昏迷伴皮肤黏膜呈樱桃红色见于一氧化碳中毒;皮肤有瘀点见于流行性脑脊髓膜炎、败血症等。

(7)结合情况选择相应的实验室和辅助检查以进一步明确诊断并指导治疗。

(四)昏迷程度判断

目前通用的格拉斯哥昏迷分级(glasgow coma scale,GCS)计分法,见表 2-1 所示。该方法是根据患者睁眼、语言以及运动对刺激的不同反应给予评分,将三类得分相加,即得到GCS 评分,从而对患者的意识状态进行判断。

表 2-1 格拉斯哥昏迷评分(GCS)

睁眼反应(4分)	语言反应(5分)	肢体运动(6分)
4 - 自发睁眼	5 - 正常交谈	6 - 按吩咐动作
3 - 语言吩咐睁眼	4 - 言语错乱	5 - 对疼痛刺激定位反应
2 - 疼痛刺激睁眼	3 - 只能说出(不适当)单词	4 - 对疼痛刺激屈曲反应
1 - 无睁眼	2 - 只能发音	3 - 异常屈曲(去皮层状态)
	1 - 无发音	2 - 异常伸展(去脑状态)
		1 - 无反应

注:最高分为 15 分,意识清醒;8 分以下为昏迷;3 分者为深度昏迷。

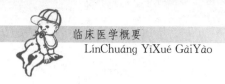

六、治 疗

昏迷患者的治疗首先是在稳定生命体征的基础上加病因治疗,防治并发症,对症及支持疗法。方法如下:

(一)一般治疗

昏迷者取平卧位,避免搬动,松解衣服、腰带,取出义齿。头偏向一侧,防止舌后坠,或用舌钳将舌拉出,以防阻塞气道。通过监测体温、脉搏、呼吸、血压及瞳孔变化和神经反射以观察患者生命体征及昏迷程度变化,当发现生命体征恶化、昏迷加深,应及时进行处理。保持呼吸道通畅,吸氧,维持水电解质酸碱平衡,昏迷 48 h 后及时鼻饲保证充足的营养、导尿等。

(二)病因治疗

原发病的治疗是控制病情继续发展的根本。一旦确定病因,应积极采取针对性治疗措施。

(三)防治脑水肿

常使用 20%甘露醇 125~250 ml 静脉滴注,一般 30 min 滴完,6~8 h 一次,快速输液时应注意心功能情况;也可 10%复方甘油、呋塞米(速尿)等。应用脱水剂时,要注意水电解质平衡,防止脱水和电解质紊乱。

(四)促进脑代谢药的应用

可选用细胞色素 C、辅酶 A、胞二磷胆碱、脑活素、吡拉西坦(脑复康)、1-6 二磷酸果糖等。

(五)苏醒剂

1. 纳洛酮

纳洛酮是吗啡受体阻断剂,有明显的促清醒、保护脑细胞功能,快速逆转昏迷的作用。用法:0.4~0.8 mg 肌内注射,或加大剂量 1.2 mg 静脉推注,必要时 30 min 后重复 1.2 mg。

2. 二甲弗林(回苏灵)

可兴奋大脑细胞,促进意识苏醒。用法:8~16 mg 肌内注射,或 8~16 mg 加入 5%~10%葡萄糖溶液 250 ml 中静脉滴注,每日 1 次。

(六)抗感染

感染性疾病导致昏迷必须使用有效、足量的抗生素。另可预防性使用抗生素预防昏迷患者继发感染。同时可应用有效抑酸剂预防应激性溃疡。

(七)及时处理并发症及对症治疗

对可能出现的并发症要采取及时处理和对症治疗。

七、健康教育

指导家属及陪护人员,做好患者眼睛、口腔、呼吸道、皮肤、鼻饲管等护理,防止并发症的出现;指导患者进行被动肢体锻炼。

第五节　休　克

一、概　述

休克是由于各种致病因素作用而引起的有效循环血量急剧减少,导致组织器官微循环灌注不足,造成组织缺氧、细胞代谢障碍和器官功能损害的临床综合征。典型临床表现为神志淡漠、面色苍白、皮肤湿冷、脉搏细速、呼吸浅促、血压下降、尿量减少和酸中毒。迅速恢复有效的组织灌注,恢复细胞氧供,维持正常的细胞功能是休克治疗的关键。休克恶化是从组织灌注不足发展为多器官功能不全或衰竭的病理生理过程。

案例分析

患者,男,21岁,因咳嗽、高热伴右侧胸痛2 d,意识模糊5 h急诊就诊。发病前有淋雨史。检体:T 39.8 ℃、P 120次/min、R 26次/min、BP 80/60 mmHg,意识模糊,急性病容,口唇发绀,心率120次/min,律齐,两肺呼吸音粗,右肺上叶可闻及支气管呼吸音,胸膜摩擦音,语颤增强。

问题:1.该患者患了什么疾病? 2.应进一步检查什么? 3.如何急诊处理?

(一)病因分类

临床上,根据病因不同可将休克分为低血容量性休克、心源性休克、感染中毒性休克、过敏性休克和神经源性休克等(表2-2)。

表2-2　休克分类及病因

休克类型	可能病因与机制
低血容量性休克	血容量骤然减少,回心血量不足,心排出量和动脉血压降低,外周阻力增高。见于失血、脱水、血浆丢失、严重创伤(创伤性休克)等
心源性休克	心肌收缩力降低、心脏射血功能障碍、心室充盈障碍使心排出量降低不能满足组织和器官的血液供应。如心肌梗死、肺栓塞、急性心包压塞、严重心律失常等
感染中毒性休克	G^-杆菌、G^+球菌、病毒及其他致病微生物的严重感染。特别是G^-杆菌感染,细菌内毒素起重要作用,又称为内毒素性休克或中毒性休克
过敏性休克	抗原进入被致敏的体内发生Ⅰ型变态反应,血管活性物质释放,全身毛细血管扩张,通透性增强,血浆渗出到组织间隙,致使有效循环血量迅速减少。如异种蛋白、药物等
神经源性休克	剧烈的神经刺激引起血管活性物质释放,使动脉调节功能障碍,导致外周血管扩张,有效循环血量减少。常见剧痛、脊髓损伤、药物麻醉等

(二)病理生理

休克发生后机体发生一系列病理生理变化,主要有:

1. 微循环变化

(1)微循环代偿期　此期是休克的早期表现,也称微循环收缩期。当各种原因导致引起有效循环血量减少,反射性引起交感神经-肾上腺髓质系统兴奋,机体可通过神经体液调节机制使心率增快、心肌收缩力增强、外周阻力增加、血液重新分布,以维持血压水平,使心、脑等重要器官得到有效灌注。此外毛细血管内流体静压降低,组织液回吸收,血容量得到部分补偿。

(2)微循环扩张期或休克抑制期　在微循环代偿期未能有效控制,休克进一步发展,毛细血管前阻力显著增加,大量真毛细血管网关闭,组织细胞严重缺血、缺氧,微循环内淤血加重,回心血量减少,血压下降,休克向不可逆方向发展。这是周围血管阻力降低,重要器官出现严重的缺血。

(3)微循环衰竭期　由于微循环淤血时血液黏稠度增加和酸中毒,加之严重的缺氧激活凝血因子Ⅶ,启动内源性凝血系统引起弥散性血管内凝血(DIC)。微循环障碍更加明显,红细胞和血小板容易发生凝集,在毛细血管内形成微细血栓。由于 DIC 早期消耗了大量的凝血因子和血小板,导致继发性出血。一旦发生 DIC 临床预后不良。

2.体液代谢改变

休克的发生与发展与各种体液因子大量释放密切相关。儿茶酚胺释放促进胰高糖素的生成,引起血糖升高。另外由于肝脏灌注不足,无氧代谢产生的乳酸不能经肝脏代谢而引起酸中毒。休克时蛋白质分解代谢增加,血中尿素、肌酐、尿酸增加。休克时因血容量和肾血流量减少使肾素-血管紧张素-醛固酮系统激活,醛固酮和抗利尿激素分泌增加,在休克初期对维持血压和血容量起一定作用。但是持续兴奋导致这些体液因子释放过多,会加重血管收缩,影响心功能,不利于休克的缓解。休克时由于细胞缺氧,细胞钠泵功能障碍,致使细胞肿胀,甚至死亡。休克时缺氧导致代谢性酸中毒,使组织蛋白分解为有生物活性的多肽,如缓激肽、心肌抑制因子等,这些具有强烈扩血管作用的物质,增加了微循环障碍,线粒体膜破坏,细胞呼吸功能中断,细胞死亡。

3.炎症介质释放及再灌注损伤

严重创伤、感染、休克可刺激机体过度释放炎症介质,如缓激肽和纤维蛋白肽等,能使小动脉扩张,血管通透性增加。后者是各种致炎因子作用于各种细胞,特别是白细胞、巨噬细胞、血小板、肥大细胞、内皮细胞和淋巴细胞,使其释放炎症介质(如组胺、前列腺素、氧自由基、白三烯、血小板活化因子等)增加,使血管通透性增加,诱发和加重休克。

4.继发性重要器官损害

(1)心脏　休克时可使冠状动脉灌注不足,加之低氧血症、严重酸中毒、高钾血症、心肌抑制因子等体液因子的作用均可损害心肌,使心功能进一步降低。心肌微循环内血栓形成,发生心肌内局灶性坏死和心内膜下出血等,进一步加重心肌损害,最终发生心力衰竭。

(2)肺　休克导致的急性肺功能不全称为休克肺,多由于肺微循环内血栓形成和肺毛细血管内皮细胞和肺泡上皮细胞受损,血管通透性增加,肺间质性水肿,肺泡表面活性物质生成减少,继发肺泡萎陷和肺不张,导致动脉血氧分压进行性下降。临床出现以进行性呼吸困难、顽固性低氧血症为主要表现,称为急性呼吸窘迫综合征(ARDS)。常发生于休克期内或稳定后 48～72 h 内,成为休克后期致死的主要原因之一,多见于感染性休克或损伤性休克。

(3)肾　低血容量时,心排出量不足,儿茶酚胺分泌增加,肾小球动脉痉挛,使肾血流量显著减少,肾小球滤过率明显降低,出现肾前性少尿或急性肾小管变性坏死,导致急性肾功能不全或衰竭,是休克死亡的重要原因。

(4)肝脏　休克时肝血流量减少,致肝缺血、缺氧,血流迟缓瘀滞,肝小叶坏死,代谢和解毒能力降低,导致肝功能损害,严重时出现肝功能衰竭。

(5)脑 当收缩压<60 mmHg时,脑灌注压和血流量下降,脑细胞缺血、缺氧、酸中毒等,引起脑微循环障碍、血管通透性增高,出现脑水肿和颅内高压,脑细胞受损,患者表现为意识障碍、昏迷,甚至发生脑疝而死亡。

(6)胃肠 休克时胃肠小血管收缩,引起胃肠道缺血,胃肠黏膜受损,发生应激性溃疡、急性出血性肠炎、肠麻痹、肠坏死。另外由于肠黏膜屏障功能降低和肠道菌群移位等,促使肠源性内毒素吸收增加,可引起内毒素血症或败血症。

(三)临床特点

1.休克的代偿期和抑制期

临床上可把休克分为代偿期和抑制期两个阶段。

(1)休克代偿期 此时为轻度休克。表现为神志清楚,伴有痛苦的表现,精神紧张,口渴,皮肤苍白,四肢发凉,心动过速,换气过度,血压正常或稍升高(大出血时血压可骤然降低),脉压变小。尿量正常或减少。此期如能及时处理,休克可以很快纠正。如处理不及时或不当则进入休克抑制期。

(2)休克抑制期 患者出现表情淡漠,反应迟钝,神志不清甚至昏迷,明显口渴、口唇发绀,皮肤冰冷(肢端更明显)、显著苍白,肢端青紫,脉搏细速或摸不清,血压下降,脉压更小。严重时脉搏不清,血压难以测及,无尿,进一步进展至DIC。若出现进行性呼吸困难、发绀,伴血氧饱和度下降,应考虑并发ARDS。

2.休克程度分类

按临床表现的严重程度分成轻、中、重三度。

(1)轻度休克 患者神清、焦虑,感觉口干,面色苍白,四肢温暖或稍凉,血压80~90/60~70 mmHg,脉压<30 mmHg。脉搏≥100次/min,心率≥100次/min,体表血管正常,尿量基本正常。休克指数为0.5~1.0[脉率/收缩压(mmHg)=休克指数]。

(2)中度休克 主要表现为神志尚清,表情淡漠,明显口渴,皮肤苍白发冷,脉搏多在100~120次/min,收缩压多为70~90 mmHg,脉压小,周围循环表浅静脉塌陷,毛细血管充盈迟缓,尿量减少。休克指数为1.0~1.5。

(3)重度休克 主要表现为意识模糊,甚至昏迷,极度口渴,皮肤冰冷(肢端更明显)、显著苍白,肢端青紫,脉搏细速或摸不清,收缩压多在70 mmHg以下或测不到,表浅静脉塌陷,尿量明显减少或无尿。此期患者应警惕DIC、ARDS的发生。休克指数为1.5~2.0。休克指数>2.0为极重度休克。

(四)实验室及辅助检查

1.实验室检查

休克时应做的相关实验室检查:血常规、血糖、电解质、肝肾功能、心肌酶谱、pH、二氧化碳结合力(CO_2CP)及相关凝血检测。红细胞计数及血红蛋白检测有助于失血性休克的诊断。白细胞计数及分类是感染性休克的重要依据。pH、CO_2CP有助于了解休克时酸中毒的程度。疑似DIC时,应做血小板计数、凝血酶原时间、血浆纤维蛋白原测定、3P试验等。

2.辅助检查

(1)X线检查 对病因判断有一定的意义。

（2）心电图　有利于心源性休克的诊断,可了解心律失常及心肌供血情况。

（3）血流动力学检查

①中心静脉压（CVP）:有助于休克病因的鉴别。当 CVP<5 cm H_2O 时,提示低血容量休克。CVP>15 cm H_2O 时,则提示心源性休克。

②肺毛细血管楔压（PCWP）:有助于了解左室充盈压并指导补液。PCWP 的正常值为 5~15 mmHg,与左心房内压接近。PCWP 低于 5 mmHg 反映血容量不足,心源性休克时 PCWP 增高。

③心排出量（CO）及心脏指数（CI）:有助于了解心功能状态。成人 CO 的正常值为 4~6 L/min（CO 是心率和每搏排出量的乘积）;CI（单位体表面积上的心排出量）,正常值为 2.5~4.1 L/（min·m^2）。CI<2.0 L/（min·m^2）提示心功能不全,CI<1.3 L/（min·m^2）同时伴有周围循环血容量不足提示提示心源性休克。

④微循环检查:眼底检查可见小动脉痉挛和小静脉扩张,严重时视网膜水肿。压迫指甲后放松时,血管充盈时间>2 s。

（五）诊断及鉴别诊断

休克的诊断并不困难。关键是早期诊断,如过敏、大出血、严重创伤或重症感染等危重病症,只要患者出现烦躁不安、出冷汗、心动过速、脉压<30 mmHg、少尿即可初步诊断为早期休克。诊断中应注意及早对休克的病因的判断。在老年人或病史不清时应格外注意休克的一些早期表现。

1.诊断标准

（1）有休克的诱因。

（2）神志淡漠或出现意识障碍。

（3）脉搏>100 次/min,脉弱或难以触及。

（4）面色苍白、四肢冰冷、甲床缺血、指压阳性、口唇与四肢末端发绀;尿量<17 ml/h 或无尿。

（5）血压降低,收缩压<90 mmHg。

（6）脉压<30 mmHg。

（7）高血压患者收缩压较原血压水平下降 30% 以上。

符合（1）、（2）、（3）、（4）中的两项和（5）、（6）、（7）中的一项即可诊断。

2.鉴别诊断

（1）非休克性低血压与休克的鉴别　一般认为正常成人肱动脉压<90/60 mmHg 为低血压,它是一种没有休克病理变化的良性生理状态。常见的有体质性低血压,体位性低血压。临床上应注意区别。

（2）不同类型休克的鉴别　各类休克有其特殊表现,详见（表 2-2）。

（六）治　疗

治疗原则是及早去除病因,恢复有效循环血量。休克治疗的三要素是保障充足的血容量、提高有效的心排出量和改善血管张力。

1.一般治疗

尽快找出病因,进行病因治疗,如应用有效抗生素、手术治疗等。同时须保持呼吸道通畅、吸氧,必要时行气管插管或气管切开。根据休克类型放置患者体位,一般平卧位或抬高下肢 $20°\sim30°$。同时进行心电、血压、血氧和呼吸监测。

2. 补充血容量

补充血容量是纠正休克的根本措施,治疗的关键是尽快补充有效循环血量。防止进入失代偿期,除应按照血容量的缺乏情况给予积极补充外,还应结合各项检测的结果进行针对性补充和纠正。应结合尿量、脉率、肺动脉楔压测定、中心静脉压测定等结果进行动态分析补液。休克补液原则:先快后慢、先晶后胶、量需而入。

3. 纠正水、电解质、酸碱平衡失调

休克患者由于缺氧和代谢性酸中毒,K^+逸出细胞,加之尿少,排钾减少,故休克尚未完全纠正的患者一般多无低血钾,多不需要额外补钾。当休克及酸中毒的纠正后,多易发生低钾,应补充钾盐(注意见尿补钾)。在休克早期或轻度酸中毒时,一般不纠酸,增加组织的有效灌注,酸碱平衡失调可自调整;一般轻度酸中毒仅输液即可纠正。但在重度休克合并酸中毒经扩容治疗效果不好时,可适量使用碱性药物。

4. 改善心功能

各类型休克时由于微循环障碍及酸中毒发生可致心功能不全或潜在心功能障碍,故补液时应注意避免导致心衰,注意改善心肌微循环和强心治疗。

5. 血管活性药物的应用

严重休克时,在基本补足血容量后,循环状态仍未好转时,可应用血管活性药物。应用缩血管药的指征是:①麻醉所致的休克;②过敏性休克;③心源性休克。

6. 肾上腺皮质激素

肾上腺皮质激素具有抗感染、抗休克作用,对各型休克均有疗效,特别是感染性休克及过敏性休克。在临床应用时强调早期、大剂量、短疗程使用。甲基泼尼松龙一次用量 $10\sim20$ mg/kg,或地塞米松 $0.5\sim1$ mg/kg 静脉注射,必要时 12 h 可重复应用,一般疗程不超过3 d,停药时无需要逐渐减量。

7. 并发 DIC 的治疗

主要是扩充血容量,应用血管扩张剂,在 DIC 高凝期可使用肝素治疗,可阻止凝血酶原转变为凝血酶,消除血小板的凝集作用。一次用量 $0.5\sim1$ mg/kg 静脉滴注,$4\sim6$ h 可重复一次,用量以使凝血时间(试管法)延长至正常的 2 倍为宜。

8. 加强护理、及时对症处理

休克患者在治疗时应保持安静、温暖的环境,注意防止口腔分泌物及胃肠道内容物引起吸入性肺炎。病情平稳及早予以鼻饲。另外注意防止褥疮发生。

二、常见休克的特点与急救

(一)低血容量性休克

1. 临床特点

低血容量性休克的病因为大量出血或体液丢失,导致有效循环血量显著降低而引起。有典型的休克的表现,突出的临床表现为:①皮肤苍白;②冷汗;③虚脱;④脉搏细弱;⑤呼吸困难。

引起低血容量性休克的内科疾病常见于重症腹泻、消化道大出血等。外科疾病常见于大血管破裂或内脏出血引起的失血性休克,通常在迅速失血超过全身总血量的 $20\%\sim30\%$

时,即可出现休克症状;创伤性休克是由于各种损伤或大手术在血液及血浆丢失后,损伤处炎性肿胀和体液渗出,受损机体可出现组胺、缓激肽等血管活性物质分泌水平升高,引起微循环扩张,毛细血管通透性增加,致大量血浆渗入组织间隙,使有效循环血量进一步降低而出现休克或加重休克症状。

2. 抢救与治疗

失血性休克与创伤性休克均属于低血容量性休克,患者起病急骤,病情严重,早期抗休克治疗极为重要。在抗休克治疗过程中,要针对病因治疗,防止心血管和呼吸功能的失代偿,迅速稳定血流动力学。具体如下:

(1)快速扩容 液体的选择和输入既要能保持循环的稳定,又不使体液成分的改变过大。晶体与胶体两者兼补。原则是先晶后胶、先快后慢、量需而入。

晶体溶液主要为平衡盐溶液,氯化钠溶液。平衡盐溶液即复方氯化钠,可扩充细胞外液,对维持有效循环血量、降低血液黏滞度、改善微循环、预防和纠正酸中毒有重要作用。氯化钠溶液是抢救休克常用溶液,但应注意大量补入氯化钠溶液时避免发生高氯血症。

胶体溶液主要为全血、血浆、人工胶体液。低血容量性休克,在急性失血量超过血液总量的30%(估计失血量>1 200 ml),需要输全血。血红蛋白浓度低于70 g/L,可输注红细胞;血红蛋白浓度在70~100 g/L之间时,可根据患者的代偿能力、既往病情、一般情况和其他器官功能而决定;血红蛋白浓度大于100 g/L不必输血。一般认为以维持血红蛋白浓度在100 g/L、红细胞压积在30%为好。也可应用右旋糖酐。输入右旋糖酐可使血液及所含的各种成分稀释,降低血液黏滞度及血小板的黏性,有利于微循环的改善,防止休克时微血栓形成。输入液体的量应根据患者的病情、尿量和血流动力学进行评估,还应以血压结合中心静脉压指导输液。

(2)止血 对于各种出血,应采用相应的、适宜的止血方法,如结扎、缝合、压迫、包扎或运用止血带等。体内大出血时,应在积极抗休克的同时及时行手术止血。

(3)血管活性药物的应用 在低血容量性休克时,血容量补足后,血压仍低时可用血管活性药物。常用的是多巴胺或间羟胺。但不宜过早、大量使用,否则,会增加休克治疗的难度。

(4)对症支持治疗、预防并发症 根据患者具体情况采取对症支持治疗,包括纠酸、利尿、强心及激素的使用。及时处理并发症,如应激性溃疡出血等。

(二)心源性休克

1. 临床特点

心源性休克是心脏泵功能严重受损,而致心排血量过低引起的休克。常见急性心肌梗死引起的休克。急性心肌梗死心源性休克发生率为6%~20%,病死率30%~90%。

2. 抢救与治疗

(1)一般处理 立即给予较高流量吸氧,将患者置于仰卧位或半坐位。如为急性心肌梗死患者,应及时镇痛治疗,使患者安静,降低耗氧量。

(2)病因治疗 急性心肌梗死时,早期可行静脉溶栓治疗。有条件的医院可及时行PCI治疗。严重心律失常所致者应迅速纠正心律失常。如为心瓣膜病变所致者,内科控制稳定后及时手术治疗。

(3)抗休克 应进行中心静脉压、血压等监测,以分清有无血容量不足、周围血管舒缩障碍、泵衰竭等情况下进行针对性治疗。必要时可行肺毛细血管楔压监测以指导治疗。有血容量不足,应补充血容量;如以血管舒缩障碍和泵衰竭为主时则主要应用血管活性药物,常用多巴胺或多巴酚丁胺强心和维持血压。去甲肾上腺素可用于血压极低或其他升压药物无效的休克患者。该药如外渗可出现组织缺血性坏死,应注意。

(4)控制输液量与速度　由于存在心功能不全,肺淤血肺功能受损,故输液量和输液速度应严格注意;输注胶体或等渗盐水时,更应注意输液速度,有条件应根据中心静脉压和肺毛细血管楔压进行调整输液速度和输液量。

(5)保护心肌细胞药物　能量合剂和极化液对心肌具有营养支持作用,并可稳定心肌细胞电活动,防止快速心律失常的发生。早期即可开始应用血管紧张素转换酶抑制剂或血管紧张素受体阻滞剂。无禁忌证时应早期使用β受体阻滞剂。

(三)感染性休克

1.临床特点

感染性休克是由于病原微生物及其毒素等引起,以急性微循环障碍为主的临床综合征。引起感染性休克的病原体以革兰阴性菌和革兰阳性菌为常见,其次为病毒。感染性休克常见于严重的肺部感染、急性腹膜炎、化脓性胆管炎、重症胰腺炎、中毒性菌痢、严重创伤及大面积烧伤后合并感染。诊断必须具备两个条件:感染表现为感染病灶和休克的征象。感染性休克因血流动力学变化不同,临床表现可分为低排高阻(冷休克)和高排低阻(暖休克)两型。低排高阻型感染性休克表现为意识淡漠,末梢血管痉挛,外周阻力增高,脉搏细弱,四肢厥冷,皮肤潮湿苍白,血压下降,尿量减少并有酸中毒,多由革兰阴性杆菌感染引起。高排低阻型感染性休克仅见于少数感染性休克患者,表现为意识清醒,心搏出量正常,外周血管扩张,尿量无明显减少,四肢末梢温暖干燥,多由革兰阳性球菌感染引起。暖休克常只维持较短时间,如不及时纠正,将发展为冷休克。

2.抢救与治疗

(1)控制感染　积极控制感染是抢救的主要环节。根据原发病的常见致病菌选择有效的抗生素。目前对于重度感染者,应用抗生素要早期、足量、联合用药,即"重锤出击"原则。一般应以控制革兰阴性杆菌为主,兼顾革兰阳性球菌与厌氧菌。可结合细菌培养药敏实验调整抗生素的种类和用量。

(2)血管活性药物的应用　应根据血流动力学变化使用不同的药物。冷休克即低排高阻型,治疗中应以扩血管药物为主,常用山莨菪碱、阿托品,用法:阿托品一次用量 1～2 mg,静脉注射,于 15 min 或 30 min 酌情重复使用,待面色潮红,瞳孔散大,四肢温暖,血压上升可逐渐给药延长时间间隔或减量;暖休克即高排低阻型,应以缩血管药物治疗为主,可选用多巴胺、间羟胺或多巴酚丁胺等。血管活性药物均应在补充血容量后休克仍未纠正时使用,容量未补足前使用反而加重微循环障碍和血流动力学障碍。

(3)综合治疗　包括补充血容量,维持血压,纠正酸、碱平衡失调和水、电解质紊乱;早期应用大剂量、短疗程的肾上腺皮质激素;防治心功能不全等。

(四)过敏性休克

1.临床特点

多数由药物及异体蛋白所致,而以青霉素过敏最多见。临床上,任何用药都有可能发生过敏或过敏性休克(包括中药),尤其是注射用药。注射动物血清制剂、蜂类叮咬及接触特异性过敏物质也可发生过敏性休克。根据过敏性休克发生急缓可分为急发型和缓发型两型。临床常见为急发型。多于接触过敏原 0.5 h 内发生，占过敏性休克的 80％～90％，一旦发生，如不及时抢救治疗，在短时间内即可发生死亡。发生过敏性休克后，患者可有喉部痒感、憋气，继之出现心悸、胸闷、恶心、呕吐、烦躁不安，进一步出现面色苍白、口唇发绀、喉头水肿阻塞、呼吸困难、四肢厥冷、血压下降、脉细速等，严重者意识丧失、大小便失禁。缓发型多见于服药、食物或接触过敏。此型发生休克的病情较轻，预后较好。

2. 抢救和治疗

过敏性休克多呈闪电式出现，抢救要迅速及时。抢救措施如下：

（1）立即停止患者与可疑过敏原的接触，予患者取平卧位，立即皮下注射或肌内注射肾上腺素 1 mg，并吸氧，首次剂量不见效，可于 3～5 min 后重复注射。

（2）立即建立静脉通路　输液，并给予氢化可的松 100～200 mg 静脉滴注或地塞米松5～10 mg 静脉注射。

（3）抗休克　迅速补充血容量，要应用多巴胺维持血压，一般多巴按 20～40 mg 加入 5％葡萄糖 250 ml 中静脉滴注，输液速度开始 20 滴/min，以后根据血压调节速度。

（4）抗过敏药物　应用抗组胺药物如非那根和钙剂等。

（5）喉头水肿者，立即行环甲膜穿刺或气管切开，打通气道，应用呼吸机人工机械通气，心脏停搏者应立即行心肺脑复苏。

（6）过敏性休克的预防　用药前注意询问患者药物过敏史与用药史，如有药物过敏性休克的人，应禁用该药。无药物过敏史，须行皮试的药物要严格按照常规做皮试。在用药时还要注意严密观察，因为皮试阴性也有可能发生过敏性休克。注射药物后的患者应于观察室观察半小时。

3. 转　诊

过敏性休克必须立即就地急救，严重不明原因的过敏性休克，在生命体征较稳定时可转上一级医院进一步治疗。心源性休克，特别是心肌梗死、严重心律失常等引起的休克，初步救治后立即转到上一级医院或专科医院进一步治疗。严重的感染性休克救治中如症状改善不良或出现多器官功能不全征象时须转诊治疗。严重失血性休克在救治中如出血未能有效控制，或无输血条件的情况下，应在积极补充容量的同时，转诊治疗。

第六节　急性肾衰竭

案例分析

患者，女，22 岁，因尿频、尿痛伴发热拟诊尿路感染在院外静脉滴注庆大霉素 32 万 U/d，第 4 d 出现无尿伴水肿急诊入院。既往体健，查体：P 80 次/min，BP 140/90 mmHg，面部及下肢水肿，心、肺未见明显异常。急查血钾 6.5 mmol/L，血尿素氮 19.4 mmol/L，血肌酐 246 μmol/L。

问题：1. 该患者少尿的原因是什么？2. 如何诊断和治疗？

急性肾衰竭（acute renal failure，ARF）是指由于各种原因引起的肾功能在数小时至数天内急性损害，出现血尿素氮、血肌酐迅速升高，伴有水、电解质酸碱失衡表现的临床综合征。常见类型是急性肾小管坏死,发病率高,起病急,多数为可逆性肾衰竭,其预后与原发病、年龄、诊治是否及时和治疗是否有效有关。但并发严重的心血管疾病、休克等,预后不良。

一、病　因

急性肾衰竭可由多种病因引起。临床分为肾前性、肾性和肾后性三类。

(一)肾前性

是循环血量不足,肾血流量明显减低,肾小球滤过率降低,原尿产生减少,尿量减少,尿素氮、水、钠重排出减少所致。常见原因:

(1)血容量不足　如大出血、休克、全身严重感染、大量使用利尿剂、大型手术、烧伤、应用血管扩张剂等。

(2)心力衰竭　心输出量减少,大面积心肌梗死、心肌病、心瓣膜病等。

(3)肾血管因素　肾脏血液灌注障碍,如肾动脉狭窄、肾动脉栓塞等。

(二)肾　性

主要是肾实质弥漫性损害,常见于:

(1)急性肾小管损害　见于严重外伤、大手术后、大出血、肾动静脉阻塞,药物或其他毒物中毒,如氨基糖苷类、顺铂等;重金属、高尿酸血症以及蛇毒或食用生鱼胆等。

(2)急性肾小球损害　急进性肾小球肾炎、狼疮性肾损害等。

(3)急性肾间质性损害　药物(如β-内酰胺类、利尿剂)或严重感染的肾盂肾炎,肾乳头坏死。

(三)肾后性

主要是由于输尿管、膀胱或尿道阻塞使尿液排除困难所致,常见于结石、肿瘤、前列腺肥大等原因引起的急性尿路梗阻。

二、发病机制

急性肾衰竭的发病机制比较复杂,不同的病因发病机制不尽相同,主要有以下三种:

(一)血流动力学异常学说

认为肾组织中血流量下降,肾皮质血管收缩,血管阻力增加,同时靠近髓质血管开放,出现肾内血运短路,造成皮质缺血,肾小球滤过率下降,同时肾小管也缺血,从而使肾小球、肾小管功能降低。

(二)肾小管上皮细胞变性坏死学说

认为在肾缺氧的情况下,上皮细胞代谢障碍,细胞肿胀、变性、坏死,并且脱落阻塞肾小管,使肾小管内液反流,导致急性肾衰竭。

(三)细胞介质与炎症反应学说

近年来认为肾小管细胞是一种免疫细胞,能够参与免疫炎症反应,肾缺血时,以释放肿瘤坏死因子(TNF)、白细胞介素(IL)等炎性介质,引起炎症反应,导致肾脏自身的损害。

三、临床表现

急性肾衰竭临床表现较为复杂。一般情况下,有明显的致病因素如休克、感染等典型表

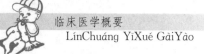

现，又有肾衰竭表现。典型的急性肾小管坏死可分为三期。

（一）少尿或无尿期

该期起病急，时间短，变化快，可以持续几天至几周，肾小球滤过率较低。绝大多数患者出现少尿或无尿（<100 ml/d）。可有极少数患者出现尿量不减少（>400 ml/d）。均有肾功能减退表现。

1. 尿量减少

一般而言，急性肾衰竭患者，不同程度地出现尿量减少，继而出现水中毒等现象，体重增加，血压增高，全身多处软组织水肿，严重者可出现胸腔、腹腔等积液。

2. 电解质、酸碱平衡紊乱

可有多种表现：

（1）稀释性低钠血症　主要是水潴留过多引起及限钠过度引起，伴随呕吐、腹胀等缺钠或用大剂量利尿剂后。严重者可出现血浆渗透压降低、水向细胞内转移而出现细胞水肿，如脑水肿等。

（2）高钾血症　一方面排钾减少，另一方面体内分解代谢时释放出 K^+，代谢性酸中毒时细胞内 K^+ 向细胞外转移，可使血钾迅速升高。

（3）代谢性酸中毒　主要是由于酸性代谢物排除减少，肾小管泌氢能力降低，加之患者存在高代谢状态，酸性物质生成较多，患者可出现深大呼吸表现。

3. 全身并发症表现

急性肾衰竭除肾脏本身病变之外，还可以引起全身各组织器官病变，体内毒素作用消化系统等，可表现为恶心、呕吐、食欲减退、腹胀、腹泻、消化道出血等；心血管系统可以出现血压增高、心力衰竭、心律失常、心肌病变，严重者可出现心包炎；呼吸系统因免疫力下降，可出现肺部感染，肺水肿、咳嗽、咳痰等表现；神经系统主要表现脑水肿引起意识障碍。此外尚可出现出血倾向及贫血等表现。

（二）多尿期

当每日尿量在 400 ml 以上时，即进入多尿期。该期患者尿是进行性增多，是肾脏恢复功能的一个主要标志，每天尿量在 3 000 ml 以上。肾小管再生修复均在进行，肾小球功能恢复较肾小管早，故患者血中尿素氮、肌酐仍维持较高水平。当肾小管功能恢复正常，尿素氮、肌酐才渐下降。此期可出现低血钾、低血钠、低血镁、低血钙和脱水等现象。患者病程较长很容易发生感染。此期低血钾和感染是患者主要死亡原因。多持续 1～3 月或更长时间。

（三）恢复期

患者自我感觉较好，尿量基本正常，血尿素氮、肌酐水平趋于正常。肾脏功能多在几个月至 1 年以上恢复，少数转为慢性肾衰竭。如持续不恢复，则提示肾脏功能永久性损害。

四、实验室及辅助检查

（一）尿液检查

尿常规检查，尿相对密度较低且固定，多在 1.015 以下，尿沉渣检查可见肾小管上皮细胞、上皮细胞管型、尿渗透浓度低于 350 mmol/L，尿钠增高，多在 20～60 mmol/L，尿与血渗透浓度之比低于 1.1。

（二）血液检查

少尿期可见出现血红蛋白降低，可有轻、中度贫血。血中有肌酐、尿素氮进行性增高，血肌酐、尿素氮每日平均分别增高 44.2~88.4μ ml/L、3.6~7.1 mmol/L，并出现血钾增高、钠降低，pH 降低，HCO_3^- 浓度降低等表现。

（三）影像学检查

包括 B 超、X 线、CT，必要时可行逆行肾盂造影、肾血管造影等，全面了解肾脏的结构大小，局部有无异常，有无结石、积水等，肾血管造影有助于诊断血管性因素引起的急性肾衰竭。

五、诊断要点

一是往往有明确病因，如休克、发热、感染、出血、心力衰竭等；二是血肌酐、尿素氮持续增高，血肌酐平均每日增加 44.2 μmol/L；三是患者有少尿或无尿表现，尿量<400 ml/d。

六、治　疗

（一）治疗原则

去除病因，尽可能预防肾组织进一步损伤，提供有效支持治疗，避免肾毒性因素的接触，纠正水、电解质紊乱，预防和控制感染及其他并发症。

（二）治疗方法

（1）病因治疗　纠正休克、止血、抗感染等。

（2）维持体液平衡　总体原则量出为入。每日的补液量为尿量加上 500 ml。如有水中毒出现，应予以超滤脱水治疗，可以运用呋塞米，如效果不理想则给予血液透析。

（3）高钾血症治疗　①限制含钾食品或药品；②高渗糖加胰岛素滴注，使钾离子转移至细胞内；③应用 5% 碳酸氢钠，纠正酸中毒，使 K^+ 向细胞内转移；④应用钙剂；⑤口服离子交换树脂。以上措施无效则立即血液透析治疗。

（4）代谢性酸中毒　5% 碳酸氢钠 100~250 ml 静滴。

（5）控制感染　及早使用抗生素，因大多数抗生素对肾损害，应选用无肾损害的药物，并结合细菌培养和药敏试验运用。

（6）血液透析治疗　有明显尿毒症、心包炎、容量负荷过重、严重高血钾、代谢性酸中毒、严重脑水肿，都应给予透析治疗。

七、转　诊

原发病较重，少尿期较长，经积极治疗病情仍然发展，血钾升高过快，或出现严重并发症，须透析的患者应转诊治疗。

八、健康教育

急性肾衰竭患者急性期应绝对卧床休息，以减轻肾脏负担。要注意合理膳食：少尿期严格限制水钠摄入量，吃无盐适量蛋白质饮食，禁食含钾高的食物；多尿期给予高糖、高维生素、高热量饮食，并给予优质蛋白质等。还要注意保暖，防止受凉，预防呼吸道感染；注意口腔及皮肤清洁卫生,预防口腔及皮肤感染。恢复期应增强体质,加强营养,适当参加锻炼,避免过度劳累;不宜妊娠、手术,避免使用对肾脏有害的药物;定期随访,监测肾功能、尿量等。

第七节　常见急性中毒

一、有机磷农药中毒

有机磷杀虫剂属于有机磷酸酯或硫化磷酸酯类化合物,是目前应用广泛的一类农药,对人畜均有毒性,多为脂溶性液体,难溶于水,有大蒜臭味,在酸性环境中稳定,遇碱性物质则易分解破坏。在农药的生产、运输、使用过程中及自服、误服均可引起中毒。

案例分析

患者,女,32岁,晚饭后与人争吵后,跑回自家服毒,约10 min后才被家人发现,患者出现恶心、呕吐、流延、多汗、面色苍白。双侧瞳孔缩小、大汗淋漓、呼吸增快,呼吸气味有浓烈的大蒜臭味。患者衣物上污染具有大蒜臭味的液体。找到的毒物药瓶未发现标签。

问题:1.本例急性中毒是什么原因?2.如何诊断和救治?

(一)毒　性

一般根据温血动物半数致死量(LD_{50}),将有机磷农药分成剧毒、强毒、中毒、低毒四类。

(1)剧毒类　$LD_{50} < 10$ mg/kg。如甲拌磷(3911)、内吸磷(1059)、对硫磷(1605)、速灭磷等。

(2)强毒类　$LD_{50} 10 \sim 100$ mg/kg。如甲基对硫磷、甲胺磷、敌敌畏、氧化乐果、磷胺、久效磷等。

(3)中毒类　$LD_{50} 100 \sim 1\,000$ mg/kg。如乐果、敌百虫、乙硫磷、倍硫磷、稻瘟净等。

(4)低毒类　$LD_{50} 1\,000 \sim 5\,000$ mg/kg。如马拉硫磷、双硫磷、灭菌磷等。

(二)中毒原因

(1)非职业性中毒　服毒自杀或误食被有机磷污染的水源和食物所致,也可因有机磷杀虫剂治疗皮肤病或驱虫不当等而发生中毒。

(2)职业性中毒　在生产、保管、配制、喷洒有机磷农药过程中,如防护不当均可由皮肤及呼吸道吸收中毒。有时虽然自身接触量不大,但由于饮酒、发热、出汗等,导致皮肤、黏膜血管扩张,可以促进毒物吸收而发生中毒。

(三)中毒机制

有机磷农药中毒对人体的毒性主要表现为抑制体内胆碱酯酶的活性。有机磷农药被吸收后,很快分布到胆碱能神经的神经突触和神经-肌肉接头处,与胆碱酯酶结合,形成稳定而无活性的磷酰化胆碱酯酶,从而失去水解乙酰胆碱的能力,致使乙酰胆碱在突触间隙异常聚积,导致胆碱能受体的过度激活,引起中枢和外周持续而强烈的胆碱能神经兴奋,产生急性胆碱能危象。包括:①乙酰胆碱作用于副交感神经节前、节后纤维支的腺体、平滑肌、虹膜括约肌、窦房结等兴奋所引起的毒蕈碱样症状(M样症状);②作用于骨骼肌运动终板兴奋所引起的烟碱样症状(N样症状);③作用于中枢神经系统,出现中枢神经系统功能紊乱,严重时

导致惊厥、昏迷、中枢性呼吸抑制等。

(四)临床表现

有机磷农药中毒的潜伏期长短与药物进入途径和量有关。经口服中毒潜伏期最短，为5～10 min，其次为呼吸道吸入，约30 min，皮肤吸收最慢，为2～8 h。

1.急性胆碱能危象

中毒后立即出现，是急性有机磷农药中毒的主要临床表现。

(1)毒蕈碱样症状　腺体分泌增加，表现多汗、流涎、流泪、鼻塞、呼吸道分泌物增多和肺部哮鸣音及湿啰音，甚至出现肺水肿。平滑肌收缩或痉挛，表现为胸闷、呼吸困难、瞳孔缩小、恶心、呕吐、腹痛、腹泻、尿频；心血管系统表现为心率减慢、血管扩张，血压早期升高，晚期下降；括约肌松弛表现为大小便失禁。

(2)烟碱样症状　小剂量及中毒早期，常出现由小肌群(眼肌、舌肌、颜面肌)开始的肌颤，后逐渐发展成肌肉跳动、牙关紧闭、颈项强直、全身抽搐等。大剂量中毒及中毒晚期，表现为肌力减退和肌麻痹，可因呼吸麻痹而导致窒息。

(3)中枢神经系统症状　早期头晕、头痛、情绪不稳，重者抽搐、惊厥、昏迷，呼吸中枢抑制可致呼吸停止、死亡。

2.特殊表现

有的患者中毒可表现出急性脏器功能损害、中间综合征、反跳、迟发性神经损害等特殊表现。

(1)中毒性心肌炎　有机磷杀虫剂通过抑制心肌胆碱酯酶活性及对心肌的直接损伤而使心肌收缩力减弱、血压下降，心电图异常改变。主要表现为心电图 Q—T 间期延长及室性异位心律，可逐渐演变为尖端扭转型室性心动过速，甚至导致心源性猝死。

(2)其他器官损害　可出现急性胃黏膜病变：患者有上腹部不适、腹痛、腹胀、恶心、呕吐，可出现上消化道出血；可出现厌食、乏力、黄疸、肝大、肝功能异常等中毒性肝炎表现；可出现上腹或左上腹持续剧痛，伴恶心、呕吐，血、尿淀粉酶增高等急性胰腺炎表现；可出现血尿、蛋白尿等，少数伴肾功能损害，严重者发生急性肾衰竭等中毒性肾损害表现。

(3)中间综合征　常在中毒后第1～4 d出现，个别在7 d后。在急性胆碱能危象和迟发性多神经病变之间出现的类似重症肌无力症状，故称中间综合征，先有脑神经麻痹，继之为颈肌、肢体近端肌力减退，肌张力正常。表现为眼球活动受限、眼睑下垂、复视、颜面肌和咀嚼肌无力，声音嘶哑及吞咽困难，随之出现呼吸肌麻痹，可表现为呼吸困难，呼吸频率减慢，胸廓活动幅度逐渐变浅，进行性缺氧，最后导致意识障碍、昏迷，如不及时进行机械通气，常死于呼吸衰竭。该综合征一般持续2～20 d，个别长达1个月。

(4)反跳　在急性胆碱能危象经急救好转后，2～15 d再度出现急性中毒症状，病情急剧恶化，严重者可发生肺水肿或猝死，称为反跳。其原因可能与洗胃不彻底，残留毒物在胃肠道再吸收，解毒药剂量不足或停药过早等有关。

(5)迟发性多神经病变　多在急性中毒恢复后1～2 w开始发病，部分延迟至3～5 w，多见于经口服重度中毒患者。主要表现为周围神经病变，但中枢神经也可有类似病变。首先累及感觉神经，2 w左右累及运动神经，开始多见于下肢，后逐渐发展，可累及上肢，表现为肢体远端对称性感觉和运动障碍，严重者出现弛缓性瘫痪，可伴有脑神经损害和锥体束征。一般运动受损重于感觉受损，下肢较上肢明显，远端甚于近端。恢复期一般半年至2年。

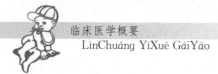

(五)辅助检查

(1)全血胆碱酯酶(AChE)活力测定　正常人胆碱酯酶活力为100％,中毒时活力常降至80％以下,是诊断有机磷农药中毒的特异性实验室指标,对中毒程度、药物疗效判定和预后估计均有重要意义。

(2)血、粪及呕吐物有机磷鉴定及尿中有机磷代谢产物测定可作为辅助诊断手段。

(六)诊断和鉴别诊断

(1)诊断依据　根据有机磷农药接触史,典型的临床表现,全血胆碱酯酶活力降低可诊断。

(2)中毒程度判断　①仅有M样症状,全血胆碱酯酶活力50％～70％,为轻度中毒;②兼有M样症状和N样症状,全血胆碱酯酶活力30％～50％,为中度中毒;③同时存在上述两类症状,全血胆碱酯酶活力低于30％并有大小便失禁、发绀、昏迷、脑水肿或肺水肿、呼吸肌麻痹、休克或心脏骤停等表现,为重度中毒。

(3)应与氨基甲酸酯类农药中毒鉴别　临床表现两者相似,血胆碱酯酶活力均降低,易相混淆。但是氨基甲酸酯类农药中毒,毒物接触史不同,呕吐物无大蒜味,胆碱酯酶活力恢复很快,多在2～4 h内能自行恢复,临床病程短,这些均有助于鉴别。

(4)与其他疾病如脑血管意外、脑炎等所致意识障碍以及重症肌无力鉴别　可以通过相关临床特征、头颅CT、脑脊液检查和胆碱酯酶活力测定加以鉴别。

(七)治　疗

1.急救原则

(1)迅速终止毒物接触、彻底清除毒物。

(2)及时、足量、联合、重复应用解毒药物,缓解毒蕈碱样症状,对抗呼吸中枢抑制。

(3)有效生命支持　维持生命体征,积极处理并发症。

2.治疗方法

1)迅速终止毒物接触、彻底清除毒物

(1)终止毒物接触　将中毒患者立即撤离中毒现场,脱去污染衣物,用微温的清水、肥皂水或弱碱液(1％～5％碳酸氢钠溶液)清洗皮肤、毛发和指甲,直到闻不到农药气味为止,必要时反复清洗。

(2)清除尚未吸收的毒物　越早、越彻底,预后越好。①催吐:适用于意识清楚、生命体征平稳、配合治疗的患者。②洗胃:常用的洗胃液有清水、碳酸氢钠溶液和高锰酸钾溶液。但敌百虫禁用碱性洗胃液,硫化磷酸酯类(马拉硫磷、乐果、对硫磷及内吸磷等)禁用高锰酸钾溶液洗胃。洗胃要彻底,洗胃后一般要保留胃管,48 h内反复洗胃,每4～6 h一次,每次洗液总量为10～20 L,直至洗出液清澈无味。洗胃时应注意出入量平衡,避免引起急性胃扩张。③导泻:一般清醒患者使用硫酸镁,每次15～30 g,稀释成200 ml口服。昏迷患者应用10％甘露醇250～500 ml在洗胃后从胃管中注入进行导泻。

(3)促进已吸收毒物的排出　①利尿:可促进吸收的毒物由肾脏排出,但因患者接受洗胃、大量补液和大剂量阿托品治疗,常有低渗血症,故利尿宜选用高渗利尿药,如20％甘露醇。②血液灌流:对重症患者及早应用血液灌流。在无菌操作下,将患者血液导入盛有固态吸附剂的灌流器,清除血中毒物后,再将净化了的血液回输给患者,一般在中毒后12 h内进

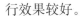

行效果较好。

2)解毒药物应用

(1)抗胆碱药　能有效地与乙酰胆碱竞争胆碱能受体,拮抗乙酰胆碱的作用,对抗急性有机磷农药中毒所致胆碱能危象。代表药为阿托品,阿托品为 M 样受体阻断药,对 M 受体的阻滞作用有较高的选择性,能有效地改善 M 样症状。阿托品对 N 受体无作用,不能使磷酰化的 AChE 复能。①阿托品的使用原则:早期、足量、重复,直至 M 样症状明显改善,达到轻度阿托品化,然后维持治疗。②阿托品用量:见表 2-3 所示。达到阿托品化后,根据病情相应减少剂量及延长给药间隔时间,保持轻度的阿托品化,然后再逐渐减少阿托品至最低有效量。一般需 2～7 d。当有机磷农药中毒患者的中毒症状基本消失,全血 AChE 活力稳定在 60 以上时,即可停药观察。③阿托品中毒:有机磷农药中毒的治疗过程中极易出现阿托品中毒。表现为瞳孔明显扩大、颜面紫红、谵妄、幻觉、狂躁、抽搐或昏迷,心动过速,体温为39～40 ℃,高度腹胀或伴有尿潴留。应注意在重度有机磷中毒时,由于各种原因造成脑细胞损害和代谢障碍,皮层下中枢失去了对血管神经的调节,虽用了足量的阿托品,阿托品中毒表现不典型,继续使用大剂量阿托品促使中毒加重,甚至导致死亡。④其他抗胆碱药:东莨菪碱和丙环定(苯扎托品、开马君):中枢作用较强,对减轻中毒时的呼吸中枢抑制和惊厥作用强于阿托品,并有助于控制 N 样症状。用法:东莨菪碱 0.9～1.5 mg,静脉注射,1 次/10 min,阿托品化后改维持量,疗程 5～11 d,对严重的中枢症状、中枢呼吸抑制和外周呼吸肌麻痹者具有较好的疗效,且可与阿托品配合使用,急性胆碱能危象缓解后使用东莨菪碱以减少恢复期的神经系统症状。

表 2-3　有机磷中毒抗胆碱药用量与用法

药名	用药阶段	轻度中毒	中度中毒	重度中毒
阿托品	开始	2～4 mg Q1～2 h 肌注	4～6 mg 静注后 1～2 mg Q1/2 h	6～10 mg 静注,2～5 mg Q1/2 h
	阿托品化后	0.5 mg Q4～6 h 肌注	1 mg Q4～6 h 肌注	1 mg Q2～4 h 肌注

(2)胆碱酯酶复能剂　为肟类化合物,能使磷酰化胆碱酯酶恢复活性。复能剂的种类有氯磷定(PAM-CL)、碘解磷定(PAM-I)、双复磷和双解磷。目前我国推荐首选使用氯磷定,其磷酰化胆碱酯酶复活作用强,而且不良反应较小,即可静脉注射,也可肌内注射。复能剂的使用原则为:早期、足量、重复应用。①中毒后 24 h 磷酰化胆碱酯酶老化达 97％,中毒 48 h后磷酰化胆碱酯酶即老化而不易恢复活性,宜早期使用。②首剂应足量,以尽快达到有效血浆浓度。③因在组织中储存的有机磷不断释放入血,加之复能剂的半衰期较短,因此需要反复重复使用。复能剂的用法用量见表 2-4 所示。复能剂常见不良反应为头晕、视物模糊、复视、恶心、呕吐、心率过快、血压升高,严重者抑制呼吸肌引起呼吸抑制,甚至出现昏迷和抽搐。

表 2-4　有机磷中毒胆碱酯酶复能剂的用量与用法

药名	轻度中毒	中度中毒	重度中毒
氯磷定	0.25～0.5 g 肌注	0.5～0.75 g 肌注 0.5 g Q2h×3 次肌注	0.75～1 g 稀释静注(慢)1/2 h 重复 1 次以后必要时 2 h 重复 1 次 0.25 g Q1 h 静注,根据病情用药或停药

(3)复方解毒制剂 解磷注射液和复方苯克磷注射液,配方合理,疗效肯定。解磷注射液 2 ml/支由氯磷定 0.4 g、阿托品 3 mg 和苯那辛 3 mg 组成;复方苯克磷注射液由双复磷、苯甲托品和开马君组成。既含胆碱酯酶复能剂,又含中枢抗胆碱和周围抗胆碱药物,能起到协同解毒作用。首次应用抗毒剂可为后续抢救赢得时间。临床常使用解磷注射液,具体用法:①重度中毒:首剂静脉注射或肌内注射 2～3 支(如消化道吸收中毒用 3 支,经呼吸道或皮肤中毒者用 2 支),以后每 1 h 重复 1 次应用。②中度中毒:首剂应用 1～2 支,以后每 2 h 重复应用,并根据病情酌情减量。③轻度中毒:首剂应用 1/2～1 支。在治疗中使用阿托品和氯磷定时,应酌情减少阿托品的剂量,避免阿托品过量、中毒。

轻度"阿托品化"标准:口干、皮肤干燥,肺部啰音消失,心率 90～100 次/min。

3)对症支持治疗

(1)呼吸衰竭的治疗 呼吸衰竭多由于肺水肿、呼吸肌麻痹及呼吸中枢衰竭引起,是中毒死亡的主要原因。肺水肿主要是因有机磷的 M 样作用所致,阿托品加用复能剂联合治疗有较好的疗效,必要时静脉注射地塞米松,10 mg/次,1～2 次/d,酌情使用利尿药、脱水药,但禁用吗啡,以免引起呼吸抑制。使用复能剂过多过快等也可引起呼吸中枢衰竭,治疗时应注意。阿托品有兴奋呼吸中枢的作用,一般不需加用呼吸兴奋药,呼吸衰竭药物治疗无效者应立即气管插管或气管切开,给予机械通气。

(2)中间综合征的治疗 对于并发呼吸肌麻痹的患者及时气管插管或气管切开行人工机械通气,以度过危险期。应用足量的阿托品和复能剂,维持水、电解质及酸碱平衡。

(3)反跳的治疗 确诊后立即使用足量复能剂和阿托品,达阿托品化直至症状消失,维持生命体征、对症支持治疗。

(4)迟发性多神经病的治疗 辅助使用神经营养药,如 B 族维生素、辅酶 A、三磷酸腺苷等药物,肾上腺皮质激素亦有一定疗效,病程长者可给予康复治疗。

(5)其他 中毒性心肌炎、急性胃黏膜病变、急性胰腺炎、中毒性肝炎、中毒性肾病均应给予相应处理,要注意维持液体、电解质及酸碱平衡。对于经解毒治疗后仍有烦躁不安、抽搐的患者,可给予地西泮 10 mg 肌内注射或静脉注射,必要时可重复,但不宜过多、过快,以免抑制呼吸。

二、急性一氧化碳中毒

急性一氧化碳(CO)中毒,即指人体在短时间内吸入过量 CO 所引起的中毒。CO 是无色、无味、无臭、无刺激性的气体。相对密度 0.967,易扩散。在生产和生活中,凡含碳物质燃烧不完全时,均可产生 CO 气体,如炼钢、炼焦、内燃机排出的废气等。家庭生活中的煤炉、液化气燃烧等。生产、生活过程中防护不当、通风不良均可发生急性 CO 中毒。

(一)中毒机制

(1)CO 经呼吸道吸入后,通过弥散作用迅速入血,其中 90% 的 CO 立即与红细胞血红蛋白结合形成较稳定的可逆性碳氧血红蛋白(HbCO)。CO 与血红蛋白亲和力较 O_2 大 200～300 倍,HbCO 的解离速度又仅为氧合血红蛋白 1/3600。故 CO 比 O_2 更迅速、更容易与 Hb 结合,而且稳定,不易解离。因此中毒现场空气中 CO 浓度越高,血液中 HbCO 含量就会越高,中毒就越严重。

(2)HbCO 不仅不能携带氧,而且还影响氧的解离,阻碍氧的释放和传递,导致低氧血症,引起全身组织细胞缺氧。

(3)部分 CO 可与肌球蛋白结合,影响细胞内氧弥散,损害线粒体功能。CO 还与线粒体中细胞色素氧化酶结合,抑制细胞色素氧化酶的活性,造成细胞氧的利用障碍,进一步加重组织缺氧。

(4)重要器官缺氧性损害　急性 CO 中毒导致的缺氧,首先累及脑组织,脑血管麻痹性扩张,脑容积增大,脑内神经细胞 ATP 很快耗尽,钠泵运转障碍,导致脑细胞损害和显著的细胞内水肿,严重时可出现脑疝。还可导致脑组织血液循环障碍,引起脑组织的继发性病变,如血栓形成、缺血性灶性坏死或广泛的脱髓鞘病变,致使一部分急性 CO 中毒患者经假愈合期后,又出现多种神经精神症状(迟发性脑病)。其次导致心肌缺氧,可造成心肌细胞损害和心律失常发生。

(二)临床表现

正常人血中含 HbCO 5%～10%,超过 10% 出现症状。临床症状与接触 CO 的浓度、时间、HbCO 饱和度呈正相关,亦因患者健康状况而表现轻重不一。主要为急性脑缺氧的症状与体征。临床表现主要为急性 CO 中毒症状和急性 CO 中毒迟发性脑病。

1.急性 CO 中毒

中毒程度按病情轻重分三级。

(1)轻度中毒　患者有头痛、头晕、恶心、呕吐、心悸,约 50% 的患者口唇黏膜呈樱桃红色、四肢乏力、步态不稳、嗜睡、意识模糊(无昏迷)。脱离中毒环境及时吸入新鲜空气或氧疗后症状很快消失。血 HbCO 含量为 10%～30%。

(2)中度中毒　上述症状加重,患者出现呼吸困难、谵妄、抽搐、浅中度昏迷,对疼痛刺激可有反应,腱反射减弱,多汗、呼吸增快、心率增快。及时抢救,经氧疗可完全康复。一般无明显并发症和后遗症。血液 HbCO 浓度在 30%～50%。

(3)重度中毒　常呈深昏迷、瞳孔常缩小、对光反射和角膜反射迟钝,迅速出现惊厥、去大脑强直、大小便失禁,可出现大脑局灶性损害及锥体系或锥体外系损害体征、中枢性高热。常有肺水肿、脑水肿、呼吸衰竭、应激性消化道出血、休克和严重的心律失常,原有冠心病者可出现急性心肌梗死。受压迫部位的皮肤可出现红肿和水疱,肢体骨骼肌可出现筋膜室综合征,导致压迫性肌肉坏死(横纹肌溶解症),可进一步引起急性肾衰竭。重度中毒者可短期内死亡,如存活往往有迟发性脑病及严重后遗症如去皮质状态、植物状态。血液 HbCO 浓度可高于 50%。

若短时间内吸入高浓度 CO,患者迅速出现昏迷、惊厥、呼吸困难、呼吸麻痹甚至死亡,即称为"闪电样中毒"。

2.急性 CO 中毒迟发性脑病

3%～30% 严重中毒患者抢救苏醒后经 2～60 d 的假愈期,出现迟发性脑病的症状,表现为痴呆、木僵、记忆力障碍、定向力障碍、行为异常、意识障碍、大小便失禁、生活不能自理、震颤麻痹综合征、瘫痪、抽搐、感觉运动障碍,严重者表现为去皮质状态的缄默症(表现为睁眼昏迷:睁眼,但无语、无意识、无运动、大小便失禁、肌张力增高等)等。

另外,长期低浓度接触可出现头晕、头痛、失眠、乏力、记忆力减退等症状。

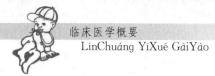

(三)辅助检查

1.血液 HbCO 测定

测定血中 HbCO 含量,不仅明确诊断而且有助于分型和估计预后。常用方法:氢氧化钠法:取血 1 ml 放在试管内加 30％氢氧化钠 2 ml,摇匀,观察颜色变化,如出现褐红色说明存在碳氧血红蛋白,如呈褐色则为正常。也可蒸馏水法:取静脉血 1 滴加入适量蒸馏水中,蒸馏水中变微红色,说明存在碳氧血红蛋白,若呈黄色,即为正常。

2.脑电图检查

多表现为弥漫性慢波或低电压,异常程度与缺氧性脑损害相平行。

3.CT 检查

可见脑水肿改变、病理性低密度灶。一般见于重症患者及迟发性脑病者。

4.心电图检查

以心律失常多见,常表现为窦性心动过速、室性期前收缩、心房纤颤等。

5.心肌酶学检查

可出现肌酸磷酸激酶及其同工酶的增高,为心肌损害的表现之一。一般中毒后 4～8 h 开始出现,24～36 h 达到高峰,以后逐渐下降。

(四)诊　断

详细询问病史及体格检查,根据 CO 接触史和中枢神经损害的症状和体征,诊断一般并不困难。应与脑血管意外、脑膜脑炎、糖尿病酮症酸中毒等相鉴别。血中 HbCO 测定有确定诊断价值。轻度中毒:HbCO 在 10％～20％,中度中毒 30％～40％,严重中毒时,在 50％以上。

(五)治　疗

急救原则是脱离中毒环境、积极纠正缺氧、防治脑水肿及对症支持。

1.现场急救

立即使中毒者脱离中毒现场,移至空气新鲜处,保持呼吸道通畅。

2.吸　氧

吸氧是主要的治疗措施,可以迅速提高吸入气中氧的含量,加速 HbCO 的解离,增加 CO 的排出。CO 的全部排出:吸入纯氧需要 60 min,吸入 3 个大气压的纯氧(高压氧)可缩短至 20 min。对昏迷或有昏迷史的患者,以及出现明显心血管系统症状,中、重度中毒者,应给予高压氧治疗。高压氧治疗(2～3 个大气压)可以使血液中物理溶解氧增加,供组织细胞利用,并使肺泡氧分压提高,可加速 HbCO 的解离,促进 CO 清除,其清除率比未吸氧时快 10 倍,比常压吸氧快 2 倍。高压氧治疗不仅可缩短病程,降低病死率,而且还可减少或防止迟发性脑病的发生。1 次/d,每次 1 h,特殊情况下初治 24 h 内可进行 2 次;7～l0 次为一疗程。

高压氧治疗适应证:①急性 CO 中毒昏迷者或有昏迷史者;②伴迟发性脑病的 CO 中毒者;③具有 CO 中毒的新生儿、老年人或合并心血管疾病者;④CO 中毒的妊娠妇女;⑤出现心电图和心肌酶谱异常的 CO 中毒者。

3.防治脑水肿

急性中毒后 2～4 h 即可出现脑水肿,24～48 h 达高峰,可持续数天。应及早应用高渗脱水剂、利尿剂和糖皮质激素等药物,以防治脑水肿。一般使用 20％甘露醇,125～250 ml 快

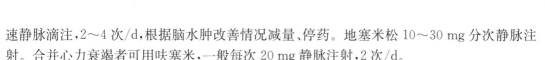

速静脉滴注,2～4 次/d,根据脑水肿改善情况减量、停药。地塞米松 10～30 mg 分次静脉注射。合并心力衰竭者可用呋塞米,一般每次 20 mg 静脉注射,2 次/d。

4.促进脑细胞功能的恢复

促进脑细胞代谢药常用的有:B 族维生素、Vit C、ATP、细胞色素 C、辅酶 A、胞二磷胆碱、脑活素、神经生长因子等。

5.对症支持治疗

抽搐患者可使用地西泮 10～20 mg 静脉注射。中枢性高热可给予物理降温或亚冬眠治疗。呼吸衰竭患者及时气管插管,机械通气。维持水电解质平衡。经抢救苏醒后,应绝对卧床休息,密切观察治疗 2 周,加强护理,及时发现并治疗迟发性脑病。

三、急性除草剂中毒

除草剂是一种含有剧毒的农药,人体可经消化道和呼吸道吸收或者经受损的皮肤吸收,经吸收之后会出现呼吸窘迫综合征等一系列症状。在各类除草剂中,不同种类及剂型毒性不一,以百草枯毒性最大,死亡率最高。

(一)病 因

1.生产性中毒

常见于配制、喷洒农药或农药的生产、运输、保管过程中的各种意外。此类中毒以皮肤或呼吸道侵入多见。

2.生活性中毒

多见于自服、误服了农药或食用了农药污染的食物。此多为经口中毒,也是农药中毒抢救中数量最多,病情最重的一类。

(二)中毒机制

百草枯被吸收后会迅速地经过血液分布全身,肺和肾脏的含量最高。其作为一种电子受体,作用于细胞内氧化还原反应产生 H_2O_2 等自由基和过氧化物,损害 I 型和 II 型肺泡上皮细胞,引起肿胀、变性和坏死,抑制肺表面活性物质的产生。

(三)临床表现

人类主要经口服吸收中毒,致死量为 5～10 ml。常表现为多脏器功能损伤或衰竭,其中肺的损害常见而突出。肺纤维化所致呼吸循环衰竭是致死的主要原因。其病死率很高,在90%以上。

1.刺激腐蚀反应

皮肤污染药液后可出现灼伤、红斑、水疱、溃疡等;眼污染药液后可出现刺激症状,结膜或角膜灼伤;口服者可见口腔、食管黏膜糜烂等现象;呼吸道吸入者表现为鼻、喉部刺激症状,可发生鼻出血。

2.呼吸系统症状

肺部表现最为突出。大量口服后 24 h 内可迅速发生肺水肿及出血表现。一般 1～3 d 出现成人呼吸窘迫综合征。部分患者发生迟发性肺纤维化,在发病 8～14 d 后再度出现成人呼吸窘迫综合征,导致死亡。非大量吸收者,早期可无明显症状或有其他脏器损害表现,在1～2 d 内出现肺部症状,后发生肺纤维化。X 线胸片早期可正常,后出现肺炎、肺不张、肺水肿或肺纤维化等影像。肺功能异常可能出现较早。一旦迟发性肺部症状出现,则预后差。

3.消化系统症状

口服后有口及咽部烧灼感、恶心、呕吐等症状,重症者有消化道灼伤的表现。经1 w左右可发生中毒性肝病。

4.泌尿系统症状

可出现膀胱炎症状,常在2～6 d内发生急性肾衰竭。

5.其　他

少数病例可发生心肌损害或脑水肿等。

(四)辅助检查

1.常规检查

外周血白细胞计数明显升高;血液、尿液中可检出百草枯;肺泡/肺动脉PaO_2差增大,重度低氧血症。

2.肺部X线检查

中毒早期(3 d～1 w),主要为肺纹理增多,肺间质炎性变,可见点、片状阴影,肺部透亮度减低或呈毛玻璃状。中期(1～2 w),出现肺实变或大片实变,同时出现部分肺纤维化。后期(2 w后),出现肺纤维化及肺不张。

(五)诊　断

根据除草剂的接触史和服毒史,以肺损害为主的多脏器功能损伤的临床表现,参考血液、尿液或胃内容物百草枯的检查,一般可确诊。

(六)治　疗

本品尚无特效解毒药,原则上仍以阻止吸收,加速排泄,对已受损器官进行对症治疗,尽可能以恢复功能为主。

(1)清洗,皮肤污染者用肥皂水彻底清洗,眼部污染者立即用清水冲洗不少于15 min。

(2)口服者应立即催吐,洗胃,导泻。以碱性液洗胃,并灌入吸附剂活性炭或漂白土(必须),或同时全肠灌洗法驱毒,并可重复使用;可用硫酸镁15 g稀释后胃管灌入导泻。

(3)尽早血液灌注或血液透析,最好服药后24 h内开始进行,每天1次,持续1 w左右。

(4)早期应用糖皮质激素或免疫抑制剂。

(5)尽早应用保肺药物。使用超氧化物歧化酶(SOD)及百草枯单克隆抗体、大剂量Vit C和Vit E,以防止氧自由基形成过多、过快,减轻其对细胞膜结构的破坏。避免高浓度氧吸入,防止肺损伤;对症和支持治疗。早期症状消退后仍须继续观察,因可能出现迟发性肺部损害。

四、急性乙醇中毒

饮酒过量或服用过多的乙醇,可导致中枢神经兴奋及随后的抑制状态,即为急性乙醇中毒俗称醉酒。乙醇俗称酒精,是无色、透明、易挥发,有特殊香味的液体,易溶于水。乙醇在工业上广泛用作溶剂、防冻剂和燃料。临床上用75%的乙醇作消毒剂。各种酒类饮料含乙醇浓度不同,白酒含乙醇40%～60%。果酒及啤酒含乙醇2%～18%。我国是一个酒类生产、销售、食用大国,在城乡基层急性乙醇中毒发病率占急性中毒的首位。

（一）中毒机制

正常情况下，乙醇摄入后，20％在胃内吸收，约80％在十二指肠和空肠吸收。空腹乙醇的浓度高时，一般情况下，30～60 min 吸收约80％，1.5 h 内95％以上吸收入血，2.5 h 全部吸收。胃内有食物时，吸收相应减慢。小儿高热使用乙醇擦浴过频，可经皮肤吸收，引起中毒。乙醇摄入后其急性中毒取决于遗传因素、吸收及排泄率、摄入乙醇的量以及饮酒者的饮用习惯等。

进入体内的乙醇90％以上都是经肝脏乙醇脱氢酶和过氧化氢酶氧化生成乙醛。当这些酶不足或缺乏时或大量入血时，未及时转化的乙醇通过血脑屏障进入大脑，促使释放内源性阿片样物质。乙醛也可在体内与多巴胺缩合成阿片样物质，直接或间质作用于脑内阿片受体，使患者先处于欣快、兴奋状态，随血乙醇浓度增高，中枢神经系统抑制作用增强，严重者可抑制呼吸中枢、心血管运动中枢而导致生命危险。成人的乙醇一次致死量为5～8 g/kg（纯酒精250～500 ml），儿童为3 g/kg。

（二）临床表现

乙醇中毒的临床症状与是否空腹饮用、饮料含醇浓度、饮入速度、个人的耐受性、摄入总量有关，因而临床表现多变。急性乙醇中毒者发病前往往有明确的饮酒过程，呼气和呕吐物有乙醇的气味。按中毒的表现大致可分为3期：

1.兴奋期

颜面潮红或苍白、头晕、乏力、欣快感、缺乏自制力、语言增多，有时粗鲁无礼，易感情用事、呼出气带酒味。血清乙醇浓度为200～900 mg/L。

2.共济失调期

动作不协调、步态不稳，动作笨拙、语无伦次，眼球震颤、躁动、复视等。血乙醇浓度为1 000～2 999 mg/L。

3.昏睡期

患者沉睡、颜面苍白，体温降低、皮肤湿冷。严重者可呈深昏迷、呼吸缓慢有鼾声、心跳加快、血压下降，大小便失禁，可因呼吸衰竭而死亡；也可因咽部反射减弱，呕吐引起吸入性肺炎或窒息死亡。另外由于乙醇抑制肝糖原异生，引起低血糖，加重昏迷。短时间内大量摄入可直接进入抑制期。

（三）辅助检查

1.血液乙醇浓度测定

血乙醇浓度，兴奋期为200～900 mg/L，共济失调期1 000～2 999 mg/L，昏睡期＞3 000 mg/L。一般＞2 500 mg 可发生呼吸抑制。致死浓度为4 000～5 000 mg。

2.其　他

可根据患者实际情况选择相应的辅助检查项目。可做血电解质、肝功能、肾功能、血糖检查；也可做心电图、脑电图、肝脏B超检查。

（四）诊　断

根据饮酒史，呼出气含酒味，典型临床表现，诊断不难。血液乙醇浓度测定可作为确定诊断及判断中毒程度的依据。

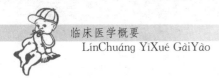

(五)治 疗

1. 清除毒物

轻度醉酒一般不须处理,注意休息,保暖,多饮水,可自行恢复。饮酒量大者,如神志尚清可予催吐,但应严防误吸;如神志已模糊者可考虑洗胃。对来诊时已处于危重状态者,或疑有甲醇(有些假酒中含有超标准甲醇)或同服其他药物,应早期进行血液透析治疗。

2. 改善通气功能

立即使患者平卧位,头偏向一侧,及时清除口鼻腔呕吐物及分泌物,同时注意观察呕吐物的颜色、量和呕吐次数,在保持呼吸道畅通的基础上给氧,氧气流量 3～4 L/min。

3. 药物治疗

(1)促醒 采用纳洛酮,是阿片样物质的特异性拮抗剂,能促进乙醇在体内转化,使血乙醇浓度明显下降,逆转乙醇中毒对中枢的抑制作用。纳洛酮作为非特异性催醒剂,可以促进乙醇中毒伴昏迷者清醒。用法:成人每次 0.4～0.8 mg,静脉或肌内注射。根据中毒情况可重复使用,直到意识恢复,血压、呼吸转为正常为止。应用纳洛酮后,要观察意识清醒时间、血压、脉搏、呼吸的变化。通过疼痛刺激、呼唤患者姓名、对话来判断患者意识及清醒时间。

(2)抑酸治疗 采用 H_2 受体拮抗剂。如法莫替丁 20～40 mg 加入生理盐水 250 ml 中静滴,如呕吐物呈血性时可使用质子泵抑制剂,如奥美拉唑(洛赛克)40 mg 静脉注射。

(3)补液 一般给予 1 000～2 000 ml 液体,剧烈呕吐者可适当增加补液量。

(4)止吐 呕吐剧烈者给予甲氧氯普胺(胃复安)10 mg 肌内注射。

(5)利尿 用呋塞米 20 mg 静脉注射,应予补液 500～1 000 ml 后用,对于昏迷者应先留置导尿。

(6)极化液 静脉滴注高渗葡萄糖注射液,10%葡萄糖 500 ml 加 50%葡萄糖 100 ml,加胰岛素(每 4～8 g 葡萄糖加 1U 普通胰岛素),10%氯化钾 10 ml,加 Vit B_6 100～300 mg。Vit B_1 100 mg 肌注。极化液联用 B 族维生素可加速乙醇氧化,促进清醒。

4. 其 他

对烦躁不安、过度兴奋者或伴有抽搐者可用地西泮 5～10 mg 肌内注射。避免使用吗啡、氯丙嗪类,禁用巴比妥类镇静剂。

五、镇静催眠药中毒

药物中毒以镇静催眠药中毒常见。一次性或短时间内服用大剂量镇静催眠类药物,引起主要表现为中枢神经系统抑制的症状,称为急性镇静催眠药中毒,严重者可抑制呼吸中枢导致死亡。镇静催眠药物中毒在我国大多数地区特别是城镇中急性中毒发病率较高。以苯巴比妥类和苯二氮䓬类药物最常见。药物滥用、误服和自杀是中毒的常见原因。大多数是口服中毒,少数为静脉或肌内途径中毒。

(一)巴比妥类

本类药物系巴比妥酸的衍生物,常用做催眠剂,也有抗癫痫及麻醉诱导作用。误用过量或自杀吞服过多巴比妥类药物可引起急性中毒,临床表现以中枢神经系统抑制为主。

各种巴比妥类药物作用基本相同,根据服药后睡眠时间,分为长效类:苯巴比妥等;中效类:异戊巴比妥;短效类:司可巴比妥等。药物作用时间决定于药品类型、吸收率、可溶度、

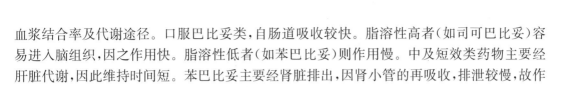

血浆结合率及代谢途径。口服巴比妥类,自肠道吸收较快。脂溶性高者(如司可巴比妥)容易进入脑组织,因之作用快。脂溶性低者(如苯巴比妥)则作用慢。中及短效类药物主要经肝脏代谢,因此维持时间短。苯巴比妥主要经肾脏排出,因肾小管的再吸收,排泄较慢,故作用较持久。发生毒性作用的血药浓度,中、短效类为>30 mg/L,长效类为80~100 mg/L。

1.中毒机制

本类药物能抑制丙酮酸氧化酶系统,从而抑制神经细胞的兴奋性,特别是抑制大脑皮质及间脑、下丘脑,阻断脑干网状结构上行激动系统的传导功能,使整个大脑皮质发生弥漫性抑制,出现催眠和较弱的镇静作用。大剂量则引起中枢神经系统显著抑制,影响条件反射、非条件反射和共济协调等作用。超大剂量巴比妥类可直接抑制延髓呼吸中枢,导致呼吸衰竭;抑制血管运动中枢,使周围血管扩张,血压下降,甚至发生休克。乙醇可以促进药物吸收,并阻碍其在肝脏的代谢,加重中毒症状。

长期服药可以损害肝功能,出现黄疸;损害肾功能,出现蛋白尿、血尿。本类药物口服后在机体的分布以肝、肾和脑含量最高。其降解作用各异,巴比妥约75%从尿中排出,苯巴比妥15%~30%经尿排出。

2.临床表现

(1)轻度中毒 表现为嗜睡,易唤醒,言语不清,感觉迟钝,判断力及定向力障碍,反射存在,生命体征正常。口服苯巴比妥2~5倍催眠剂量。

(2)中度中毒 多呈昏睡,腱反射及咽反射存在,呼吸浅慢,有唇、手指及眼球震颤。口服苯巴比妥5~10倍催眠剂量。

(3)重度中毒 呈昏迷状态,早期四肢强直,反射亢进,有踝阵挛。体温降低是巴比妥类中毒的特点,有时能降低至30 ℃。后期全身各种反射减弱或消失,瞳孔散大(有时缩小),呼吸不规则,脉搏细弱,可因呼吸麻痹、休克致死。口服苯巴比妥为10~20倍催眠剂量。

(4)戒断综合征 长期滥用药物者,突然停药可出现躁动、谵妄、癫痫样发作等戒断症状。

3.辅助检查

(1)胃内容物、血液、尿液中药物浓度测定可用于诊断。

(2)其他 对重症可做血气分析、血液电解质、肝功能、肾功能等检查。

4.诊 断

(1)诊断要点 有使用大剂量此类药物接触史,有中枢神经系统抑制的表现。根据抑制程度判断中毒程度。有条件医院可做药物浓度测定。

(2)鉴别诊断 应与CO等毒物急性中毒和脑血管意外相鉴别。

5.治疗

(1)一般治疗 包括对呼吸循环的全身支持,并给予洗胃、导泻等促进药物排出。对体温降低者必须采取有效的保温、复温措施。并及时纠正代谢性或呼吸性酸中毒。

(2)输液利尿 输液和利尿能促进肾脏对巴比妥类的排泄,碱化尿液可明显增加药物排泄。首先给予补液,开始第1 h静脉滴注0.9%等渗盐水1 000 ml,第2 h用5%葡萄糖注射液500 ml,并静脉注射呋塞米20 mg利尿,补液时注意心功能状况。适量补充碳酸氢钠以碱化尿液。可根据血气分析、电解质测定和血清巴比妥类药物水平,做出相应处理。

(3)人工透析疗法 对昏迷者或使用强行利尿后血清巴比妥类药物水平仍持续升高或

治疗期间病情恶化及有肝肾功能损害者,则选用血液透析治疗。透析时间一般为 4～6 h。血液透析对巴比妥类药物的清除率是健康肾的 20～30 倍。透析疗法能显著缩短中毒患者的昏迷时间。

(二)苯二氮䓬类

本类药物为抗焦虑药,又称弱安定药,此类药物种类最多,发展也最快,包括利眠宁、地西泮、硝西泮(硝基安定)、艾司唑仑(舒乐安定)、阿普唑仑(佳乐定)、三唑仑(海乐神)。本类药物口服 1 h 血中浓度即达高峰,半衰期 1～2 d,老年人或肝病患者可延长至 3～4 d,由尿排出。中毒后对中枢神经系统、呼吸系统和心血管系统产生抑制作用。

1. 中毒机制

本类药物具有镇静、抗焦虑、抗惊厥和中枢性肌肉松弛作用,催眠作用较弱,对精神病患者无治疗作用。本类药物久用可产生依赖性,亦可成瘾,突然停药时产生戒断症状。

本类药物主要作用于边缘系统(尤其是杏仁核),其次是间脑,而对于网状结构作用不大。上述部位,特别是杏仁核,与人的情绪、记忆密切相关。大剂量时能抑制中枢神经系统及心血管系统。一次自服或误服大剂量,可引起毒性反应。地西泮致死量为 100～500 mg,最小致死的血浓度为 2 mg/dl。氯氮䓬(利眠宁)的成人最小致死量约 2 g。

2. 临床表现

中毒后轻者头晕、记忆力减退、醉汉样表情、嗜睡、共济失调、知觉障碍,严重者发绀、显著呼吸抑制、脉搏加快、血压下降、腱反射消失、昏迷、抽搐、瞳孔散大及对光反射消失,甚至呼吸循环衰竭。这些严重症状多见于合并其他抗精神药物中毒者。静脉注射过快易引起呼吸循环抑制。长期滥用药物者,突然停药可出现焦虑与睡眠障碍等戒断症状。

3. 实验室检查

对可疑中毒者可行血尿定性试验及血药浓度测定。

4. 诊　断

根据服药史、临床表现和血液、尿液药物测定做出诊断。应与其他急性中毒诊断鉴别。

5. 治　疗

(1)减少吸收,加快药物清除　口服中毒应立即催吐(神志清醒者)、洗胃、导泻。地西泮等苯二氮䓬类药物多从肾脏排泄,静脉输入适量葡萄糖等渗盐水,维持体液平衡可促进药物从肾脏排出。利尿药有利于药物排泄。混合中毒患者严重时可考虑血液透析治疗,单纯苯二氮䓬类药物中毒一般不需要血液透析。

(2)急救措施与基本治疗　监护呼吸与循环,呼吸抑制时可给氧、适时给予呼吸兴奋药。可用特效解毒剂氟马西尼治疗,其机制为竞争性抑制苯二氮䓬受体而阻断苯二氮䓬类药物的中枢神经系统作用。用法:0.3 mg 缓慢静脉注射,因半衰期短需要每 10 min 重复一次,但总量宜<5 mg,苯二氮䓬类成瘾、癫痫、三环类抗抑郁药过量者忌用。也可使用纳洛酮 0.4～0.8 mg 静脉注射。低血压者可给予补液,显著低血压者可使用间羟胺等升压药。

(3)对症支持治疗　昏迷患者应注意保温,维持水、电解质平衡,防止肺部及泌尿系统感染。

第八节　中　暑

中暑(heat stroke)是指人体处于热环境中,体温调节功能紊乱,引起的以高热、中枢神经系统、循环系统功能障碍、水电解质过度丢失为基本特征的一系列热损伤性疾病。夏季高温(超过 35 ℃时),在野外高温环境下工作,防护不当,是发病的主要原因。依据发病机制和临床表现常分为三型:①热痉挛是由于大量失水和失盐引起的肌肉疼痛性痉挛;②热衰竭是由于严重脱水和电解质紊乱引起周围循环容量不足而发生虚脱,病情轻有短暂晕厥者称为热昏厥;③热射病是因高温引起体温调节中枢功能障碍出现高热、严重生理和生化异常。三型中以热射病最为严重。

一、病　因

在高温环境中工作,无相应防护措施,易发生中暑。其发生与下列因素有关。

(一)个体因素

气候适应性差、脱水、肥胖、疲劳、衣着过多、儿童、老年。身体健康状况:如患有心血管病、皮肤或汗腺病、糖尿病、甲状腺功能亢进、神经精神疾患、感染、酒精中毒等,易发生中暑。

(二)环境因素

高温天气,太阳直接照射,环境高温度、高湿度,通风不良等情况下易发生中暑。

(三)药物影响

使用抗胆碱能药、抗组胺药、抗抑郁药、巴比妥类、抗帕金森药、β 肾上腺素能受体阻滞剂、利尿剂、酚噻嗪类等药物时,易发生中暑。

二、发病机制

正常人体在下丘脑体温调节中枢的控制下,体内产热与散热处于动态平衡,使体温维持在 37 ℃左右。其调节方法通过三种方式:

(1)辐射、传导与对流　正常体温在 37 ℃左右,而周围环境温度在 35 ℃以下时,人体温度会通过辐射、传导和对流而散热,占人体散热量的 70%。

(2)蒸发　当空气干燥,气温超过 35 ℃时,人体只能通过皮肤汗腺蒸发散热,散热量约占 14%,经肺内水分随 CO_2 呼出,散热约占 11.5%。

(3)其他　外界空气通过鼻腔时,需要加温,耗热约占 2.5%;排出大小便时可散热约 1.5%。

当机体产热大于散热或散热受阻,则体内就有大量的热蓄积,引起组织、器官功能的损害。

热痉挛发病机制主要是由于高温环境下依靠大量出汗来散热时,使得水、钠和氯的丢失过量,使肌肉产生疼痛性痉挛。

热衰竭是高温环境下由于严重脱水和电解质紊乱,周围血管扩张、循环血容量不足而发生低血容量性休克的表现。

热射病主要是体温调节机制突然破坏,以致散热受阻而表现为中枢神经系统抑制,少汗,体温≥41℃。当深部体温＞41℃时,体内蛋白酶发生变性,线粒体功能受损,细胞膜稳定性差,氧依赖代谢途径遭破坏,出现严重的生理和生化异常,容易发生多系统多器官损害。

三、临床表现

(一)先兆中暑

在高温环境下劳动工作一定时间后,出现过量出汗、口渴、头晕、眼花、耳鸣、注意力不集中、四肢无力、胸闷、心悸、恶心、体温正常或略升高,不超过38℃。如及时脱离高温环境,短时间休息后,症状可很快消除。

(二)轻度中暑

除具有先兆中暑症状外,同时兼有以下情况之一而不能继续工作,可诊断为轻度中暑:
(1)面色潮红、胸闷、心率加快、皮肤灼热。
(2)体温在38℃以上。
(3)有早期周围循环衰竭的表现,如恶心、呕吐、面色苍白、四肢皮肤湿冷、多汗、脉搏细速、血压下降等。如进行及时有效的处理,3～4 h可恢复正常。

(三)重度中暑

除具有轻度中暑症状外,同时伴有高热、痉挛、晕厥、昏迷,重度中暑又可分为以下三种类型,并常混合出现。

1. 热痉挛

常在高温环境下运动或劳动结束后数小时发病。起病突然,先四肢肌肉痉挛,阵发性发作,痉挛使横纹肌摸上去有硬结感。当痉挛影响到腹部肌肉时,疼痛类似于急腹症。患者常诉恶心、呕吐和乏力。生命体征一般平稳。实验室检查有血钠、氯化物降低,尿肌酸可增高。

2. 热衰竭

患者体温升高一般不明显,感疲乏、倦怠、焦虑、头痛、恶心。皮肤苍白、湿冷,大量出汗,脉弱而缓慢,血压降低,进一步发展可致循环衰竭,出现意识障碍、休克。进行性疲乏加重须警惕热衰竭的发生。热昏厥是热衰竭中较轻的表现,主要是由于长时间在高温环境下站立,血液流向下肢扩张的血管,导致短暂性脑缺血发生所致。

3. 热射病

热射病是中暑中最严重的类型,临床特征为高温、无汗和意识障碍。起病前多有头痛、眩晕和乏力;患者有皮肤潮红、干燥灼热、无汗,心率明显加快,为160～180次/min,呼吸加速,但血压很少有变化,患者神志不清或惊厥,体温为40～41℃,严重时患者出现休克、心律失常、心力衰竭、肺水肿、脑水肿、肝肾衰竭,消化道出血及DIC。实验室检查可有低钠血症、低钾血症。

四、辅助检查

常规进行血常规、尿常规、血电解质、肝肾功能、动脉血气分析、心肌酶谱、心电图检查。

五、诊　断

(一)诊断依据

根据易患人群在高温、高湿、高日照环境下长时间劳动、剧烈运动后出现相应的临床表现,可以诊断。诊断中注意判断各种不同类型的中暑,各型之间发病机制与治疗不同。根据我国《职业性中暑的诊断标准》(GB11508—89),可将中暑分为以下三级:

(1)先兆中暑　患者在高温环境中劳动一定时间后,出现头昏、头痛、口渴、多汗、全身疲乏、心悸、注意力不集中、动作不协调等症状,体温正常或略有升高。

(2)轻症中暑　除有先兆中暑的症状外,出现面色潮红、大量出汗、脉搏快速等表现,体温升高到 38.5 ℃以上。

(3)重症中暑　包括热射病、热痉挛和热衰竭三种类型。

(二)鉴别诊断

(1)热痉挛伴腹痛与各种急腹症鉴别。

(2)热衰竭与中毒、消化道出血、低血糖及其他引起低血压和虚脱的疾病鉴别。

(3)热射病与食物中毒、化学毒物、药物中毒、流行性乙型脑炎、中毒性菌痢等鉴别。

六、治　疗

(一)先兆中暑与轻症中暑

使患者迅速脱离高温的中暑环境,迅速转移至阴凉处安静休息(图 2-14),口服含盐清凉饮料及对症处理,并可选服人丹、十滴水、藿香正气丸等。有循环衰竭早期症状者,给予葡萄糖或生理盐水静脉滴注。一般经治疗数小时内可恢复,但患者往往需休息 1～3 d 才能重返高温下重体力劳动。

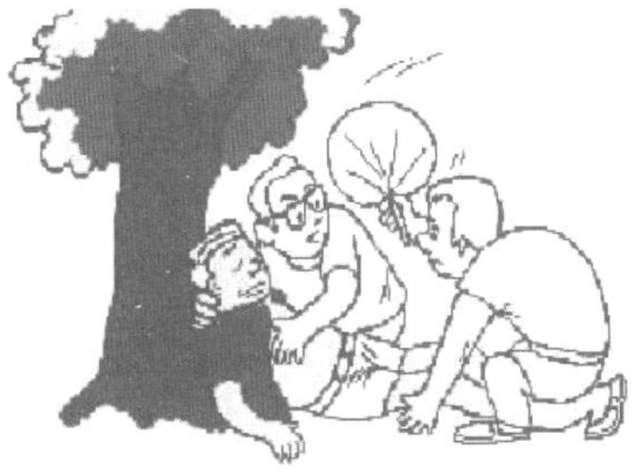

(二)重症中暑

救治原则:迅速降低体温,纠正水电解质、酸碱平衡紊乱,防治休克、脑水肿等严重并发症。热射病患者预后严重,死亡率高,幸存者可能留下永久性脑损伤,故需积极抢救。救治方法如下:

图 2-14　救治环境

1.物理降温

旨在迅速降低深部体温。将患者置于室温 25 ℃的病房中(空调病房),脱去患者衣服,吹送凉风并以凉水或擦浴全身。以冰水浸泡治疗已不再推荐,因发生低血压和寒战的并发症较多。但如经其他方法无法降温时,可考虑使用,但必须用力按摩患者皮肤,使皮肤血管扩张,加速血液循环,以利降温。在物理降温时需随时监测深部体温(肛温),一旦低于38.5 ℃时需停止降温,以防体温过低。

2.药物降温

氯丙嗪(冬眠灵)有调节体温中枢功能、扩张血管、松弛肌肉和降低氧耗的作用,可用25～50 mg 加入 500 ml 补液中静脉滴注。紧急情况下可用氯丙嗪 25 mg 和异丙嗪 25 mg 加入 5％葡萄糖盐水 200 ml,静脉滴注(亚冬眠治疗);并同时监测血压。患者高热合并有脑水肿时可使用低温甘露醇快速静脉滴注。

3. 纳洛酮

纳洛酮是吗啡受体拮抗剂,0.4～0.8 mg肌内注射,可以解除呼吸抑制,促使血压上升。纳洛酮用于治疗高热、超高热、血压偏低及神志不清的重症患者,可使重症中暑患者死亡率大幅降低。

4. 对症治疗

保持呼吸道畅通,给予吸氧。以半流质饮食为主,保证生理需求;鼓励患者多饮水、多吃新鲜水果和蔬菜。积极纠正水、电解质紊乱,维持酸碱平衡,补液速度不宜过快,以免促发心衰发生。应用洋地黄制剂纠正心力衰竭;应用升压药纠正休克;应用甘露醇治疗脑水肿;激素对治疗肺水肿、脑水肿等有一定疗效。惊厥患者:应置于保护床内,防止坠床和碰伤。为防舌咬破,床边应备开口器与舌钳。昏迷患者容易发生肺部感染和褥疮,须加强护理。

第九节 溺 水

溺水(也称淹溺,drowning)是人淹没于水中,水、污泥、杂草堵塞呼吸道或反射性喉、支气管痉挛引起的缺氧、窒息、血流动力学及血生化改变的状态。淹溺后窒息合并心脏停搏者称为溺死(drown),如心脏未停搏则称近乎溺死(near drowning),不及时抢救,4～6 min内即可死亡。跌入粪坑、污水池和化学物贮槽时,可引起皮肤和黏膜损伤以及全身中毒。

一、发病机制

(1)人淹没在水中,因惊恐等强烈刺激引起急性喉痉挛反射而致窒息,导致严重缺氧或反射性心搏骤停。

(2)喉痉挛及不能耐受屏气后,被迫深呼吸,吸入液体和颗粒性物质进入呼吸道、肺泡,并可引起肺不张化学性肺炎,损伤肺泡壁上皮细胞,并影响肺泡表面活性物质的分泌,阻碍气体交换,引起全身缺氧和CO_2潴留。

(3)吸入的水愈多,则表面活性物质的丧失、肺不张和缺氧程度愈严重。严重时导致肺顺应性明显下降而变僵硬,通气、换气严重障碍,产生呼吸衰竭,此时可出现低氧血症、高碳酸血症伴呼吸性酸中毒、代谢性酸中毒。低氧血症和组织缺氧最终导致肺水肿,甚至脑水肿。

(4)肺泡内水迅速吸收到血液循环,根据吸入液体的性质和量的不同,病理生理变化不同。①吸入海水时,因海水中含3.5%氯化钠和大量钙盐、镁盐。化学性刺激呼吸道和肺泡,损伤肺泡上皮细胞和毛细血管内皮细胞,大量血浆向肺泡腔和肺泡间质渗出,引起肺水肿、低血容量。海水中的钙、镁进入血液,可致高钙、高镁血症。前者可致心肌损害,可引起心动过缓和各种传导阻滞,甚至心搏骤停。后者可抑制中枢神经系统,舒张横纹肌,致血管扩张,血压下降。②吸入大量淡水时,水进入血液循环后引起血浆渗透压降低,使红细胞膨胀而溶血,红细胞内钾和血红蛋白逸出,引起高钾血症和急性肾功能不全。血液稀释致低钠血症、低氯血症和低蛋白血症。循环血量骤增也可引起、加重肺水肿。见表2-5所示。

表 2-5 海水淹溺与淡水淹溺的病理特点比较

项目	海水淹溺	淡水淹溺
血容量	减少	增加
血液性状	血液浓缩	血液稀释
红细胞损害	很少	大量
血浆电解质变化	高血钠、高血钙、高血镁	低钠血症、低氧血症、低蛋白血症、高钾血症
心室颤动	极少发生	常见
主要致死原因	急性肺水肿、急性脑水肿、心力衰竭	急性肺水肿、急性脑水肿、心力衰竭、心室颤动

二、临床表现

临床表现因淹溺时间长短、溺水量的多少而出现窒息轻重程度不等。一般表现为意识不清、呼吸、心跳微弱或停止。面部青紫肿胀、眼结膜充血、四肢厥冷、寒战,血压不易测量。口鼻可充满泡沫、液体或杂质,腹部常膨隆。复苏过程中和复苏后常有呛咳、呼吸急促,两肺布满湿啰音,出现各种心律失常、肺水肿,甚至心力衰竭、心室颤动、急性呼吸窘迫综合征、脑水肿、急性肾衰竭或弥散性血管内凝血等各种临床表现。

三、辅助检查

1.血气分析

可有低氧血症、高碳酸血症、呼吸性酸中毒、代谢性酸中毒。

2.血电解质检查

淡水淹溺,出现低钠血症、低氯血症、高钾血症。海水淹溺,血钠、血氯轻度增高,并可伴血钙、血镁增高。

四、诊　断

根据溺水史,打捞经过不难诊断。应及时判断患者生命状态:呼吸、心跳、血压、意识。

五、治　疗

(1)立即清除口、鼻中的污泥、杂草,保持呼吸道通畅,并将患者置俯卧位,头部向下,迅速按压背部使呼吸道和胃内的水倒出(图 2-15)。如淡水淹溺,低渗性液体很快渗入血循环,肺内残留不多,因此,不宜倒水时间过长而延误复苏。如为海水淹溺,高渗性液体使血浆渗入肺部,此时宜取低头仰卧位以利水分引流。

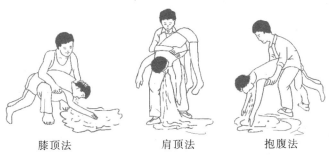

膝顶法　　　　肩顶法　　　　抱腹法

图 2-15 淹溺倒水法

（2）心搏骤停者立即现场心肺复苏　有条件时,建立人工气道予机械通气,并积极供氧。迅速送医院抢救,在运送途中继续抢救。

（3）入院治疗　心肺监护,通过吸氧,气管插管,辅助呼吸等一系列措施来维持适当的动脉血氧和酸碱平衡。呼气末期正压呼吸（PEEP）,可使肺不张肺泡再扩张,改善供氧和气体交换,纠正低氧血症、减轻肺水肿。使用 β 受体兴奋剂解除支气管痉挛。如出现心室颤动,立即予电击除颤。维持酸碱、水、电解质平衡。缺氧后均存在不同程度的代谢性酸中毒,可静脉滴注碳酸氢钠以纠正,同时对减轻溶血反应也有益。淡水淹溺时,适当限制入水量并积极补充氯化钠溶液。海水淹溺时,由于大量体液渗入肺组织,血容量偏低,且肺水肿和脑水肿是由于缺氧所致,此时不宜过分限制补充液体,以葡萄糖液、右旋糖酐 40 和血浆为主,缓用生理盐水。如溶血明显时可给予输血,输血有助于增加血液携氧能力,以利组织脱水,纠正低血容量。

（4）并发症的防治　激素可用于防治肺水肿、脑水肿、ARDS 及溶血等。一般应用地塞米松 10～20 mg 静脉注射。20％甘露醇 125～250 ml 静脉滴注。酰唑胺对缺氧引起的脑水肿可能有效。应用抗生素防治感染。急性成人呼吸窘迫综合征,急性肾衰竭,弥散性血管内凝血及心律失常、心功能衰竭等并发症的处理参见有关章节。

六、预　后

溺水后存活的关键因素是溺水的时间、水温、溺水者年龄。而及时有效的心肺复苏在抢救中至关重要,按心肺复苏的要求规范操作。冬季溺水,低温可降低组织氧耗,延长了溺水者的可能生存时间,因此即便沉溺长达 1 h,也应积极抢救。

第十节　电　击　伤

电的应用在工农业生产和日常生活中日益广泛,不了解电的知识,不重视用电安全,在高温、高湿环境,雷雨季节防护不当是电击伤的主要原因。当超过一定量的电流通过人体,造成全身或局部机体损伤或功能障碍,甚至死亡,称为电击伤,俗称触电（electric injury）。电流通过人体可引起全身性损伤和局限性损伤,严重者可致呼吸和心跳停止。

一、触电方式

(一)单相触电

人体接触一根电线,电流通过人体,经皮肤与地面接触后由大地返回,形成电流环形通路。此种触电是日常生活中最常见的电击方式。

(二)二相触电

人体不同的两处部位同时接触同一电路上的两根电线,电流从电位高的一根,经人体传导流向电位低的一根电线,形成环形通路而触电。

(三)跨步电压触电

当一根电线断落在地上,由于电磁场效应,以此电线落地为中心,在 20 m 之内的地面上有许多同心圆,这些不同直径的圆上的电压各不相同,离电线落地点中心越近的圆周电压越高,离中心越远的电压越低,这种电位差称为跨步电压。当人走进电场感应区,特别是离电线落地 10 m 以内区域,前脚跨出着地,后脚尚未离地时即存在电位差,电流就会自前脚流入,经躯体再自后脚回流大地,形成环形通路,造成触电。这种触电,离电线落地点越近,电压越高,危险越大;跨步距离越大,电位差越大,危险也越大。(图 2-16)

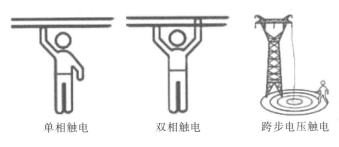

单相触电　　　　双相触电　　　　跨步电压触电

图 2-16　触电方式

二、发病机制

(1)电流　有交流电与直流电两种。同样 500 V 以下,交流电比直流电的危险性大 3 倍。每秒 50～60 Hz 的低压交流电(日常交流电频率为每秒 50 Hz)对人体危害最大,可造成致命的心室颤动,而频率增加到每秒 2 000 Hz 的高频交流电则危害性反而减少,可作为物理治疗使用。如物理治疗使用的高频治疗机频率高达 10 万 Hz,对人体却毫无危害。

(2)电压　220 V 电压通过心脏,易引起心室纤颤;1 000 V 以上高电压先引起呼吸中枢麻痹,呼吸停止,继而心跳停止。

(3)电流强度　一般通过人体的电流强度越强,对人体组织的损害就越大,电流损伤的热效应与电流强度成正比。接触电流的时间越长,损害越重,危害也越大。0.5～7 mA,可使接触部位麻木、刺痛、肌肉疼挛;20～25 mA 可使手的屈肌发生收缩,不能摆脱电源而造成手烧伤,呼吸肌收缩产生呼吸困难;50 mA 以上的电流,如通过心脏,可引起心室颤动或心脏骤停,另外还会引起呼吸肌痉挛而致呼吸停止;100 mA 以上的电流通过脑部,可造成意识丧失。

(4)通电途径　触电时,电流通过人体的途径不同,对组织器官的损伤危险程度也不同。电流从上肢或头顶进入体内,通过心脏由下肢流出,可引起心室颤动。如电流从一脚进入,通过腹部由另一脚流出,则危害性较小。凡电流流经心脏、脑干、脊髓,即可导致严重的后果。

电流通过人体主要产生两种效应:热效应和离子运动。电流的热效应:局部产热,组织被灼伤甚至可以完全炭化,高压电或雷击闪电可使局部温度为 2 000～4 000 ℃,组织瞬间炭化。电流离子运动:可引起神经系统和肌肉的强烈兴奋,出现难以控制的痉挛性收缩,使人体触电后不易解脱,如发生在呼吸肌,可使呼吸肌痉挛窒息死亡。

三、临床表现

触电后主要表现为局部的电灼伤和全身的电休克、呼吸麻痹和心跳停止。

(一)全身性损害

触电后,患者表现惊慌,四肢软弱,面色苍白,头晕,心动过速,表情呆滞,呼吸急促。皮肤灼伤处疼痛,或可发现期前收缩。严重者可出现意识障碍,呼吸不规则,增快变浅,心率加快,心律不齐,可有抽搐、休克。有些患者可转入"假死"状态(心搏、呼吸停止),心电图呈室颤。经积极治疗,一般也可恢复,或遗留有头晕、耳鸣、眼花、听觉或视力障碍等。在高压电击伤时,或低压电通电时间较长:患者昏迷,呼吸心跳停止,瞳孔扩大,可见关节脱位和骨折。如触电造成枕叶、颞叶的永久性损害可致失明或耳聋,少数出现短期精神失常。脊髓损伤可致肢体瘫痪和侧索硬化症。血浆肌球蛋白增高,导致急性肾衰竭。电流通过头部可致白内障。

(二)局限性损害

触电接触部位多有灼伤,皮肤入口灼伤比出口处严重。灼伤早期常难以从外表确定损伤范围和程度,24～48 h后周围组织开始发红、肿胀、炎症反应,一周左右损伤组织开始出现坏死、感染,甚至发生败血症。腹部电热灼伤可导致腹腔组织器官损伤,如肠穿孔、胰腺炎、肠麻痹、肝脏损害、肾损伤等。

(三)雷击伤

雷击闪电击中人体时,心跳和呼吸常立即停止。皮肤血管收缩呈网状图案,为闪电损伤特征。其他临床表现与电击伤相似。

三、诊 断

根据电击史,局部灼伤,全身表现可作出诊断。

四、治 疗

(1)脱离电源 立即切断总电源或用绝缘物分离患者与电源。(图 2-17)

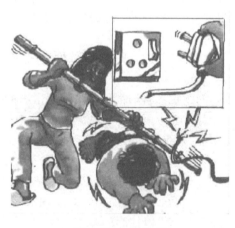

图 2-17 脱离电源

(2)心肺复苏 呼吸、心跳停止者,立刻进行现场心肺复苏。一些"假死"患者经有效的心肺复苏可以获救。在转送医院途中应继续上述急救措施。

(3)吸氧,进行心脏监护,处理心律失常 电击后多有高钾血症,应积极纠正。

(4)严密观察病情变化,防治各种并发症,预防感染,及时纠正水、电解质和酸碱失衡。必要时碱化尿液、利尿,防治急性肾衰竭、脑水肿。

(5)电灼伤创面消毒、清创、包扎,减少感染。待坏死区域边界明确,予清创去除坏死组织。肢体经高压电热灼伤后,大块软组织水肿、坏死和小营养血管内血栓形成,可使远端肢体发生缺血性坏死,应酌情及时进行筋膜松解术以减轻周围组织的压力,改善远端血液循环。对须截肢者,严格掌握手术指征。

复习思考题

你一定能做对！

一、名词解释

1. EMSS　2. 第一目击者　3. 昏迷　4. 心脏骤停　5. M 样作用
6. 中暑　7. 急性呼吸衰竭　8. 触电　9. 急性肾衰竭　10. 职业中毒

二、单项选择题

1. 心肺复苏按压的部位、频率、深度、按压与呼吸的比值中下列哪一项是错误的?（　　）
   A. 按压的部位为胸骨中下段　　　　　B. 按压的频率为≥100 次/min
   C. 按压的深度为≥5 cm　　　　　　　D. 按压与呼吸的比值 30∶2
   E. 按压与呼吸的比值 5∶1

2. 某患者注射青霉素 3 min 后突然出现面色苍白、呼吸困难、血压下降、胸闷等。治疗首选药物是（　　）
   A. 去甲肾上腺素　　　B. 异丙肾上腺素　　　C. 多巴胺
   D. 阿拉明　　　　　　E. 肾上腺素

3. 下列哪项属非感染性发热?（　　）
   A. 一般感冒　　　B. 大叶性肺炎　　　C. 痢疾
   D. 风湿热　　　　E. 病毒性肝炎

4. 判断休克最简单、可靠的方法是（　　）
   A. 测血压　　　　B. 观察呼吸次数　　　C. 观察神志改变
   D. 测体温变化　　E. 测心率变化

5. 诊断呼吸衰竭的血气标准是（　　）
   A. $PaO_2 < 55$ mmHg 和（或）伴有 $PaCO_2 > 65$ mmHg
   B. $PaO_2 < 50$ mmHg 和（或）伴有 $PaCO_2 > 55$ mmHg
   C. $PaO_2 < 60$ mmHg 和（或）伴有 $PaCO_2 > 50$ mmHg
   D. $PaO_2 < 65$ mmHg 和（或）伴有 $PaCO_2 > 50$ mmHg
   E. $PaO_2 < 60$ mmHg 和（或）伴有 $PaCO_2 > 45$ mmHg

6. 不明原因的农药中毒首选下列哪种溶液洗胃?（　　）
   A. 碱性溶液　　　B. 高锰酸钾溶液　　　C. 清水
   D. 生理盐水　　　E. 肥皂水

7. CO 中毒抢救首先采取的措施是（　　）
   A. 吸氧　　　　　B. 营养脑细胞的药物　　　C. 立即脱离现场
   D. 对症治疗　　　E. 防治脑水肿

8. 对中枢神经系统抑制作用较强的镇静催眠药是（　　）
   A. 异戊巴比妥　　　B. 安定　　　C. 水合氯醛　　　D. 氯丙嗪

三、简答题

1. 急救医疗服务体系由哪些部分组成? 它们之间有何关系?

2.为什么第一目击者也是 EMSS 的主要参与者？

3.心脏骤停的主要临床表现有哪些？BLS 的基本内容是什么？

4.根据本课内容简述常见昏迷的病因有哪些？

5.呼吸衰竭患者如何进行氧疗？

6.休克的临床分类有哪些？各自特点是什么？

7.急性肾衰竭的临床分期及各期特点？

8.简述有机磷农药中毒的主要临床表现有哪些？

9.简述 CO 中毒的治疗要点。

10.简述镇静催眠药物中毒的临床特点？吗啡类药物为什么容易成瘾？

11.简述百草枯对人体的危害及救治方法？

12.热射病有什么典型表现？如何急救？

13.简述淹溺及触电的现场急救方法？

（谢　虹　刘付平）

第三章 传 染 病

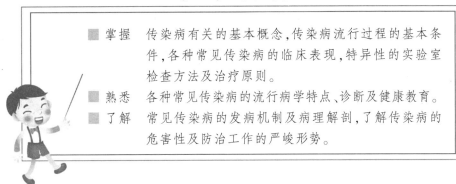

教 学 目 标

■ 掌握 传染病有关的基本概念,传染病流行过程的基本条件,各种常见传染病的临床表现,特异性的实验室检查方法及治疗原则。

■ 熟悉 各种常见传染病的流行病学特点、诊断及健康教育。

■ 了解 常见传染病的发病机制及病理解剖,了解传染病的危害性及防治工作的严峻形势。

第一节 总 论

感染性疾病是由病原微生物(包括寄生虫)通过各种方式引起人体发生感染而引起的疾病,如外伤患者常见的厌氧菌感染及医院内感染等都与感染有关。而传染病是指病原微生物或寄生虫引起,能在人群中相互传播,具有传染性的疾病。故传染性是传染病区别其他感染性疾病的突出特点。传染病是感染性疾病的一种特殊类型,也是感染性疾病中对社会安全危害极大的一类疾病。

传染病曾在历史上对人类造成了很大的灾难,如鼠疫、霍乱、天花、疟疾、血吸虫病等。在新中国成立前,传染病的广泛流行使广大民众贫病交加。新中国成立后,在"预防为主、防治结合"的正确方针指引下,许多传染病都得到了有效控制,如脊髓灰质炎、白喉、麻疹等的发病率明显下降,天花已经被消灭。目前,传染病引起的死亡率明显下降,不再是引起死亡的首要原因,但病毒性肝炎、狂犬病、结核病、感染性腹泻等仍然广泛存在,严重威胁人类的健康。同时,国内新发传染病包括变异病原体感染出现多次流行,如2003年新发传染病非典型肺炎的肆虐流行,近几年禽流感、手足口病等的流行,国外流行的传染病亦有可能传入我国,因此,传染病的防治工作及研究仍然是卫生和医药工作者一项重要的任务。

一、感染与免疫

(一)感染的概念

感染是指病原体和人体之间相互作用、相互斗争的过程。病原体、人体和二者相互作用的环境是

> **案例分析**
>
> 大叶性肺炎是由病原体感染人体引起,非典型肺炎也是由病原体感染人体引起的感染的过程。
>
> 问题:1.感染与传染的区别? 2.免疫应答在感染过程中起着什么作用,引起什么结果?

构成感染过程的三个必备因素。当某种病原体致病力较强或人体防御能力低下时,病原体可在人体内生长繁殖,使人患病。反之,病原体被清除或消灭。其中人体免疫防御能力在感染过程中起决定作用。环境因素则可以改变病原体和人体的生存环境,故对病原体的变迁及人体防御能力也有一定影响,是不容忽视的影响感染过程的因素。由于病原体、人体和环境因素三者相互作用的复杂关系,感染过程表现出不同的表现形式。

(二)感染过程的表现

病原体通过各种途径进入人体后即感染过程开始,随后病原体与人体发生相互作用。病原体能否被消灭或引起人体疾病表现,主要取决于病原体的致病力和机体的免疫功能两方面,同时也和来自外界干预因素如寒冷、劳累、药物等有关。归纳起来,感染过程产生五种不同的转归结局,且五种感染表现在一定条件下可以相互转化,呈现动态变化。

1. 病原体被清除

病原体进入人体后,可被处于机体第一线防御的非特异性免疫或特异性免疫球蛋白所清除,故人体不出现任何疾病状态。如非特异性免疫屏障中胃液可以消灭少量痢疾杆菌,发挥清除细菌作用。此种感染过程中,人体免疫反应的作用占绝对优势。

小贴士

隐性感染最多见,病原携带状态次之,显性感染最易于识别,但所占比例最低。

2. 隐性感染(亚临床感染)

是病原体感染中最常见的表现形式,指病原体侵入人体后,只诱导机体产生特异性免疫应答,不引起或只引起轻微的组织损伤,因此临床上不出现任何症状、体征,甚至无生化改变,但因能引起机体的免疫应答,所以要通过免疫学检查才能发现已经感染。如脊髓灰质炎,其数量常远远超过显性感染。有些病原体(如麻疹、传染性非典型肺炎等)隐性感染率却很低。隐性感染结束以后,多数人获得不同程度的特异性免疫,体内病原体被清除。少数人转变为病原携带状态(如病毒性乙型肝炎等),体内病原体仍然持续存在,成为重要的传染源。

3. 显性感染(临床感染)

病原体侵入人体后,不仅诱导机体产生免疫应答,且通过病原体本身及释放毒素作用或机体产生变态反应,导致机体组织损伤,器官功能异常,临床上引起相应的症状、体征及实验室检查改变。在病原体感染中,显性感染的只占受感染者的一小部分;但在少数传染病中,如麻疹、传染性非典型肺炎等,大多数表现为显性感染。显性感染结束后,病原体可被清除,机体获得特异性主动免疫,产生比较稳固的免疫力,如麻疹、流行性腮腺炎等。但有些病原体感染后免疫并不牢固,易再感染发病,如流行性感冒、细菌性痢疾等。少数显性感染可转变为病原携带者。

4. 病原携带状态

病原体侵入人体后,在体内生长繁殖,人体不出现临床表现但能向体外排放病原体是携带者共同的特点。根据病原体种类的不同分为带病毒者、带菌者和带虫者等。按其发生时间和持续时间长短分为潜伏期、恢复期和慢性携带者;若持续携带病原体的时间少于3个月称为急性携带者,长于3个月称为慢性携带者(乙型肝炎病毒感染超过6个月称为慢性携带者)。但并非所有传染病都有慢性病原携带者,如甲型病毒性肝炎、流行性感冒,慢性携带者极少见。

5.潜伏性感染

病原体侵入人体后,寄生于某些部位与人体相互作用,由于机体免疫功能足以把病原体局限化以保持暂时平衡,故人体不出现临床表现,但也不能将病原体完全清除,病原体即在体内长期潜伏起来,待机体免疫功能下降时,平衡被打破,潜伏机体的病原体即引起显性感染。常见潜伏性感染如单纯疱疹病毒、结核杆菌等。潜伏性感染不是在每种传染病中都存在,但在潜伏性感染期间,病原体一般不排出体外是与病原携带状态的不同之处。

(三)感染过程中病原体和免疫应答的作用

病原体侵入人体后能否使机体引起疾病,主要取决于病原体的致病力和机体的免疫功能两个方面的因素。

1.病原体的作用

病原体的致病力即指病原体引起疾病的能力,在感染过程中,致病力起着重要作用。致病力主要包括:

(1)侵袭力 是指病原体侵入机体并在机体内继续生长、繁殖并扩散的能力。有些病原体可直接侵入机体,如血吸虫的尾蚴等。有些病原体需要经消化道先黏附于肠黏膜表面再进一步侵入组织,分泌毒素,如痢疾杆菌等。有些病原体因侵袭力较弱,需经伤口进入机体,如狂犬病病毒、破伤风杆菌等。某些病毒的外膜结构、细菌的菌毛、荚膜和细胞壁的某些结构等均是构成侵袭力的重要物质。

(2)毒力 包括毒素和其他毒力因子。毒素包括外毒素和内毒素。外毒素以破伤风外毒素、白喉毒素和霍乱外毒素为代表,是病原体在生长繁殖过程中产生,通过与某些细胞受体结合,进入细胞内发挥作用。内毒素以痢疾杆菌、伤寒杆菌等革兰阴性细菌外层细胞壁的部分组成成分如脂多糖组成,通过激活单核-巨噬细胞系统及释放细胞因子而起作用,大多数是在细菌死亡时才释放出来。其他毒力因子如许多细菌都分泌的细菌素(抑制其他细菌的生长)、阿米巴的溶组织能力等也与其致病能力有关。

(3)数量 病原体引起显性感染时需有一定数量。在同一种传染病中,侵入病原体的数量一般与致病能力成正比,且可影响疾病潜伏期的长短,大量病原体的侵入常使潜伏期缩短,病情加重。但在不同的传染病中,引起感染的最低病原体数量有较大差异,如同为经消化道途径感染,伤寒杆菌需 10 万个菌体可引起临床病例,而仅 10 个志贺菌即可引起痢疾发病。

(4)变异性 病原体可因环境改变、药物作用、遗传因素等影响而发生变异。就致病力来说,在宿主之间反复传播可使致病力增强,如肺鼠疫。而经人工培养多次传代,可使病原体的致病力减弱,如预防结核病的卡介苗。病原体的抗原变异可逃避机体的特异性免疫作用可致疾病慢性化,如丙型肝炎病毒。

(5)入侵门户与特异性定位 入侵门户即病原体侵入人体必须经过一定的途径,特异性定位指病原体在体内生长繁殖亦有一定的部位。有些病原体的入侵门户较为单一,有些则通过多种途径侵入人体。如破伤风杆菌必须经伤口感染,痢疾杆菌、伤寒杆菌必须经口感染才能引起病变,而乙型肝炎病毒可经注射、输血、母婴传播及性接触等多种途径进入血液循环后再定位于肝脏或其他器官引起感染。

2.免疫反应的作用

感染过程中,机体的免疫反应对感染过程中的表现和疾病转归起着重要作用。免疫反应有两大类,有利于机体抵抗病原体入侵的保护性免疫反应称为保护性免疫,促进病理过程改变及组织损伤的免疫反应称为变态反应。保护性免疫反应又分为非特异性与特异性免疫反应。变态反应均属于特异性免疫反应。

(1)非特异性免疫　是人类在长期进化中形成的机体对入侵的外来物质的一种非特异性清除作用,在抵御感染过程首先发挥作用。包括:①天然屏障作用,如由皮肤、黏膜及其分泌物构成的外部屏障及由胎盘屏障和血-脑屏障构成的内部屏障;②吞噬作用,单核-巨噬细胞系统包括血液中的游走大单核细胞,肝、脾、淋巴结及骨髓中固定的巨噬细胞和各种粒细胞,能够特异性吞噬入侵的病原体,在抗感染过程中发挥着重要作用;③体液因子,包括体液中的溶菌酶、补体和各种细胞因子等,可直接作用或通过免疫调节消除侵入的病原体。

(2)特异性免疫　通过细胞免疫(T淋巴细胞)和体液免疫(B淋巴细胞)的相互作用,清除侵入体内的病原体,但可能会造成机体的组织损害和病理反应(变态反应)。不同的病原体的抗原性常有显著的差异,故特异性免疫通常只针对一种病原体。特异性免疫又包括主动免疫和被动免疫,病原体感染和接种疫苗均能使人体产生特异性主动免疫。①细胞免疫:在细胞内寄生的病原体(如结核杆菌、麻疹病毒等)引起的感染中,发挥病原体的清除作用。②体液免疫:即被某种病原体抗原致敏的B淋巴细胞再次受到该抗原刺激后,转化为浆细胞并能分泌与相应抗原结合的特异性抗体(特异性免疫球蛋白)。免疫球蛋白(Ig)据化学结构的不同可分为IgG、IgA、IgM、IgD和IgE 5类,各具有不同的功能。IgM在感染过程中首先出现,但持续时间不长,是病原体近期感染的标志,在临床应用广泛,有利于疾病的早期诊断。IgG在感染过程中出现的时间较晚,但在体内含量高,并持续较长时间,可透过胎盘,一般需测双份血清,抗体效价升高4倍以上才有诊断意义。IgA主要是呼吸道和消化道黏膜上的局部抗体。IgE主要与Ⅰ型变态反应有关,作用于入侵的原虫和蠕虫。IgD在血中含量较少,且易发生降解,功能尚不完全清楚。高浓度IgD碎片Fc能激活补体旁路途径,尚未证明IgD有抗感染作用。

二、传染病流行过程及其影响因素

传染病的流行过程是指传染病在人群中发生、发展和转归的过程。流行过程的发生有三个基本环节,即传染源、传播途径和易感人群,三者缺一不可。流行过程又受社会因素和自然因素的影响。

案例分析

水痘等呼吸道传播的疾病主要是在婴幼儿人群中发生,甚至引起大范围的流行。

问题:1.传染病流行过程发生的三个基本条件是什么,三个条件是否缺一不可?2.影响流行过程的因素有哪些?

(一)流行过程的三个基本环节

1.传染源

传染源是指体内已有病原体生长、繁殖并能将其排出体外的人和动物。传染源主要包括患者、隐性感染者、病原携带者和受感染的动物。一般情况下,患者可通过咳嗽、呕吐及腹泻等方式促进病原体向外播散,而且慢性患者可长期排出病原体,故传染性较强。隐性感染者和病原携带者因无明显临床症状,可成为重要的传染源,如乙型肝炎病毒携带者等。受感染的动物作为传染源可传播动物源性传染病,如狂犬病、鼠疫、禽流感等,不仅可以在动

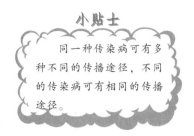

物之间传播,也可以传给人类。

2.传播途径

病原体从离开某传染源到达另一个易感者的途径称为该传染病的传播途径。

> 小贴士
>
> 同一种传染病可有多种不同的传播途径,不同的传染病可有相同的传播途径。

(1)呼吸道传播(空气、飞沫、尘埃) 如麻疹、猩红热、肺结核、流行性脑脊髓膜炎及严重急性呼吸综合征(Severe Acute Respiratory Syndrome,SARS)等,病原体可存在于空气中的飞沫或气溶胶中,经易感者呼吸道吸入而感染。

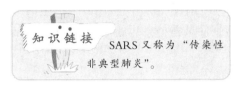

知识链接 SARS又称为"传染性非典型肺炎"。

(2)消化道传播(水、食物、苍蝇) 又称之为粪-口途径,如伤寒、痢疾、霍乱等主要经消化道感染的传染病,病原体污染水源、食物或食具后,易感者通过饮水或进食获得感染。苍蝇是重要的传播媒介之一。

(3)血液、体液和血制品传播 主要见于乙型肝炎、丙型肝炎及艾滋病等,病原体主要存在患者和携带者的血液或体液中,通过分娩、性接触或应用血制品等感染。

(4)接触传播 既可传播呼吸道传染病,又可传播消化道传染病。接触传播中的重要中间媒介是手、用具和玩具等。易感者接触被病原体污染的水或土壤时可获得感染,如血吸虫病、钩虫病等。日常生活中的密切接触也可获得感染,如流感、艾滋病等。

(5)母婴传播(垂直传播) 如乙型肝炎、艾滋病等,病原体通过母体传给胎/婴儿。乙肝病毒(HBV)的垂直传播也是造成我国大量HBV慢性感染者的重要原因之一。

(6)虫媒传播 如疟疾、斑疹伤寒及恙虫病等,主要是易感者被病原体感染的吸血节肢动物(蚊子、跳蚤及恙螨等)吸血叮咬而感染。苍蝇、蟑螂则可传播消化道传染病。

(7)土壤传播 病原体的芽孢(如炭疽、破伤风)、幼虫(如钩虫)或虫卵(如蛔虫)等污染土壤后,易感者接触这些土壤可造成感染。

(8)医源性传播 指在医疗活动中导致的病原体传播,常与消毒隔离制度执行不严格及医疗操作不规范有关。目前,预防医源性传播及院内感染是医疗管理工作的重点内容之一。

3.易感人群

对某种传染病缺乏特异性免疫力的人称为易感者。对某种传染病缺乏免疫力,易受该病感染的人群称为易感人群。当某一特定人群中易感者的比例达到一定的水平时,如果有传染源和合适的传播途径,则很容易发生传染病的流行。某些传染病病后免疫力很巩固,如水痘、麻疹及流行性乙型脑炎等,一般在一次流行后,需几年易感者比例再次上升至一定水平时才会发生另一次流行,此现象称之为传染病流行的周期性。目前,各地普遍推行人工主动免疫阻断流行周期。

(二)影响流行过程的因素

自然因素和社会因素均可影响传染病的流行过程,并对传染病的流行过程起着决定性作用。

1.自然因素

自然因素主要是指地理、气象和生态等自然条件对传染病流行过程的发生、发展造成的影响。如长江以南湖沼地区多雨、潮湿,气温高,适宜于钉螺、蚊虫滋生,故使得血吸虫病、疟疾的流行易于发生。传染病的季节性和地区性也与自然因素关系密切，如冬春季节干燥、寒冷、呼吸道黏膜的抵抗力降低，故呼吸道传染病易于流行。某些自然生态环境使病原体在野生动物之间传播创造了有利条件，人类进入这些环境时亦可受感染，如鼠疫、钩端螺旋体病等，这类病称为自然疫源性传染病或人畜共患病，所在的地区称为自然疫源地。

2.社会因素

社会因素主要包括社会制度、经济文化水平、生活条件和生活习俗等。新中国成立后，人民物质、文化生活水平不断提高，并在"预防为主"的方针指导下，实行计划免疫，改善自然生态环境，普及传染病防治知识，使得许多传染病如天花、血吸虫病、霍乱、鼠疫等得到控制或者被消灭，人民的健康水平明显提高。但随着改革开放，国民经济日益发展，人们生活方式、饮食习惯的改变和人口流动、环境污染等，则有可能促使某些传染病的发病率升高，如结核病、艾滋病等。

三、传染病的特征

（一）传染病的基本特征

1.有特异性病原体

每一种传染病都是由特异性的病原体引起，如流行性感冒由流感病毒引起，伤寒由伤寒杆菌引起。许多新的传染病的发现往往通过多种实验手段才能最终确定其病原体，如 SRAS 的病原体，但仍有一些传染病的病原体未被证实。

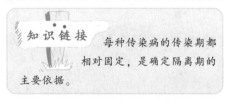

案例分析

2003 年的 SRAS 流行，到过疫区者必须被强制隔离观察 2 w 左右。

问题：1.隔离观察时间的依据是什么，潜伏期内有没有传染性？2.传染病的基本特征有哪些？

2.有传染性

传染性是传染病区别于其他感染性疾病的主要特征，如流行性脑脊髓膜炎和耳源性脑膜炎在临床上均表现为化脓性脑膜炎，但前者具有传染性，需要呼吸道隔离，而后者则无传染性。这一特征也决定了传染病特殊的管理方式，需针对传染性而采取隔离、消毒、检疫等具体措施。传染病患者向体外排放病原体，有传染性的时期称为传染期。由于传染性的存在，传染病医院或感染科根据工作需要及污染程度，将病区划分为清洁区、半污染区和污染区，并制定有相关工作制度和隔离要求。

知识链接 每种传染病的传染期都相对固定，是确定隔离期的主要依据。

3.有流行病学特征

传染病通过一定的途径在人群中传播，表现出各种特征，如血吸虫病仅呈地方性流行。根据流行强度可分散发、流行、大流行和暴发。散发是指某传染病在某地的发病率处于常年水平；流行指某传染病的发病率显著高于常年的一般水平；大流行则指某传染病的流行范围超出国界或洲界；暴发是指传染病发病时间的分布高度集中，短时间内集中发生。同时，传染病尚有季节性分布、地区性分布及年龄、性别、职业等流行病学特征。

4.有感染后免疫

病原体感染人体后，免疫功能正常的人体经过显性或隐性感染后能产生针对某种病原体或毒素的特异性免疫，人体在一定时间内对其不再易感，称为感染后免疫。感染后免疫和疫苗接种同属于主动免疫，而通过母体获得抗体或注射免疫球蛋白属于被动免疫。感染后

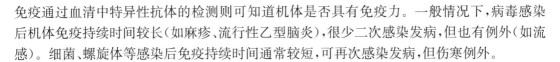

免疫通过血清中特异性抗体的检测则可知道机体是否具有免疫力。一般情况下,病毒感染后机体免疫持续时间较长(如麻疹、流行性乙型脑炎),很少二次感染发病,但也有例外(如流感)。细菌、螺旋体等感染后免疫持续时间通常较短,可再次感染发病,但伤寒例外。

(二)传染病的临床特点

1.病程发展规律

病原体侵入人体到引起疾病,其发生、发展和转归具有一定的规律性。急性传染病按时间发展一般分为 4 个阶段,每个阶段都具有传染性。

(1)潜伏期 指病原体侵入人体至开始出现临床症状为止的整个时期。潜伏期相当于病原体侵入人体后在机体内定位、繁殖、转移、引起组织损伤及功能改变而人体尚未出现临床症状之前的整个过程。不同的传染病潜伏期不同,但都表现为一个相对恒定的时间范围。

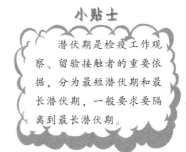

小贴士

潜伏期是检疫工作观察、留验接触者的重要依据,分为最短潜伏期和最长潜伏期,一般要求要隔离到最长潜伏期。

(2)前驱期 指从出现临床症状起至症状明显之前的时期,称为前驱期。前驱期出现如头痛、发热、乏力、食欲不振、肌肉酸痛等非特异性表现,为许多传染病所共有症状。此期一般时间较短,持续 1～3d,诊断意义较小。但此时患者已有较强的传染性,如在此期能结合流行病学特征做出诊断,可大大减少疾病传播的风险。起病急骤者可无此期表现。

(3)症状明显期 是疾病的高峰期,传染病所特有的症状、体征通常在此期获得充分表现,如特征性皮疹、脑膜刺激征和肝脾大等,诊断价值高,易做出正确判断。此期病理损害严重,易出现并发症,死亡病例也多发生在这一阶段。某些传染病如脊髓灰质炎、流行性乙型脑炎等,可从前驱期直接转入恢复期,临床称顿挫型感染。

(4)恢复期 随着患者免疫力进一步增强,患者体内病理生理过程基本终止,症状和体征基本消失,临床上称为恢复期。此期患者体内仍可能存在有残余病理改变,生理紊乱尚存在,部分患者体内病原体尚未完全清除,故仍具有传染性(如伤寒、霍乱等)。

复发和再燃:有些患者在进入恢复期后,机体已稳定退热一段时间,但因残存体内的病原体再度繁殖,初发病的症状再次出现,形成复发,如疟疾、伤寒等。有些患者进入恢复期临床症状逐渐减轻,但体温尚未完全降至正常,此时潜伏于血液或组织中的病原体再次繁殖,体温再次升高,初发症状和体征再次出现,形成再燃。

后遗症:指某些传染病患者恢复期结束后,某种器官功能仍未恢复正常的情形,多见于中枢神经系统损害严重的患者,如脊髓灰质炎、流行性乙型脑炎等。

2.常见症状、体征

(1)发热 是传染病的最常见症状和起病表现。热型是传染病的重要特征之一,较常见热型有 5 种,分别为稽留热、弛张热、间歇热、回归热及不规则热。发热过程可分为三个阶段:体温上升期、极期、体温下降期。体温上升期可出现畏寒表现,下降期则常伴有大量出汗。

(2)发疹 发疹也是许多传染病的特征性体征,包括外疹(皮疹)和内疹(黏膜疹)两类。许多传染病发热的同时伴有发疹,称为发疹性传染病,其出疹时间、部位及先后顺序等对疾病的诊断与鉴别诊断具有重要意义。

某些发疹性传染病的皮疹出现时间有一定的规律,如水痘、风疹多于第 1 病日出疹,猩红热多于第 2 病日，天花多于第 3 病日，麻疹多于第 4 病日，斑疹伤寒多于第 5 病日，伤寒多于第 6 病日等。同时认识皮疹的分布特点和出现顺序对诊断也有较大帮助，如麻疹的皮疹先于耳后、面部出疹，然后向躯干、四肢蔓延，且麻疹皮肤出疹前口腔黏膜可出现口腔黏膜疹，具有早期诊断意义。

（3）中毒症状和单核-巨噬细胞系统反应　病原体及其产生的代谢物或毒素进入机体引起一系列症状，如发热、头痛、乏力、肌肉酸痛、食欲减退等。同时机体也在病原体等作用下刺激单核-巨噬细胞系统增生等反应，临床上表现肝、脾及淋巴结肿大。

3. 临床类型

依据病情轻重、病程长短及临床特征，传染病可分为典型和非典型；轻型、中型、重型和危重型；急性、亚急性和慢性等临床分型。根据临床需要，有时需综合分析进行分型，如急性重型、慢性重型等。临床类型的划分对指导传染病的病情估计、治疗方案和判断预后有重要意义。

案例分析

安徽阜阳的手足口病 2008 年 3 月骤发，但从发病至检测出病原体花了一个多月时间。

问题：1. 针对某种传染病，如何进行诊断？2. 诊断传染病的方法有哪些？

四、传染病的诊断

传染病早期正确诊断是有效治疗的先决条件，不仅可以使患者得到及时救治，更重要的是早期发现传染源，采取有效的预防控制及隔离措施，防止传染病造成大规模的传播流行。传染病诊断的主要方法是综合分析流行病学、临床和实验室检查三个方面的资料。

（一）流行病学

流行病学特点在传染病的诊断中占有重要地位，包括性别、年龄、籍贯、职业、季节、生活习惯、旅居地区特点等因素，以及接触史、既往史和预防接种史等很多方面。

（二）临　床

临床表现是进行临床诊断的重要依据。全面而准确地询问病史及仔细、系统地体格检查不仅有助于了解疾病的相关知识，而且是获取临床资料的

知识链接

由于某些传染病在发病年龄、职业、地区及生活习惯等方面有高度选择性，故流行病学资料在传染病的诊断中占有重要的地位。

主要方法。在收集临床资料过程中，不要忽略有诊断价值的症状和体征，如麻疹的口腔黏膜斑、伤寒的玫瑰疹等。

（三）实验室检查

1. 一般实验室检查

主要包括血、尿、粪的常规检查和生化检查。血常规中白细胞计数和分类的用途最广。白细胞显著增多常见于化脓性细菌感染，如败血症、流行性脑脊髓炎等；革兰阴性杆菌感染时白细胞总数通常升高不明显甚至减少，如布鲁菌病、伤寒及副伤寒等；病毒性感染时白细胞计数通常减少或正常，如病毒性肝炎、流行性感冒等。寄生虫病中原虫感染时白细胞也常减少，如疟疾；而蠕虫感染嗜酸性粒细胞明显增多，如血吸虫感染；嗜酸性粒细胞减少常见于伤寒等。尿常规检查有助于钩端螺旋体病和流行性出血热的诊断，发病早期即可出现蛋白

尿。大便常规有助于肠道感染及原虫感染诊断。生化检查如肝肾功能对病毒性肝炎、流行性出血热等的诊断具有非常重要的意义。

2.病原学检查

为传染病确诊的重要方法。

(1)直接检出病原体 许多传染病可通过显微镜或肉眼观察直接检出病原体而确诊,如脑膜炎双球菌、疟原虫、微丝蚴、寄生虫卵等可借助显微镜,而蛔虫、绦虫节片可在大便中直接肉眼检出。

(2)培养分离 细菌、真菌和螺旋体可用人工培养基培养分离,病毒需用细胞培养分离。培养分离病原体所采集标本可以是血液、痰液、脑脊液、尿、粪及骨髓等。注意采集的标本必须新鲜,避免污染,最好未应用过抗微生物药物治疗。

(3)分子生物学检测 具有早期确诊价值,即通过检测病原体的核酸对传染病进行诊断,但操作过程中要严格规范,防止污染而出现假阳性。PCR(polymerase chain reaction)方法的开展大大提高了病原体检测的灵敏度和特异性。

> **知识链接**
>
> 核酸包括核糖核酸(RNA)和脱氧核糖核酸(DNA)两类。如分子生物学监测方法中用放射性核酸或生物素标记的探针作 DNA 印迹法(southern blot)或 RNA 印迹法(northern blot),或 PCR 等。

3.免疫学检查

主要包括血清学检查、皮肤试验及 T 细胞亚群检查,也是目前传染病诊断最常用的检测技术。结合临床表现,进行特异性抗原或抗体检查,对传染病具有确诊价值。特异性抗体检测阳性率较高,在恢复期多为阳性,若急性期及恢复期双份血清检测其抗体阳转或滴度升高 4 倍以上具诊断价值。特异性 IgM 抗体升高是近期感染的标志,特异性 IgG 抗体还可以评价个人及群体的免疫状态。特异性抗原检测较抗体更具诊断价值,可提供病原体存在的直接证据,但检测抗原阳性率不如检测抗体高,并且在疾病的恢复期常转为阴性。皮肤试验、T 细胞亚群检测可了解机体的免疫状态,对传染病的诊断也有参考价值。

4.其他检查

活体组织病理检查对明确诊断有重要意义,常用于各型慢性肝炎、肝硬化等传染病的诊断。其他如内镜、超声、X 线、计算机 X 线体层显像(CT)、磁共振成像(MRI)等对了解患者病变部位,协助进行诊断与鉴别诊断也具有重要价值。

> **案例分析**
>
> 流行性乙型脑炎与流行性脑脊髓膜炎同是由中枢神经系统感染引起的,但病原学治疗却完全不同。
>
> 问题:1. 二者感染的病原体分别为什么?2.传染病的治疗方法主要有哪些?

五、传染病的治疗

(一)治疗原则

综合治疗是传染病治疗的基本原则,包括一般治疗、对症治疗、病原治疗及心理治疗,将隔离、消毒、病情观察、治疗与护理相结合起来。强调早期对患者进行隔离治疗,尽可能做到就近就地治疗。

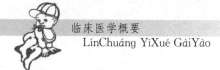
(二)治疗方法

1. 一般治疗及支持治疗

一般治疗包括隔离、消毒、护理、心理治疗。根据病原体的排出时间、方式及传染病的传播途径不同,隔离和消毒的方式则不同。同时,医务人员要密切观察病情变化,加强护理和治疗措施的执行,做好患者的心理护理,消除患者不良情绪反应,有助于增强患者战胜疾病的信心。

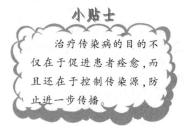

小贴士

治疗传染病的目的不仅在于促进患者痊愈,而且还在于控制传染源,防止进一步传播。

支持治疗是其他治疗的基础,根据传染病的不同阶段采取合理的易消化饮食,足量维生素供给,及时补充营养,保证患者的能量供应,维持患者的水、电解质及酸碱平衡等各项必要措施。这些措施对增强患者机体的免疫功能和抗病能力起着重要的作用。

2. 病原学治疗

病原学治疗也称特异性治疗,是传染病治疗的关键措施,可抑杀、清除病原体,达到控制和根治传染源的目的。常用药物有抗生素、化学治疗制剂和血清免疫制剂等。抗生素在治疗细菌、螺旋体、支原体、衣原体和立克次体等感染中应用广泛,但近年不断出现因不合理使用而导致的不良反应和耐药现象,所以必须合理应用抗生素,严格遵循抗生素的应用指征,切忌滥用。化学制剂也可用于病毒、衣原体、支原体、细菌、真菌和原虫、蠕虫等感染,如疟疾用氯喹治疗、血吸虫病用吡喹酮治疗等。目前,抗病毒药物除少数外还在试验阶段,疗效还不理想。血清免疫制剂包括各种抗毒素(如白喉和破伤风抗毒素)、丙种球蛋白等,其中抗毒素是治疗传染病的主要药物,但在使用前要特别注意详细询问过敏史和做皮肤过敏试验,并做好抢救过敏性休克的准备。

3. 对症治疗

对症治疗不仅可减轻患者痛苦,消除患者的症状,而且可调整患者各系统功能,减少机体消耗,保护重要脏器,使机体充分发挥清除病原作用。根据病情需要采取如降温、镇静、利尿、脱水、强心及抗休克等措施,使患者能度过危险期,促进康复。

4. 免疫调节治疗

针对免疫功能低下患者,免疫增强药如胸腺肽可提高机体免疫功能,促进病原体清除。免疫抑制药物如肾上腺糖皮质激素可阻碍机体对病原体的清除,甚至增强复制而促进感染扩散,故在感染性疾病中要慎用;但在严重毒血症、感染性休克等引起机体某脏器或多脏器损害时,短期使用肾上腺糖皮质激素可减轻脏器损害。

5. 康复治疗

某些传染病,特别是中枢神经系统损伤的传染病如脊髓灰质炎、流行性乙型脑炎等可引起失语、失聪、肢体运动障碍等后遗症,需进行针灸、理疗及功能训练等疗法来促进患者康复。

6. 中医中药治疗

中医学认为急性传染病多属于温病范畴,可按"卫气营血"辨证施治。同时中医学对传染病的治疗也积累了丰富的经验,一些中药还具有抗感染、免疫调节等作用,值得深入研究。

六、传染病的健康教育

国家对传染病一直实行"预防为主"的工作方针,传染病的预防也是医务工作者的重要任务。根据各种传染病的特点,针对传染病流行的三个基本环节采取综合有效的措施,是预防传染病的基本方法。对广大群众则要加强健康教育。

(一)管理传染源

"五早"是预防传染病传播的重要措施,即对传染病患者要做到早发现、早诊断、早报告、早隔离、早治疗。每个医务人员必须遵守传染病疫情报告制度。2004年8月28日,最新的《中华人民共和国传染病防治法》经中华人民共和国第十届全国人民代表大会常务委员会第十一次会议修订通过,并自2004年12月1日起施行。根据《中华人民共和国传染病防治法》有关规定,为加强手足口病防治工作,经研究,自2008年8月2日起,卫生部决定将手足口病列入《中华人民共和国传染病防治法》规定的丙类传染病进行管理。

目前列入法律的法定传染病有39种,其中甲类2种、乙类26种、丙类11种。

甲类传染病2种:鼠疫、霍乱。要求城镇发现后2h内,农村不超过6h上报传染病疫情检测信息系统。

乙类传染病26种:传染性非典型肺炎(SRAS)、艾滋病、病毒性肝炎、脊髓灰质炎、人感染高致病性禽流感、麻疹、流行性出血热、狂犬病、流行性乙型脑炎、登革热、炭疽、细菌性和阿米巴性痢疾、肺结核、伤寒和副伤寒、流行性脑脊髓膜炎、百日咳、白喉、新生儿破伤风、猩红热、布鲁菌病、淋病、梅毒、钩端螺旋体病、血吸虫病、疟疾、甲型H1N1流感。要求城镇发现后6h内上报,农村不超过12h。

丙类传染病11种:手足口病、流行性感冒、流行性腮腺炎、风疹、急性出血性结膜炎、麻风病、流行性和地方性斑疹伤寒、黑热病、包虫病、丝虫病,除霍乱、细菌性和阿米巴性痢疾、伤寒和副伤寒以外的感染性腹泻病。要求发现后24h内上报。

对乙类传染病中传染性非典型肺炎、人感染高致病性禽流感、炭疽中的肺炭疽、脊髓灰质炎及甲型H1N1流感五种传染病,采取甲类传染病的预防、控制措施。

对传染病接触者采取检疫的防疫措施。在检疫期内根据所接触传染病的危害程度和传染性不同,可采取医学观察、留验或卫生处置的方法。病原携带者可通过体检和病原学检查发现,必要时应调整工作岗位、随访观察。对动物传染源的管理应视其危害程度和动物的经济价值而分别采取隔离治疗和扑杀的处置方式。危害程度高的动物,扑杀后应进行消毒深

案例分析

2005年,某地区流行性脑脊髓膜炎C群小范围内流行,大街小巷群众纷纷议论,在校园内也引起了一定的恐慌。

问题:1.如何去预防流脑呢?

2.居民及学校应该从哪些方面来着手预防这种传染病?

知识链接 手足口病是世界范围广泛流行的传染病,多发生于5岁以下婴幼儿,重症病例死亡率较高,危害严重。2008年,我国部分地区先后发生由肠道病毒EV71型感染引发的手足口病疫情,个别地方出现因中枢神经系统、呼吸系统损害导致的少数患儿死亡。

知识链接 2009年4月30日,卫生部将甲型H1N1流感(原称人感染猪流感)纳入《中华人民共和国传染病防治法》规定的乙类传染病,并采取甲类传染病的预防、控制措施。

埋或焚化处理；而对经济价值高、危害相对较小的动物应尽可能先给予隔离、治疗，必要时宰杀、消毒。

(二)切断传播途径

切断传播途径是预防传染病的重要措施和关键环节，主要措施包括隔离和消毒。隔离是将患者或病原携带者与人群暂时分开，安排在指定的隔离地点，然后对被隔离者采取积极的治疗护理措施，并对其分泌物、排泄物和用具等进行必要的消毒处理。消化道传播疾病处理的主要措施包括以"三管一灭"为中心的卫生措施和消毒杀虫措施。"三管一灭"指做好水源、饮食和粪便管理；消灭四害如老鼠、蟑螂、苍蝇和蚊子等。消毒是指通过物理和化学方法消灭环境中的病原体。消毒依处置对象不同分为疫源地消毒（包括随时消毒、终末消毒）和预防性消毒，杀虫是通过物理、化学及生物学方法等杀灭传播疾病的病媒昆虫。

(三)保护易感人群

包括提高人体非特异性和特异性免疫力两个方面。

提高非特异性免疫力可通过合理营养饮食、锻炼身体及改善生活和居住条件来提高，同时保持良好心态和愉快心情对提高机体的非特异性免疫力也有重要意义。

增强特异性主动免疫可通过疫苗、菌苗或类毒素等抗原的接种，使机体产生抗病毒、细菌或毒素的特异性免疫力。我国卫生部（现称国家卫生和计划生育委员会）颁布的《全国计划免疫工作条例》规定应有计划地在易感人群中进行预防接种，其重要环节是儿童基础免疫。特异性被动免疫是指给人体注射含特异性抗体的抗毒素、丙种球蛋白或高效价免疫球蛋白，可作为与破伤风、狂犬病、乙型病毒性肝炎等易感人群接触传染源后的应急预防措施。

第二节　病毒性肝炎

案例分析

20岁男性，一周来食欲不振，检查发现 ALT 1300 U/L，血清总胆红素 30 μmol/L，甲型肝炎 IgG 抗体(+)，HBsAg(+)，HBeAg(+)，抗 HbcIgM 抗体(+)。

问题：1.最可能的诊断是什么？
2.治疗原则和治疗方法有哪些？

病毒性肝炎是由多种肝炎病毒引起的一组以损害肝脏为主的全身性传染病。临床上主要表现为疲乏、食欲减退、肝大、肝功能异常，部分病例出现发热和黄疸，且各型病毒性肝炎表现相似。甲、戊型肝炎主要经粪-口途径传播，一般不转化为慢性肝炎和原发性肝癌；乙、丙、丁型肝炎则主要经血液、体液等消化道外途径传播，均可能发展为慢性肝炎，少数病例可进展为肝硬化或原发性肝癌。目前，只有甲、乙型肝炎可通过疫苗接种进行预防。

一、病原学

已证实的肝炎病毒目前可分为甲、乙、丙、丁、戊五型。近年来，一些新的病毒，如庚型肝炎病毒(HGV)和输血传播病毒(TTV)被发现，但因其对肝脏的致病性未有定论，有待进一步研究。其他如 EB 病毒、风疹病毒、巨细胞病毒等也可引起肝损害，但这类病毒引起的肝损害只是其全身表现的一部分，故不含在此节病毒性肝炎的范畴之内。

(一)甲型肝炎病毒(HAV)

HAV 是 1973 年由 Feinstone 等应用免疫电镜的方法在急性肝炎患者的粪便中发现的，1987 年获得 HAV 全长核苷酸序列。1993 年将其归属为微小 RNA 病毒科中的嗜肝 RNA 病毒属。HAV 是一种无包膜的正 20 面体的球形颗粒，内含一条线状 RNA 基因组。

HAV 在体外抵抗力较强，耐酸碱，能耐受 60 ℃ 30 min，室温可生存 1 w，干粪中 25 ℃ 可存活长达 30 d。在贝壳类动物、污水、淡水、海水及泥土中能存活数月。HAV 加热 100 ℃ 1 min 可灭活，煮沸是家庭中最经济、有效的消毒方法。紫外线、甲醛及游离氯(漂白粉)等也能将其灭活。针对 HBV 的消毒方法对 HAV 也有肯定的消毒效果。

(二)乙型肝炎病毒(HBV)

HBV 归属于嗜肝 DNA 病毒属。1970 年 Dane 等发现 HBV 完整的病毒颗粒，由包膜和核心两部分组成，又称为 Dane 颗粒。Dane 颗粒包膜含 HBV 表面抗原(HBsAg)，核心部分主要包括 HBV 基因组(HBV DNA)、HBV 核心抗原(HBcAg)和 DNA 多聚酶(DNAP)。核心部分是病毒复制的主体。HBV 还有小球形颗粒和管形颗粒，二者均为过剩的病毒外壳，仅含 HBsAg，无传染性。

HBV 基因组(图 3-1)结构独特、精密，由不完全的环状双链 DNA 组成，其中有 S 区、C 区、P 区及 X 区 4 个开放读码区。其中 C 区可分为前 C 基因和 C 基因，前 C 基因编码合成 HBeAg，C 基因编码合成 HBcAg。HBsAg、HBcAg 及 HBeAg 均可刺激机体产生相应的抗体，他们共同组成了 HBV 的抗原抗体系统，对 HBV 的特异性诊断和指导治疗具有重要意义。

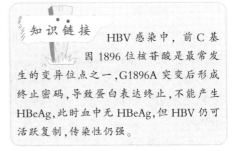

知识链接

HBV 感染中，前 C 基因 1896 位核苷酸是最常发生的变异位点之一，G1896A 突变后形成终止密码，导致蛋白表达终止，不能产生 HBeAg，此时血中无 HBeAg，但 HBV 仍可活跃复制，传染性仍强。

HBV 抵抗力很强，30～32 ℃ 血清中可保存 6 个月，－20 ℃ 中可保存 15 年。但是 65 ℃ 10 h、100 ℃ 10 min 或高压蒸汽即可使病毒灭活，含氯制剂、过氧乙酸、环氧乙烷和碘伏等也有较好的灭活效果。

(三)丙型肝炎病毒(HCV)

HCV 属黄病毒科丙型肝炎病毒属，为单股正链 RNA 病毒。HCV 是一种直径 30～60 nm 的球形颗粒，外有脂质外壳、囊膜和棘突结构，内含核心蛋白和核酸组成的核衣壳。HCV RNA 全长约 9.4 kb，分 C 区、E 区及 NS 区，分别编码核心蛋白、包膜蛋白和各种非结构蛋白。

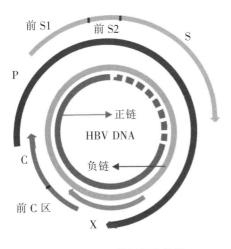

图 3-1 HBV 基因组结构图

HCV 对一般化学消毒剂敏感，100 ℃ 5 min 或 60 ℃ 10 h、高压蒸汽和甲醛熏蒸等均可灭活病毒。

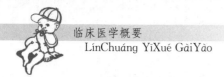

(四)丁型病毒性肝炎(HDV)

HDV 是一种缺陷病毒,为单股负链 RNA 病毒。HDV 必须依赖嗜肝 DNA 病毒才能复制,因此临床上不会出现单独的 HDV 感染。在人体内当 HBV 感染结束时 HDV 感染随之结束。土拨鼠和黑猩猩为易感动物。

(五)戊型病毒性肝炎(HEV)

HEV 是肠道传播的非甲非乙型肝炎病毒,1983 年采用免疫电镜在患者粪便中观察到 HEV 颗粒。HEV 为单股线状正链 RNA 病毒,呈球状,无包膜。多种猴类及猩猩对 HEV 易感,可作为动物模型。用初代猕猴肝细胞可培养 HEV。

二、流行病学

我国是病毒性肝炎的高发地区,其中抗 HAV 阳性者(甲型肝炎人群流行率)约为 80%;HBsAg 携带者全世界约 3.5 亿,其中我国约 1.2 亿;最终死于肝硬化、肝癌及重症慢性肝病者约为 HBV 感染者的 25%。近年,随着乙肝疫苗的广泛接种,感染数逐步下降。但目前针对 HCV、HDV 及 HEV 尚无预防接种措施。

(一)传染源

甲型和戊型肝炎传染源为急性期患者和隐性感染者,后者数量较前者多。甲肝粪便排毒期在起病前 2 周至血清丙氨酸转氨酶(ALT)高峰期后 1 周,故甲肝自发病前 2 周至发病后 1 周传染性最强,发病 3～4 周后,仅少数患者具有传染性。乙、丙及丁型肝炎的传染源是急性、慢性患者和病毒携带者。其中慢性乙型肝炎患者和病毒携带者是乙型肝炎的主要传染源。

(二)传播途径

甲、戊型肝炎主要为粪-口途径传播,人体经口摄入被粪便污染的水和食物而感染。食物或水源污染易造成暴发流行,如 1988 年上海居民是因食用了粪便污染的未煮熟毛蚶而暴发 31 万例甲型肝炎流行;1986—1988 年新疆南部曾经发生两起戊型肝炎暴发流行。

乙、丙、丁型肝炎主要经血液、体液途径及母婴途径传播。易感者可经输入染有相应病毒的血液、血制品,或者使用未经消毒的医疗器具和注射器材等传播;母婴传播经产前、产中及产后都可以传播,在我国是重要的传播途径;日常生活的亲密接触也可以引起传播。

(三)易感人群

人群对五种类型肝炎病毒普遍易感。HAV 多在学龄前儿童时期发病,感染后可获持久免疫力;HBV 多发生在婴幼儿和青少年时期,成年人中大多数随年龄增长通过隐性感染而获免疫力,易感者减少;HCV 与输血密切相关,无明显季节性;HDV 与 HBV 以重叠感染或同时感染的形式存在,人类对 HDV 普遍易感;HEV 隐性感染多见,显性感染多发生在成年人,在青壮年和孕妇易感性较高,且孕妇及老年人感染后易发展为重型肝炎,病死率高。

三、发病机制及病理变化

(一)发病机制

1. 甲型肝炎

HAV 经口经消化道进入体内,先在肠道及局部淋巴结中大量繁殖,然后入血形成病毒血症,再随血流侵入肝脏内复制。HAV 导致肝细胞损伤的机制以宿主的免疫反应为主,病毒对肝细胞的直接损伤作用可能仅引起肝细胞轻微破坏。

2. 乙型肝炎

HBV 进入人体后,迅速经血流到达肝脏或肝外组织等复制,复制主要以肝细胞内为主。HBV 侵入肝脏后的复制过程是一个逆转录过程,首先以 HBV DNA 正链在 DNA 多聚酶作用下延伸成共价闭合环状 DNA(cccDNA),然后以此为模板转录出前基因组 RNA(mRNA),mRNA 进入胞浆作为模板,在病毒 RNA 指导的逆转录酶作用下逆转录成子代负链 DNA,最后再以该负链 DNA 为模板,在病毒 DNA 指导的 DNA 多聚酶作用下合成正链 DNA。HBV 复制过程非常特殊:细胞核内存在稳定的 cccDNA,却有一个逆转录步骤。

HBV 感染人体所引起的肝脏和其他脏器病变,并非病毒本身所致,仍是与人体的免疫反应有关。乙型肝炎慢性化的发病机制尚未充分明确,有证据表明,免疫耐受是关键因素之一。

> **知识链接**
>
> HBV 感染后的临床表现随机体免疫反应不同而不同;机体免疫功能低下、免疫耐受或病毒变异时,感染 HBV 后易演变为慢性肝炎或 HBV 携带者;机体免疫功能正常时,临床上多表现为一过性的急性肝炎经过;免疫反应亢进的患者则可发生急性重症肝炎(暴发性肝炎)。

3. 丙型、丁型、戊肝

丙型肝炎发病机制与乙型肝炎类似,直接损害也不是肝细胞受损的主要途径,而是以免疫细胞介导的肝细胞损伤为主。丁型肝炎的发生则可能既有病毒的直接作用,也有宿主免疫反应。戊型肝炎以宿主免疫反应为主。

(二)病理变化

1. 急性病毒性肝炎

表现为肝细胞水样变、气球样变或嗜酸性变性为主,坏死程度较轻,呈点状坏死和灶性坏死。黄疸型者可毛细胆管扩张或出现胆栓。急性无黄疸型肝炎的病理改变相对较轻。

2. 慢性病毒性肝炎

轻度者似急性肝炎,中度和重度以碎屑状坏死或桥接坏死为特点,并有明显的纤维组织增生或间隔形成。

3. 重型肝炎

急性重型肝炎(坏死面积>肝实质的 2/3)肝细胞短时间内呈大块性(全小叶性)坏死或亚大块性坏死或桥接坏死;亚急性重型肝炎(坏死面积<肝实质的 1/2)呈新旧不一的亚大块坏死;慢性重型肝炎在慢性肝炎或肝硬化的病变基础上,出现大块性或亚大块性坏死,大部分病例尚可见桥接及碎屑状坏死。

四、临床表现

临床五型肝炎的潜伏期不同,甲型肝炎 15～45 d(平均 30 d),乙型肝炎 30～180 d(平均

70 d),丙型肝炎 15～150 d(平均 40 d),丁型肝炎 30～140 d,戊型肝炎 10～70 d(平均 40 d)。

(一)甲型肝炎

甲肝大多呈急性起病,典型临床表现分为黄疸前期、黄疸期及恢复期三期,根据有无黄疸又分为急性黄疸型和急性无黄疸型。临床上先出现发热、上呼吸道感染样前驱期症状,随后可出现乏力、食欲减退、恶心、呕吐、黄疸及肝脏肿大等消化道不适,黄疸先表现为巩膜黄染(眼黄)和小便黄染(尿黄),重者全身皮肤黄染。甲肝预后好,病程 2～4 个月。

(二)乙型肝炎

1.急性乙肝

大多数患者起病缓慢,临床上可有低热、乏力、食欲不振及恶心、呕吐等。有的患者可出现关节痛、荨麻疹,感到肝区胀痛,体检发现肝脾大,实验室检查血清谷丙转氨酶明显升高。

2.慢性乙肝(病程超过 6 个月)

往往起病隐匿,临床发现时往往已转为慢性肝炎。根据其临床表现又分为轻度、中度和重度。①轻度:病情较轻,症状不明显者或者虽有症状但肝功能指标仅 1～2 项轻度异常;②中度:慢性肝炎的症状、体征及实验室检查居于轻度和重度之间;③重度:有明显或持续存在的肝炎症状,患者感乏力、纳差、腹胀、尿黄等症状,黄疸明显,可有肝病面容、肝掌、蜘蛛痣等慢性肝炎体征,ALT 和(或)AST 反复或持续升高,白蛋白降低伴球蛋白明显升高。

3.重型肝炎

常见诱因有精神刺激、过度劳累、营养不良、嗜酒、妊娠、服用损害肝脏的药物及合并其他感染或疾病等。五种类型肝炎病毒均可引起,是肝炎最严重的一种类型。临床上表现为严重肝功能不全表现:极度乏力、严重的消化道和精神神经症状;黄疸进行性加深,血总胆红素每天上升≥17.1 μmol/L或者大于正常值的 10 倍;有明显出血现象,凝血酶原时间(PT)显著延长和凝血酶原活动度(PTA)<40%;并可出现肝臭、肝缩小、中毒性鼓肠及肝肾综合征等。根据病程特点,又将重症肝炎分为急性、亚急性和慢性三类。①急性重型肝炎(暴发型肝炎):起病急,发病多有诱因,通常是指起病 2 w内出现Ⅱ度以上肝性脑病等肝衰竭的症状。病程一般不超过 3 w,死亡率高。②亚急性重型肝炎(亚急性肝坏死):指起病 15 d 至 26 w 内出现肝脏衰竭症状,又分为脑病型(首先出现Ⅱ度以上肝性脑病者)和腹水型(首先出现腹水及其相关症候者)。本型晚期可出现难治性并发症,若出现肝肾综合征则预后极差。本型病程常超过 3 w 至数月。③慢性重型肝炎:在慢性肝炎或肝硬化的基础上发生,临床表现同亚急性重型肝炎。

知识链接 占全部肝炎患者的 0.2%～0.5%,可并发肝性脑病、上消化道出血、肝肾综合征、继发感染等。预后较差,病死率高。

(三)丙型肝炎

多为无黄疸型,感染症状一般较乙肝轻,也可出现慢性、重症型临床经过。临床分型同乙肝。丙型肝炎易转变成慢性肝炎。

(四)丁型肝炎

丁型肝炎患者,其临床病情呈进行性,且病情容易反复发作,迁延不愈,易发展为肝硬化、肝衰竭等。

(五)戊型肝炎

感染多见于青壮年,男性高于女性,孕妇易感且重症者较多。临床上多数呈急性黄疸型,与甲肝的临床经过类似,很少转变为慢性肝炎。

(六)淤胆型肝炎

可见于各型肝炎病毒感染,临床上以肝内淤胆为主要表现。急性淤胆型肝炎起病一般似急性黄疸型肝炎,自觉症状常较轻;慢性淤胆型肝炎则在慢性肝炎或肝硬化的基础上发生,出现皮肤瘙痒,大便灰白,常有明显肝大,血清胆红素明显升高,以直接胆红素为主。

(七)肝炎肝硬化

根据肝脏炎症活动情况,可将肝硬化区分为:①活动性肝硬化:有慢性肝炎活动的临床表现,ALT 和胆红素升高、白蛋白水平下降,肝质地变硬缩小,脾进行性增大并伴有门静脉高压症。②静止性肝硬化:症状轻或无,无明显黄疸,ALT 正常,但可有上述体征。

五、实验室检查

(一)肝功能检查

1. 血清酶测定

(1)丙氨酸氨基转氨酶(ALT,又称谷丙转氨酶),是目前反映肝细胞受损的最常用指标,特异性较 AST 高。在急性肝炎时 ALT 明显升高;慢性肝炎、肝硬化时 ALT 轻中度升高或反复异常;重型肝炎可出现胆红素不断升高,但 ALT 快速下降,即"胆-酶分离现象",提示肝细胞大量坏死。

(2)天门冬氨酸氨基转氨酶(AST,又称谷草转氨酶),急性肝炎时 AST 常轻度升高,诊断意义稍次于 ALT。

(3)血清碱性磷酸酶(ALP)及 γ-谷氨酰转肽酶(γ-GT)胆汁淤积时两者均明显升高。

(4)胆碱酯酶(CHE)活性越低提示肝损害越重。

2. 血清蛋白

白蛋白主要由肝细胞合成,白蛋白水平反映肝脏储备功能。慢性肝炎、肝硬化时白蛋白明显下降,γ 球蛋白常升高,故 A/G(白蛋白/球蛋白)比值下降或倒置。

3. 胆红素

血清胆红素水平是反映肝细胞损伤的重要指标。直接胆红素在总胆红素中的构成比例则对鉴别黄疸性质有重要意义。

4. 凝血酶原活动度(PTA)

PTA 变化可敏感地反映肝损害的严重程度,与肝损程度成反比。PTA<40% 提示肝损伤严重,是诊断重型肝炎的重要依据。

(二)肝炎病毒标志物检测

1. 甲型肝炎

(1)抗-HAVIgM 是确诊甲型肝炎的主要依据,其出现早,消失快。

(2)抗-HAVIgG 出现较晚,但可持续多年或者终身,为保护性抗体,抗-HAVIgG 阳性说明机体对 HAV 有免疫力,若急性期和恢复期双份血清抗体效价 4 倍以上增高对甲肝也有确诊价值。目前,抗-HAVIgG 多用于流行病学调查。

2. 乙型肝炎

HBV 有三对抗原抗体系统,各具有不同的感染意义(表 3-1)。HBV DNA 是检测 HBV 病毒复制和传染性的直接指标,阳性是病毒感染与复制的直接证据,阴性提示病毒复制水平很低或已清除。

表 3-1　常见乙型肝炎病毒血清标志物检测结果的临床意义分析

HBsAg	抗-HBs	HBeAg	抗-HBe	抗-HBc	临床意义
+	−	+	−	−	HBV 感染早期,传染性较强
+	−	+	−	+	"大三阳"HBV 复制活跃,传染性很强
+	−	−	+	+	"小三阳"传染性弱或无,结合 HBV DNA 检查(前 C 区变异时仍传染性强)
−	−	−	−	+	窗口期
−	−	−	+	+	急性 HBV 感染恢复阶段
−	−	−	−	+	HBV 感染恢复期,有免疫力
−	+	−	−	+	HBV 感染恢复期,有免疫力
−	+	−	−	−	接种乙肝疫苗后或 HBV 感染后,保护性免疫的标志

(1)HBsAg 与抗-HBs　HBsAg 阳性代表 HBV 现症感染者,抗-HBs 是保护性抗体(又称中和抗体),其阳性代表对 HBV 具有免疫力,提示 HBV 已基本清除。乙肝疫苗的主要成分就是 HBsAg,免疫接种成功即抗-HBs 转为阳性。

(2)HBeAg 与抗-HBe　HBeAg 是病毒复制活跃的标志,提示有较强的传染性;抗-HBe 阳性表示 HBV 复制减少或停止,但前 C 基因变异时可能不形成 HBeAg,但仍有传染性,可以检测 HBV DNA 了解病毒复制水平。

(3)HBcAg 与抗-HBc　血清中 HBcAg 常规方法不能检出;抗-HBc 则包括抗-HBcIgM 和抗-HBcIgG,抗-HBcIgM 阳性提示近期有急性乙肝感染或慢性感染急性发作,抗-HBcIgG 阳性多提示过去感染,但仅凭这个指标不能判断目前感染状态,抗-HBcIgG 可持续终生。

3. 丙型肝炎

抗-HCV 持续时间较长,不是保护性抗体,其阳性是 HCV 感染的标志。血清 HCV RNA 阳性表明血液中存在 HCV,是具有传染性的直接证据。

4. 丁型肝炎

HDVAg 是病毒感染的直接标志,在 HDV 感染者血清中可查到。抗-HDVIgM 是 HDV 现症感染的标志,抗-HDVIgG 低滴度提示感染静止或终止,高滴度则提示感染持续存在,其不是保护性抗体。

5. 戊型肝炎

抗-HEVIgM 及抗-HEVIgG 在血清中几乎同时出现,且持续时间均不超过一年,故两者均可作为近期感染的标志,不是保护性抗体。

六、诊断及鉴别诊断

（一）诊　断

病毒性肝炎临床分型复杂，根据流行病学特点、临床表现、实验室检查可做出临床诊断，肝炎病毒标志物检测可作为确诊依据。

1.流行病学

儿童多见，患病前到过甲肝流行区，有进食未煮熟海产品及污染水等病史多考虑为甲型肝炎；有输血、不洁注射、HBV 感染者接触史或母亲 HBV 感染阳性史等多考虑为乙型肝炎；有静脉吸毒、输血及血制品、母亲为 HCV 感染等应高度怀疑丙型肝炎；丁型肝炎同乙型肝炎；戊型肝炎则多见于成年人，经粪口途径感染。

2.临床诊断和病原学诊断

根据临床症状轻重及病程长短分为急性肝炎、慢性肝炎、重型肝炎（急性、亚急性、慢性）、淤胆型肝炎和肝炎肝硬化；根据实验室检查及血清病毒标志物检测，又将肝炎分为甲型肝炎、乙型肝炎、丙型肝炎、丁型肝炎和戊型肝炎五类。

（二）鉴别诊断

1.其他原因引起的黄疸

（1）溶血性黄疸　常有感染或药物等诱因，患者出现贫血、血红蛋白尿、网织红细胞增多及血清间接胆红素升高明显。

（2）肝外梗阻性黄疸　常先有肝大、胆囊肿大，一般有原发病的症状、体征，以血清直接胆红素升高为主。

2.其他原因引起的肝炎

有其他病毒引起的肝炎、感染中毒性肝炎、药物引起的肝损害、酒精性肝病、自身免疫性肝炎、血吸虫性肝病等，结合病史、临床表现及实验室检查进行鉴别。

七、治　疗

根据病原学、临床类型的不同，病毒性肝炎的治疗重点不同，但治疗原则均以足够的休息、营养为主，且辅以适当的药物，避免过度劳累、精神刺激、饮酒及损害肝脏的药物等因素。

（一）急性肝炎

急性肝炎一般为自限性，多可完全康复。治疗以休息、营养等一般治疗为主，故早期卧床休息，至症状明显好转后逐步增加活动。症状消失且肝功能正常后仍应休息1～3 个月。饮食宜清淡并含有充足的热量，保证蛋白质及维生素摄入。根据临床症状适当辅以护肝药物，切忌药物不宜太多，否则加重肝脏负担。恢复期要避免过量饮食，以免发生脂肪肝。

一般不用抗病毒治疗，但急性丙型肝炎易转化为慢性，应早期抗病毒治疗降低慢性转化率。

（二）慢性肝炎

1.一般治疗

采用动静结合的方式，活动期应以静养为主，静止期可从事力所能及的工作。饮食方面高维生素、高蛋白饮食，避免高糖、高热量饮食，以防导致糖尿病和脂肪肝。患者要保持良好

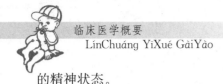

的精神状态。

2.药物治疗

(1)非特异性护肝药物,如维生素类(B族、C、E、K等)、促进解毒药物(葡醛内酯、还原型谷胱甘肽、维丙胺等)、促进蛋白质合成药物(肝安、水解蛋白等)、改善微循环药物(丹参等),可选择1～2种作为辅助治疗,避免使用过多药物。

(2)降低转氨酶药物,如联苯双酯、垂盆草、齐墩果酸、甘草甜素类等,均具降酶作用,但显效后需逐渐停药以免 ALT 反跳。

(3)免疫增强剂,如胸腺肽、IL-2、苦参素碱、香菇多糖等,可能具有一定效果。

3.抗病毒治疗

慢性丙型肝炎抗病毒治疗基本同急性丙型肝炎,慢性乙型肝炎抗病毒指征为:HBeAg阳性及(或)HBV DNA 阳性;血清 ALT 升高大于正常上限 2 倍,无抗病毒治疗禁忌证者。

(1)α 干扰素(IFN-α) 可抑制病毒复制,适用于慢性乙型、丙型肝炎,但有一定副作用,必须严格掌握药物适应证和禁忌证,在医师指导及监督下用药。用法为普通 α 干扰素每次剂量 3～5 MU,推荐剂量为 5 MU,每周 3 次皮下或肌内注射,疗程 4～6 个月,据病情可延长至 1 年。目前尚有长效干扰素,疗效优于普通干扰素。

(2)拉米夫定(为核苷类似物) 适用于慢性乙型肝炎,可抑制 DNA 多聚酶和逆转录酶的活性及终止 DNA 链的延长和合成,使得 HBV 复制受到抑制。用法为每日 100 mg,口服,疗程 1 年以上。副作用很少,少数患者可出现头痛、疲乏、胃痛、腹泻等。

(三)重型肝炎

应早发现、早诊断、早治疗,以对症支持治疗为主,积极防治并发症。

1.一般支持治疗

患者应绝对卧床休息,饮食以清淡、低脂、流质为主,低蛋白质饮食可减少肠内氨的产生。进食不足者可静脉滴注 10%～25%葡萄糖溶液,适量补充足量 Vit B$_1$ Vit B$_2$、Vit C 及 Vit K,根据病情补充人血清白蛋白、血浆、凝血因子。有腹腔积液者限制钠水摄入,纠正代谢紊乱。

2.促进肝细胞再生

促肝细胞生长因子静脉滴注 1 个月有一定疗效,胰高糖素-胰岛素疗法疗效目前尚有争议。

3.防治并发症

(1)出血 可应用制酸剂及胃黏膜保护剂如雷尼替丁、奥美拉唑;补充 Vit K;补充凝血因子如血小板、新鲜血浆或凝血酶原复合物;应用生长抑素、口服凝血酶等;输血以新鲜血为佳。

(2)肝性脑病 氨中毒的防治如低蛋白饮食、口服乳果糖酸化肠道、口服诺氟沙星(氟哌酸)抑制肠道细菌繁殖、静脉滴注精氨酸、乙酰谷酰胺等可降低血氨;维持氨基酸平衡,支链氨基酸的静滴;恢复正常神经递质如左旋多巴使用脑内假性神经递质,可促进苏醒;防治脑水肿,如应早使用甘露醇和呋塞米等脱水剂,但须注意维持水和电解质平衡。

(3)继发感染 可根据感染部位对有继发细菌感染者行细菌培养,根据培养结果及时选用敏感药物。可选用青霉素、头孢他啶、左氧氟沙星、环丙沙星等。

(4)肝肾综合征 避免使用损伤肾脏的药物及引起血容量降低的各种因素。血容量不

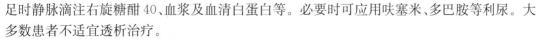

足时静脉滴注右旋糖酐 40、血浆及血清白蛋白等。必要时可应用呋塞米、多巴胺等利尿。大多数患者不适宜透析治疗。

4.人工肝支持系统及肝移植

人工肝支持系统已应用于临床,主要原理是清除血浆中的毒性物质。目前,我国已有多家医院开展肝移植,效果显著,5 年生存率为 30%～40%,但由于肝源困难、费用昂贵及排异反应等因素,难以广泛开展。

(四)淤胆型肝炎

治疗基本同急性肝炎。黄疸持续不退时可试用泼尼松或地塞米松,一般 2 w 后血清胆红素显著下降,可逐渐减量;2 w 后若无效果则停药。

八、健康教育

(1)病毒性肝炎急性患者应隔离治疗至病毒消失,慢性患者根据病毒复制指标评估传染性。现症感染者不能从事饮食服务、食品加工或托幼保育等工作。慢性 HBV 携带者需加强随访,注意个人卫生,牙刷、盥洗用具应与健康人分开。

(2)甲型及戊型肝炎预防重点在于搞好环境卫生和个人卫生,加强粪便、水源及食品管理,防止病从口入;乙型、丙型、丁型肝炎预防重点则在于防止通过血液、体液传播,各种医疗及预防注射要实行一人一针一管,各种医疗器械要实行一人一用一消毒,尤其对带血污染物更要严格消毒处理。

(3)甲型和乙型肝炎的易感人群现都可以通过疫苗接种而获得主动免疫力。甲型肝炎疫苗主要用于幼儿、学龄前儿童等易感人群;乙型肝炎疫苗接种效果显著,已纳入计划免疫,使得人群 HBsAg 阳性率显著降低,新生儿进行普遍接种,按 0、1、6 个月的接种程序,肌内注射。新生儿应在出生后 24 h 内注射第一支疫苗。免疫期一般在 3～5 年以上,部分人可维持终身,当抗-HBs 水平低于一定程度时,可加强注射 1 次。丙肝、丁肝及戊肝疫苗尚处于研究阶段。

(4)人血丙种球蛋白可用于接触甲型肝炎患者的易感儿童,不宜迟于接触后 14 d 使用,免疫效果维持 2～3 个月。乙肝免疫球蛋白(HBIG)主要用于已暴露于 HBV 的易感者。

(5)对于 HBsAg 阳性的孕妇,避免羊膜腔穿刺,尽量缩短分娩时间,并保证胎盘的完整性,以减少新生儿暴露于母血的机会。HBsAg 阳性母亲所生新生儿可应用 HBIG 和乙肝疫苗联合免疫。

第三节 流行性乙型脑炎

流行性乙型脑炎,是由乙脑病毒所致的中枢神经系统急性传染病,国际上称日本脑炎,主要病变为脑实质炎症。本病流行于夏秋季,通过蚊虫叮咬传播,好发于儿童。起病急,高热、意识障碍、抽搐及脑膜刺激征为临床特征,重症者常发生中枢性呼吸衰竭,部分病例可留有神经精神后遗症,病死率高达 50%。

一、病原学

乙脑病毒属虫媒病毒乙组,病毒颗粒呈球形,直径 40～50 nm,有包膜。病毒颗粒的核心中有单股正链 RNA,表面的突起部分具有血凝素活性,能凝集鸡、鸽等红细胞。人和动物感染病毒后,血中均可产生补体结合抗体、中和抗体及血凝抑制抗体,这三种特异性抗体的检测有助于临床诊断和流行病学调查。乙脑病毒抵抗力不强,常用消毒剂即可杀灭,不耐热,但能耐受低温和干燥。

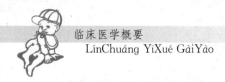
案例分析

　　4 岁女孩,发热、头痛 2 d,近一天来病情加重,高热,出现呕吐 3 次, 于 8 月 10 日入院。查体:T 40.1 ℃,颈硬,克氏征阳性。血象:WBC 14.8 ×10⁹/L,N 0.86,L 0.14。最近十天来同村儿童中有十余名儿童同样发病住院。

　　问题:1. 最可能的诊断是什么?诊断依据有哪些? 2. 应与哪些疾病鉴别? 3. 须进一步做哪些实验室检查以确定诊断?

二、流行病学

(一)传染源

乙脑是人畜共患的自然疫源性疾病,人和动物(如猪、马、牛、羊、鸡、鸭、鹅、狗等)均可成为本病传染源。但人感染乙脑病毒后,病毒血症期短且血中病毒数量少,所以患者和隐性感染者不是本病的主要传染源。乙脑流行区的家禽、家畜的感染率却很高,特别是猪的感染率高,甚至经过流行季节的幼猪,感染率可高达 100%,且猪感染后病毒血症期长且血中病毒数量多,故猪(幼猪)是本病的主要传染源。蝙蝠也可为本病的传染源和长期储存宿主。

(二)传播途径

主要通过蚊虫叮咬而传播,三带喙库蚊为主要传播媒介。由于蚊虫可带病毒越冬或经卵传播,所以蚊虫也成为乙脑病毒的长期储存宿主。

(三)易感人群

人对乙脑病毒普遍易感,感染后免疫力较持久。但大多数呈隐性感染,患者与隐性感染者之比为 1∶(300～2000)。患者群主要集中在 10 岁以下儿童,其中 2～6 岁儿童发病率最高。近年来,儿童和青少年广泛接种乙脑疫苗,成人和老年人发病则相对增多,但总的发病率呈较大幅度下降趋势。

(四)流行特征

亚热带和温带地区多发,80%～90%流行集中于 7、8、9 三个月份,热带地区则全年均可发生本病,与气温、雨量及蚊虫繁殖等因素有关。我国主要为夏秋季多发,除东北、新疆、青海及西藏外均有乙脑流行。

三、发病机制及病理变化

(一)发病机制

带乙脑病毒的蚊虫叮咬人体后,病毒即侵入机体,先在单核-巨噬细胞内繁殖,然后入血引起病毒血症,病毒若不侵入中枢神经系统则呈轻型感染或隐性感染。但少数情况如机体

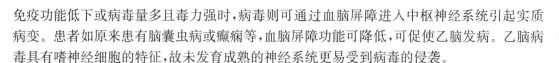

免疫功能低下或病毒量多且毒力强时,病毒则可通过血脑屏障进入中枢神经系统引起实质病变。患者如原来患有脑囊虫病或癫痫等,血脑屏障功能可降低,可促使乙脑发病。乙脑病毒具有嗜神经细胞的特征,故未发育成熟的神经系统更易受到病毒的侵袭。

(二)病理变化

乙脑的病变范围较广,脑和脊髓均可受累,但以大脑皮质、间脑及中脑损伤最为严重。肉眼可见大脑及脑膜水肿,严重者脑实质出现大小不等的坏死软化灶。镜检可见神经细胞变性、坏死及软化灶形成;血管内皮细胞肿胀和炎性反应;胶质细胞增生,炎细胞围绕血管形成"血管套袖";小胶质细胞、中性粒细胞侵入神经细胞内,形成"嗜神经细胞现象"等病变。

四、临床表现

潜伏期 4～21 d,一般为 10～14 d,典型病例分为四期。

(一)典型病例(四期)

1.初期(病程第 1～3 d)

起病急,体温为 39～40 ℃,伴头痛、恶心、呕吐、精神倦怠及嗜睡,易误认为上呼吸道感染而就诊。小儿可有腹泻、惊厥。

2.极期(病程第 4～10 d)

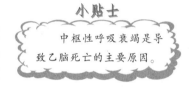

小贴士

中枢性呼吸衰竭是导致乙脑死亡的主要原因。

此期患者除全身毒血症状加重外,主要表现为脑实质受损症状,典型有高热、意识障碍、惊厥或抽搐、呼吸衰竭等。其中高热、抽搐、呼吸衰竭是乙脑极期的严重表现,三者相互影响。体温可高达 40 ℃,呈稽留热型,持续不退至极期结束。轻者热程 3～4 d,重者可长达 4 w,其发热越高,热程越长,病情越重。

随着全身症状的加重,开始出现明显的神经系统症状和体征,如嗜睡、昏睡、谵妄及定向力障碍等,直至深昏迷。多发生于病程第 3～8 d,通常持续时间 7 d 左右,重症可 1 个月以上。其中嗜睡对早期诊断具有重要意义,昏迷出现愈早、愈深、愈长,病情则越重,预后越差。

抽搐是乙脑病情严重的表现,多发生于病程第 2～5 d。重症小儿患者较为多见,高热、脑实质炎症、脑水肿、呼吸道痰堵、肺部感染导致脑缺氧均可引起。抽搐先见于面部、眼肌、口唇的局部性小抽搐,随后肢体阵挛性抽搐、重症者全身强直性抽搐,历时可数分钟至数十分钟不等,均伴有意识障碍。

呼吸衰竭发生在极重型病例,是本病主要死亡原因。主要为中枢性呼吸衰竭,表现为呼吸节律不规则及幅度不均,如双吸气、叹息样呼吸、呼吸暂停等,严重者甚至呼吸骤停。周围性呼吸衰竭往往同时存在,加重病情。

患者尚可以出现其他神经系统表现,常有浅反射减弱或消失,深反射先出现亢进后消失,病理征呈阳性;部分患者出现痰鸣、语音障碍、吞咽困难、不随意运动、大小便失禁、尿潴留和肢体瘫痪等;出现脑膜刺激征、颅内压增高及婴儿前囟隆起等。

3.恢复期

体温逐渐下降,各种症状逐渐缓解,神经、精神症状一般在 14d 左右恢复,重症需 1～3个月。重症患者表现有持续性低热、多汗、失眠、痴呆、失语、吞咽困难、四肢强直性瘫痪等,经积极治疗于 6 个月内恢复。

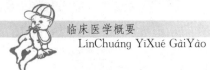

4.后遗症期

病程超过 6 个月后,神经系统障碍仍未得到完全恢复,可留有失语、肢体瘫痪、智力障碍等精神神经症状,称为后遗症。经积极治疗,可有望恢复。但癫痫后遗症可持续终生。

(二)临床类型

根据乙脑病情轻重及神经精神症状的表现,将乙脑分为轻型、普通型、重型、极重型(暴发型)。轻型及普通型预后好,重型少数患者留有不同程度后遗症,极重型多在极期内死亡,幸存者常留有不同程度严重后遗症。

五、实验室检查

(一)血常规

白细胞总数常在$(10\sim20)\times10^9/L$,初期中性粒细胞占 80% 以上,部分患者血常规始终正常。

(二)脑脊液

外观无色透明或微浊,压力增高,白细胞计数多在$(50\sim500)\times10^6/L$,少数在 $1000\times10^6/L$ 以上,早期以中性粒细胞为主,后期以淋巴细胞为主,蛋白定量轻度增高,糖含量正常或偏高,氯化物正常。少数病例早期检查脑脊液正常。

(三)血清学

乙型脑炎特异性 IgM 抗体测定是早期诊断指标,初次感染后第 4 d 即可出现,一般在发病后第 1 w 阳性率在 80% 以上,2 w 达高峰,脑脊液中则最早在病程第 2 d 即可测到。其他抗体的检测如中和试验、血凝抑制试验、补体结合试验均能检测到相应的特异性抗体,主要用于乙脑的流行病学调查。

(四)病毒分离

从病程第 1 w 内死亡患者的脑组织可分离到病毒,脑脊液与血液中则不易分离到病毒。

六、诊断及鉴别诊断

(一)诊　断

综合分析流行病学特点、临床特征和实验室检查进行诊断。如夏秋季 7 月、8 月、9 月份好发于儿童,临床上有起病急、有高热、惊厥或抽搐、意识障碍及脑膜刺激征等表现,通过实验室检查发现白细胞及中性粒细胞计数明显增高者,要进行特异性 IgM 抗体检查以作乙型脑炎的早期诊断。

(二)鉴别诊断

1.化脓性脑膜炎

其中枢神经系统表现与乙脑相似,病情发展较迅速,但多以脑膜炎的表现为主,脑实质受损表现不突出。脑脊液呈细菌性脑膜炎改变,外观混浊,白细胞多在 $1000\times10^6/L$ 以上,以中性粒细胞为主,蛋白较高,氯化物减少,糖含量明显降低,涂片和培养可找到病原菌。其中流脑为脑膜炎球菌所致,好发在冬春季,皮肤黏膜常出现瘀点,脑膜刺激征显著。

2.结核性脑膜炎

常有结核病史或结核患者接触史,无季节性,起病缓慢,病程较长,以脑膜刺激征为主,脑实质损害症状不明显。脑脊液示白细胞增多,以淋巴细胞为主,氯化物明显降低,糖也降低,蛋白明显增高。脑脊液涂片或培养可检出结核杆菌,结核菌素试验阳性,必要时可行 X 线胸片和眼底检查以发现结核病灶。

3.中毒型菌痢

同乙脑均好发于夏秋季,起病更急,发病 24 h 内即可出现高热、抽搐与昏迷,并有感染性休克表现。一般无脑膜刺激症状,脑脊液检查多正常。肛拭或灌肠检查可见大量脓细胞、白细胞及红细胞。

七、治　疗

目前无特效抗病毒药物,临床一般采用综合治疗。重点处理好高热、抽搐、呼吸衰竭等危症,是减少后遗症和降低病死率的关键。

(一)一般治疗

患者需住院隔离。病室要保持安静、清洁,准备防蚊、通风及降温设备。室温宜控制在 30 ℃以下。加强护理,良好的护理是减少并发症、降低后遗症和病死率的重要环节。密切注意患者的体温、神志、呼吸、血压、瞳孔及肌张力的变化,注意皮肤及口腔清洁,对昏迷、痰多患者应注意保持呼吸道通畅,定时翻身、拍背、及时吸痰可防止并发肺炎和压疮。抽搐患者应防止舌被咬伤,且床边设护栏以防坠床。及时补充营养及热量,注意水及电解质平衡,重症者及时输液,酌情补钾,纠正酸中毒。脑水肿者适当控制液体和钠盐的摄入。

(二)对症治疗

1.高　热

积极采取降温措施,以物理降温为主,药物降温为辅,同时降低室温,将肛温控制在 38 ℃左右为宜。物理降温包括采取头部冰帽、冰枕、50％乙醇擦浴及冷盐水灌肠等措施。目前,空调的普及也是很好的降温措施。药物降温常用 50％安乃近滴鼻及阿司匹林口服等,但须防止使用过量退热药导致大量出汗而引起虚脱,可致循环衰竭。高热伴抽搐者可用亚冬眠疗法配合物理降温,疗程 3～5d,但用药过程要注意保持呼吸道通畅。

2.抽　搐

应去除病因、镇静止痉。脑水肿所致者以脱水剂治疗为主,可用20％甘露醇静脉快速滴注或推注,也可合用呋塞米、肾上腺糖皮质激素、50％高渗葡萄糖液注射;呼吸道分泌物堵塞所致脑细胞缺氧者,应以吸痰、给氧及保持呼吸道通畅为主,必要时可行气管插管或气管切开。高热所致惊厥者则以降温为主;脑实质病变引起的抽搐,可首选地西泮镇静止痉,或水合氯醛鼻饲或灌肠,也可采用亚冬眠治疗。

3.呼吸衰竭

呼吸衰竭是乙脑患者死亡的主要原因,应根据病因进行相应及时的治疗,挽救生命。首先要解除呼吸道分泌物梗阻,保持呼吸道通畅,应及时吸出呼吸道分泌物,定时翻身侧卧,拍背引流。若痰液黏稠可超声雾化吸入 α-糜蛋白酶等化痰药物。伴有支气管痉挛者可用 5％异丙肾上腺素雾化吸入。同时以鼻管法连续给氧,浓度为 26％～32％,氧流量每分钟 1～3 L。

高浓度给氧或纯氧只宜在呼吸骤停时使用,且只能短时间使用。脑水肿所致者应加强脱水治疗和给氧。患者出现中枢性呼吸衰竭可应用呼吸兴奋剂。首选山梗菜碱(洛贝林)肌内注射或静脉滴注,小儿每次 $0.15\sim0.2$ mg/kg,成人每次 $3\sim6$ mg;亦可用尼可刹米肌内注射或静脉滴注,小儿每次 $5\sim10$ mg/kg,成人每次 $0.375\sim0.75$ g。呼吸道梗阻、呼吸衰竭发展迅速或呼吸突然停止者应立即气管插管或气管切开,以便吸痰、加压给氧,且是抢救呼吸衰竭和减少后遗症的重要措施,必要时应适当放宽气管切开的指征。对呼吸微弱或自主呼吸停止、有严重换气障碍者,可用人工呼吸器辅助呼吸。血管扩张剂如山莨菪碱或阿托品等有改善微循环、减轻脑水肿、解痉及兴奋呼吸中枢等功效,对中枢性呼吸衰竭有效。

4.循环衰竭

可根据情况补充血容量,应用强心剂、升压药物等,并注意维持水及电解质的平衡。

5.肾上腺皮质激素的使用

目前对激素的使用尚无统一意见。有些人认为激素有抗炎、退热作用,并能降低毛细血管通透性和渗出性,起到降低颅内压和防治脑水肿的作用。但也有人认为激素抑制机体的免疫功能,增加继发感染的机会,且疗效并不显著,不主张常规使用。临床上应根据具体情况或在重症患者抢救中酌情使用。

(三)恢复期及后遗症处理

仍应精心护理,注意营养,防止褥疮和肺炎等继发性感染。后遗症者可采用推拿、按摩、针灸、高压氧等康复治疗,并要注意进行吞咽、语言及肢体功能锻炼等,亦可辅以中药治疗。

八、健康教育

(一)预防乙脑

预防方面应采取以防蚊、灭蚊及预防接种为主的综合措施。冬春季以消灭冬蚊,夏秋季消灭蚊虫滋生地。流行季节使用蚊帐等驱蚊措施防止蚊虫叮咬。10岁以下儿童及进入流行区的人要进行预防接种。加强对家畜(尤其幼猪)的管理,在流行季节前对家畜进行免疫接种可降低发病率。

(二)早期发现和治疗

在流行季节若发现高热、头痛、意识障碍的学龄前儿童,要高度考虑乙脑的可能,立即送往医院诊治。

(三)治疗后遗症

指导患者家属学会常用的护理措施和康复疗法,对出院时仍有失语、瘫痪或痴呆的患者进行康复治疗及训练,定期复诊。

(四)预防接种

主要通过疫苗接种保护易感人群,如流行季节前给猪进行疫苗接种则可有效地防止乙脑在人群中流行,在人群中开展免疫接种也是预防乙脑的有效措施。普遍采用的是地鼠肾组织灭活疫苗,凡有发热患者、过敏体质、中枢神经系统疾病、慢性酒精中毒者及严重心肾疾病禁用。

第四节　艾　滋　病

案例分析

　　1999年夏天,桂希恩教授的一位来自河南某县的学生向他请教:村里很多人得了一种"怪病",表现为发热、拉肚子,怎么治也治不好,还有一些人已死于这种"怪病"。几天后,桂教授就来到了河南某县某村。看到几个得"怪病"的人,桂希恩大吃一惊:难道是"艾滋病"?他抽了5个人的血样带回检查,结果发现了2个艾滋病病毒携带者。几天后,他再次到河南,又抽了20个该村民的血样,结果发现了10个艾滋病病毒阳性者。一周后,他把抽血的范围扩大到50多人,并从这些人中发现了儿童艾滋病病毒携带者。而且他了解到,这些成人艾滋病病毒携带者都有卖血的历史。桂教授流泪了,他看到了因贫困而产生的艾滋病。

　　问题:1.是什么引起了艾滋病,主要通过哪些途径传播? 2.目前阶段,如何预防艾滋病,生活中更要注意哪些方面?

　　艾滋病是获得性免疫缺陷综合征(AIDS)的简称,是由人类免疫缺陷病毒(HIV)引起的慢性致命性传染病。临床上以明显的获得性免疫受损或缺陷表现为特征,最重可并发严重的机会性感染及肿瘤。此病传播速度快,临床表现复杂,目前尚无法治愈。

一、病原学

　　人免疫缺陷病毒为单链RNA病毒,属逆转录病毒科。该病毒有HIV-1和HIV-2两个型,均可引起艾滋病,主要以HIV-1为主。本病毒为球形颗粒,由包膜和核心组成。包膜含糖蛋白gp120和gp41,gp120为外膜蛋白,gp41为透膜蛋白,可协助HIV进入宿主细胞的作用;核心由完全相同的两条

知识链接
HIV既有嗜淋巴细胞性,又有嗜神经性,主要感染CD4+T淋巴细胞,也能感染单核吞噬细胞、B淋巴细胞、小神经胶质细胞和骨髓干细胞等。

病毒RNA链、RNA逆转录酶、DNA聚合酶和其他结构蛋白组成。HIV对外界抵抗力弱,对热敏感,100 ℃ 20 min完全灭活,75%乙醇、5%～8%的甲醛、0.2%次氯酸钠及漂白粉均可灭活病毒,但对紫外线不敏感。

二、流行病学

(一)传染源

　　艾滋病患者和HIV无症状病毒携带者是本病的传染源。患者传染性最强,但无症状病毒携带者更具危险性。

(二)传播途径

　　HIV主要存在于感染者的血液、精液、阴道分泌物中,唾液、乳汁和眼泪等体液中亦含有病毒。本病目前公认的传播途径主要是性接触传播、血液传播和母婴传播。暂无证据表

明 HIV 通过空气、蚊虫叮咬、握手、拥抱、共同进餐、共用工具和办公用具致人感染艾滋病。但共用牙刷和剃须刀具有传播危险。

(1)性接触传播　是全球主要的传播途径,同性和异性性接触均可感染,且全球 70%~80% 的 HIV 感染者是通过性接触感染。

(2)血液传播　主要指静脉吸毒共用针具、输入 HIV 污染的血液或血制品而感染,但若献血不规范、医疗器具不洁等医源性感染等也可传染。

(3)母婴传播　妊娠、分娩或哺乳都可将 HIV 传染给下一代,且目前认为感染 HIV 的母亲 11%~60% 会发生母婴传播。

(三)易感人群

发病多为 50 岁以下的青壮年,无季节性。近年来,妇女和儿童的感染率逐年上升。静脉药瘾者、多个性伴侣、多次输血者及父母均为 HIV 感染者的儿童为高危人群。

三、发病机制及病理变化

(一)发病机制

目前主要是 HIV 侵入人体后,可通过直接作用和免疫反应作用,导致机体细胞免疫缺陷,促使机体并发各种严重的机会性感染和肿瘤。免疫细胞的损伤主要以 $CD4^+T$ 细胞为主。病毒包膜 gp120 首先与 $CD4^+T$ 细胞的特殊受体 CD4 分子结合,通过 gp41 的协助,病毒的膜与 T 细胞膜相融合,病毒核心成分进入宿主细胞,两条单股正链 RNA 在逆转录酶作用下,在细胞核内形成环状单股 DNA,然后以 DNA 为模板在 DNA 聚合酶作用下复制成双股 DNA。部分作为前病毒整合到宿主细胞染色体中,部分留在细胞浆内,经过 2~10 年的潜伏感染,可通过转录和翻译形成新的 RNA 和相关蛋白,形成新的 HIV。HIV 也可引起其他免疫细胞如 B 细胞、自然杀伤细胞、单核-巨噬细胞功能受损和大量破坏。HIV 病毒蛋白均具有抗原性,但血中的抗体主要是针对 gp120 和 p24 产生的抗体。

(二)病理变化

本病的病理特点是机会性感染病原体多,而组织炎症反应少。主要病变在淋巴结和胸腺等免疫器官。中枢神经系统也可因 HIV 侵犯而产生病变。

四、临床表现

潜伏期可短至数月,也可长达 15 年,平均约为 9 年。HIV 感染的临床表现多种多样,根据我国相关艾滋病的诊疗标准,本病临床经过可分为急性期、无症状感染期及艾滋病期。

(一)急性期

一般发生在初次感染的 2~4 周,大多数感染后临床症状轻微,部分患者可出现发热伴全身不适、乏力、头痛、咽痛、恶心、腹泻及关节、肌肉痛、淋巴结肿大等,皮肤可出现斑丘疹或荨麻疹,持续数日后消退。此时血中可检出 HIV 及 p24 抗原,此期症状一般持续 1~2 w 后自然消失。

(二)无症状感染期

HIV 感染急性期后,可进入无症状感染期,也可由无急性期表现而直接进入本期。临床上无任何症状,但在血中能检出 HIV 抗体,具有传染性。此期可持续 2～10 年或更久,时间长短与病毒数量、感染途径、机体免疫力等有关。

(三)艾滋病期

此期主要表现为先出现无其他原因可解释的淋巴结肿大和渐进性消瘦,随后发生机会性感染和机会性肿瘤。淋巴结肿大可为持续性全身淋巴结肿大(PGL),其特点是除腹股沟外,其他有两处或两处以上部位淋巴结肿大,直径≥1 cm,多对称发生,无粘连及压痛,持续 3 个月以上,部分患者肿大 1 年后消散,也可反复肿大。机会性感染大多表现为人肺孢子菌引起的卡氏肺孢子菌肺炎或中枢神经系统感染,是大多数 AIDS 患者死亡的直接原因。此外隐球菌、结核杆菌、鸟分枝杆菌、念珠菌、巨细胞病毒、隐孢子虫等也可引起肺炎。大约 35% 的感染者会出现卡波济肉瘤,也有表现为淋巴肉瘤、黑色素瘤等其他恶性肿瘤。

五、实验室检查

(一)常规检查

常有不同程度的贫血表现,血红蛋白、白细胞及血小板不同程度减少;尿蛋白常呈阳性。

(二)病原学检查

1.病毒载量检测

可以准确地测出每毫升血浆中 HIV RNA 的含量,此法简便易行、灵敏度高,对艾滋病的诊断、抗病毒药物选择及疗效判断均有重要价值。

2.病毒分离

取感染者血液、精液、脑脊液或及其他体液分离 HIV,阳性率高,但方法复杂且成本高,一般用于科学研究。

(三)免疫学检查

1.血清学检查

测定 HIV 血清抗体是目前确诊 HIV 感染的主要方法,主要是检测血清中的抗-gp120 和抗-p24。多数感染者在感染后 3 个月内血清抗体可阳性,一般先用 ELISA 法作初查,对连续两次阳性者,再用免疫印迹法(WB)或固相放射免疫沉淀试验法(SRIP)作确证试验。

2.T 细胞亚群检查

T 细胞绝对计数、$CD4^+$ T 细胞计数及 CD4/CD8 比例均可下降。

六、诊断及鉴别诊断

(一)诊　断

结合感染者的流行病学资料,对有长期不明原因的发热、全身不适、关节肌肉酸痛、慢性腹泻及进行性消瘦等症状者,结合病程中是否发生皮疹、全身淋巴结肿大等体征,通过实验室检查如 HIV 抗体连续两次阳性者及确证试验阳性者可以确诊。

(二)鉴别诊断

淋巴结肿大时,应与淋巴结结核、血液系统疾病等相鉴别。$CD4^+$ T 细胞减少时,须与原发性 $CD4^+$ T 细胞减少症、继发性 $CD4^+$ T 细胞减少相鉴别。鉴别主要根据流行病史及 HIV

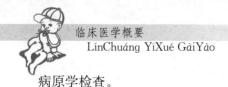

病原学检查。

七、治 疗

目前仍无特效药物治愈本病,但临床实践表明早期联合使用抗病毒药物可以有效缓解病情,减少机会性感染和机会性肿瘤的发生,以延长患者生命,但不能完全抑制 HIV 病毒复制,更不能彻底治愈 AIDS。

(一)抗逆转录病毒治疗

目前抗 HIV 的药物分为三大类,常用的药物有:

(1)核苷类逆转录酶抑制剂(NRTIs),有齐多夫定(ZDV)、司他夫定(D4T)、双脱氧肌苷、双脱氧胞苷和拉米夫定。

(2)非核苷类逆转录酶抑制剂(NNRTIs),有奈韦拉平、地拉韦定等。

(3)蛋白酶抑制剂(PI),有沙奎那韦、利托那韦、英地那韦及奈非那韦等。因单一使用抗病毒药物易诱发 HIV 突变,产生耐药性,目前主张联合使用三或四种抗病毒药物治疗艾滋病,称为高效抗逆转录病毒治疗(HAART)。观察疗效的指标主要是间隔 3~4 个月检测一次病毒载量(HIV-RNA)和 $CD4^+$ T 细胞计数,少数患者虽病毒载量没变化,但 $CD4^+$ T 细胞计数上升,说明仍有疗效。

> **小贴士**
> 高效抗逆转录病毒治疗又称鸡尾酒疗法。

(二)并发症的治疗

卡氏肺孢子菌肺炎可选用戊烷脒或复方磺胺甲噁唑治疗;弓形虫病可选用螺旋霉素、磺胺嘧啶等药物治疗;隐孢子虫病可选用螺旋霉素;真菌感染可选用酮康唑、氟康唑或两性霉素 B 等抗真菌药治疗;病毒感染可选用阿昔洛韦、泛昔洛韦或膦甲酸钠等治疗;卡波济肉瘤可联合齐多夫定与干扰素治疗,也可联合阿霉素、长春新碱、博莱霉素等化疗,疗程 6~12 个月,效果较好。

八、健康教育

(一)加强传染源管理

注意隔离 HIV 感染者及患者,发现 HIV 感染者应按传染病防治法尽快向当地疾病预防控制中心(CDC)报告;对患者的血、分泌物及排泄物应进行严格消毒、妥善处理;对献血员、吸毒者及性病等高危人群要进行普查;对接触者进行检疫,更要加强国境检疫工作。

(二)加强宣传教育,切断传播途径

严禁吸毒,特别是静脉吸毒;禁止性乱交,大力推广使用安全套;医院加强血液、血制品的管理,严禁 HIV 感染者捐献血液、器官或精液等;推广一次性医用器材和医用品,医疗器械均应严格消毒;规范治疗性病,感染 HIV 的育龄妇女应避免妊娠,已感染的孕妇应采用终止妊娠、择期剖宫产等产科干预措施、服用抗病毒药物措施及人工喂养措施等降低母婴传播。接触者需采取必要的防护措施。医护人员如意外暴露后,根据卫生部有关要求采取不同的处置措施。HIV 疫苗尚在研制中。

第五节 流行性腮腺炎

流行性腮腺炎是急性呼吸道传染病,是由腮腺炎病毒引起的全身性感染,临床上以腮腺肿大、疼痛为主要临床特征,亦可累及其他腺体组织及神经系统,可引起脑膜炎、脑膜脑炎、胰腺炎、睾丸炎、卵巢炎等常见并发症,多见于儿童及青少年。

一、病原学

腮腺炎病毒是单股 RNA 病毒,属副黏病毒,呈球形,直径为 $100\sim200$ nm,对腺体和神经组织有亲和力。病毒含有病毒抗原(V 抗原)和可溶性抗原(S 抗原)两种,感染后可出现相应抗体。该病毒可从患儿唾液、血、尿、脑脊液、脑组织中分离出,仅有一个血清型。腮腺炎病毒抵抗力弱,紫外线、甲醛和 $56\ ℃$ 20 min 均可迅速灭活。

二、流行病学

(一)传染源

早期患者和隐性感染者均为传染源,其中腮腺肿大前 7 d 至肿大后 9 d 具有高度传染性。

(二)传播途径

本病主要通过飞沫传播。

(三)易感人群

患者主要为学龄儿童,体内无免疫力的成人亦可发病。冬春季好发,尤以晚冬早春多见。感染后免疫力较持久。

三、发病机制及病理变化

(一)发病机制

腮腺炎病毒经呼吸道侵入机体后,先在呼吸道上皮组织和局部淋巴结中复制增殖后入血发生病毒血症,然后播散腮腺及中枢神经系统等器官,引起腮腺炎和脑膜炎。病毒在这些器官中再度复制增殖后再次入血,形成第二次病毒血症,此次侵犯第一次未曾受累的其他器官,如卵巢、睾丸、胰腺、颌下腺及舌下腺等,故流行性腮腺炎是多器官受累的全身性疾病,临床表现多样。

(二)病理变化

腮腺炎的病理特征是腮腺非化脓性炎症。腮腺导管肿胀,导管周围、腺体壁及间质组织水肿等病变各造成腮腺导管的阻塞或扩张,唾液淀粉酶排出受阻,可经淋巴管进入血,故血

案例分析

5 岁女孩,畏寒、发热、头痛,左耳垂周围疼痛 3 d。体查:体温 39.5 ℃,左腮腺部肿胀,质中有明显触痛,有腮腺管口红肿。血象:WBC $8×10^9$/L,N 0.65,L 0.35。

问题:1.患者首先考虑诊断是?2.要注意观察有哪些方面的并发症?

和尿中淀粉酶可增高。其他器官如卵巢、睾丸、胰腺等受累时亦可出现炎性病变。

四、临床表现

潜伏期 14～25 d,平均 18 d。

大多数患者无前驱症状,而以耳下部肿胀为首发症状,少数患者可出现发热、乏力、头痛、食欲不振及肌肉酸痛等。起病 1～2 d 后腮腺逐渐肿大,伴发热 38～40 ℃。肿大先由一侧开始,也可累及对侧。肿大的特点是以耳垂为中心,向前、后、下发展,下颌骨边缘不清。患者肿痛明显,触之有弹性感,表面皮肤发亮但不红,常有腮腺管口红肿。张口、咀嚼特别是吃酸性食物时疼痛加重。严重者颌下腺、舌下腺及颈淋巴结亦被累及,腮腺肿大 2～3 d 达到高峰,持续 4～5 d 后逐渐消退,病程 10～14 d。

知识链接　临床腮腺肿大伴有头痛、呕吐及腹痛等主要症状的儿童一定要警惕并发症的存在。

腮腺炎为全身性感染,病毒常累及其他腺体或中枢神经系统而产生相应症状,常见并发症有脑膜炎、脑膜脑炎、胰腺炎、睾丸炎及卵巢炎等,其他尚有可能合并心肌炎、乳腺炎、关节炎、甲状腺炎等,一般伴腮腺炎先后出现。目前认为合并病毒一般多侵犯成熟生殖腺,但一般不影响生育能力。

五、实验室检查

(一)血、尿常规检查

白细胞计数一般正常,睾丸炎者白细胞可以增高;尿常规多无异常,肾损害时尿中可出现蛋白和管型。

(二)血、尿淀粉酶测定

90%患者发病早期有血清及尿淀粉酶轻度增高,且淀粉酶增高程度往往与腮腺肿大呈正比,有助于诊断。

(三)血清学检查

ELISA 法检测血清中核蛋白的 IgM 抗体可作出近期感染的诊断,患者唾液检查阳性率亦很高。应用特异性抗体或单克隆抗体检测腮腺炎病毒抗原也可作早期诊断。应用 PCR 技术检测腮腺炎病毒 RNA 则可提高可疑患者的诊断率。

(四)病毒分离

早期患者唾液、尿或者脑膜炎患者的脑脊液中可出分离腮腺炎病毒,但此方法较繁杂,现不能普遍开展。

六、诊断及鉴别诊断

(一)诊　断

根据当地流行情况、接触腮腺炎病史,结合有发热及以耳垂为中心的腮腺肿大,诊断并不困难。不典型病例可结合实验室检查进行确诊。

(二)鉴别诊断

1.化脓性腮腺炎

腮腺疼痛剧烈及触痛明显,腮腺导管中有脓液流出,一般不伴卵巢炎和睾丸炎,白细胞及中性粒细胞增高。

2.其他原因的腮腺肿大

有其他原因引起的病毒性腮腺炎(如流感 A 病毒、副流感病毒、柯萨奇病毒 A 组病毒等)及其他原因的腮腺肿大(如糖尿病、慢性肝病、腮腺导管阻塞等)鉴别。

七、治 疗

(一)一般治疗和对症治疗

呼吸道隔离。患者卧床休息,补充适当营养及水分,避免酸性食品。头痛及腮腺肿痛者可应用镇痛药。睾丸胀痛者可用棉花垫和丁字带托起。重症或并发脑膜脑炎、心肌炎者,可应用地塞米松每日 5～10 mg 静滴,5～7 d。

(二)抗病毒治疗

发病早期可试用利巴韦林 1 g/d,儿童 15 mg/kg 静滴 5～7 d。中医中药治疗宜清热解毒,活血化瘀,也可外用金黄散等减轻局部症状。

(三)并发症的治疗

对出现剧烈头痛、呕吐疑为颅内高压的患者,可应用 20％甘露醇 1～2 g/kg 静脉滴注,6～8 h 1 次,直至症状好转。对成年男性患者,早期可应用乙烯雌酚可预防睾丸炎的发生。

八、健康教育

患者按呼吸道传染病隔离,直至腮腺肿胀完全消退,有接触史的易感儿应检疫 3 w。目前预防的重点是应用疫苗对易感者进行主动免疫,国内外多应用腮腺炎减毒活疫苗皮下注射,90％可产生抗体。儿童应在 13 个月时接种,孕妇及有免疫缺陷者避免使用疫苗,防止对胎儿造成不良后果。现多推荐麻疹腮腺炎风疹(MMR)疫苗。

第六节 水痘和带状疱疹

水痘和带状疱疹是由同一病原体,水痘-带状疱疹病毒传染引起的临床表现不同的两种疾病。水痘是原发性感染引起的小儿常见急性呼吸道传染病,皮肤黏膜分批出现斑疹、丘疹、疱疹及结痂为其临床特征。带状疱疹多见于成人,因水痘-带状疱疹病毒潜伏于感觉神经节,再次激活后发生的皮肤感染,其特征是沿身体一侧感觉神经分布的相应皮肤节段出现带状分布斑疹和疱疹,伴严重的疼痛。

> **案例分析**
>
> 患儿,女,8 岁,发热 1 d 后发现躯干皮肤有细小的红色斑丘疹,清亮透明转为云雾状的疱疹液,伴有痒感,精神尚好、食欲减退,大小便正常。
>
> 问题:1. 诊断上优先考虑是什么疾病? 2.应与哪些疾病鉴别诊断?

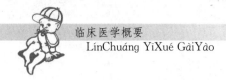

一、病原学

水痘-带状疱疹病毒属疱疹病毒科,呈圆形,核心为双链DNA,由20面体核衣壳包裹,外层为脂蛋白包膜。此病毒只有一个血清型。对外界抵抗力弱,不耐热、酸,能被乙醚灭活,不能在痂皮中存活。人是已知的自然界唯一宿主。

二、流行病学

(一)传染源

患者是唯一的传染源。水痘传染性极强,出疹前1日至皮疹完全结痂为止均具有传染性。带状疱疹患者传染性相对较小。

> 知识链接 易感人群接触带状疱疹患者可能会发生水痘,而不是带状疱疹。

(二)传播途径

主要通过空气飞沫、直接接触水痘疱疹液传播,接触污染的用具也可传播。孕妇若患水痘可感染胎儿。

(三)易感人群

人群普遍易感,易感儿童接触水痘后90%发病,但6个月以下婴儿较少见。本病以冬春季多见,病后免疫力持久,二次发病少见,但病毒潜伏以后可发生带状疱疹。带状疱疹则多见于成年人,90%病例为50岁以上人群、有慢性疾病或有免疫缺陷者,愈后极少复发。

三、发病机制及病理变化

(一)发病机制

水痘-带状疱疹病毒经上呼吸道黏膜或直接接触进入人体,先经淋巴系统入血,而后在单核-巨噬细胞系统内再次增殖后入血,形成第二次病毒血症,病毒扩散全身引起全身病变。主要损害皮肤,偶可累及内脏。部分患者患水痘后,水痘-带状疱疹病毒可潜伏于脊神经后根神经节及脑神经感觉神经节内,在机体免疫力下降时,病毒被激活而复制,病毒沿感觉神经传播,相应神经节段的皮肤则出现带状疱疹。

(二)病理变化

水痘的皮肤病变主要为表皮棘细胞层细胞呈气球样变、肿胀、液化后形成透明水疱,内含大量病毒。受损脏器出现局灶性坏死及细胞核内含嗜酸性包涵体的多核巨细胞。

四、临床表现

(一)典型水痘

潜伏期10~24 d,以14~16 d多见。

1.前驱期

婴幼儿可无症状或轻微症状,部分病例出现低热及全身不适时已经出疹;年长儿及成人可出现低热、头痛、全身不适、乏力等症状,持续1~2 d后出疹。

2.出疹期

皮疹常先发于躯干和头部,呈向心性分布,后延及四肢。皮疹典型演变为红斑疹、丘疹、疱疹、结痂、脱痂的过程,且同一部位可见到各个阶段的皮疹存在。疱疹形似露珠,单房性,壁薄易破,周围有红晕,伴有明显瘙痒;疱液后变混浊,若继发化脓性感染则变成脓疱,约2 d后疱疹中心干枯结痂,数日后痂皮脱落,一般不留瘢痕。皮疹数目越多,全身症状越重。部分患者鼻、咽、口腔、结膜、外阴等处黏膜可发疹,易破裂而形成溃疡,出现疼痛。

水痘为自限性疾病,10 d左右可自愈。成人易并发水痘肺炎;免疫功能低下者易形成播散型水痘,形成大疱,多脏器受损则病死率高;妊娠期感染可致胎儿畸形、死胎或早产;产前数日患水痘则可出现新生儿水痘。重症水痘还可发生水痘脑炎、肝炎、心肌炎、肾炎等并发症。

(二)带状疱疹

起病初可出现低热及全身不适,局部皮肤灼痒、疼痛、感觉过敏等。1~3 d后,沿周围神经分布区域出现成簇的红色斑丘疹,很快演变为水疱,疱疹分批出现,数目、大小不等,因沿神经支配的皮肤呈带状排列,故称带状疱疹。该病的突出特征伴有显著的神经痛。轻者仅有节段性神经痛,不出现皮疹;重者可发生播散型带状疱疹,伴高热和毒血症,可并发带状疱疹肺炎和脑膜脑炎,病死率极高。

五、实验室检查

血常规白细胞正常或轻度增高。病原学检测,刮取新鲜疱疹基底组织行涂片检查,可见多核巨细胞和细胞核内包涵体;取疱疹液接种于人胚肺纤维细胞可分离出病毒。血清学检测,可采用酶免疫法、补体结合试验等检测水痘-带状疱疹病毒的特异性抗体。

六、诊断与鉴别诊断

(一)诊　断

综合分析流行病学特点、临床表现和实验室检查进行诊断。典型病例根据流行病学史及临床表现即可诊断。非典型病例及时进行病原学或免疫学检查以确定或排除诊断。

(二)鉴别诊断

丘疹样荨麻疹是婴幼儿多见的过敏性皮肤疾病,四肢、躯干皮肤分批出现红色丘疹,顶端有小疱,周围无红晕,不结痂;其他要与脓疱疹、单纯疱疹等鉴别。

七、治　疗

(一)一般治疗和对症治疗

水痘患者及时隔离,卧床休息,予以易消化食物及补充水分;加强皮肤护理,保持皮肤清洁,防止搔抓等引起继发感染;皮肤瘙痒可用炉甘石洗剂涂擦,疱疹破裂可涂抗生素软膏等。带状疱疹神经剧痛者,给予镇痛药。

(二)抗病毒治疗

阿昔洛韦首选,水痘患者每日600~800 mg,分次口服,疗程10 d;带状疱疹患者,每次

400～800 mg 口服，每 4 小时 1 次，疗程 7～10 d。

(三)防治并发症

继发细菌感染时及早选用抗生素；脑炎出现脑水肿颅内压增高时应脱水治疗。水痘不宜使用肾上腺糖皮质激素，可能引发播散型水痘。但水痘后期已结痂，中毒症状仍重或并发脑炎、重症肺炎等可酌情使用。

八、健康教育

(1)水痘患者应居家隔离或住院治疗至疱疹全部结痂或出疹后 7 d。带状疱疹患者不必隔离，但孕妇及易感儿应避免与其接触。

(2)注意房间通风换气，消毒患者分泌物和污染用品；流行季节尽量少去人群众多的公共场所。

(3)保护易感人群，近年国外试用减毒活疫苗有较好的预防效果。对免疫功能低下、免疫抑制剂治疗或孕妇等在接触水痘患者 72 h 内可使用水痘带状疱疹免疫球蛋白肌内注射，有一定保护作用。

第七节 麻 疹

案例分析

患儿，女，17 个月，2 w 前全身皮肤出疹，先耳后发际处可见少许淡红色斑丘疹，后渐及颜面、躯干及四肢，2~3 d 疹出齐伴发热，热型不详，咳嗽无吐泻，曾在当地用过青霉素。体检：体温正常，两肺呼吸音粗糙，躯干、四肢可见棕色色素沉着。

问题：1.最可能的诊断是？2.应与哪些疾病鉴别诊断？

麻疹是由麻疹病毒引起的急性呼吸道传染病，儿童多发。主要临床特征为发热、流涕、咳嗽、结膜炎的症状及伴口腔黏膜斑(Koplik spots)、全身皮肤斑丘疹等。重者可引起肺炎、喉炎、脑炎等并发症。

一、病原学

麻疹病毒是副黏液病毒，不含神经氨酸酶。病毒中心为单链 RNA，外有脂蛋白包膜，其中血凝素是表面主要蛋白，能识别靶细胞受体，促进病毒黏附于宿主细胞。病毒主要结构蛋白有 6 种 (H、F、M、N、P、L)，其中 H 和 F 蛋白可刺激机体产生中和抗体。此病毒适应在人、猴、鸡、犬的组织细胞中生长增殖，故常用鸡胚细胞等培养传代来制备减毒活疫苗。麻疹病毒在外界活力较弱，对热、一般消毒剂及紫外线均敏感。

二、流行病学

(一)传染源

患者是唯一的传染源，一般从发病前 2 d 至出疹后 5 d 内均有传染性，其中前驱期传染性最强，出疹后传染性降低，退疹时基本无传染性。

(二)传播途径

主要通过呼吸道飞沫途径传播，传染性极强。

（三）易感人群

人群普遍易感，易感者与患者接触后 90% 以上发病，病后免疫力持久。6 个月以内婴儿可从母体获得抗体而很少发病。一年四季均可发病，但冬春季多见。

三、发病机制及病理变化

（一）发病机制

麻疹病毒多经飞沫从易感者的上呼吸道黏膜和眼结膜侵入，在其上皮细胞内增殖，然后从原发灶侵入局部淋巴组织增殖，繁殖后入血形成第一次病毒血症。随后，病毒被单核-巨噬细胞系统吞噬，大量增殖后再次入血形成第二次病毒血症，并播散至全身各器官组织，造成全身性感染。目前认为麻疹是全身性迟发型超敏性细胞免疫反应。

（二）病理变化

麻疹特征性病理变化是含嗜酸性包涵体的多核巨细胞，存在于全身淋巴组织，麻疹黏膜斑是黏膜下炎症，表现为局部充血及渗出，细胞浸润、坏死与角化。皮疹是真皮毛细血管内皮细胞肿胀、增生及单核细胞浸润，同时有毛细血管扩张，红细胞和血浆渗出表层而引起。而后，皮疹上表皮细胞可出现肿胀、变性、坏死及角化后脱屑。

四、临床表现

（一）典型麻疹表现

潜伏期多 6～21 d，一般为 10 d。根据临床过程可分为前驱期、出疹期和恢复期三期。

1. 前驱期

主要表现为上呼吸道炎和眼结膜炎的卡他症状，一般持续 3～4 d。患者发热、头痛、全身乏力、喷嚏、咳嗽、流涕及畏光、流泪、结膜充血、眼睑水肿、眼分泌物多等。麻疹黏膜斑是前驱期的特征性体征，具有早期临床诊断价值，约 90% 的患者于病程 2～3 d 出现在口腔两侧颊黏膜第一磨牙处，为 0.5～1 mm 大小灰白色小点，周围绕以红晕，出现 2～3 d 即可消失。

2. 出疹期

发热 3～5 d 后，在体温及呼吸道症状达高峰时开始皮肤出疹，出疹顺序为：先见于耳后、发际，渐及前额、面、颈、躯干及四肢，最后达手掌和足底，2～3 d 遍及全身。皮疹形态：初为直径 2～5 mm 大小的淡红色斑丘疹，压之退色，疹间皮肤正常，继而可增多为鲜红色皮疹，甚至融合成暗红色皮疹。高峰时皮疹增多，部分融合成暗红色。出疹时全身中毒症状加重，咳嗽明显，烦躁不安或精神萎靡，易出现并发症。

3. 恢复期

皮疹出齐后，体温迅速下降，病情随之好转，皮疹按出疹顺序逐渐消退，可出现糠麸样脱屑及留有淡褐色色素沉着。

（二）非典型麻疹

非典型麻疹又可分为轻型麻疹和重型麻疹。轻型麻疹上呼吸道症状轻，皮疹少且色淡；

重型者多见于体弱多病、营养差及免疫力低下的儿童,有中毒性、休克性、出血性及疱疹性,病情严重,病死率高。

(三)并发症

支气管肺炎最常见,主要为继发性肺部感染,占麻疹患儿死因的90%以上。其他可能并发喉炎、心肌炎、脑炎、亚急性硬化性全脑炎等。

五、实验室检查

血常规白细胞总数初期正常或稍高,继发细菌感染时升高。血清抗体测定可用 ELISA 法检测血中特异性 IgM 和 IgG 抗体。麻疹 IgM 抗体一般出疹 3 d 阳性,约 2 w 达高峰,是诊断麻疹的标准方法。

六、诊断与鉴别诊断

(一)诊　断

结合流行病学资料如当地有麻疹流行、临床表现为急起发热、上呼吸道及眼结膜卡他症状、口腔麻疹黏膜斑及典型皮疹即可临床诊断。诊断困难者检测血清麻疹病毒 IgM、IgG 抗体进行诊断。

(二)鉴别诊断

(1)风疹　发热 1～2 d 出疹,无麻疹黏膜斑,出疹多于 24 h 蔓延面、颈及躯干,消退快,无色素沉着和脱屑。可伴枕后、耳后淋巴结肿大,有触痛。

(2)幼儿急疹　突起高热,症状轻,持续 3～5 d 后热骤降而出现玫瑰色散在皮疹,多位于躯干,1～3 d 皮疹退尽。特点热退疹出,无麻疹黏膜斑。

(3)猩红热　发热、咽痛明显,无麻疹黏膜斑,皮疹主要为针尖大小红色丘疹。有草莓舌、杨梅舌、口周苍白圈、脱皮、白细胞总数和中性粒细胞升高等。

(4)药疹　近期有服药史,多样性皮疹,有痒感,伴低热或无热,停药后皮疹渐消退。无麻疹黏膜斑。

表 3-2　常见出疹性疾病临床鉴别要点

病名	麻疹	风疹	猩红热	幼儿急疹
病原体	麻疹病毒	风疹病毒	β 型 A 组溶血性链球菌	人疱疹病毒 6 型
潜伏期	6～21 d	12～19 d	2～5 d	1～2 w
全身症状	重	轻	明显	轻
	高热,呼吸道症状明显	低热,呼吸道症状轻	高热,咽痛	高热
口腔黏膜	麻疹黏膜斑	软腭、咽部可有黏膜疹	杨梅舌、草莓舌	软腭可见红色小点疹
淋巴结	全身淋巴结肿大	耳后、枕后淋巴结肿大	颌下、颈部淋巴结肿大	颈、枕部淋巴结肿大

续表

病名	麻疹	风疹	猩红热	幼儿急疹
皮疹与发热关系和特点	发热3～5 d出红色斑丘疹,热退疹渐退,有色素沉着	发热当日出现淡红色斑丘疹,2～3 d消退,无色素沉着	发热1～2 d出疹,皮肤普遍充血,充血基础上出现"鸡皮样"红斑疹	热退疹出,不规则红色斑丘疹,无色素沉着
病　程	10～14 d	2～3 d	1～2 w	4～6 d

七、治　疗

主要为对症治疗,重点加强护理和防治并发症。

(一)一般治疗和对症治疗

呼吸道隔离,卧床休息至体温正常或出疹后5 d;保持室内通风及适宜温度;多饮水,予以易消化、营养的食物,保持眼、鼻、口腔清洁。高热时输液,可小剂量药物降温;烦躁不安用地西泮等镇静;咳嗽用祛痰止咳药。

(二)并发症治疗

1. 支气管肺炎

主要为抗菌治疗,根据痰菌药敏选择抗生素。常先使用青霉素G每天3万～5万U/kg肌内或静脉注射。

2. 急性喉炎

尽量使患儿安静,蒸汽吸入稀释痰液;使用抗生素,喉部水肿者可试用肾上腺糖皮质激素,喉梗阻时尽早考虑气管切开。

3. 心肌炎

出现心衰者应及早应用强心药物,注射毒毛花苷K或西地兰;重症者可用肾上腺糖皮质激素保护心肌;有循环衰竭者及时按休克处理。

4. 脑　炎

主要为支持及对症治疗,参考流行性乙型脑炎治疗。

八、健康教育

应采取疫苗接种为主的综合性预防措施。麻疹患者隔离至出疹后5 d,有并发症者延长至出疹后10 d;易感者接触麻疹需医学观察21 d。注意开窗通风换气,患儿衣被及玩具可放置日光下暴晒1～2h或肥皂水清洗。易感者流行期间避免到公共场所。预防麻疹的关键措施是接种麻疹疫苗,提高免疫力。我国计划免疫规定8月龄初种,复种年龄在初种后4～5年。易感小儿均应按规定接种麻疹减毒活疫苗,接种须掌握禁忌证。年幼体弱的易感儿童在接触麻疹后5 d内注射人血丙种球蛋白可防止发病,5 d后注射能减轻症状。被动免疫有效期3～8 w。

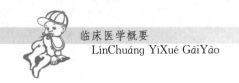

第八节 狂 犬 病

案例分析

患者，女，40岁，曾被自家的狗咬过两次。第一次是家里的母狗，因母狗已接种了兽用狂犬疫苗，患者没放在心上，甚至连伤口都没处理。另一次是刚出生三个月还未打兽用狂犬疫苗的小狗用牙咬伤她的腿。后来，潜伏了半年的狂犬病毒发作，患者经抢救无效死亡。

问题：1. 自家的狗咬伤就不会患狂犬病吗？2. 狂犬病的潜伏期可以有多久？

狂犬病又名恐水症、疯狗症，是由狂犬病毒引起的一种人兽共患的急性传染病，主要累及中枢神经系统，临床表现为高度兴奋、怕风、恐水、流涎及咽肌痉挛，最后进行性瘫痪，因呼吸、循环衰竭而死亡。人主要通过犬、猫、狼等动物抓伤、咬伤而感染发病，预后险恶，病死率几乎100%。

一、病原学

狂犬病毒属于弹状病毒科，狂犬病毒属。外形似子弹壳，外面为核衣壳和含糖蛋白及脂蛋白的包膜，中心为单股负链RNA。外膜糖蛋白抗原与乙酰胆碱受体结合后，可使狂犬病病毒具有神经毒性作用，并可刺激机体产生中和抗体而有保护作用。

狂犬病患者或者患病动物体内分离的狂犬病毒称为"野毒株"，有致病力强、潜伏期长(15～30 d)的特点，能在唾液中繁殖，多种途径感染后均可致发病。病毒一般存在患者及患病动物的唾液和神经组织中，对外界抵抗力不强，容易被紫外线、碘酒、乙醇、高锰酸钾及甲醛等灭活，100 ℃ 2 min或60 ℃ 30 min即失去活力。

小贴士

一旦被动物咬伤或抓伤，一定要尽快正确清洗伤口和应用狂犬病免疫制剂，防止发病。

二、流行病学

(一)传染源

主要是病犬，其次为猫、猪、牛等家畜，狼、狐狸、蝙蝠等野生动物也能成为传染源。近年来，多例报道示某些"健康"动物携带狂犬病毒并传播，导致人类感染发病，应予以高度重视。

知识链接

如果皮肤受到抓伤或擦伤，被狂犬病动物舔一下都是很危险的。唾液中含病毒的犬等动物用舌舔人的黏膜、口腔、肛门和外生殖器黏膜和皮肤也可造成感染。实验动物可经食入含病毒的食物受染，也可经肛门受染。狂犬病毒也可经气溶胶而传播，因此，医护人员、密切接触者、实验室工作人员在接触狂犬病患者或进行狂犬病毒有关实验时，均应进行呼吸道隔离。

(二)传播途径

主要通过病兽咬抓伤的伤口侵入人体，也可染病毒的唾液经创口或者黏膜而感染。少数可在宰杀病兽的过程中而被感染。

(三)易感人群

人对狂犬病毒普遍易感。动物饲养人员、兽医及野外工作人员受感染机会较多。人被病犬咬伤后的发病率为15%～20%。

三、临床表现

潜伏期长短不一,一般为 20~90 d,大多数在 3 个月内发病,短的可能 5 d,最长为 10 年以上。潜伏期长短与年龄、伤口部位及深浅、病毒数量及毒力等因素有关。

(一)前驱期

常有倦怠、低热、头痛、全身不适及食欲不振、恶心、烦躁、恐惧不安,对声、风、光等刺激敏感而有咽喉紧缩感。如已愈合的伤口附近及其神经支配区有麻木、瘙痒、疼痛及蚁走感等异常感觉,具有早期诊断意义,约发生于 80% 病例。本期持续 2~4 d。

(二)兴奋期

突出表现有烦躁、极度恐惧、恐水、怕风、咽肌痉挛及呼吸困难,表现为高度兴奋。甚至微风、轻触、见水、闻水声、提及饮水均可引起咽肌痉挛,甚至全身抽搐伴有呼吸肌痉挛,导致患者虽极口渴而不敢喝水。体温在 40 ℃以上,大汗、流涎、心率加快及血压升高,但神志多清楚。少数患者出现精神失常,幻觉、谵妄等。恐水是本期特殊症状,但不一定每例都有。本期持续 1~3 d。

(三)麻痹期

兴奋期的各种表现相继停止,患者逐渐安静,肢体呈弛缓性瘫痪,也可出现眼肌、颜面肌及咀嚼肌等瘫痪症状,后进入昏迷状态,最终因呼吸和循环衰竭而死亡。本期持续时间短,6~18 h。

狂犬病整个病程一般不超过 6 d。除上述典型临床经过外,部分病例无兴奋期或恐水表现,称为麻痹型(静型)狂犬病。麻痹型以脊髓和延髓病变为主,常见高热、头痛、呕吐、肢体无力、共济失调及大小便失禁等临床表现。最终因呼吸肌麻痹和延髓麻痹而死亡。麻痹型病程约为 14 d。

小贴士

病兽咬伤后是否发病与下列因素有关:咬伤程度、咬伤部位是否神经末梢丰富、伤口局部是否及时清洗消毒、是否及时注射狂犬病疫苗等。

四、健康教育

(一)严格犬类管理

禁养、限养犬类可使发病率明显降低。狂犬应立即击毙,焚烧或深埋。捕杀野犬,家犬要进行登记并注射疫苗。加强对进出口动物的检疫。

(二)早期彻底处理伤口

是至关重要的一个环节,也是预防本病的关键措施之一。咬伤后立即用 20% 肥皂水、清水或用 0.1% 苯扎溴铵(新洁尔灭,注意不可与肥皂水合用)彻底清洗所有伤口至少 30 min,深部伤口应插管反复冲洗,挤出污血。冲洗后用 75% 乙醇或 5% 碘酒反复消毒伤口。伤口数日内不宜缝合、包扎,可在伤口底部或周围用人高效抗狂犬病免疫血清或免疫球蛋白做浸润注射。可酌情选用抗生素及破伤风抗毒素,预防细菌感染和破伤风。

(三)预防接种疫苗

全程足量预防接种疫苗对预防发病有肯定作用。

(1)暴露前预防　主要用于狂犬病高危人群,如兽医、从事狂犬病毒研究者的动物管理人员等,可采用人二倍体细胞疫苗 0.1 ml 皮内或 1 ml 肌内注射,分别在第 1 d、7 d、28 d 各接种一次。以后每两年再给予 0.1 ml 皮内注射增强免疫。

(2)暴露后免疫　①国内主要采用人用浓缩狂犬病疫苗(地鼠肾疫苗),免疫效果好,副作用小。轻度咬伤者于 0 d、3 d、7 d、14 d、30 d 各肌内注射本疫苗 2 ml,共接种 5 次,儿童用量相同。严重咬伤者,于 0 d、1 d、2 d、3 d、4 d、5 d 每日 2 ml,随后于 10 d、14 d、30 d、90 d 各注射 2 ml,均为肌内注射,全程 10 次。②人二倍体细胞疫苗,免疫效果好,副作用极少。其中世界卫生组织推荐的方案是咬伤后于 0 d、3 d、7 d、14 d、30 d 和 90 d 各肌内注射本疫苗 1 ml,共接种 6 次。

(3)暴露前曾接受狂犬病疫苗接种者　只需在咬伤当日及第 3 d 再各肌内注射人二倍体细胞疫苗 1 ml,即可达免疫目的。

(4)遇有严重咬伤者　应尽快使用抗狂犬病免疫血清,用之前做抗狂犬病血清过敏试验,剂量为 40 U/kg,以一半剂量做伤口周围浸润注射,另一半剂量臀部肌内注射。过敏试验阳性时,行脱敏疗法注射。

(5)免疫血清与狂犬病疫苗联合应用时　因免疫血清可干扰宿主的主动免疫,影响抗体产生,因此,应在完成末次疫苗接种后的 15 d、75 d 分别加强 1 次。

第九节　细菌性痢疾

细菌性痢疾是由痢疾杆菌引起的肠道传染病,简称菌痢。临床上以发热、腹痛、腹泻、里急后重感及排黏液脓血便等为主要表现,严重者可出现感染性休克和(或)中毒性脑病。

一、病原学

痢疾杆菌属肠杆菌科志贺菌属,革兰染色阴性杆菌,无鞭毛及荚膜,有菌毛,不形成芽孢。为兼性厌氧菌,在普通培养基上即可生长。抗原有菌体(O)抗原、表面(K)抗原和菌毛抗原,据 O 抗原的群和型特异性可将志贺菌属分为 4 群(A、B、C、D 群)及 47 个血清型,各群、型间多无交叉反应,了解菌群、型的分布和变迁情况对流行病学调查和疫苗的制备有重要意义。

案例分析

患者,男,12 岁,晚餐曾吃海虾等食物,次日晨开始畏寒、发热,出现腹泻,初为水样便,继为黏液脓血便,已排泄 8~10 次,且每次腹泻前均有腹痛。病程中呕吐 2 次,现体温 39.4℃.粪便镜检脓细胞:+++,红细胞:++。

问题:1. 该病例最可能诊断为什么疾病? 2.思考夏秋季节如何预防肠道传染病?

内毒素是引起发热、毒血症、休克等全身反应的重要因素,志贺菌都能产生;志贺毒素(ST)是外毒素,以 A 群菌产生最强,有肠毒性、神经毒性和细胞毒,可导致相应的临床表现。

痢疾杆菌在外界环境中的生存力较强,在瓜果、蔬菜以及污染物上可存活 10~20 d。对理化因素敏感,如加热 60 ℃ 10 min、100 ℃ 2 min 或日光照射 30 min 即可灭活,对常用的苯扎溴铵、过氧乙酸等消毒剂亦敏感。

二、流行病学

(一)传染源

急、慢性菌痢患者和带菌者均是本病的传染源。非典型患者、慢性患者及带菌者由于症状不典型而易误诊或漏诊，在流行病学中具有重要意义。

(二)传播途径

主要经过粪-口途径传播。志贺菌随患者粪便排出，污染手、食物、水或生活用品，经消化道感染。苍蝇具有粪食兼食习性，可污染食物引起传播。

(三)易感人群

人群普遍易感，病后可获得一定的免疫力，但因持续时间较短，且不同菌群、型之间无交叉免疫，故易反复感染。

(四)流行特征

菌痢终年散发，但常于夏秋季引起流行，尤其是医疗条件差且水源不安全的地区。一般5月份发病率开始上升，8～9月份达高峰，10月份以后渐减少。夏秋季多发可能与苍蝇密度高、降雨量多及进食生冷食品增多有关。

三、发病机制及病理变化

(一)发病机制

痢疾杆菌经口进入人体后能否引起发病，取决于细菌的数量、致病能力及人体的免疫功能。致病力强的志贺菌少量进入人体即可引起发病。一般情况下，痢疾杆菌进入消化道后，大部分被胃酸杀死，少量细菌进入下消化道，但因肠道正常菌群的拮抗作用或肠道分泌型IgA阻断作用，细菌无法吸附于肠黏膜而无法致病。但若如人体因胃酸缺乏、暴饮暴食等因素导致抵抗力低下

> **小贴士**
> 10～100个痢疾杆菌就可致病。

时，痢疾杆菌借助菌毛的黏附侵入结肠黏膜上皮细胞，并经基底膜进入固有层繁殖、释放毒素，则引起炎症反应和小血管循环障碍，导致肠黏膜出现炎症、坏死及溃疡，临床则表现为腹痛、腹泻及黏液脓血便，直肠括约肌受到刺激引起里急后重。

中毒型菌痢以儿童多见，发病机制可能与内毒素的作用及患者特异性体质有关。痢疾杆菌菌体裂解释放的内毒素入血后，不但可引起发热和毒血症状，还可直接作用于肾上腺髓质、刺激交感神经和单核-巨噬细胞系统释放儿茶酚胺等各种血管活性物质，引起急性微循环障碍，导致感染性休克、DIC以及重要脏器功能衰竭，临床表现为中毒型菌痢(休克型及脑型)。

(二)病理变化

菌痢的病变主要累及乙状结肠和直肠，重者可累及整个结肠，甚至回肠下段。急性菌痢肠黏膜基本病变为弥漫性纤维蛋白渗出性炎症。病变通常局限于固有层，肠穿孔少见。慢性菌痢可有肠黏膜水肿和肠壁增厚，肠黏膜溃疡，不断修复可导致瘢痕与息肉形成，少数引起肠腔狭窄。中毒型菌痢肠道病变轻微，突出病变为大脑、脑干弥漫性充血、水肿及神经细

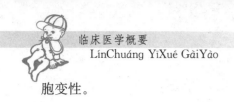
胞变性。

四、临床表现

潜伏期一般 1～4 d(数小时～7 d)。

(一)急性菌痢

1.普通型

起病急,高热可伴寒战、头痛、乏力、纳差,继之出现腹痛、腹泻及里急后重感,排便每日十余次至数十次,量不多。初为稀便或水样便,1～2 d 后可转为黏液脓血便。左下腹有压痛,肠鸣音亢进。一般病程为 1 w 左右,少数可转为慢性。

2.轻 型

全身毒血症状轻微,可有低热或无发热。腹泻每日数次,稀便有黏液但无脓血。腹痛轻,里急后重感不明显,左下腹可有压痛。易误诊为肠炎,大便培养有志贺菌生长可确诊。几天后可自愈,少数可转为慢性。

3.中毒型

2～7 岁体质较好的儿童多见,成人偶有发生。起病急骤,病情凶险,突起畏寒、高热,体温在 40 ℃以上或体温不升,全身中毒症状严重,精神萎靡、面色青灰、四肢厥冷、烦躁不安、可有反复惊厥、嗜睡、昏迷等,迅速发生循环衰竭和呼吸衰竭。临床上以全身严重毒血症、休克和(或)中毒性脑病为主要表现,肠道症状多不明显。①休克型(周围循环衰竭型)较为多见,以感染性休克为主要表现。②脑型(呼吸衰竭型)较为严重,病死率高。中枢神经系统症状为其主要临床表现。因脑血管痉挛引起脑缺氧、脑水肿、颅内压增高甚至脑疝形成,严重者可出现中枢性呼吸衰竭,甚至呼吸停止。③混合型最为凶险,具有以上两型的临床表现,病死率极高。

(二)慢性菌痢

慢性菌痢是指急性菌痢反复发作或迁延不愈超过 2 个月以上者。菌痢慢性化可能与急性期治疗不彻底、机体抵抗力低下或耐药菌株的感染等相关,以慢性迁延型最常见。

1.慢性迁延型

主要表现为长期反复腹痛、腹泻,大便常出现黏液及脓血便,亦有便秘和腹泻交替出现者。长期腹泻者可有营养不良、贫血等表现。

2.急性发作型

有慢性菌痢史,常因进食生冷食物、受凉或劳累等因素诱发后出现急性菌痢表现,但发热等全身毒血症状不明显。

3.慢性隐匿型

有急性菌痢史,近 2 个月以上无明显临床症状,但乙状结肠镜检查有肠黏膜炎症甚至溃疡等病变,大便培养可检出痢疾杆菌。

五、实验室检查

(一)血常规

急性期白细胞总数及中性粒细胞增高。慢性期可有轻度贫血。

(二)粪便检查

1. 大便常规

典型外观多为黏液脓血便而无粪质。镜检可见满视野白细胞(≥15 个/高倍视野)脓细胞、红细胞,查出巨噬细胞有辅助诊断价值。

2. 大便细菌培养

菌痢的确诊依据是检出痢疾杆菌,药物敏感实验有助于抗菌药物的选用。为提高细菌培养阳性率,采集标本应在使用抗菌药物之前取新鲜脓血部分及时、多次送检。

(三)免疫学检查

免疫学方法检测细菌特异性抗原早期、快速,对菌痢的早期诊断有一定帮助。但由于粪便中抗原成分复杂,易出现假阳性。

(四)结肠镜检查

常用于病因不明的慢性腹泻者,可见结肠黏膜轻度充血、水肿,有溃疡、息肉及瘢痕形成,严重者肠腔狭窄。刮取黏液脓性分泌物培养可提高菌痢诊断阳性率。

六、诊断及鉴别诊断

(一)诊　断

综合分析流行病学调查、临床表现及实验室检查进行诊断。急性菌痢有典型发热、腹痛、腹泻、里急后重感及黏液脓血便,而急性者病情迁延不愈,病程超过 2 个月应考虑慢性菌痢。粪便镜检见大量白细胞、脓细胞及红细胞可做出临床诊断,粪便培养检出痢疾杆菌可确诊。考虑中毒型菌痢需进行盐水灌肠或肛拭粪检为临床诊断提供依据。

(二)鉴别诊断

(1)急性菌痢须与急性阿米巴痢疾、其他细菌性肠道感染、细菌性胃肠型食物中毒等进行鉴别,鉴别有赖于粪便中检出不同的病原体或病原菌(表 3-3)。

表 3-3　急性细菌性痢疾与急性阿米巴痢疾的鉴别

鉴别要点	急性细菌性痢疾	急性阿米巴痢疾
病原体	痢疾杆菌	阿米巴原虫
临床特点	腹痛重,有里急后重,多为左下腹压痛	腹痛轻,无里急后重,多为右下腹压痛
粪便性状	黏液脓血便	暗红色果酱样便
病变部位	直肠、乙状结肠为主	主要在盲肠、升结肠

(2)中毒型菌痢须与其他细菌引起的感染性休克、流行性乙型脑炎等中枢神经感染鉴别。其他细菌引起的感染性休克可通过血及大便培养检出不同致病菌帮助鉴别;流行性乙型脑炎起病较缓,脑膜刺激征明显,但循环衰竭少见,脑脊液蛋白及白细胞增高,粪检正常,乙脑特异性 IgM 抗体阳性有诊断价值。

(3)慢性菌痢须与结肠癌及直肠癌、慢性血吸虫病等相鉴别。结肠癌及直肠癌多见于中老年人,常伴进行性消瘦,因反复继发肠道感染出现腹痛、腹泻及脓血便,抗菌治疗后症状可有所缓解,极易误诊为菌痢,行肛门指诊、乙状结肠镜检查及病理活检等有助鉴别。慢性血吸虫病有流行区血吸虫疫水接触史,出现肝脾大,血中嗜酸性粒细胞增多,直肠黏膜活检压片检出虫卵或大便孵化出毛蚴可确诊。

七、治 疗

(一)急性菌痢

1.一般治疗和对症治疗

卧床休息,消化道隔离。饮食以流质为主,忌食生冷、油腻及刺激性食物。有脱水和电解质丢失均可根据病情给予口服或静脉补液,以维持水、电解质及酸碱平衡。高热以物理降温为主,必要时适当使用退热药;腹痛剧烈者可用阿托品等解痉止痛;毒血症状严重者可给予小剂量肾上腺糖皮质激素。

2.病原治疗

痢疾杆菌的耐药情况日趋严重,目前须根据所在地区当前细菌耐药情况选用有效抗菌药物。

(1)喹诺酮类 为首选药物。口服吸收好,毒副作用小,耐药菌株相对较少。常用药物为诺氟沙星,成人每次口服 0.2～0.3 g,3～4 次/d;环丙沙星、左氧氟沙星、加替沙星等亦可酌情选用,不能口服或病情严重时尚可静脉滴注。动物试验示本类药可影响骨骼发育,故认为儿童、孕妇及哺乳期妇女不宜使用。

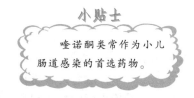

小贴士

喹诺酮类常作为小儿肠道感染的首选药物。

(2)头孢菌素类 尤其第三代头孢菌素常被选用,可用于任何年龄组。

(二)中毒型菌痢

因病情凶险、应采取对症治疗为主的综合抢救措施。

1.病原治疗

尽早选用强有力的杀菌药物静脉给药,必要时可联合用药。具体药物选择同急性菌痢。

2.对症治疗

(1)降温止惊 高热可致惊厥而加重脑缺氧及脑水肿,故应积极物理降温,必要给予退热药,将体温控制在 38.5 ℃以下;高热伴烦躁、惊厥者可给予亚冬眠疗法,氯丙嗪和异丙嗪各1～2 mg/kg 肌内注射;反复惊厥者可予地西泮、苯巴比妥钠肌内注射或水合氯醛液灌肠。

(2)休克型的治疗 ①扩容及纠酸:快速给予葡萄糖盐水、5％碳酸氢钠及右旋糖酐 40 等液体,补液量及成分视脱水情况而定,休克好转后继续静脉输液维持;②解痉、改善微循环障碍:常用抗胆碱类药物山莨菪碱,如效果不好可改用酚妥拉明、多巴胺或间羟胺(阿拉明)等,以维持重要脏器的血流灌注;③保护重要器官功能:有心力衰竭者可给予毛花苷丙(西地兰);④其他:短期使用肾上腺糖皮质激素有利于缓解毒血症状、有 DIC 早期表现者可予肝素抗凝治疗。

(3)脑型的治疗 予以头部降温及 20％甘露醇脱水以减轻脑水肿;血管活性药物应用以改善脑部微循环;防治呼吸衰竭须保持呼吸道通畅、吸氧,出现呼吸衰竭可使用呼吸兴奋剂山梗菜碱(洛贝林)等,必要时可行气管切开及应用人工呼吸器辅助呼吸。

（三）慢性菌痢

慢性菌痢病因复杂，可采用全身和局部相结合的治疗原则。

1. 一般治疗和对症治疗

生活要有规律，进食容易消化吸收的饮食，忌食生冷、油腻及刺激性食物，积极治疗并存的慢性消化道疾病及肠道寄生虫病。肠道功能紊乱者可适当应用镇静或解痉药物，长期使用抗菌药物所致肠道菌群失调可致慢性腹泻，予以微生态制剂如双歧杆菌或乳酸杆菌制剂进行纠正。

2. 病原治疗

通常根据病原菌药敏结果选用有效抗菌药物，宜联用两种不同类型的药物，疗程适当延长，必要时予多个疗程。亦可予药物保留灌肠疗法，10～14 d 为一疗程，灌肠液中添加小剂量肾上腺糖皮质激素可提高疗效。

八、健康教育

（1）广泛宣传菌痢的传播方式，让群众了解并采用以切断传播途径为主的综合预防措施。搞好个人及环境卫生，加强饮食、饮水及粪便的管理，灭蝇、灭蟑螂等以切断传播途径（"三管一灭"）。

（2）急性、慢性患者均应隔离治疗至症状消失后一周或两次粪便培养阴性。对饮食行业、水源管理、托幼机构保教人员等重点人群定期进行访视管理，发现带菌者立即调离原工作岗位并予彻底治疗，直至大便培养阴性。

（3）目前，尚无获准生产的有效预防菌痢的疫苗。我国主要采用口服活菌苗，如含福氏和宋内志贺菌"依链"株的 FS 双价活疫苗，对同型志贺菌保护率分别为 61％和 82％，免疫力可维持 6～12 个月。

第十节　霍　乱

霍乱是由霍乱弧菌所致的烈性肠道传染病，发病急，传播快，属国际检疫传染病，曾引起世界性大流行。夏秋节流行，经污染的水和食物传播。我国《传染病防治法》将其列为甲类。大多数临床病例仅表现为轻度腹泻，少数重者可出现剧烈泻吐，排大量米泔样粪便，严重者出现脱水、肌肉痉挛及周围循环衰竭等。

一、病原学

霍乱弧菌呈弧形或逗点状，革兰染色阴性，一般长 $1.5\sim3.0\ \mu m$，宽 $0.3\sim0.4\ \mu m$。菌体末端有一根鞭毛，运动能力强。霍乱弧

案例分析

患者，男，7 岁，因急性腹泻 2 h，于 7 月 10 日入院，患者 2 h 前开始急性腹泻，共 10 余次，先为黄色水样，随即转为米泔水样，无腹痛及里急后重。查体：血压 70/60 mmHg，脉搏 120 次/min，大便常规：镜检(-)，悬滴见穿梭运动的弧菌，粪便直接涂片检查见鱼群状排列的细菌。

问题：1. 最可能的诊断是什么？诊断依据有哪些？　2. 如何正确治疗霍乱患者并能够做好霍乱的预防和卫生宣教工作？

菌在碱性环境下生长繁殖更快，一般采用 pH 8.4～8.6 的 1‰碱性蛋白胨水培养。霍乱弧菌具有耐热的菌体(O)抗原和不耐热的鞭毛(H)抗原。霍乱弧菌产生的外毒素即霍乱肠毒素。

WHO 腹泻控制中心根据霍乱弧菌的 O 抗原特异性不同将其分为 O_1 群、非 O_1 群和不典型 O_1 群三类。O_1 群是霍乱的主要致病菌，分为古典生物型和埃尔托生物型两个生物型；非 O_1 群中 O_{139} 霍乱弧菌含有与 O_1 群相同的毒素基因，能引起流行性腹泻，WHO 确定 O_{139} 群霍乱弧菌引起的腹泻与 O_1 群引起的腹泻同样对待。

小贴士

霍乱弧菌是霍乱剧烈腹泻的主要致病因素。

霍乱弧菌在自然环境中抵抗力强，一般在河、海和井水中，埃尔托生物型可存活 1～3 w，若黏附于藻类或甲壳类动物中，存活期还可延长。霍乱弧菌对热、干燥、酸及一般消毒剂均敏感，水体及粪便消毒常用含氯消毒剂如漂白粉。

二、流行病学

从 1817 年迄今两个多世纪曾有过七次霍乱大流行。目前认为，前六次大流行与古典生物型有关，始于 1961 年的第七次霍乱大流行则以埃尔托生物型为主。1992 年在印度、孟加拉等地发生霍乱的暴发流行，由非 O_1 群中 O_{139} 血清型所致，并逐渐波及周边国家和地区。

(一)传染源

患者和带菌者是霍乱的主要传染源。轻型患者和隐性感染者易被忽视成为重要的传染源。患者在发病期间，可连续排菌 5 d，亦有长达 2 w 者，每毫升粪便含菌为 10^7～10^9 个，传染性强，污染面广泛。带菌者又分为潜伏期、恢复期、慢性带菌及健康带菌等，均具传染性造成传播。

(二)传播途径

本病主要经粪-口途径传播，经水传播作用最为重要，日常生活接触和苍蝇也可传播。水产品中尤以甲壳或贝壳类生物传播作用更大。

(三)易感人群

人群对霍乱弧菌普遍易感，隐性感染多见。病后可获得一定的免疫力，但维持时间短，有再次感染的可能。

(四)流行特征

霍乱在热带地区全年均可发病，在我国以夏秋季为流行季节，7～10 月为高峰期，沿江、沿海为主的地理分布特点。

三、发病机制及病理变化

(一)发病机制

霍乱弧菌经口进入胃后，是否发病主要取决于食入弧菌的量和机体的免疫力。正常情况下少数细菌可被胃酸杀死，但因胃酸分泌减少、胃酸被高度稀释或入侵弧菌数量很多时，未被杀死的弧菌进入小肠。黏附于小肠上皮细胞表面并大量繁殖，产生霍乱肠毒素。霍乱肠毒素是引起本病的主要原因。肠毒素借助其结合亚单位(B 亚单位)与小肠上皮细胞膜的受体神经节苷脂(GM)结合,然后具有酶活性的 A 亚单位进入细胞,激活细胞中的腺苷酸环化酶(AC),使三磷酸腺苷(ATP)转变成环磷酸腺苷(cAMP)。细胞内环磷酸腺苷浓度增高,使小肠黏膜上皮细胞分泌增加,吸收减少。大量水分和电解质积聚于肠腔,导致剧烈的水样腹泻。肠毒素还能使肠黏膜杯状细胞分泌黏液增多,此外,腹泻导致失水使胆汁分泌减少,故大便可呈米泔水样。弧菌裂解后释放的内毒素及其他代谢产物可能在本病的发病中也起一定的作用。

(二)病理改变

霍乱病理改变主要为严重脱水现象,脏器实质性损害不严重。尸体出现迅速僵硬,皮肤苍白、干燥;手指皱缩,皮下组织及肌肉极度干瘪;胃肠道的浆膜层干燥,色深红;肠道内充满米泔水样液体,偶见血水样物,肠黏膜发炎松弛,主要在十二指肠、空肠及回肠,但无溃疡形成;胆囊内充满黏稠胆汁;心、肝、脾等脏器缩小;肾小球及间质的毛细血管扩张,肾小管上皮有浊肿、变性坏死。

四、临床表现

潜伏期一般为 1~3 d(数小时~7 d)。多为突然起病,古典生物型和 O_{139} 型症状较重;埃尔托生物型常为轻型,隐性感染较多。

(一)典型霍乱

1. 泻吐期

起病突然,腹泻是发病的第一个症状,特点是无发热及里急后重感,多数无腹痛。大便每日数次至数十次或更多,重型患者可排便失禁。大便性状初为稀便,后即为黄水样或米泔水样便,有肠道出血者排洗肉水样便,不含粪质。呕吐一般发生在腹泻后,多呈喷射状,呕吐物初为胃内食物,继为水样,与大便性质相仿。一般无发热,少数有低热。此期持续数小时至 2 d。

2. 脱水虚脱期

频繁泻吐可致患者迅速出现脱水、电解质紊乱及代谢性酸中毒,严重者循环衰竭。此期一般为数小时至 3 d。

轻度脱水可见皮肤黏膜干燥,眼窝稍凹陷;中重度脱水患者可烦躁不安、声音嘶哑、口渴、唇干皮皱无弹性、眼球下陷、舟状腹、手足螺纹皱瘪,酷似洗衣工手。脱水严重者,血容量显著下降导致循环衰竭,患者极度无力、血压下降、尿量减少或无尿。由于泻吐使电解质丧失,肌肉兴奋性改变,引起肌痉挛。低钠可致腹直肌及腓肠肌痉挛;低钾可致肌张力减弱、肠鸣音减弱、心律紊乱、腱反射减弱或消失。因大量丧失碳酸氢根离子而产生代谢性酸中毒,呼吸增快,严重者可出现意识障碍。

3. 反应期及恢复期

脱水纠正后,症状逐渐消失,生命体征恢复正常。少数患者出现反应性低热,以儿童为多,可能与循环改善后肠毒素吸收增加有关。此期病程平均 3~7d。

(二)临床分型

根据脱水程度、血压、脉搏及尿量等,霍乱临床上可分为轻、中、重三型。此外,尚有极罕见的"暴发型霍乱",起病急骤,以休克为首发症状,患者尚未出现泻吐症状即进入循环衰竭

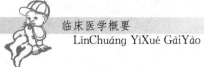

而死亡,又称"干性霍乱"。

(三)并发症

严重休克患者可并发急性肾衰竭、急性肺水肿及低钾综合征等。

五、实验室检查

(一)一般检查

脱水可致血液浓缩,血常规检查可见红细胞计数和白细胞计数均升高;生化检查示血清钾、钠、氯及二氧化碳结合力降低,尿素氮增加;尿常规检查可见蛋白、红细胞、白细胞及管型,尿相对密度在1.010～1.025之间;大便常规可见黏液及少许红、白细胞。

(二)细菌学检查

应在使用抗生素之前,采集粪便或呕吐物检测,以做出明确诊断。

1.涂片染色和悬滴标本镜检

在染色涂片中如发现有平行排列,呈鱼群状的革兰阴性弧菌;在悬滴标本观察呈穿梭状或流星样的运动,可作初步诊断的参考。

2.动力试验和制动试验

涂片染色或悬滴标本镜检见运动活泼且穿梭状的弧菌即为动力试验阳性。在悬滴标本中滴加霍乱弧菌多价血清后,细菌运动迅速减弱或停止,即制动试验阳性。

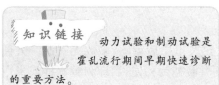

知识链接 动力试验和制动试验是霍乱流行期间早期快速诊断的重要方法。

3.培养和分离

1‰碱性蛋白胨水增菌培养6～8 h后在培养液的表面形成菌膜,取菌膜再作涂片染色或悬滴标本检查,有助于快速诊断。取菌膜做碱性琼脂平皿分离培养,典型菌落再进行涂片染色和动力检查,结合玻片凝集试验及糖生化反应等,可做出病原诊断。

(三)血清学检查

霍乱弧菌感染后能产生抗菌抗体和抗毒素抗体,主要用于流行病学的追溯诊断及培养阴性的疑似患者的诊断。抗凝集素抗体双份血清滴度升高4倍以上有诊断意义。

六、诊断及鉴别诊断

(一)诊　断

综合分析流行病学、临床表现和实验室检查进行诊断。在霍乱流行季节、地区,凡腹泻病例均应进行粪便检查以排除霍乱。疑似霍乱应先按霍乱处理。

1.疑似诊断

符合以下之一者:①典型症状但病原学检查未明确者;②流行期间有明显接触史并出现泻吐症状,但不能以其他原因解释者。疑似病例应按霍乱报告、隔离、消毒,每日做粪便培养三次阴性且血清学检查两次阴性后,方可否定诊断并作更正报告。

2.确定诊断

符合以下之一者:①有泻吐症状,粪便培养霍乱弧菌阳性;②流行区人群有典型症状,但粪便培养阴性,但血清凝集抗体效价呈 4 倍或 4 倍以上增长;③有密切接触史者,无症状但粪便培养阳性,粪检前后 5 日内曾有腹泻表现。

(二)鉴别诊断

应与食物中毒性肠炎、急性细菌性痢疾、病毒性肠炎等鉴别。食物中毒性肠炎多见细菌性食物中毒,如沙门菌、副溶血性弧菌等引起的胃肠炎。有食用不洁食物或化学品接触史,往往集体发病。细菌性食物中毒有先吐后泻,剧烈腹痛,粪便呈黄水样;可有发热,但无米泔水样粪便及肌肉痉挛。通过呕吐物及粪便培养可获得致病菌。急性细菌性痢疾表现为发热、腹痛、里急后重感、黏液脓血便,培养可获痢疾杆菌。病毒性肠炎主要靠病原学和免疫学鉴别。

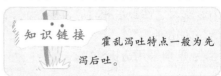

知识链接 霍乱泻吐特点一般为先泻后吐。

七、治 疗

治疗原则为严密隔离、及时补液、抗菌相辅和对症治疗。治疗关键是及时补充足量液体,纠正脱水、酸中毒及电解质平衡。

(一)严密隔离

患者应按甲类传染病进行严密隔离和上报。确诊患者和疑似患者应分开隔离,患者排泄物要彻底消毒。患者隔离至症状消失后 6 d,隔日粪便培养一次,连续三次粪便培养阴性方可解除隔离。

(二)补液疗法

补液原则为:早期、迅速、足量,先盐后糖,先快后慢,纠酸补钙,见尿补钾。老人、婴幼儿及心肺功能不全的患者补液不可过快,应边补液边观察治疗反应。

1.静脉补液

适于中、重度脱水和少数不能口服补液的轻度脱水患者。静脉补液的种类有 541 溶液、腹泻治疗液和林格乳酸钠溶液等。补液量根据失水程度决定。最初 24 h,轻度脱水者补液为 3 000～4 000 ml,儿童 120～150 ml/kg,含钠液量为 60～80 ml/kg;中度脱水者 4 000～8 000 ml,儿童 150～200 ml/kg,含钠液量 80～100 ml/kg;重度脱水者 8 000～12 000 ml,儿童 200～250 ml/kg,含钠液量 100～120 ml/kg。中度以上患者最初 2 h 内应快速输入 2 000～4 000 ml 液体,根据情况改善,逐步减慢输液速度。脱水纠正且有排尿时应注意补充氯化钾。

知识链接 541 溶液(每升含氯化钠 5 g,碳酸氢钠 4 g 和氯化钾 1 g)最常用,其浓度与患者丧失电解质浓度相似,另加 50% 葡萄糖 20 ml 以防低血糖。

2.口服补液

轻、中型患者及重型患者经静脉补液情况改善、血压回升、呕吐停止者均可口服补液,可防止补液量过多引起的心肺功能紊乱及医源性低血钾的发生。WHO 推荐的口服补液盐(ORS)配方为葡萄糖 20 g,氯化钠 3.5 g,碳酸氢钠 2.5 g,氯化钾 1.5 g,溶于 1 000 ml 可饮用水内。

(三)抗菌药物治疗

为辅助治疗措施,能减少腹泻量,缩短泻吐期及病程,可迅速从粪便中清除病菌,但不能替代补液措施。常用药物有多西环素、诺氟沙星、环丙沙星、复方磺胺甲基异噁唑等。可选择一种，连服三日。氯丙嗪、黄连素、吲哚美辛(消炎痛)及肾上腺糖皮质激素等具有减轻肠道分泌作用。

(四)对症治疗

重症患者补足血容量后，血压仍较低，可加血管活性药物及肾上腺糖皮质激素。出现心力衰竭及急性肺水肿时应暂停输液，予以镇静剂、利尿及强心处理。严重低血钾症者应静脉滴注氯化钾。急性肾衰竭者应纠正酸中毒及电解质紊乱，出现高血容量、高血钾或严重酸中毒者，酌情采用透析治疗。

八、健康教育

(1)建立、健全腹泻病门诊及疫情报告制度，腹泻患者进行登记及粪便培养以尽早发现霍乱患者及带菌者，并按规定隔离治疗。对密切接触者严格检疫 5 d，予以预防性服药。

(2)开展有针对性的卫生防病宣传及健康教育工作，大力开展"三管一灭"的群众性卫生运动是预防霍乱的关键，把好"病从口入"关。

(3)霍乱疫苗接种可用来保护地方性流行区的高危人群。随着霍乱弧菌发病机制的深入研究和对人群免疫反应的分析，逐渐认识到肠道黏膜免疫在霍乱免疫保护中起主要作用，霍乱疫苗开始转向研制口服霍乱疫苗的发展方向。

第十一节　流行性脑脊髓膜炎

流行性脑脊髓膜炎，是由脑膜炎球菌经呼吸道传播而引起的一种急性化脓性脑膜炎。突起高热，剧烈头痛，频繁呕吐，皮肤黏膜瘀点、瘀斑及脑膜刺激征为其主要临床特征。脑脊液呈化脓性改变。暴发型病例可迅速致死。

一、病原学

脑膜炎球菌属奈瑟菌属，革兰染色阴性双球菌，呈肾形或卵圆形，多成双排列。为专性需氧菌，仅存在于人体，可从患者及带菌者鼻咽部、血液、脑脊液及皮肤瘀点中检出。细菌裂解释放的内毒素是致病的重要因素。本菌可产生自溶酶，体外极易自溶，对干燥、热、寒冷及一般消毒剂均敏感，低于 30 ℃或高于 50 ℃的温度时细菌即可死亡，故标本采集后须保温并立即送检。

脑膜炎球菌根据荚膜多糖抗原不同分为 A、B、C、D、29E、H、I、K、L、W135、X、Y、Z 13 个血清群，其中 A、B、C 三群占 90% 以上。我国近 30 年来一直以 A 群为主，但 2005 年春，我国出现了局部流行 C 群流脑的疫情。

案例分析

患者，男，4 岁，因发热、头痛、皮疹 12 h，频繁抽搐、昏迷 2 h 就诊。体检见全身广泛瘀点瘀斑，两下肢融合成大片的紫癜，血压测不出。瞳孔右侧扩大，对光反射消失。巴氏症左侧阳性。

问题：1.最可能的诊断是什么？诊断依据有哪些？2.应与哪些疾病鉴别？

二、流行病学

(一)传染源

流脑患者带菌者是本病的传染源。因本病隐性感染率,流行期间带菌50%以上,故带菌者作为传染源的意义更重要。我国流脑流行期间A群带菌率高,而非流行期间带菌以B群为多。

(二)传播途径

主要经飞沫传播。间接传播因本菌体外生活力极弱而发生极少,但密切接触如怀抱、同睡、哺乳、接吻等对2岁以下婴幼儿的发病有意义。

(三)易感人群

人群普遍易感,6个月至2岁的婴幼儿发病率最高。人感染后产生免疫力持久,各群间虽有交叉免疫,但不持久。

(四)流行特征

本病遍及全球,冬春季多发,多发于11月至次年5月,3、4月份为高峰。人体感染后可产生特异性抗体。易感者累积可使本病可呈周期性流行,一般3~5年一次小流行,7~10年一次大流行。预防接种可打破周期流行。

三、发病机制及病理变化

(一)发病机制

脑膜炎球菌从鼻咽部侵入人体,是否发病及病情的轻重取决于细菌的毒力和人体的免疫力。机体免疫力正常,细菌可被杀灭;免疫力较弱,细菌在鼻咽部繁殖而成为无症状带菌者,或仅表现为上呼吸道炎症;少数情况下,细菌毒力较强而免疫力低下,细菌则从鼻咽部进入血形成短暂菌血症,出现轻微症状如皮肤出血点而自愈,仅少数人发展为败血症;细菌尚可通过血脑屏障侵犯脑脊髓膜,形成化脓性脑膜炎,出现颅内压升高,出现惊厥、昏迷等症状。严重脑水肿时脑组织可向枕骨大孔和小脑幕裂孔突出,形成脑疝可迅速致死。其他脏器则偶发迁徙性化脓病灶如心包炎、心内膜炎、肺炎等。

细菌释放的内毒素是本病致病的重要因素。内毒素使全身小血管痉挛,内皮细胞损伤,以致内脏广泛出血及有效循环血容量减少,出现感染性休克和微循环障碍,继而引起DIC、多器官功能衰竭等。目前认为暴发型流脑休克型的发病机制主要因内毒素所致的急性微循环障碍,脑膜脑炎型的发病机制则主要因脑部微循环障碍所致。

(二)病理变化

败血症期主要病变是血管内皮损害,表现为血管壁炎症、坏死、血栓形成,血管周围及皮肤黏膜局灶性出血;脑膜炎期主要病变在软脑膜和蛛网膜,表现为血管充血、出血、炎症、水肿及大量纤维蛋白、血浆及中性粒细胞外渗,引起颅内高压和脑脊液混浊;暴发型脑膜脑炎病变主要在脑实质,脑组织出现坏死、充血、出血及水肿,颅内压显著升高,严重者发生脑疝。

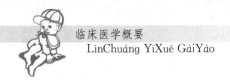

四、临床表现

(一)普通型

最常见,90%以上,潜伏期一般为 2～3 d,最短 1 d,最长 7 d。根据病程发展分为 4 期:

1. 前驱期(上呼吸道感染期)

此期 1～2 d,主要表现为低热、咽痛、咳嗽等上呼吸道感染症状,易被忽视。

2. 败血症期

多数起病后迅速出现此期表现,如突发高热寒战、头痛、呕吐、全身肌肉酸痛、食欲减退及精神萎靡等毒血症症状。幼儿则表现哭闹、皮肤感觉过敏而拒抱、惊厥等。70%以上患者可出现皮肤黏膜瘀点、瘀斑。此期病例多于 1～2 d 后进入脑膜炎期。

> **知识链接**
>
> 直径 1～20 mm,色泽鲜红,渐为暗红色,严重者瘀点、瘀斑迅速扩大、融合,中央可因血栓形成而缺血坏死,肉眼见紫黑色或出现大疱。

3. 脑膜炎期

此期常除败血症表现外,出现颅内压增高及脑实质受累表现,如持续高热、剧烈头痛、频繁喷射状呕吐、脑膜刺激征阳性,重者出现谵妄、神志障碍及抽搐。婴幼儿则因中枢神经系统发育不成熟及颅骨缝、囟门未闭合而临床表现不典型。此期通常于 2～5 d 后进入恢复期。

4. 恢复期

体温渐降至正常,皮肤瘀点、瘀斑吸收,神经系统检查恢复正常,约 10%患者口唇及口周出现单纯疱疹。一般在 1～3 w 内痊愈。

(二)暴发型

少数患者起病急骤,病情凶险,不及时抢救可在 24 h 内死亡。

1. 休克型

广泛的皮肤黏膜出血和感染性休克是本型的主要特征。毒血症状严重,短时间内皮肤黏膜瘀点、瘀斑迅速扩大融合。循环衰竭表现为面色苍白、四肢厥冷、皮肤花斑、脉搏细速、血压下降甚至测不出。

2. 脑膜脑炎型

主要以脑实质严重损害为特征。意识障碍加深并迅速进入昏迷,频繁惊厥,严重者可发生脑疝而致呼吸衰竭死亡。常见的枕骨大孔疝,少数为天幕裂孔疝。

3. 混合型

最凶险。先后或同时出现上述两型的临床表现,病死率极高。

(三)轻　型

多见于流脑流行后期。病变轻微,部分有低热、轻度头痛、咽痛等上呼吸道症状,大多数可不治自愈,皮肤可有少数细小出血点,常无脑膜刺激征等神经系统症状体征。脑脊液一般无明显变化,但咽拭子培养可阳性。

慢性败血症型罕见。以间歇性发热、皮疹及关节疼痛为主要表现,血培养可阳性。

五、实验室检查

（一）血常规

白细胞总数明显升高，多在$(10\sim20)\times10^9$/L，中性粒细胞明显升高。并发 DIC 者血小板明显减少。

（二）脑脊液

确诊的重要方法。诊断明确者可不必做腰椎穿刺术（简称腰穿），因腰穿后易并发脑疝，对不能确诊者可行此项检查。颅内压明显增高者应先用甘露醇脱水降颅压后再操作，放液时不宜将针芯全部拔出，以控制脑脊液流出量速度；腰穿后令患者去枕平卧6～8 h 以免诱发脑疝。

典型患者脑脊液外观混浊，压力增高，白细胞数明显升高，在$1\,000\times10^6$/L 以上；蛋白增高明显，糖及氯化物明显降低。如早期脑脊液检查正常，应于12～24 h 后复查，以免漏诊。

（三）细菌学检查

确诊的重要手段，但须注意标本采集后及时送检。

1.涂　片

瘀点、瘀斑处组织液涂片染色或脑脊液沉淀后涂片，阳性率为$60\%\sim70\%$。

2.细菌培养

确诊价值高，但阳性率不高，应在使用抗生素前进行，若阳性应进行分型和药敏试验，培养阴性不能完全否定诊断。

（四）免疫学检查

多对已使用抗生素而细菌学检查阴性者，可协助诊断。包括对流免疫电泳法、乳胶凝集试验等检测患者早期血液和脑脊液中的特异性抗原，有早期诊断意义。

六、诊断及鉴别诊断

（一）确诊依据

综合分析流行病学、临床表现及实验室检查进行诊断。血常规和脑脊液检查对临床诊断有重要帮助，病原学检查及特异性抗原检查有助于本病的早期诊断，患者血液、脑脊液等体液中分离到脑膜炎球菌为确诊病例。

（二）鉴别诊断

1.与其他细菌引起的化脓性脑膜炎、败血症或感染性休克鉴别

如肺炎球菌、流感嗜血杆菌、金黄色葡萄球菌、铜绿假单胞菌及革兰阴性杆菌感染等。但上述细菌感染的发病均以散发为主，无明显季节性，无皮肤瘀点、瘀斑。确诊有赖于细菌学检查。

2.结核性脑膜炎

多有结核病史或密切接触史，起病缓慢，病程较长，有结核中毒症状，无瘀点、瘀斑，神经系统症状出现晚，脑脊液检查见白细胞数多在500×10^6/L，且以淋巴细胞为主，涂片抗酸染色可检出结核杆菌。

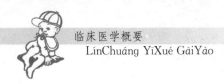

七、治　疗

(一)普通型

1.病原治疗

临床上一旦高度怀疑流脑,应在 30 min 内即给予抗菌治疗。早期、足量应用敏感并能透过血脑屏障的抗菌药物,治疗效果好。常选用以下抗菌药物:

> **知识链接**　青霉素虽透过血脑屏障但浓度低,脑膜炎时也仅为血中的 10%~30%,但加大剂量可在脑脊液中达到有效治疗浓度。

(1)青霉素对脑膜炎球菌高度敏感。用法为皮试阴性后成人 20 万 U/(kg·d),儿童 20 万~40 万 U/(kg·d),分次静脉滴注,疗程 5~7 d。注意本药不能鞘内给药。

(2)头孢菌素尤其第三代头孢菌素对脑膜炎球菌抗菌活性强,毒性低,易透过血脑屏障。头孢噻肟,成人 2 g,儿童 50 mg/kg,每 6 h 静脉滴注 1 次;头孢曲松,成人 2 g,儿童 50~100 mg/kg,每 12 h 静脉滴注 1 次。疗程一般 7 d。

(3)氯霉素较易透过血脑屏障,脑脊液浓度为血浓度的 30%~50%,用于不能使用青霉素或病原不明患者。但因对骨髓造血功能有抑制作用,故不作为首选。

2.一般治疗和对症治疗

早期诊断,就地住院隔离治疗。绝对卧床休息,给予营养易消化的流质、半流质食物。密切观察,及时补液,保证足够液体量及电解质的补充。高热时行物理或药物降温;颅内压升高者予 20%甘露醇 1~2 g/kg 及时脱水降颅压,每 4~6 h 一次,静脉快速滴注,但须注意对肾脏的损害。

(二)暴发型

1.休克型

(1)抗菌治疗　尽早使用有效药物,以青霉素为主,可联合用药。

(2)迅速纠正休克　先补充血容量及纠正酸中毒,休克仍无改善者应选用血管活性药物。山莨菪碱首选,无效时可用多巴胺。

(3)肾上腺糖皮质激素　适用于毒血症状重的患者,地塞米松,成人每日 10~20 mg,儿童 0.2~0.5 mg/kg,疗程一般不超过 3 d。

(4)抗 DIC 治疗　皮肤瘀点、瘀斑不断增加且融合成片,伴血小板明显减少者,及早应用肝素抗凝治疗。高凝状态纠正后,应用 Vit K、输入新鲜血液、血浆以补充被消耗的凝血因子。

(5)保护重要脏器功能　注意心、肝、脑、肾等重要脏器,如心率明显增快时用强心剂。

2.脑膜脑炎型

治疗的关键是减轻脑水肿,防止脑疝及呼吸衰竭。

(1)抗菌治疗　同休克型治疗。

(2)减轻脑水肿、防止脑疝　使用 20%甘露醇,如症状严重者交替加用 50%葡萄糖静脉推注,但注意补充电解质。

(3)防治呼吸衰竭　保持呼吸道通畅并吸氧,积极治疗脑水肿,山梗菜碱、二甲弗林(回

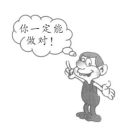

苏灵)等呼吸兴奋剂使用,必要时尽早行气管插管,使用呼吸机治疗。

八、健康教育

(1)开展预防流脑的宣传教育,尽量避免到人多拥挤的公共场所,不要携带婴儿到公共场所,保持室内通风可预防传播。

(2)冬春季高热、头痛、呕吐及皮肤瘀点、瘀斑者应及早到医院就诊,一旦发现就地隔离,隔离至症状消失后不少于 7 d,密切接触者须医学观察 7 d 并进行预防性服药。

(3)脑膜炎球菌 A 群多糖菌苗预防接种,保护率在 90％以上,但应注意与流行株的匹配,近年出现的 C 群局部流行可以用 A 群＋C 群结合菌苗。药物预防可选用磺胺类药物、头孢曲松及氧氟沙星等。

复习思考题

一、名词解释

1.病原携带状态　2.隐性感染　3.潜伏期　4.前驱期　5.传染源
6.AIDS　7.麻疹黏膜斑　8.带状疱疹　9.显性感染

二、单项选择题

1.下列五种感染过程中最常见的是(　　)
　　A.病原体被清除　　B.隐性感染　　　　C.显性感染　　　　D.病原携带状态
　　E.潜伏性感染

2.构成传染病流行过程的三个基本条件是(　　)
　　A.微生物,宿主,媒介　　　　　　　　B.传染源,传播途径,易感人群
　　C.病原体,环境,宿主　　　　　　　　D.病原体数量,致病力,定位
　　E.病原体,人体,他们所处的环境

3.确定传染病隔离期限的主要依据是(　　)
　　A.传染期　　　　B.前驱期　　　　　C.症状明显期　　　D.潜伏期
　　E.接触期

4.下列发疹性传染病按皮疹出现先后次序排列,依次为(　　)
　　A.猩红热、天花、水痘、麻疹、斑疹伤寒、伤寒
　　B.猩红热、风疹、水痘、麻疹、斑疹伤寒、伤寒
　　C.天花、水痘、猩红热、麻疹、斑疹伤寒、伤寒
　　D.水痘、天花、猩红热、麻疹、斑疹伤寒、伤寒
　　E.水痘、猩红热、天花、麻疹、斑疹伤寒、伤寒

5.确诊传染病最重要的实验室检查为(　　)
　　A.血常规　　　　B.血液生化检查　　C.病原体检查　　D.尿常规检查
　　E.内镜检查

6.甲类传染病的法定传染病报告时间,在城市不应超过(　　)

A. 2 h B. 6 h C. 10 h D. 12 h E. 24 h

7. 乙型肝炎患者体内是否存在 HBV 复制,可测(　　)

　　A. 抗-前 S2 抗体 B. HBsAg C. HBV-DNA D. 抗-HBe

　　E. 抗-HBcIgG

8. 对 HBeAg 阳性母亲所生下的新生儿预防 HBV 感染最有效的措施是(　　)

　　A. 丙种球蛋白 B. 高效价乙肝免疫球蛋白 C. 乙肝疫苗

　　D. 乙肝疫苗＋高效价乙肝免疫球蛋白

　　E. 乙肝疫苗＋丙种球蛋白

9. 一小学三年级 10 d 内有 6 个学生出现食欲不振,乏力,巩膜黄染,ALT 增高,HBsAg (一),最可能的诊断是(　　)

　　A. 急性乙型肝炎 B. 急性丁型肝炎 C. 急性甲型肝炎

　　D. 急性戊型肝炎 E. 急性丙型肝炎

10. 乙脑最主要的传染源是(　　)

　　A. 人 B. 疫水 C. 鼠 D. 蚊子 E. 猪

11. 乙脑与流脑的临床鉴别,最重要的是(　　)

　　A. 意识障碍的出现与程度 B. 生理反射异常及出现病理反射

　　C. 抽搐发作程度 D. 皮肤瘀点及瘀斑

　　E. 颅内压升高程度,呼吸衰竭的出现

12. HIV 不能通过下列哪种途径传播(　　)

　　A. 性接触 B. 输血 C. 母婴 D. 握手

　　E. 共用注射器注射

13. 对艾滋病患者及艾滋病病毒感染者应采取的隔离措施是(　　)

　　A. 肠道隔离 B. 呼吸道隔离 C. 血液/体液隔离 D. 接触隔离

　　E. 虫媒隔离

14. 麻疹患者典型的出疹顺序是(　　)

　　A. 先前额、面、颈、躯干及四肢

　　B. 先耳后发际,渐及前额、面、颈、躯干和四肢,最后到达手掌及足底

　　C. 先胸、腹部,渐及四肢 D. 先四肢后渐及胸、腹部

　　E. 先胸、腹部,渐及面部

15. 关于水痘,下列说法哪项不正确?(　　)

　　A. 水痘是一种传染性非常强的出疹性传染病

　　B. 与带状疱疹为同一病毒感染所致

　　C. 皮肤和黏膜相继出现斑丘疹、水疱疹和结痂

　　D. 上述皮疹常同时存在并呈向心性分布

　　E. 感染水痘后一般无永久免疫力

16. 6 岁患儿,畏寒、发热 3 d 伴头痛、耳痛。体查:体温 39.5 ℃,脉搏 100 次/min,双侧腮腺明显肿大,边界不清,触之有弹性但无波动感,触痛明显。血常规:WBC $6×10^9$/L,N 0.60,L 0.40,最可能的诊断是(　　)

　　A. 化脓性腮腺炎 B. 流行性腮腺炎 C. 过敏性腮腺炎

D. 颈淋巴结炎　　　E. 单纯性腮腺肿大

17. 在我国目前治疗普通型流脑可首选（　　）

A. 青霉素　　　　　B. 氯霉素　　　　　　C. 红霉素　　　　　D. 磺胺嘧啶

E. 氨苄西林（氨苄青霉素）

18. 普通型菌痢患者具特征的性状是（　　）

A. 清水便　　　　　B. 血水便　　　　　　C. 米泔水样便　　　D. 脓血便

E. 暗红色果酱样便

19. 细菌性痢疾的主要病变部位位于（　　）

A. 回肠末端　　　　B. 乙状结肠与直肠　C. 升结肠　　　　　D. 降结肠

E. 累及整个肠道

20. 抢救霍乱患者的关键措施是（　　）

A. 病原治疗　　　　B. 纠正酸中毒　　　　C. 补充液体及维持电解质平衡

D. 肾上腺皮质激素　E. 大剂量抗生素

三、简答题

1. 何谓感染？其主要表现形式有哪些？

2. 新修订的传染病防治法规定哪些疾病可采取甲类传染病预防控制措施？

3. 乙型肝炎病毒血清标志物的临床意义如何？

4. 乙脑极期有哪些临床表现？

5. 试述艾滋病的传播途径？

6. 流行性腮腺炎腮腺肿大的特点及常见的并发症？

7. 简述麻疹的特征性临床表现和诊断要点？

8. 水痘和带状疱疹的关系及各自特征性临床表现是什么？

9. 细菌性痢疾和阿米巴痢疾的鉴别要点是什么？

10. 简述霍乱的临床表现和治疗原则？

11. 流脑各型的临床特征是什么？

12. 试述暴发型流脑的主要治疗方法？

（周卫凤）

第四章 肿 瘤

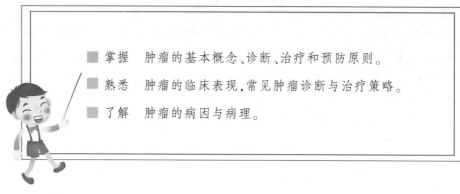

教 学 目 标

■ 掌握 肿瘤的基本概念、诊断、治疗和预防原则。

■ 熟悉 肿瘤的临床表现,常见肿瘤诊断与治疗策略。

■ 了解 肿瘤的病因与病理。

第一节 概 论

案例分析

经常听说有人患肿瘤或癌症。

问题:1.什么是肿瘤?肿瘤有什么危害?2.人为什么会患肿瘤?3.如何诊断和治疗?4.怎样预防肿瘤的发生?

肿瘤是机体中正常细胞在不同的始动与促进因素长期作用下,所产生的增生与异常分化所形成的新生物。新生物一旦形成后,不因病因消除而停止增长。它不受生理调节,而且破坏正常组织与器官。它生长旺盛,常呈持续性生长。特别是恶性肿瘤可转移到其他部位,治疗困难,甚至威胁生命。

随着人类社会的进步、卫生事业的发展,传染病已逐渐得到控制,人类平均寿命延长,人口死因疾病谱发生了改变,恶性肿瘤已成为当今危害人类健康最严重的疾病之一。据世界卫生组织(WHO)《全球癌症报告 2014》报道,2012 年全世界共新增 1 400 万癌症病例并有820 万人死亡。其中,中国新增 307 万癌症患者并造成约 220 万人死亡,分别占全球总量的21.9％和 26.8％。

人类发现肿瘤已有 3 000 年以上历史。20 世纪以来,由于自然科学的发展、基础理论研究与新技术的应用,肿瘤学研究有了长足的进步。尽管恶性肿瘤已成为人类的第 3 位死因,但肿瘤学的进展已使超过 1/3 的恶性肿瘤患者有根治希望。

一、病 因

恶性肿瘤的病因至今尚未完全明了。大多数学者认为是人与环境内外因素交互作用的结果,80％以上的恶性肿瘤与环境因素有关。外界的致癌因素和促癌因素通过内在的遗传易感性、内分泌与免疫缺陷导致体细胞中多基因改变并积累的结果使肿瘤形成。

(一)环境因素

1.化学因素

烷化剂、多环芳香烃类化合物、氨基偶氮类、亚硝胺类、苯、真菌毒素和植物毒素、重金属等。

2.物理因素

电离辐射、紫外线、慢性机械刺激(如石棉纤维、滑石粉)等。

3.生物因素

主要为病毒、细菌、寄生虫和真菌感染。如 EB 病毒与淋巴瘤、鼻咽癌等有关；乙型肝炎病毒和丙型肝炎病毒与肝癌有关；人乳头状瘤病毒则与宫颈癌有关；幽门螺杆菌与胃癌相关；血吸虫病者与大肠癌有关等。

(二)机体因素

1.遗传因素

肿瘤的发生、发展与遗传因素有关已成为共识。癌症有遗传倾向性，即遗传易感性；相当数量的恶性肿瘤患者有家族史，被发现的癌基因已超过 100 个。据统计，有 5%～10% 的癌症患者可测出遗传易感基因。在有遗传史的乳腺癌、卵巢癌、大肠癌等患者中已发现一些"遗传易感基因"。

2.内分泌因素

学者们已经证实一些激素与肿瘤的发生、发展有关。

3.免疫因素

先天性或后天性免疫缺陷者易患恶性肿瘤。如艾滋病患者易患多种肿瘤。

(三)生活习惯

1.吸　烟

烟草燃烧后，可释放出 3 000 多种化学物质，其中主要致癌物多环芳烃、苯并芘、亚硝胺、酚类、放射性氡等有很强的致癌性。不仅肺癌与吸烟有关，口、咽、喉、食管、胃、胰、肝、膀胱、尿道与宫颈等癌症均与吸烟有关。据统计，30% 的癌与吸烟有关。

2.嗜　酒

根据流行病学的调查，过量饮酒可增加一些癌症的发病率和死亡率。而且大多有剂量效应，即饮酒量越多，危险度越高。酒主要含乙醇，乙醇在人体内的代谢产物乙醛，实验证明为致癌物。酒中还可能夹杂的致癌物有：亚硝胺类化合物、真菌毒素、氨基甲酸乙酯、石棉、残留农药等。酒还可能与其他致癌物有协同作用，引起咽喉癌、食管癌、肝癌等。例如酒可能增强乙型肝炎病毒、黄曲霉毒素等导致肝癌的作用。

3.不良饮食习惯

据最新估计，与饮食相关的癌约占 35%。我国人民喜欢吃腌制食品，如咸鱼、咸菜，这些食品均含大量亚硝胺，而亚硝胺与食管癌、胃癌、鼻咽癌等多种癌症密切相关；烧烤食品含有较多的多环芳烃类苯并芘，同样与胃癌、肺癌等的发生有关；烧焦的蛋白质、氨基酸和糖，均有致突变性；高脂肪饮食与结肠癌、乳腺癌、前列腺癌可能有关；食物中纤维素太少可能与结肠癌有关,我国由于生活条件改善以及饮食的部分西方化,结肠癌、乳腺癌、胰腺癌、前列腺癌等已有明显上升趋势;进食过多引起的肥胖,也与很多癌症有关,尤其是乳腺癌、胆囊癌、子宫体癌。

另外,不可忽视心理、社会因素通过影响人体内分泌、免疫功能而诱发肿瘤的可能。

二、病　理

按肿瘤细胞形态的特征和肿瘤对人体器官结构和功能的影响不同,一般分为良性肿瘤和恶性肿瘤两大类。良性肿瘤一般称为"瘤"。恶性肿瘤来自上皮组织者称为"癌",来自间叶组织者称为"肉瘤",胚胎性肿瘤常称母细胞瘤,如神经母细胞瘤、肾母细胞瘤等。但某些恶性肿瘤仍沿用传统名称"瘤"或"病",如恶性淋巴瘤、精原细胞瘤、白血病、霍奇金病等。所有恶性肿瘤习惯称为癌症或癌肿。

小贴士

良性肿瘤一般对机体影响小,易于治疗,疗效好;恶性肿瘤危害较大,治疗措施复杂,疗效还不够理想。良性肿瘤与恶性肿瘤的区别参见《病理学》。

各种肿瘤可以在"瘤""癌"或"肉瘤"之前冠以部位(器官)和/或组织(细胞)的名称,例如肺癌、肝癌、胃癌、背部脂肪瘤等。同一器官或组织可发生不同细胞形态的肿瘤,如肺鳞状细胞癌与肺腺癌、肝胆管细胞癌与肝细胞癌、甲状腺乳头状癌与甲状腺滤泡状腺癌等。根据细胞分化程度,又可分为高分化、中分化、低(未)分化癌。因此,诊断治疗时不仅要确定肿瘤的部位,而且应尽量了解其组织学分类。

另外,少数肿瘤在形态上属于良性,但常浸润性生长,切除后易复发,甚至可发生转移,生物学行为介于良、恶性之间,称为交界性或临界性肿瘤。

恶性肿瘤的发生发展过程包括癌前期病变、原位癌和浸润癌三个阶段。癌前期病变主要表现为上皮明显增生伴不典型增生;原位癌一般指癌细胞仅限于上皮层,未突破基底膜的早期癌;浸润癌是指原位癌突破基底膜向周围组织浸润、发展,破坏周围组织的正常结构。一般情况下,致癌因素作用30~40年发生癌前期病变;又经过10年左右变为原位癌;再历时3~5年发展成浸润癌。

恶性肿瘤可以在黏附分子、降解酶类、瘤细胞运动相应的酶等一系列分子事件作用下发生浸润和转移。原有的肿瘤称原发瘤,新形成的肿瘤称转移瘤或继发瘤。恶性肿瘤转移的方式有以下四种:①直接蔓延:即肿瘤细胞向与原发灶相连续的组织扩散生长,如直肠癌、宫颈癌侵犯骨盆壁。②淋巴道转移:肿瘤细胞侵入淋巴管,循淋巴道累及区域淋巴结,形成转移癌。但也可能以"跳跃式"越过区域淋巴结而转移至"第二、三站"淋巴结。还可以发生皮肤淋巴管转移。③血道转移:癌细胞直接侵入静脉或间接经淋巴道,再进入血液循环。常见转移部位为肺、肝、骨、脑等。④种植性转移:胸、腹腔内器官原发部位肿瘤侵犯浆膜面,当癌细胞脱落后,再黏附于其他处浆膜面上继续生长,形成种植性癌结节。如胃癌侵犯浆膜后,癌细胞掉入盆腔形成种植性转移癌。

三、临床表现

肿瘤的临床表现因其细胞成分、发生部位和发展程度有所不同,可呈现多种多样的临床表现。一般而言,早期肿瘤症状不明显,肿瘤发展后表现就比较显著。

（一）全身表现

良性肿瘤和早期恶性肿瘤患者多无明显全身症状，大多数恶性肿瘤发展到相当程度都有全身性改变。

（1）乏力、消瘦　原因可能是肿瘤生长较快而消耗较多能量，饮食减少，消化吸收不良，疼痛或精神因素妨碍休息。

（2）发热　与肿瘤代谢率增高、肿瘤组织坏死后的分解产物被吸收或并发感染有关，有些发热原因不明。

（3）贫血　可能与肿瘤出血或造血功能障碍有关。

（4）恶病质　为晚期肿瘤全身衰竭表现。

另外，某些肿瘤可因呈现相应的功能亢进或低下而继发全身改变。如肾上腺嗜铬细胞瘤引起高血压、胰岛素瘤的主要表现为低血糖综合征、甲状旁腺瘤所致的骨和肾病变、颅内肿瘤引起颅内压增高和神经系统定位症状等。

> **知识链接**
>
> 恶病质亦称恶液质，是由于全身许多脏器发生障碍所致的一种中毒状态，症状是消瘦、贫血、乏力、皮肤呈污秽黄色。

临床上，患者初发症状可能是上述任何一、二项表现。因此，对病因不明的低热、消瘦、乏力、贫血或反复出现的夜间疼痛等，应充分重视并详细检查。

（二）局部表现

1. 肿　块

为肿瘤细胞不断增殖所形成。常是位于体表或浅在肿瘤的最早症状，也是诊断肿瘤的重要依据。一般而论，良性肿瘤增长较慢，境界清楚，表面光滑，可推移；恶性肿瘤增长较快，表面凹凸不平，不易推移，有些境界不清楚。位于深在或内脏的肿瘤，肿块不易触及，但可出现肿瘤压迫、阻塞或破坏所在器官的相应症状，如纵隔肿块压迫上腔静脉引起回流障碍时，患者出现头、面、颈、上胸壁的肿胀，胸壁及颈部静脉怒张、呼吸急促、发绀等症状。

2. 疼　痛

为恶性肿瘤发展后的常见症状之一，也是促使患者就医的主要原因。肿瘤生长引起所在器官的包膜膨胀紧张；或造成空腔脏器梗阻；或肿瘤晚期浸润胸膜、腹膜、内脏神经丛等均可发生疼痛。开始时多为隐痛、钝痛，常以夜间明显，逐渐加重而疼痛难忍，昼夜不休。阵发性疼痛为肿瘤引起空腔器官梗阻所致；灼痛常为肿瘤并发感染的表现；放射痛可能为神经干受累的缘故，但疼痛部位常无明显触痛。良性肿瘤无疼痛或较少疼痛症状，但肿瘤增大压迫邻近器官组织时也可出现压迫性疼痛症状，须与恶性肿瘤的疼痛加以区别。

3. 溃　疡

为体表或空腔脏器的恶性肿瘤，若生长过快，血供不足而表面组织坏死所形成。恶性溃疡呈火山口状或菜花状，边缘可隆起外翻，基底凹凸不平，有较多坏死组织，易出血，可有恶臭血性分泌物。

4. 出　血

来自溃疡或肿瘤破裂。体表肿瘤出血可直接发现。体内肿瘤少量出血表现为血痰、黏液血便或血性白带等；大量出血表现为咯血、呕血或黑便等。肿瘤一旦发生出血常反复不止。

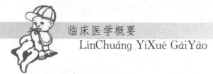

5. 梗　阻

良性和恶性肿瘤都可能影响呼吸道、胃肠道、胆道或泌尿道的通畅性，引起呼吸困难、腹胀、呕吐、黄疸或尿潴留等。由恶性肿瘤引起的梗阻症状加重较快。

6. 转移症状

当肿瘤转移至淋巴结，可出现区域淋巴结肿大；如果发生其他脏器转移，也可有相应表现，如骨转移可有疼痛或触及硬结、甚至发生病理性骨折等。

7. 其　他

如肺癌可引起胸腔积液，胃癌和肝癌可引起腹腔积液，骨肿瘤可引起病理性骨折等。另外，发生于口、鼻、咽、消化道、呼吸道及泌尿生殖器官的肿瘤，一旦肿瘤向腔内溃破或并发感染时，可有血性、黏液血性或腐臭的分泌物由腔道排出。此症状应引起高度重视，收集这些分泌物行细胞学检查可助诊断，并可与常见的急、慢性炎症相鉴别。

四、诊　断

肿瘤的诊断是对有无肿瘤、肿瘤的性质和程度作出的判断。肿瘤的诊断方法与其他疾病的诊断方法相似，病史和体检是最基本、最重要的诊断手段。通过全面、系统的病史询问，详尽细致的体检，必要的实验室检查及针对性特殊检查综合诊断。

（一）病　史

病程、年龄、性别、职业、既往史、居留地、嗜好、家族史和女性患者的婚姻生育情况等都是诊断肿瘤中需要了解的病史。病程的长短常有助于区别肿瘤的性质，良性病程长，恶性病程短。儿童肿瘤以胚胎性肿瘤多见，青少年肿瘤多为肉瘤，癌常发生于中年以后。接触致癌物质的某些职业肿瘤高发。既往的一些慢性疾病，如胃溃疡、结肠息肉、肝硬化等也可能与肿瘤有关。有些肿瘤有一定高发地区，长期居留该地区的居民该肿瘤的发病率明显增高。一些不良生活习惯，如吸烟、饮酒和嗜食特殊食物或药物等，也与肿瘤发病有关。胃癌、大肠癌、食管癌、乳腺癌等可有家族多发史或遗传史。女性患者的婚姻生育情况也与乳腺癌和宫颈癌有一定关系。肿瘤的遗传性虽不明显，但家族的肿瘤史可能反映某些肿瘤的个体或环境因素。

（二）体格检查

体格检查不但对肿瘤的诊断和鉴别诊断至关重要，而且对确定肿瘤有无转移，估计患者的全身和局部情况，从而为治疗方案做出决策，也具有重要作用。全身检查，除进行一般常规体检外，对肿瘤转移多见部位不可疏漏，如颈部和腹股沟的淋巴结检查、肛门指诊等。肿瘤局部检查是体检的重点，主要包括肿块的部位、性状和区域淋巴结检查。

肿块的性状检查，如大小、外形、质地、血管分布、有无包膜及活动度等体征对肿瘤的诊断有重要意义。良性肿瘤大多生长缓慢、外形呈圆形或椭圆形、光滑、质地同相应的组织、有包膜、边界清楚、可活动；恶性肿瘤多生长较快、外形不规则、表面凹凸不平、质地较硬、无包膜、边界不清、肿块活动受限或固定，并可有表面充血、静脉怒张以及局部温度升高等情况。

（三）实验室检查

常规化验包括血、尿和粪便常规检查。其阳性结果对恶性肿瘤的诊断虽无特异性意义，但常可提供诊断线索。白血病患者的血象常明显改变、泌尿系肿瘤可有血尿、胃肠道肿瘤可有大便隐血阳性、恶性肿瘤常伴有血沉加快。

实验室酶学检查对肿瘤有重要辅助诊断作用。肿瘤组织中某些酶活性增高,可能与生长旺盛有关;有些酶活性降低,可能与分化不良有关。例如肝癌患者血中 γ-谷氨酰转肽酶、碱性磷酸酶、乳酸脱氢酶和碱性磷酸酶的同工异构酶均可升高;骨肉瘤的碱性磷酸酶活性增强而酸性磷酸酶活性弱;前列腺癌时酸性磷酸酶可升高;肺鳞状细胞癌的脂酶活性随分化程度降低而减弱。

免疫学检查近年来有了较大进展。由于癌细胞的新陈代谢与化学组成都和正常细胞不同,可以出现新的抗原物质。血清癌胚抗原(CEA)在结肠癌、胃癌、肺癌、乳腺癌均可增高;α-胚胎抗原(AFP)在肝癌和恶性畸胎瘤可增高,AFP 的特异性免疫检查测定方法是肝癌最有诊断价值的指标之一;抗 EB 病毒抗原的 IgA 抗体(VCA-IgA)对鼻咽癌特异;胃癌相关抗原(GCAA)也可作为诊断参考。

流式细胞分析术(FCM)是可以了解细胞分化的一种方法,结合肿瘤病理类型可以判断肿瘤恶性程度及推测其预后。另外,基因诊断亦已取得诸多成果,值得期待。

(四)影像学检查

随着医疗诊断技术的发展,诊断仪器更新,各种影像学检查对肿瘤的诊断起着重要作用。X 线、超声波、各种造影、放射性核素、数字减影摄像(DSA)、计算机层析成像(CT)、磁共振成像(MRI)、正电子发射断层扫描(PET)等,不仅能提供肿瘤的定位诊断、播散范围,而且可为制订治疗方案及观察疗效提供依据,但是,影像学检查只是一个方面,应当合理选用。

(五)内镜检查

凡属空腔脏器或位于某些体腔的肿瘤,大多可相应地做金属或纤维光导内镜检查。通过内镜可窥视肿瘤的肉眼改变、采取组织或细胞行病理检查;向输尿管、胆总管或胰管插入导管做 X 线造影检查;进行超声内镜检查等。可大大提高肿瘤诊断的准确性。

(六)病理形态学检查

是确定肿瘤性质的直接且可靠依据,包括细胞学和组织学两部分。

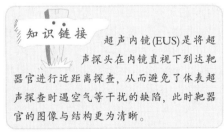

知识链接

超声内镜(EUS)是将超声探头在内镜直视下到达靶器官进行近距离探查,从而避免了体表超声探查时遇空气等干扰的缺陷,此时靶器官的图像与结构更为清晰。

1. 细胞学检查

用各种方法取得瘤细胞和组织颗粒,鉴定其性质。如用浓集法收集痰、胸腔积液、腹腔积液或冲洗液等细胞;用拉网法收集食管和胃的脱落细胞;用印片法取得表浅的瘤体表面细胞;用穿刺法取得比较深的瘤细胞,进行细胞学检查。但有假阳性和阳性率不高的缺点,尚不能完全代替病理组织切片检查。

2. 病理组织学检查

通过各种内镜活检钳取肿瘤组织;或施行手术切取;或用针穿刺活检;手术中切取组织做快速(冰冻)切片检查,它是决定肿瘤诊断准确性最高的方法,适用于一切用其他方法不能确定性质的肿块;或已怀疑呈恶性变的良性肿瘤。该检查有一定的损伤作用,可致恶性肿瘤扩散,因此要在术前短期内或手术中施行。

肿瘤分期:根据对肿瘤患者身体状况的全面评估,进行肿瘤分期,有利于选择治疗方案、评价治疗效果、估计预后。目前常用国际抗癌联盟提出的 TNM 分期法。TNM 概括表示肿

瘤范围,T 是指原发肿瘤,N 为区域淋巴结,M 表示远处转移。再根据肿瘤大小和范围分为
T_1、T_2、T_3、T_4;根据临床检查所发现淋巴结波及范围为 N_0、N_1、N_2、N_3;无远处转移用 M_0 表示,有远处转移为 M_1。各种肿瘤 TNM 分类的具体标准,均有各专业会议的协定。如乳腺癌国际 TNM 临床分期,见下表4-1所示。

表 4-1　乳腺癌国际 TNM 临床分期

临床分期	TNM 程度
Ⅰ 期	$T_1 N_0 M_0$
Ⅱ 期	$T_0 \sim 2N_1 M_0$
Ⅲ 期	$T_1 \sim 2N_2 M_0$ 或 $T_3 N_0 \sim 2M_0$
Ⅳ 期	$T_1 \sim 3N_0 \sim 2M_1$ 或 $T_0 N_0 \sim 2M_1$

五、治　疗

良性肿瘤一般采用手术切除,其一般原则是:

(1)良性肿瘤发生恶变倾向者,应尽早手术,连同部分正常组织整块切除。

(2)良性肿瘤出现危及生命的并发症者,如巨大甲状腺肿瘤压迫气管引起呼吸困难时,应紧急手术治疗。

(3)良性肿瘤对劳动、生活及外观影响较大,或并发感染者,应择期手术治疗。

(4)生长缓慢、无症状,不影响外观和劳动的良性肿瘤,可定期观察。

良性肿瘤切除时,应连同包膜完整切除,并做病理检查。尤其是临界性肿瘤必须彻底切除,否则极易复发或恶变。部分良性肿瘤治疗可采用放射、冷冻、激光等方法。

恶性肿瘤的第一次治疗是否正确对其预后有直接影响。恶性肿瘤为一全身性疾病,常较早浸润和转移。仅进行局部治疗多不能根治,必须根据肿瘤部位、组织来源、临床分期与病理学检查,制订综合治疗方案。原则上:Ⅰ期以手术治疗为主;Ⅱ期以局部治疗为主,原发肿瘤手术切除或放疗,还包括对转移灶的治疗,辅以有效的全身化疗;Ⅲ期采取综合治疗,手术前、后放疗或化疗;Ⅳ期以全身治疗为主,辅以局部对症治疗。实践证明,恶性肿瘤的治疗必须采取手术、化疗、放疗、生物治疗和中医中药治疗等综合措施,才能有效提高治愈率。另外,癌细胞的不均一性决定了癌症的个体差异,不但病期早晚不一,生物学行为各异,机体对药物及各种治疗的反应也均不同,因此治疗方案势必个体化。

(一)手术治疗

手术治疗是治疗恶性肿瘤最重要的手段,尤对早、中期恶性肿瘤应列为首选方法,某些早期肿瘤经手术切除,可完全治愈、长期存活。

1.根治手术

手术切除范围包括癌肿所在器官大部分或全部,并连同一部分周围组织或区域淋巴结的一次性整块切除。例如典型的乳腺癌根治术应切除全乳房,腋下和锁骨下淋巴结,胸大肌、胸小肌和乳房邻近的其他软组织。

2.扩大根治术

在根治范围基础上适当切除附近器官和区域淋巴结。例如乳腺癌扩大根治包括内乳区淋巴清扫。

3.对症手术或姑息手术

对较晚期的癌肿,病变广泛或有远处转移而不能根治切除者,采取旷置或肿瘤部分切除的手术,以达到缓解症状的目的。例如胃窦部癌引起幽门梗阻并有远处转移,而局部肿瘤尚

游离者可行姑息性切除；若局部已不能或不宜切除者，可行胃空肠吻合以缓解胃潴留。对症手术可减轻痛苦、延长生命、提高生存质量，甚至可以争取到进一步综合治疗的机会。自 20 世纪 80 年代以来，社会心理肿瘤学，以及提高患者生活质量的观念的提出，使人们对肿瘤治疗的模式逐渐从生物、医学的模式向社会、心理、生物医学的模式转变。治疗上偏重于局部的"癌"，"只见癌，不见人"、忽视患有癌症的"人"的观点正在渐渐被纠正。另一方面癌症的客观存在正在逐渐被患者所接受，而癌症治疗的进步也使"带瘤生存""带癌延年"的观点逐渐体现在癌症的治疗和癌症患者的意识中。

(二)抗癌药物治疗

抗癌药物治疗简称化疗，随着对肿瘤化疗研究的深入，其疗效已有了很大的提高。临床上对绒毛膜上皮癌、急性淋巴细胞白血病、睾丸精原细胞瘤等已可单用化疗治愈；还有一些恶性肿瘤可经化疗获得长期缓解。

抗癌药种类繁多。按其作用机制分为五类：①抗代谢类药，如氟尿嘧啶、甲氨蝶呤、阿糖胞苷、巯嘌呤等；②生物碱类药，如长春新碱、羟喜树碱等；③细胞毒素类药，如氮芥、环磷酰胺、白消安等；④抗生素类药，如多柔比星（阿霉素）、丝裂霉素、平阳霉素等；⑤激素类药，如性激素、肾上腺皮质激素等；⑥其他类药，如抗癌锑、顺铂、L-门冬酰胺酶等。

> **知识链接**　按细胞增殖周期先后使用周期特异性药物和周期非特异性药物。

按其对细胞增殖周期的影响，可分为：

(1)周期非特异性药物，即对增殖周期各阶段起作用药物，如氮芥、环磷酰胺、噻替哌、多柔比星等。

(2)周期特异性药物，即仅增殖某阶段起作用药物，如甲氨蝶呤对 S 期细胞有效，长春新碱对 M 期细胞有效。可以用打击不同的阶段细胞的几种药物联合序贯治疗，以提高治疗效果。

> **知识链接**　即给予一定剂量的药物杀伤一定百分比而不是一定数量的肿瘤细胞。

化疗药物对肿瘤细胞的杀伤符合一级动力学规律，不少化疗药物杀伤肿瘤细胞存在明显的量效关系，交替使用非交叉耐药的联合化疗可提高疗效。

抗癌药物给药途径一般是静脉滴注或注射、口服、肌内注射等全身用药方法。为了增高药物在肿瘤局部的浓度，有时可作肿瘤内注射、动脉内注入或局部灌注等。

近年来采用介入治疗及化疗泵持续灌注治疗等方法，既可保持肿瘤组织内有较高的药物浓度，又可减轻全身的不良反应。肿瘤分子靶向治疗更以惊人的发展速度和独特的治疗效果引起了人们的广泛关注，它与传统治疗方法的结合有望成为治疗肿瘤的有效手段，显著提高肿瘤治疗的疗效。

> **知识链接**　在细胞分子水平上，针对已经明确的致癌位点，来设计相应的治疗药物，药物进入体内以后只会特异性地选择与这些致癌位点相结合并发生作用，导致肿瘤细胞特异性死亡，而不会殃及肿瘤周围的正常组织细胞，所以分子靶向治疗又被称为"生物导弹"。

由于抗癌药对正常细胞也有一定的损害，用药后可能出现各种不良反应，常见的有：①白细胞、血小板减少；②消化道反应如恶心、呕吐、腹泻、口腔

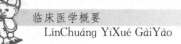

溃疡等;③毛发脱落;④血尿;⑤免疫功能降低,患者容易并发细菌或真菌感染。

化疗的禁忌证包括:①年老体弱、营养不良、恶病质;②外周血白细胞低于 $3×10^9/L$,血小板低于 $80×10^9/L$;③伴有严重心、肺、肝、肾疾病患者;④骨髓移植患者;⑤严重贫血或血浆清蛋白低下。

(三)放射治疗

放射治疗简称放疗,会引起细胞或其子代失去活力甚至破裂,从而达到治疗肿瘤的目的。常用放射源有:①光子类,如镭、60 钴、137 铯、深度 X 线、γ 射线等;②粒子类:如粒子加速器(电子束,中子束)等。放疗分为外照射和内照射两类方法。射线对正常组织细胞有损害作用,尤其辐射量大时容易损害造血器官和血管组织,引起白细胞减少、血小板减少、皮肤黏膜改变,胃肠反应等。

放疗的禁忌证包括:①一般情况差,严重贫血、恶病质;②外周血白细胞低于 $3×10^9/L$,血小板低于 $80×10^9/L$,血红蛋白低于 $90g/L$;③伴有严重心、肺、肝、肾功能不全;④出现严重并发症;⑤已有严重放射损伤部位的肿瘤复发者。

(四)生物治疗

肿瘤生物治疗包括免疫治疗和基因治疗两大类。

1.免疫治疗

能通过机体内部防御系统,经调节功能达到遏制肿瘤生长的目的。特异性免疫疗法,用患者的肿瘤切除标本,经麻疹疫苗、化学药物或放射线等处理后,制成肿瘤细胞悬液或匀浆,加完全或不完全佐剂成瘤菌,进行自体或异体主动免疫;非特异性免疫疗法,常用卡介苗、短小棒状杆菌、麻疹疫苗等接种(主动免疫),还可用转移因子、干扰素、胸腺素、白细胞介素Ⅱ、左旋咪唑等。目前免疫治疗应用较广泛,是一种有前途的治疗方法,但是需要提高疗效和安全性。

2.基因治疗

肿瘤基因治疗是应用基因工程技术,干预存在于靶细胞的相关基因的表达水平以达到治疗目的。大多数肿瘤基因治疗方法都还处于研究阶段。

(五)内分泌治疗

内分泌治疗又称激素治疗,用于某些发生、发展与激素密切相关的肿瘤治疗。如卵巢癌可用黄体酮类药物、乳腺癌可用三苯氧胺治疗等。

(六)中医中药治疗

目前大多采用辨病与病与辨证相结合的方法,即用现代医学明确肿瘤诊断,再进行中医四诊八纲辨证论治。治则以清热解毒、软坚散结、利湿逐水、活血化瘀、扶正培本等,既可攻癌,又可扶正;既可缓解症状,又可减轻毒性作用等。配合化疗、放疗或手术后治疗,可减轻副作用和改善全身状态。

(七)营养支持

肿瘤患者营养失调问题比较普遍。充分的营养是保证生理需要和疾病康复的重要条件。因此,要加强营养知识宣教、制订合理的饮食计划、创造愉快舒适的进餐环境、鼓励患者摄取足够的营养。

膳食结构原则上以高蛋白、高热量的食物为主,如蛋、乳类、肉类等。多吃蔬菜、水果,如香菇、猕猴桃。不要吃过甜、辛辣、油腻的食物。饭菜要尽量色香味形俱全和多样化,食物不必过精过细。必要时允许吃少量辛、辣、调味品,甚至饮少量酒,以刺激患者的食欲。放、化疗期间常有厌食、恶心、呕吐等副作用,此时应少量多餐,吃容易消化的食物;口腔黏膜溃疡严重者进微冷、无刺激性的流质或半流质饮食;咀嚼、吞咽困难者进流质饮食;疼痛、恶心者餐前可适当用药物控制症状;严重呕吐、腹泻者给予静脉补液,必要时给予肠内、外营养支持。

(八)疼痛治疗

疼痛是癌症患者普遍存在的症状。WHO提出的三级止痛方案是目前世界各地都在大力推行的晚期癌症药物止痛准则:一级止痛,轻度疼痛使用非麻醉性镇痛药如阿司匹林、对乙酰氨基酚(扑热息痛)等;二级止痛,中度持续性疼痛或加重,使用弱麻醉剂如布桂嗪(强痛定)、可待因、美沙酮(美散痛)等;三级止痛,强烈持续性疼痛使用强麻醉剂如吗啡、哌替啶(度冷丁)等直到疼痛消失。亦可采用患者自控止痛法(PCA)。晚期癌药物止痛无效果者,可考虑选用硬膜外麻醉、神经切断等止痛。

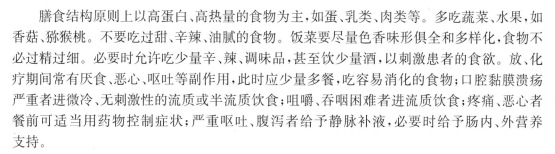

知识链接 将导管置于静脉血管、硬膜外腔、皮下等部位,病人按照自己的需要通过计算机控制的微量泵向体内注射止痛药,按需调控,达到镇痛目的。

六、预 防

随着人类对恶性肿瘤认识的不断深化,逐渐意识到预防是抗击癌症最有效的武器。科学研究表明,癌症是可以避免的。1/3癌症可以预防;1/3癌症如能及早诊断,则可能治愈;合理而有效的姑息治疗可使剩余1/3癌症患者的生存质量得到改善。

肿瘤的三级预防:一级预防,以防止癌症的发生为目标,研究各种肿瘤病因和危险因素,针对化学、物理、生物等具体致癌、促癌因素和体内外致病条件,采取预防措施,并针对健康机体,采取加强环境保护、适宜饮食、适宜体育,以增进身心健康;二级预防,以防止初发疾病的发展为目标,针对癌症症状采取"三早"(早期发现、早期诊断、早期治疗)措施,阻止或减缓疾病的发展,尽早恢复健康;三级预防,其目标是阻止病情恶化,防止残疾,采取多学科综合诊断和治疗,正确选择合理甚至最佳诊疗方案,以尽早扑灭癌症,尽力恢复功能,促进康复,延年益寿,提高生活质量,甚至重返社会。

七、健康教育

肿瘤患者康复是一个复杂的系统工程,需要做好与健康相关的各方面工作。因此,加强健康教育非常重要。

(1)保持心情舒畅 不良情绪会导致机体免疫力下降,促进肿瘤的发生和发展。肿瘤患者应勇敢面对现实,保持乐观开朗的心态。

(2)注意营养 饮食结构要均衡,原则上以高蛋白、高热量的食物为主,多吃蔬菜、水果,荤素搭配,粗细搭配,不吃过甜、辛辣、油腻的食物。尤其要强调,不偏食、忌食。

(3)适当运动、锻炼 适当的运动有利于调整机体的内在功能,增强抗病能力,减少并发症。但要适时、适量,以不明显疲劳为度。手术后因器官、肢体残缺而功能障碍者,早期功能

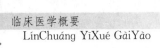

锻炼有利于功能重建,提高自理能力,增强自信心。

(4)提高自我护理能力和自我保护意识　合理安排生活,注意休息,讲究卫生,做一些力所能及的日常生活活动,减少对他人的依赖。避免与感染人群接触,外出注意防寒保暖。

(5)定期复查　放、化疗患者每周1～2次复查血常规、肝肾功能,发现异常,及时处理。

(6)继续治疗　肿瘤治疗多数情况下很难一蹴而就,而是要长期系统的治疗。坚持治疗对肿瘤患者是困难而必需的。

(7)加强随访　随访一方面可对患者进行心理支持、治疗,可早期发现病情复发和转移灶;另一方面可总结各种治疗方法的疗效。一般而言,最初三年内至少每三个月一次,以后每半年复查一次,五年后每年复查一次,直至终生。

(8)动员社会支持系统的力量　社会支持可满足患者归宿感和自尊的心理需求。亲属、朋友是社会支持系统的最基本元素,鼓励患者的亲属、朋友给予更多关心和照顾,提高患者其生存质量。

第二节　常见恶性肿瘤

一、乳腺癌

乳腺癌为我国女性常见的恶性肿瘤,近年来发病有上升趋势,发病率居女性恶性肿瘤首位。乳腺癌多发生于40～60岁妇女,尤以更年期为多见。

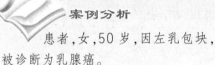

案例分析

患者,女,50岁,因左乳包块,被诊断为乳腺癌。

问题:1. 如何尽早发现乳腺癌?
2.乳腺癌手术后为什么要进行内分泌治疗?

(一)病因与病理

1.病　因

乳腺癌的发病受多种因素的影响,其中雌激素与乳腺癌的发生密切相关。较易发生乳腺癌的高危群体有以下几类:①家族史;②内分泌紊乱;③月经初潮早于12岁、绝经期迟于52岁;④40岁以上未孕或初次生育足月产迟于35岁、未哺乳者;⑤部分乳房良性疾病、有卵巢或子宫原位癌病史者;⑥高脂饮食;⑦环境因素及不良的生活方式等。

2.病理类型

乳腺癌多起源于乳腺管及腺泡组织的上皮细胞。国内采用以下病理分型。

(1)非浸润性癌　包括导管内癌、小叶原位癌及乳头湿疹样乳腺癌。此型属早期,预后较好。

(2)早期浸润性癌　包括早期浸润性导管癌、早期浸润性小叶癌。此型仍属早期,预后较好。

(3)浸润性特殊癌　包括乳头状癌、髓样癌、小管癌、腺样囊性癌、黏液腺癌、大汗腺样癌、鳞状细胞癌等。此型分化一般较高,预后较好。

(4)浸润性非特殊癌　包括浸润性小叶癌、浸润性导管癌、硬癌、髓样癌、单纯癌、腺癌等。此型一般分化低,预后较上述类型差,是乳腺癌中最常见的类型,占80%,但判断预后尚需结合疾病分期等因素。

(5)其他罕见癌。

3.转移途径

（1）直接浸润　癌细胞可浸润皮肤、胸肌、胸筋膜。

（2）淋巴转移　沿乳房淋巴液的四条输出途径转移。①乳房外侧乳腺癌，易向腋窝淋巴结转移；②乳房内侧者，易向胸骨旁淋巴结转移；③癌细胞可通过交通淋巴网，转移到对侧乳房；④乳房深部淋巴网与腹直肌鞘、肝镰状韧带的淋巴管相连，癌细胞可由此转移到肝。

（3）血行转移　癌细胞侵入血液循环，可转移到肺、骨骼、肝。血行转移多见于晚期乳腺癌，也可见于早期的乳腺癌患者。

（二）临床表现

乳腺癌早期全身表现不明显，晚期可有贫血、恶病质及血行转移的表现。局部主要有以下表现。

1.乳房肿块

为乳腺癌最重要的症状。常无自觉症状，患者多在无意中发现，常发生在乳房的外上象限，质硬、不光滑、边界不清、不易推动。

2.乳房外形改变

若癌肿侵及 Cooper 韧带，可使其短缩而致癌肿表面凹陷，称为"酒窝征"；癌肿侵及乳管使之收缩，可使乳头歪向癌肿方向；癌细胞堵塞皮内或皮下淋巴管，出现局部淋巴水肿，在毛囊处形成许多点状凹陷，呈现"橘皮样"改变；肿块较大，乳房局部可隆起。癌肿侵及皮肤使之破溃形成溃疡，当癌细胞浸润大片皮肤，可在皮内出现许多硬结或条索，结节相互融合，延伸至背部及对侧，使胸壁呈铠甲状时，呼吸也受限。

> **小贴士**
>
> 乳腺癌临床分期：乳腺癌国际 TNM 临床分期如表 4-1 所示。
>
> T（原发肿瘤）：T_0 未查出原发肿瘤；T_{is} 原位癌；T_1 肿瘤最大直径≤2 cm；T_2 肿瘤最大直径 2~5 cm；T_3 肿瘤最大直径>5 cm；T_4 肿瘤侵及皮肤或胸壁。
>
> N（局部淋巴结）：N_0 同侧腋窝无肿大淋巴结；N_1 同侧腋窝有肿大淋巴结，但能推动；N_2 同侧腋窝淋巴结彼此融合与周围组织粘连；N_3 有同侧胸骨旁淋巴结转移。
>
> M（远处转移）：M_0 无远处转移；M_1 有锁骨上淋巴结转移或远处转移。

3.同侧腋窝淋巴结肿大

早期为散在、质硬，可被推动，短期内数目增多，粘连融合成块，甚至与皮肤及深部组织粘连，当癌细胞堵塞腋窝主要淋巴管时，将引起上肢淋巴水肿。

（三）诊　断

乳腺癌在乳房肿块中所占比例很大，加之不少良性肿块也有恶变的可能，故对女性乳房肿块应倍加警惕，注意：①详细询问患者的年龄、婚姻、生育史、月经史、过去有无乳房或其他部位的肿瘤史，家族中是否有乳腺癌患者；②肿块的性质及其与周围组织的关系；③区域淋巴结的情况；④与良性病变的鉴别等。

> **知识链接**
>
> 细胞学检查包括涂片或印片细胞学检查、细针穿刺细胞学检查。

钼靶 X 线摄片、干板照相和超声检查都有助于乳腺癌的诊断。对于性质待定的乳房肿块，细胞学检查具有重要的鉴别诊断意义。乳腺计算机立体定位穿刺活组织检查,阳性率高。对高度可疑乳腺癌者,可将肿块连同周围乳腺组织一并切除,做快速病理检查,而不宜做切取活检。

(四)治 疗

以手术治疗为主,辅以化学药物、放射、激素、免疫等治疗措施。

1.手术治疗

乳腺癌的手术方式有乳腺癌根治术、乳腺癌扩大根治术、乳腺改良根治术、全乳房切除术、保留乳房的乳腺癌切除术。手术方式的选择应根据病理分型,疾病分期及治疗条件而定。对可切除的乳腺癌患者,手术应达到局部及区域淋巴结最大限度的清除,以提高生存率,然后再考虑外观及功能。对Ⅰ、Ⅱ期乳腺癌可采用乳腺癌改良根治术。在综合辅助治疗较差的地区,乳腺癌根治术是比较合适的手术。胸骨旁淋巴结有转移者,如术后无放疗条件可行扩大根治术。

2.化学药物治疗

一般认为辅助化疗应与手术早期应用,联合化疗的效果优于单药化疗。目前常用化疗方案有 CMF 方案(环磷酰胺、甲氨蝶呤、氟尿嘧啶)、CAF 方案(环磷酰胺、多柔比星、氟尿嘧啶)和 MFO 方案(丝裂霉素、氟尿嘧啶、长春新碱)等。近年来发现长春瑞宾、紫杉醇和多西紫杉醇对乳腺癌的疗效较好。

3.放射治疗

放疗是乳腺癌局部治疗的重要手段之一,尤其是保乳手术后,放疗更是综合治疗的重要组成部分。术前放疗可用于局部进展期乳腺癌;术后放疗可减少腋窝淋巴结转移患者的局部复发率。

4.内分泌治疗

内分泌治疗主要是通过干扰或祛除雌激素的作用,抑制癌细胞的增殖,对正常人体组织无抑制作用。目前内分泌治疗药物主要有三苯氧胺和芳香化酶抑制剂两类。三苯氧胺可减少乳腺癌术后复发和转移,同时可减少对侧乳腺癌的发生率。近年来有资料表明,第三代芳香化酶抑制剂来曲唑的

> **知识链接**
> 选择内分泌治疗时应检测雌激素受体(ER)和孕激素受体(PR)。有资料表明:ER 和 PR 均阳性者,有效率为 50%~70%;ER 或 PR 其一阳性者,有效率为 30%左右;ER 和 PR 均阴性者,有效率不足 10%。

疗效更优于三苯氧胺。

(五)健康教育

(1)宣传乳腺癌的早期自我检查及普查的重要性,成年女性可在每月的月经中期进行乳房自我检查一次,方法如下:面对穿衣镜,两臂下垂,观察两侧乳房是否对称,有无凹陷或隆起,皮肤颜色是否正常;于不同的体位,将手指平放于乳房,依次从外上,外下,内下,内上,到乳晕区,检查有无肿块,再轻轻挤压乳头,观察乳头是否有溢液及溢液的颜色,最后再检查两侧腋窝淋巴结有无肿大。

(2)乳腺癌术后患侧上肢避免负重,5 年内避免妊娠。

(3)定期门诊随访,术后 1~2 年,每 3 个月随诊 1 次;3~5 年,每半年随诊 1 次,包括体检、血常规、肝肾功能及细胞免疫功能检查、胸透、肝 B 超检查,必要时行骨核素扫描或 CT 检查;5 年后每年随诊 1 次,共 10 年。

二、肺　癌

肺癌又称支气管肺癌,是最常见的恶性肿瘤。统计表明,中国城市中男性恶性肿瘤发病率,肺癌居第一位,近年来大城市中女性肺癌发病率有上升趋势。

(一)病　因

肺癌病因尚未完全明确,但有些因素与肺癌发病密切相关已得到公认。长期大量吸烟就是一个重要致病因素,据流行病学统计,吸烟指数达600 支年即进入高危人群。大气污染、长期接触电离辐射、某些化学性(如多环芳烃类、芳香胺等)、无机物(如石棉、镍、铬等)致癌物质,肺部慢性疾病如肺结核、硅肺等,都与肺癌发生有密切关系。

案例分析

患者,男,56 岁,咳嗽 1 个月、痰中带血丝 1 w,诊断为肺癌。

问题:1.肺癌诊断是如何确定的? 2.怎么预防肺癌?

(二)病　理

肺癌起源于支气管黏膜上皮。发生在主支气管、叶支气管的肺癌因靠近肺门称中心型肺癌,发生于段支气管远端的肺癌称周围型肺癌。右肺多于左肺,上叶多于下叶。

1.常见组织学类型

(1)鳞状细胞癌(简称鳞癌)　临床最常见,大多数起源于较大的支气管,因而常为中央型肺癌。多见于 50 岁以上男性,与吸烟关系密切。

知识链接

吸烟指数=每天吸烟支数×吸烟年数

(2)小细胞癌　又称未分化小细胞癌,发病年龄较轻。多数为中央型肺癌,恶性程度较高,较早出现转移,预后差。

(3)腺癌　发病年龄较小,女性多见。多起源于较小的支气管,常为周围型肺癌。早期症状不明显,常在胸部 X 线检查时发现。细支气管肺泡细胞癌是腺癌的一种类型。

(4)其他少见类型　例如大细胞癌等。

2.肺癌的主要转移途径

(1)直接扩散　癌肿可直接侵犯临近肺组织、胸膜,可沿支气管向其腔内生长,阻塞支气管,造成肺炎、肺不张。中央型肺癌可侵犯肺门和纵隔。

(2)淋巴转移　是鳞癌和未分化小细胞癌常见的转移方式,沿支气管旁、肺门、隆突下、气管旁淋巴结转移,最后到锁骨上淋巴结。有时可呈跳跃式转移。

(3)血行播散　常是晚期肺癌的转移方式,小细胞癌和腺癌常出现较早的血行播散。常见的转移部位有肝、骨、脑等。

(三)临床表现

大多数患者早期症状不明显,中年以上患者出现咳嗽、咳痰、痰中带血、反复出现肺部某一部位感染等症状,应考虑肺癌的可能。

1.咳嗽、咳痰

咳嗽、咳痰是肺癌患者常见的症状,随着肿瘤增大和对周围的侵犯,患者逐渐出现咳嗽,反复干咳和刺激性咳嗽具有特征性,为肿瘤刺激支气管黏膜引起的,易误认为是感冒而延误诊治。随着肿瘤增大,阻塞支气管,可继发肺部感染和肺不张,出现咳嗽、咳脓性痰。

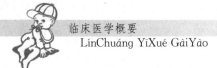

2.咯　血

痰中带有少量血丝也是肺癌常见的症状,大量咯血少见,痰血多为间歇性。

3.发　热

中央型肺癌阻塞较大支气管时,可继发肺部感染而出现发热,患者反复出现肺部某一部位感染,应警惕肺癌的发生。

4.喘　鸣

由于肿瘤引起支气管部分阻塞,约有 2% 的患者,可引起局限性喘鸣音。

5.肿瘤压迫或侵犯症状

晚期肺癌可侵犯或压迫邻近器官可出现相应症状,例如压迫或侵犯喉返神经引起声音嘶哑、压迫食管引起吞咽困难、侵犯胸膜可出现胸痛及血性胸水。位于肺尖部的肺癌称上沟癌(Pancoast 癌),可压迫颈部交感神经引起 Horner 综合征,表现为病侧眼睑下垂、瞳孔缩小、眼球内陷,同侧额部与胸壁无汗或少汗了。

6.其　他

肺癌晚期患者有贫血、消瘦、低蛋白血症。

(四)诊　断

目前用于诊断肺癌的常见方法有以下几种:

1.胸部 X 线摄片及 CT 检查

X 线检查是发现肺癌最重要的方法。胸部 X 线摄片可显示肺部肿块阴影及支气管阻塞后出现的肺不张和肺炎。CT 检查对于早期肺癌发现和肺部肿块的鉴别诊断具有重要作用。通常首先做胸部 X 线摄片,遇有疑难问题或需要为制订治疗方案提供依据时,再行 CT 检查。

2.磁共振(MRI)

MRI 在肺癌的诊断价值基本与 CT 相似,在某些方面优于 CT。但有些方面又不如 CT。如 MRI 在明确肿瘤与大血管之间关系方面明显优于 CT,在发现小病灶(<5mm)方面又远不如薄层 CT。在钙化灶显示方面也很困难,且 MRI 易受呼吸伪影干扰,一些维持生命的设施如氧气瓶、呼吸机等不能带入磁场。因此,病情危重或严重呼吸困难者,一般不宜选用 MRI 检查。有心脏起搏器者为绝对禁忌证。因此,MRI 只适用于以下几种情况:临床上确诊为肺癌,须进一步了解肿瘤部位、范围,特别是了解肺癌与心脏大血管、支气管胸壁的关系,评估手术切除可能性者;疑为肺癌而胸片及 CT 均为阴性者;了解肺癌放疗后肿瘤复发与肺纤维化的情况。

3.痰细胞学检查

痰中找到癌细胞的阳性率为 80% 以上,特别是带血的痰。但要注意标本要新鲜,并反复送检可提高阳性率。

4.纤维支气管镜检查

对于不明原因的长期刺激性咳嗽、痰中带血的患者,胸部 X 线摄片发现肺部阴影或肺不张的患者,应行纤维支气管镜检查。纤维支气管镜可直接发现病灶,并进行活组织病理检查。

5.其　他

根据需要还可选用 CT 引导下经皮行肺穿刺活检、放射性核素检查等。

在我国肺癌发现时大多处于中晚期,失去了手术的最佳时期,因此,对肺癌的早期发现具有重要意义。肺癌的早期诊断线索有:①刺激性干咳或呛咳抗感染及止咳无效;②慢性支气管患者近期咳嗽性质改变;③不明原因的痰中带血;④同一部位反复发作的阻塞性肺炎;⑤局限性固定性干啰音,咳嗽后性质不改变;⑥原因不明的四肢关节疼痛、杵状指(趾)或其他以其人异位内分泌综合征者;⑦局限性肺气肿或原因不明的段、叶肺不张;⑧肺部孤立性圆形病灶或单侧肺门增大;⑨肺结核病灶已稳定,现在其附近出现新的结节、团块状病灶、经抗痨治疗无效;⑩无中毒症状的进行性增多的血性胸腔积液患者等。对于有以上现象的患者应及时做影像学检查。

(五)治　疗

目前,虽然早期肺癌手术后有较高的 5 年生存率,但总体上肺癌的治疗效果并不理想。尽管 80% 的肺癌患者在发现后已失去手术机会,但手术治疗仍是重要的治疗手段。早期肺癌仍以手术治疗为主,因各种原因不愿手术或手术后切缘阳性者,放射治疗非常必要。对有纵隔淋巴结转移的患者,除须切除肺部肿瘤灶外,还须行纵隔淋巴结清扫,对这部分患者,术前放疗和/或 2 周期的化疗可能有助于手术切除。如肿瘤未能完全切除、未行纵隔淋巴结清扫或清扫不彻底者,术后须补充放疗和化疗。锁骨上淋巴结或其他器官有转移者,不主张手术治疗,放疗与化疗是主要治疗手段。近年来,肺癌的综合治疗已被逐渐应用,手术治疗、放射治疗和化学治疗的联合应用可以明显提高疗效。

1.手术治疗

手术治疗的原则是最大限度切除肿瘤组织,尽可能地保存正常的肺组织。常用的手术方式是肺叶切除术,并清除相应的肺门纵隔淋巴结。

2.化学治疗

对于小细胞癌疗效较好。与手术、放疗联合应用,能提高疗效;也可单独用于晚期肺癌。对于已经无法施行根治性手术或放疗,且为晚期或转移性的非小细胞肺癌(NSCLC)患者,主要采用化疗和分子靶向治疗。

3.放射治疗

小细胞癌和鳞癌较为敏感。常用于肺癌的综合治疗。

4.其　他

例如介入治疗、中医中药治疗等,尤其是介入治疗,对于部分不能手术的患者有较好的疗效。

(六)健康教育

(1)控制吸烟　预防肺癌首先从戒烟入手。戒烟保护了你的生命健康,同时也保护了你的家人、你的亲朋好友。

(2)讲究卫生,改变不良行为方式　加强饮食卫生,不吃烟熏油炸过度食物,不在人多车多的高峰期进行体育锻炼,减少空气污染物对人体的危害。

(3)健康检查　从事高危职业的人员,应定期进行健康检查,即使正常人群,特别是中年以上人群,定期体检也至关重要。

(4)早期诊断,规范治疗　对有长期吸烟史的中年以上的人,如出现反复咳嗽,突然咯血或痰中带血,要提高警惕,早去医院检查,以便早期诊断早期治疗。一旦确诊为肺癌,宜到大型综合性医院或专科医院接受规范治疗。

(5)树立战胜疾病的信心 具有健康的心态,有战胜疾病的决心,积极配合治疗,提高生命质量,延长生存期。

三、食管癌

食管癌是常见的消化道恶性肿瘤之一,在我国食管癌发病率仅次于胃癌,居消化道恶性肿瘤第二位,以40岁以上男性多见。

(一)病 因

流行病学调查结果显示,食管癌的发病与下列因素有关:摄入含亚硝酸盐化合物的食物,被霉菌污染的食物;吸烟、嗜酒、过硬过热的食物、口腔炎症等慢性刺激;食物中缺乏某些微量元素,如钼、硒、锌、氟等;某些维生素摄入不足,如Vit A、Vit B_2、Vit C等。

(二)病 理

临床上将食管分为颈段和胸段。颈段起自食管入口至胸骨柄上沿的胸廓入口处。胸段食管起自胸廓上口,下至贲门,又分为上、中、下三段(图4-1),上段自胸廓上口至气管分叉平面,中段为自气管分叉平面至贲门长度的上一半,下段(包括腹段)为剩余部分。食管癌可发生于食管的任何部位,但以中下段居多。

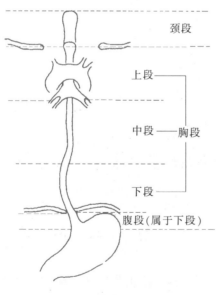

图4-1 食管分段示意图

大多数食管癌为鳞状细胞癌(鳞癌),腺癌少见。按病理形态可分为髓质型、蕈伞型、溃疡型和缩窄型。

食管癌通过直接浸润向食管腔外和上下扩散。淋巴转移是其主要转移途径,在累及食管旁淋巴结后,可向上转移至胸顶部纵隔淋巴结,中部到达肺门、主动脉旁淋巴结,向下转移至贲门周围及胃周围淋巴结。血行转移常发生在晚期病例。食管癌的分期如下表表 4-2 所示。

表 4-2　食管癌的临床分期

分　　期		病变长度	病变范围	转移情况
早期	0	不规定	限于黏膜(原位癌)	无
	Ⅰ	<3 cm	侵犯黏膜下层(早期浸润)	无
中期	Ⅱ	3~5 cm	侵犯部分肌层	无
	Ⅲ	>5 cm	穿透肌层或外侵	局部淋巴结转移
晚期	Ⅳ	>5 cm	明显外侵	远处淋巴结或器官转移

(三)临床表现

食管癌早期并没有突出的临床表现,可能会出现不同程度的异常感觉。中晚期会有明显的症状。

(1)早期症状常是在吞咽食物时出现不适。如哽噎感、食管内异物感、胸骨后灼痛或刺痛感、食物咽下停滞感等。

(2)中晚期食管癌的典型症状是进行性吞咽困难。即开始时难以下咽干硬食物,而后为半流质,最后连流质也不能咽下。有时随着病灶部位水肿的消退或癌肿坏死脱落,可能会有暂时的梗阻减轻,不能认为是病情好转。由于梗阻,患者常呕吐黏液样液体,同时可能出现消瘦、乏力、贫血、脱水等。

(3)随着肿瘤侵犯范围的扩大和对不同器官的压迫,患者会出现相应的临床表现,例如:肿瘤压迫气管支气管引起咳嗽、吸气性呼吸困难;侵犯喉返神经引起声音嘶哑;侵犯膈神经出现呼吸困难、膈肌反常运动等。最后出现肝、脑、骨等转移症状。

(四)诊　断

常用的辅助检查包括:X 线钡餐造影检查、食管镜检查、食管脱落细胞学检查等。食管 X 线钡餐造影检查是常用的检查方法,采用双重对比造影,可显示早期病灶,可见食管黏膜皱襞紊乱中断、充盈缺损、龛影、管壁僵硬等。食管镜或胃镜检查不仅能发现食管癌的病理形态,还可钳取活组织做病理检查。CT 检查可以帮助了解食管癌向腔外扩展情况和有无腹腔内器官或淋巴结转移,对决定手术有参考价值。

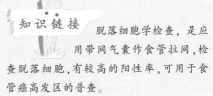

知识链接　脱落细胞学检查,是应用带网气囊作食管拉网,检查脱落细胞,有较高的阳性率,可用于食管癌高发区的普查。

(五)治　疗

1.手术治疗

主要适应证:0 期、Ⅰ 期和Ⅱ期。Ⅲ期可在放疗后再争取手术治疗。常用手术方法为经胸或胸腹联合切口,食管癌切除食管胃吻合术或结肠代胃术。

2.放射治疗

在食管癌的治疗中,放射治疗是有效的局部治疗措施之一,甚至可以达到根治的目的,是颈段食管癌的首选治疗方法,也可以作为姑息性治疗措施。手术前后放射治疗,可提高手术切除率和远期生存率。

3.化学治疗

化学治疗与手术治疗或放射治疗相结合,可提高疗效。中晚期食管癌或有远处转移的患者,可用化学治疗。

对晚期食管癌的吞咽困难,联合光动力疗法(PDT)和自动扩张支架为大多数梗阻和不能切除的食管癌提供了更好的姑息治疗。

知识链接 美国国家癌症综合网(NCCN)推荐术前化疗采用FU+DDP和紫杉醇为主的方案,术后化疗采用紫杉醇为主的方案。

(六)健康教育

(1)养成良好的生活习惯,戒烟限酒。加强体育锻炼,增强体质。

(2)不要过多地吃咸或辣的食物,不吃过热、过冷的食物,不吃霉变食物,少吃或不吃酸菜。

(3)有良好的心态应对压力,劳逸结合,不要过度疲劳。精神因素在很大程度上影响着免疫系统功能。

(4)积极治疗食管炎、食管白斑、贲门失弛缓症、食管憩室等与食管癌发生相关的疾病。

(5)发现吞咽不适等症状时,要及早到医院进行食管X线钡餐造影或食管镜检查。

(6)一旦确诊为食管癌,也要保持心态平和,积极配合医护人员分别情况予以手术治疗、放射治疗或化学治疗。

(7)食管癌手术后,会出现种种不适,如心慌、胸闷等,所以每次进食不应过多,宜少量多餐。术后患者进食容易出现反流症状,进食后最好稍微活动一会,使食物部分下排,30 min后再卧床休息,以减轻反流。

(8)术后要及时、定期复查。坚持有计划地进行综合治疗。

四、胃　癌

胃癌是人类最常见、危害最大的恶性肿瘤之一,世界胃癌年发病率仅次于肺癌居第二位,在我国胃癌的死亡率在各种癌症中排在首位。胃癌好发年龄为40～60岁之间;男女性别之比为2∶1。

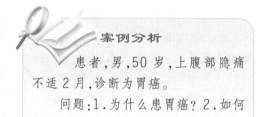

案例分析

患者,男,50岁,上腹部隐痛不适2月,诊断为胃癌。

问题:1.为什么患胃癌?2.如何确定胃癌诊断?3.胃癌如何治疗?

(一)病　因

病因流行病学综合考察发现:胃癌危险因素有地域环境、霉变食物、不良饮食习惯、幽门螺杆菌感染、胃部癌前病变、遗传因素、精神创伤及性格抑郁等;有保护作用的因素为新鲜蔬菜、水果、豆制品、牛奶、鲜鱼肉及含硫基类的大蒜、葱及绿茶等。

1.生活环境

胃癌流行病学调查表明,不同地区的胃癌发病率存在明显差异。胃癌多发于高纬度地区和沿海地区。可能与地球化学因素以及环境中存在致癌物质有关。我国西北和东部沿海地区胃癌高发,而长江上游和珠江流域等地区胃癌低发。

2. 遗传因素

胃癌可能与遗传因素有关。胃癌患者的亲属中胃癌的发病率要比对照组高 4 倍。有证据表明胃癌的发生与抑癌基因 P53、APC、DCC 杂合性丢失和突变有关。

3. 不良饮食习惯

饮食因素对于胃癌发病的影响，已受到广泛重视。可能的饮食致癌因素为经常食用烟熏、烤炙、油炸食品或腌渍食品。我国胃癌流行病学调查表明，胃癌与饮食关系密切。霉变粮食、高盐的腌渍食品、铁缺乏是与胃癌有关的危险因素。而牛奶、动物蛋白、新鲜蔬菜和一些水果等则是保护因素。近年来日本和美国胃癌发病率的下降都被归于饮食习惯的改善。

4. 慢性胃病

胃溃疡的癌变率为 5％～10％，尤其是胃溃疡病史较长和中年以上的患者并发癌变的机会较大；现已公认慢性萎缩性胃炎是胃癌的一种前期病变，癌变率高达 10％，尤与胃息肉或肠腺化生同时存在时可能性更大；任何胃良性肿瘤都有恶变可能，而上皮性的腺瘤或息肉的恶变机会更多，在直径大于 2 cm 的息肉中，癌的发生率增高；胃黏膜上皮超过正常限度的不典型增生发展严重时，可被视为癌前期病变。

5. 幽门螺杆菌感染

幽门螺杆菌(Hp)长期感染可能是胃癌的重要病因之一。胃癌患者的幽门螺杆菌感染率为 61％，甚至有早期胃癌患者幽门螺杆菌感染率为 93％的报告。幽门螺杆菌主要作用于癌变的起始阶段，即在活动性胃炎、萎缩性胃炎和肠化生的发展中起主要作用。幽门螺杆菌还促使硝酸盐转化成亚硝酸盐而致癌；幽门螺杆菌的毒物 CagA、VacA 也可能有促癌作用。

> **知识链接** 1994 年世界卫生组织属下的国际癌肿研究所(IARC)宣布 Hp 是人类胃癌的 I 类(即肯定的)致癌原。

(二)病　理

胃癌的发病部位，以胃窦部最多见，其次为胃底贲门、胃体部。胃癌未经治疗，可通过直接浸润、淋巴转移、血行转移、腹腔种植等途径发生蔓延和发展。

1. 大体分型

胃癌通常分为早期胃癌和进展期胃癌。胃癌仅限于黏膜层内或黏膜下层者，不论癌灶大小或有无淋巴结转移，均为早期胃癌。癌组织超出黏膜下层侵入胃壁肌层为中期；病变达浆膜下层或是超出浆膜向外浸润至临近脏器或有转移为晚期胃癌。中、晚期胃癌统称进展期胃癌。

按国际通用的 Borrmann 分型法胃癌分四型。Ⅰ型(结节型)：为边界清楚突入胃腔的块状癌灶；Ⅱ型(溃疡局限型)：为边界清楚并略隆起的溃疡状癌灶；Ⅲ型(溃疡浸润型)：为边界模糊不清的浸润性溃疡状癌灶；Ⅳ型(弥漫浸润型)：癌肿沿胃壁各层全周性浸润生长导致边界不清。若全胃受累、胃腔缩窄、胃壁僵硬如革囊状，称皮革胃，多恶性度极高。

2. 组织学分型

世界卫生组织将胃癌组织学常见的普通型和少见的特殊型。普通型有：乳头状腺癌、管状腺癌、低分化腺癌、黏液腺癌、印戒细胞癌；特殊型有：腺鳞癌、鳞状细胞癌、未分化癌、类癌等。

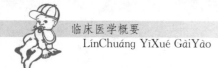
3.临床病理分期

根据国际抗癌联盟(UICC)分期准则,胃癌分为四期:

0期:癌症局限于胃的黏膜层而没有深入侵犯,也没有侵入淋巴系统。

Ⅰ期:癌症局限于胃的黏膜层,但有6个或6个以下的腹腔淋巴结侵犯;或者,癌症局限于胃的黏膜层和肌肉层而没有淋巴侵犯。

Ⅱ期:癌症局限于胃的黏膜层,并伴有7～15个腹腔淋巴结侵犯;或者,癌症局限于胃的黏膜层和肌肉层并伴有6个或6个以下的腹腔淋巴结侵犯;或者,癌症局限于胃的浆膜层以内而没有腹腔淋巴结侵犯。

Ⅲ(A)期:癌症局限于胃的肌肉层以内并伴有7～15个腹腔淋巴结侵犯;或者癌症局限于胃的浆膜层以内并伴有1～6个腹腔淋巴结侵犯;或者癌症已侵入到胃部附近的其他器官但没有淋巴侵犯。

Ⅲ(B)期:癌症局限于胃的浆膜层以内并伴有7～15个腹腔淋巴结侵犯。

Ⅳ期:癌症已侵入到胃部附近的器官并伴有淋巴侵犯;或者多于15个腹腔淋巴结侵犯;或癌症已经转移到身体的其他器官。胃癌有可能转移到身体的任何器官,但较常见的器官和组织包括远距的淋巴、腹腔、肝脏、肺和大肠。

(三)临床表现

早期胃癌多无症状或仅有轻微症状。上腹不适是胃癌最常见的初发症状,约80%患者有此表现,与消化不良相似。如发生腹痛,一般都较轻,且无规律性,进食后不能缓解。大约50%的胃癌患者都有明显食欲减退或食欲不振的症状,部分患者是因进食过多会引起腹胀或腹痛而自行限制进食。原因不明的厌食和消瘦,很可能就是早期胃癌的症状,需要引起重视。早期胃癌患者一般无明显的阳性体征。大多数患者除全身情况较弱外,仅在上腹部出现深压痛。

当胃癌发展扩大,尤其在浸润穿透浆膜而侵犯胰腺时,可出现持续性剧烈疼痛,并向腰背部放射。癌肿毒素的吸收,可使患者日益消瘦、乏力、贫血,甚至恶病质。癌肿长大后,可出现梗阻症状,贲门或胃底癌引起下咽困难,胃窦癌引起幽门梗阻症状,腹部还可扪及肿块。癌肿表面形成溃疡时,则出现呕血和黑便。胃癌晚期可以出现腹腔积液和转移灶的表现。

(四)诊　断

胃癌患者的粪便隐血检查常呈阳性;中、晚期患者血常规检查常见红细胞计数、血红蛋白值下降。

凡可疑胃癌患者应进行X线钡餐检查,尤其是胃低张双重对比造影X线检查,有助于发现早期胃癌。早期胃癌的X线表现为黏膜相异常;进展期胃癌的X线影像形态与胃癌的大体分型基本一致。

内镜检查是诊断胃癌的最重要手段。不仅可以直接观察胃黏膜病变的部位和范围,还可切取病变组织做病理学检查。目前所用的内镜一般均为电子内镜,检查已几无盲区,诊断进展期胃癌并无困难;内镜下染色技术也可使早期胃癌检出率显著提高;带超声探头的内镜还可有助于了解病变的深度及临近脏器和淋巴结有无转移。

CT扫描结合三维立体重建和模拟内镜技术,可有助于胃癌诊断和术前临床分期;PET可较准确地判断淋巴结与远处转移情况。

(五)治　疗

胃癌的治疗常采用以手术治疗为主的综合治疗方案。手术切除目前仍是胃癌达到治愈目的的重要治疗方法。只要患者无明显远处转移,体质尚能耐受手术,一般均应手术探查,争取根治切除。即使不能达到根治目的,也应尽可能多地切除瘤体,以减轻机体对肿瘤的负担,而残留在体内少量的肿瘤细胞可借机体免疫防御能力加以消灭,化疗的效果也可提高,这就是近代所谓的手术切除本身也可以是一种增强免疫措施的观点。此外,姑息性切除还能减少出血、穿孔、梗阻等严重并发症的发生,无疑对延长患者的生命是有益的。

临床收治病例多是进展期胃癌,为了提高疗效,常采用根治手术加化疗的综合疗法;对姑息性切除病例,术后更须较长期的化学疗法;对不能手术的晚期病例,化疗更是主要的治疗手段。如属早期胃癌而无淋巴结转移,并经彻底手术切除者,原则上可不加化疗,但恶性程度高、癌灶面积大于 5 cm^2、多发癌灶、年龄低于 40 岁者应辅以化疗。

其他治疗方法,如免疫疗法、术前或术中的放射治疗、中医中药治疗等合理运用也可提高胃癌疗效。

胃癌的预后与其部位、病理分期、组织类型、生物学行为等有关,也与其治疗措施有关,还与其社会背景、心理状态等有关。施行规范治疗的各期胃癌五年生存率为:Ⅰ期 82%～95%、Ⅱ期 55%、Ⅲ期 15%～30%、Ⅳ期 2%。

(六)健康教育

(1)纠正不良的生活习惯,尤其是不良的饮食习惯。避免进食粗糙食物,不吃烫食,不过快进食,不吃过咸食物,少吃或不吃盐腌食物,不吃霉变食物,少吃烟熏、油炸和烘烤食物,不抽烟,少饮酒,减少致癌物的摄入;提倡多吃新鲜蔬菜水果,多饮牛奶,经常饮茶特别是绿茶,有助于预防胃癌的发生。

(2)保持乐观开朗的情绪,劳逸结合,使机体免疫及神经系统保持良好的状态。

(3)早期发现,早期诊断,早期治疗。对胃癌高危人群,如慢性萎缩性胃炎、肠上皮化生、胃溃疡、胃息肉、术后残胃、恶性贫血和幽门螺杆菌阳性所致的各种胃病等患者,尤其是有胃癌家族史、40 岁以上胃病久治不愈患者,应定期检查。

(4)确诊胃癌的患者,应树立信心,及早手术,不要错过机会。

(5)手术后饮食应定量、适量、清淡,避免生、冷、硬、辛辣、酒等刺激性食物,多食蔬菜及水果,不食胀气、油腻及过甜食物,餐后卧床 0.5～1 h 以预防倾倒综合征。

(6)少量多餐,出院后每日 5～6 餐,每餐 50 g 左右,逐渐增加,至 6～8 个月恢复每日 3 餐,每餐 100 g 左右,1 年后接近正常饮食。

小贴士

倾倒综合征

倾倒综合征:指胃切除术后,因胃排空过速,餐后出现胃肠道和血管舒缩障碍的一组症候群。也可由于胰岛受刺激而致高胰岛素血症,导致低血糖症候群。症状在进食中或饭后 30min 内出现,持续 15～60min。主要包括两组症状:一组是胃肠道症状,最常见的是稍食即饱感,随后发生上腹部胀满不适、恶心呕吐,吐出物为碱性含胆汁,腹部有绞痛,肠鸣音增加,腹泻、便稀等;另一组是神经循环系统症

（7）遵医嘱服助消化剂及抗贫血药物，坚持完成规范的化疗。

（8）保持大便通畅，并观察有无黑便、血便，发现异常及时门诊或急诊就医。

（9）如有腹痛、反酸、嗳气甚至恶心、呕吐者及时检查，及早治疗。

五、肝　癌

肝癌分原发性肝癌和继发性肝癌，是我国常见恶性肿瘤之一，死亡率高，仅次于胃癌和食管癌。以江苏启东和广西隆安为全国最高。肝细胞癌（HCC）占原发性肝癌的90%。目前，我国肝癌的发病率约为25.7/10万，在我国肝癌的发病率和乙肝病毒感染率有着密切的关系，临床中85%～90%的肝癌都与乙肝有关。其死亡率仅次于胃癌、肺癌的第三大恶性肿瘤，占全世界肝癌死亡人数的55%。

案例分析

患者，男，46岁，因肝区隐痛2月、皮肤巩膜黄染1w，甲胎蛋白升高入院。该患者有慢性乙型肝炎病史25年。诊断为肝癌。

问题：1.慢性肝炎与肝癌有什么关系？2.甲胎蛋白检测对肝癌有何意义？3.肝癌的治疗原则是什么？

（一）病因及病理

肝癌的发病原因和发病机制，至今仍未明了。可能与慢性肝病，如慢性乙型肝炎、丙型肝炎、肝硬变；某些天然化学致癌物质，如亚硝胺类化合物、有机氯杀虫剂等；以及其他因素，如肝内寄生虫感染、真菌毒素、乙醇、营养不良、遗传等有关。其确切病因，有待进一步研究。

原发性肝癌的大体标本观察通常可分为三型，即巨块型、结节型和弥漫型（图4-2），其中以结节型为最常见，且多伴有肝硬化。巨块型肝癌呈单发的大块状，也可由许多密集的结节融合而成，较少伴有肝硬化或硬化程度较轻微。弥漫型肝癌最少见，全肝满布无数灰白色点状结节，肉眼难以和肝硬化区别。

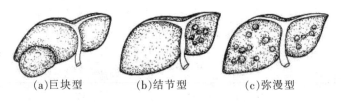

（a）巨块型　　　　（b）结节型　　　　（c）弥漫型

图4-2　肝　癌

原发性肝癌根据组织学观察可分为肝细胞型肝癌、胆管细胞型肝癌和混合型肝癌三种。我国绝大多数原发性肝癌是肝细胞癌（91.5%）。原发性肝癌的转移方式为①经门静脉肝内播散：是肝癌的主要和最早的转移方式；②肝外血道转移：转移到肺、骨、脑等；③淋巴道转移：肝门淋巴结转移，多见于胆管细胞型肝癌；④种植性转移：脱落进入腹腔的肝癌细胞可直接种植到腹膜和卵巢表面，形成种植性转移。

（二）临床表现

原发性肝癌的早期症状较为隐匿，无特征性。肝区痛为最常见的症状，是肿瘤体积增大使肝包膜紧张所致。多为胀痛、钝痛和刺痛；常为间歇

知识链接　癌组织产生某些内分泌激素物质可引起低血糖症、红细胞增多症、类白血病反应、高血钙症等。

性,亦可为持续性。病变侵及横膈或腹膜后时,可有肩背部或腰部胀痛;肝右后上部的侵犯亦可有胸痛。腹胀也较常见,多见于左叶肝癌。另外,消化功能障碍及腹腔积液亦可引起腹胀、食欲不振、恶心、呕吐及腹泻等胃肠功能紊乱症状。上腹部肿块是肝癌最重要的体征。一般质地坚硬,不规则状。消瘦、无力多为中、晚期表现。发热的出现为癌肿坏死吸收的结果。出血现象多见于伴有严重肝硬变或肝癌晚期的患者,表现如鼻出血、牙龈出血、皮下瘀斑等。脾大、黄疸多在晚期出现,为胆管受压及肝实质破坏所致。有时还会出现某些全身性综合征。

(三)诊　断

1. 检验学检查

甲胎蛋白(AFP)测定为目前诊断肝细胞癌最灵敏、特异性最高的方法之一;肝癌患者血清中 γ-谷氨酰转肽酶、碱性磷酸酶和乳酸脱氢酶的同工酶等可高于正常,但由于缺乏特异性,多作为辅助诊断。

> **知识链接**
> AFP 的升高并非肝癌所特有。畸胎瘤、绒毛膜癌、妊娠、病毒性肝炎等,也可引起 AFP 升高。

2. 影像学检查

B 型超声波检查,可检出直径 2 cm 的病变,能显示肿瘤的大小、形态、所在部位以及肝静脉或门静脉内有无癌栓等,是目前较有价值的非侵入性检查方法;放射性核素扫描,可检出大于 3 cm 的病变,显示肝脏肿大,失去正常的形态;CT 检查对肝癌的诊断符合率高达 90%,可检出 1~2 cm 的病变。增强扫描和延迟扫描对鉴别肝细胞癌或肝血管瘤更有价值;选择性腹腔动脉或肝动脉造影检查,可确定病变的部位、大小和分布,特别是对小肝癌的定位诊断尤为理想;磁共振成像(MRI),分辨率较高,可对肝癌与海绵状血管瘤、囊肿、局限性脂肪沉着等进行鉴别。

> **知识链接**
> 目前多采用在 B 型超声波导引下行细针穿刺。

3. 细胞学检查

肝穿刺针吸细胞学检查,有确定诊断意义,有助于提高阳性率。但有导致出血、肿瘤破裂和针道转移等危险。

(四)治　疗

早期发现、早期诊断及早期治疗并根据不同病情发展阶段进行综合治疗,是提高疗效的关键;而早期施行手术切除仍是最有效的治疗方法。不能切除肝细胞癌的手术治疗有:肝动脉结扎、插管、冷冻、激光、微波、术中瘤内无水乙醇注射;非手术者可经肝动脉化疗栓塞、放射、化疗、生物学治疗等。阻断肝细胞癌血供的治疗方法是不能切除病例的首选的疗法。

(五)健康教育

(1)预防肝炎,乙型肝炎病毒与肝癌的相关性高达 80%,乙肝疫苗的接种是预防肝癌的重要措施。在我国丙型肝炎病毒也是重要的致癌因素。丙型肝炎多是经血液及血液制品传播的,尽量减少输血或应用血液制品是减少丙型肝炎、控制肝癌发生的有效措施。

(2)注意饮食,不吃或少吃含有亚硝胺类物质多的食物,如酸菜、咸菜、咸鱼、香肠等。黄曲霉毒素 B_1 也是肝癌发生的启动因素之一。因此,要拒食霉变或疑有霉变的食品,尤其是霉变的玉米和花生。

(3)戒除嗜酒、酗酒等不良习惯,不喝烈性酒、劣质酒,以防乙醇对肝细胞的破坏,造成肝

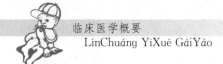

脏的慢性损伤。

(4)适当补硒,低硒人群可适当多吃含硒酵母、硒多糖、富硒盐等食物来补充硒元素,提高人体内硒的含量,进而有效地预防肝癌的发生。

(5)防止水源污染、讲究卫生、改善营养、坚持劳逸结合、增强免疫功能、杜绝滥用药物和摒弃不良习惯等,也能有效地防止肝癌的发生。

(6)提高对肝癌的认识,凡患有乙肝或丙肝的患者,应及时地进行彻底的治疗,以防止肝硬化的发生。

(7)早发现、早诊断、早治疗是防治肝癌的关键。40岁以上的人群特别是乙肝病毒携带者,应定期进行B超和甲胎蛋白检查。

(8)出院后按医嘱吃药,以改善肝脏功能,促进肝细胞再生,增强肝脏的解毒能力。不擅自加强或减少药物剂量,避免引起不良反应。

(9)定期到医院复查B超和甲胎蛋白、肝功能等。

六、大肠癌

大肠癌包括结肠癌和直肠癌,是胃肠道常见的恶性肿瘤,发病率仅次于胃癌,好发于40~60岁,在我国以直肠癌最为多见。近20年,尤其在大城市,结肠癌的发病率明显上升,且有多于直肠癌的趋势。

(一)病因

大肠癌病因目前尚不明确,但其相关的高危因素渐被认识,如过多的动物脂肪及动物蛋白饮食,缺乏新鲜蔬菜及纤维素食品。缺乏适度的体力劳动。遗传易感性在结肠癌的发病中也具有重要地位,家族性肠息肉病,已被公认为癌前期疾病。结肠腺瘤、溃疡性结肠炎以及结肠血吸虫病肉芽肿,与大肠癌的发生有密切的关系。

案例分析

患者,男,43岁,因大便变形、表面带血及黏液1月余入院。直肠指检:触及直肠菜花状包块。诊断为直肠癌。

问题:1.如何早期发现大肠癌?
2.怎样的直肠癌可以选择保肛手术?

(二)病理

大肠癌常被分为肿块型、浸润型和溃疡型。①肿块型:肿瘤向肠腔生长,瘤体较大,呈半球状或球状隆起,易溃烂出血并继发感染、坏死。该型多数分化较高,侵润性小,生长较慢,好发于右侧结肠,特别是盲肠。②浸润型:肿瘤环绕肠壁浸润,有显著的纤维组织反应,沿黏膜下生长,质地较硬,容易引起肠腔狭窄和梗阻。该型细胞分化程度较低,恶性程度高,出现转移早。③溃疡型:向肠壁深层生长并向周围浸润,早期即可出现溃疡,边缘隆起,底部深陷,易发生出血、感染,并易穿透肠壁。细胞分化程度低、转移早,是结肠癌中最常见的类型。显微镜下组织学分类较常见的为:黏液癌、未分化癌。好发于左半结肠、直肠。

大肠癌转移途径有①直接浸润转移:直接沿肠壁浸润一圈需1.5~2年时间;②淋巴道转移:是大肠癌转移的主要途径;③血行转移:主要转移到肝,少数转移到肺、骨、脑等;④种植转移:穿透肠壁,脱落癌细胞可在腹膜种植转移。

（三）临床表现

早期多无症状或症状轻微，易被忽视。最早期可有腹胀、不适、消化不良样症状，而后出现排便习惯的改变，如便次增多、腹泻或便秘，便前腹痛。稍后即可有黏液便或黏液脓性血便。进展期，由于肿瘤溃烂失血和毒素吸收，常可导致患者出现贫血、低热、乏力、消瘦、水肿等表现，其中尤以贫血、消瘦为主；肿瘤阻塞肠腔，出现不全性或完全性低位肠梗阻症状，如腹胀、腹痛（胀痛或绞痛）、便秘或便闭等；结肠癌者随着瘤体增大或与网膜、周围组织浸润黏结成肿块，质硬，形状不规则，有的可随肠管有一定的活动度。晚期肿瘤浸润较甚，肿块可固定。晚期有黄疸、腹腔积液、水肿等肝转移征象，以及恶病质，直肠前凹肿块、锁骨上淋巴结肿大等肿瘤远处转移的表现。右半结肠癌、左半结肠癌和直肠癌的临床特点也各有所不同。

1.右半结肠癌

主要表现为腹部隐痛不适，排便习惯和粪便形状改变，腹部肿块。营养不良和中毒症状较明显。

2.左半结肠癌

主要表现为急慢性肠梗阻症状，部分患者粪便带有血和黏液。不易扪及腹部肿块。

3.直肠癌

多有直肠刺激症状，便秘频繁，排便习惯改变，便前肛门有下坠感，里急后重，晚期有下腹痛。肠腔狭窄症状：初期大便变形、变细，造成肠管部分梗阻时有腹痛、腹胀等不全肠梗阻表现。癌肿破溃感染症状：大便表面带血及黏液，甚至脓血便。

（四）诊　断

1.粪便隐血检查（OB试验）

作为筛选手段，阳性者再做其他检查。

2.内镜检查

内镜检查是最有效、最可靠的检查方法。可以发现早期病变，并同时钳取活组织进行病理检查。

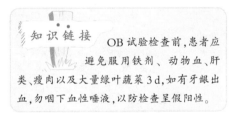

知识链接　　OB试验检查前，患者应避免服用铁剂、动物血、肝类、瘦肉以及大量绿叶蔬菜3d，如有牙龈出血，勿咽下血性唾液，以防检查呈假阳性。

3.直肠指检

直肠指检是诊断直肠癌最简便、最重要的手段。

4.影像学检查

钡剂灌肠X线检查能判断结肠癌位置；B超检查能显示腹部肿块、淋巴道转移或肝转移等情况；CT检查，帮助判断肿瘤的位置及有无转移等情况。

（五）治　疗

大肠癌的治疗原则是以手术治疗为主的综合性治疗。结肠癌手术治疗可行右半、左半结肠切除术，横结肠切除术，乙状结肠切除术等。直肠癌的术式选择往往以直肠癌部位决定，可分为保肛手术和不保肛手术两大类型。距肛缘5cm以上可选择保肛手术，距肛缘6cm以下，除原位癌外，一般选择不保肛的经腹会阴部联合直肠癌根治术（Miles手术）。值得注意的是，直肠癌的外科治疗正从"生物学模式"向"生物—社会—心理模式"的转变，从单纯追求"根治癌肿，挽救生命"转

知识链接　　美国直肠癌治疗临床指南（2005年修订）：对大多数直肠癌2cm远切缘是合适的；对于小的低位直肠癌，组织分化好，1cm远切缘是可以接受的。

变为"根除癌肿,改善生活"的双重标准。Miles 手术不再是外科治疗的"金标准"。全直肠系膜切除术、结肠袋肛管吻合术、盆腔自主神经保留术是直肠癌外科最重要的进展。

大肠癌手术后还应根据患者情况进行化疗、放疗及其他的辅助治疗。

(六)健康教育

(1)饮食干预 减少高动物蛋白、高脂肪饮食摄入,增加食物纤维的摄入,补充维生素和微量元素。注意食物要多样化,要讲究天然与新鲜,不吃霉变、烟熏、烘烤、腌制、过烫的食物,饮酒要适量,不饮用烈性酒,不饮用浓咖啡和浓茶,适量选用目前被认为有潜在抗癌作用的食物,如香菇、洋葱、大蒜、猕猴桃、芦笋等。

(2)改变不良生活习惯 增加体力活动,控制体重,不吸烟,减少乙醇摄入量等健康的生活方式。

(3)治疗癌前病变 通过普查与随访,尽早切除腺瘤、息肉,治疗溃疡性结肠炎、血吸虫病等疾病,阻断其向大肠癌的演变过程,是预防大肠癌的重要手段。

(4)早期发现,早期诊断,早期治疗 年龄在 40 岁以上;一级亲属患大肠癌史;本人有癌病史或肠息肉史;慢性便秘,慢性腹泻,黏液血便,不良生活事件(如离婚和近亲属死亡)和慢性阑尾炎史者应定期检查。近期有进行性消瘦及大便习惯改变者,也应及早行有关检查,以期尽早发现。

(5)对肿瘤患者积极规范治疗,以提高患者生活质量,延长生存期 学会自我护理人工肛门,早日回归社会。

复习思考题

一、名词解释

1.恶病质 2.肝癌

二、单项选择题

1.最能确定肿瘤性质的检查方法是( )

A.体格检查　　　　　　　B.病史　　　　　　　　C.影像学检查

D.组织细胞学检查　　　　E.实验室酶学检查

2.肿瘤的病因包括( )

A.环境因素　　　　　　　B.遗传因素　　　　　　C.不良生活习惯

D.内分泌及免疫因素　　　E.以上均是

3.最常见的恶性肿瘤是( )

A.肺癌　　B.肝癌　　C.胃癌　　D.乳腺癌　　E.大肠癌

4.女性最常见的恶性肿瘤是( )

A.肺癌　　B.肝癌　　C.胃癌　　D.乳腺癌　　E.大肠癌

5.最易发生转移和播散的肺癌是哪种类型?( )

A.鳞癌　　B.腺癌　　C.小细胞癌

D.大细胞癌　　E.肺泡细胞癌

6.我国在各种癌症的死亡率中排在首位的癌症是( )

    A. 肺癌　　　B. 肝癌　　　C. 胃癌　　　D. 乳腺癌　　　E. 大肠癌

7.对肝癌的诊断首选的化验指标是( )

    A. AFP　　　B. CEA　　　C. PAS　　　D. 转氨酶　　　E. CA199

8.肝癌的主要和最早的转移方式是( )

    A. 经门静脉肝内播散　　　B. 肝外血道转移　　　C. 淋巴道转移

    D. 种植性转移　　　E. 经胆道转移

三、简答题

1.恶性肿瘤有哪些转移方式?

2.简述国际抗癌联盟提出的 TNM 分期法。

3.简述恶性肿瘤的一般治疗原则是什么?

4.简述 WHO 提出的三级止痛方案。

5.简述肺癌的早期诊断线索有哪些?

6.可疑胃癌患者应如何选择辅助检查?

（胡忠亚　刘付平）

第五章 呼吸系统疾病

教 学 目 标

■ 掌握　急性上呼吸道感染、急性气管-支气管炎、慢性支气管炎、支气管哮喘、慢性肺源性心脏病、肺炎、肺结核、渗出性胸膜炎等常见呼吸道疾病的临床表现、诊断要点、治疗原则。

■ 熟悉　急性上呼吸道感染、急性气管-支气管炎、慢性支气管炎、支气管哮喘、慢性肺源性心脏病、肺炎、肺结核、渗出性胸膜炎等常见呼吸道疾病的辅助检查、药物治疗要点和健康教育。

■ 了解　急性上呼吸道感染、急性气管-支气管炎、慢性支气管炎、支气管哮喘、慢性肺源性心脏病、肺炎、肺结核、渗出性胸膜炎等常见呼吸道疾病的病因、发病机制。

第一节　急性上呼吸道感染

案例分析

周某,男,45岁,体温39.2℃,鼻塞、流涕、打喷嚏伴有乏力、食欲不振,体检咽部充血,扁桃体充血、肿大,肺部听诊正常。

问题:1.该患者患何病? 2.如何诊断? 3.如何治疗?

急性上呼吸道感染是指鼻腔、咽或喉部急性炎症的总称,是一种常见的呼吸道疾病。常见病因为病毒,少数由细菌引起。患者群无年龄、性别、职业和地区的差异。不仅具有较强的传染性,而且可引起严重并发症,应积极防治。

一、病因和发病机制

急性上呼吸道感染有 $70\%\sim80\%$ 由病毒引起,主要有流感病毒(甲、乙、丙)、副流感病毒、呼吸道合胞病毒、腺病毒、鼻病毒、埃可病毒、柯萨奇病毒、麻疹病毒、风疹病毒。细菌感染可直接或继病毒感染之后发生,以溶血性链球菌为多见,其次为流感嗜血杆菌、肺炎球菌和葡萄球菌等。偶见革兰阴性杆菌。其感染的主要表现为鼻炎、咽喉炎或扁桃体炎。

当有受凉、淋雨、过度疲劳等诱发因素,使全身或呼吸道局部防御功能降低时,原已存在于上呼吸道或从外界侵入的病毒或细菌可迅速繁殖而发病,尤其是老幼体弱或有慢性呼吸

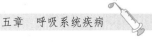

道疾病如鼻旁窦炎、扁桃体炎者,更易罹患。

二、流行病学

本病全年皆可发病,冬春季节多发,可通过含有病毒的飞沫或被污染的用具传播,多数为散发性,但常在气候突变时流行。由于病毒的类型较多,人体对各种病毒感染后产生的免疫力较弱且短暂,并无交叉免疫,同时在健康人群中有病毒携带者,故一个人一年内可有多次发病。

三、病　理

鼻腔及咽黏膜充血、水肿、上皮细胞破坏,少量单核细胞浸润,有浆液性及黏液性炎性渗出。继发细菌感染后,有中性粒细胞浸润,大量脓性分泌物。

四、临床表现

根据病因不同,临床表现可有不同的类型。

(一)普通感冒

普通感冒俗称"伤风",又称急性鼻炎或上呼吸道卡他,以鼻咽部卡他症状为主要表现。成人多数为鼻病毒引起,次为副流感病毒、呼吸道合胞病毒、埃可病毒、柯萨奇病毒等。起病较急,初期有咽干、咽痒或烧灼感,发病同时或数小时后,可有打喷嚏、鼻塞、流清水样鼻涕,2~3 d后变稠。可伴咽痛,有时由于耳咽管炎使听力减退,也可出现流泪、味觉迟钝、呼吸不畅、声嘶、少量咳嗽等。一般无发热及全身症状,或仅有低热、不适、

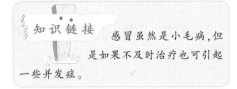

知识链接　感冒虽然是小毛病,但是如果不及时治疗也可引起一些并发症。

轻度畏寒和头痛。检查可见鼻腔黏膜充血、水肿、有分泌物,咽部轻度充血。如无并发症,一般经5~7 d痊愈。

(二)病毒性咽炎、喉炎

根据病毒对上、下呼吸道感染的解剖部位不同引起的炎症反应,临床可表现为咽炎、喉炎。

急性病毒性咽炎多由鼻病毒、腺病毒、流感病毒、副流感病毒以及肠病毒、呼吸道合胞病毒等引起。临床特征为咽部发痒和灼热感,疼痛不持久,也不突出。当有咽下疼痛时,常提示有链球菌感染。咳嗽少见。流感病毒和腺病毒感染时可有发热和乏力。体检咽部明显充血和水肿。颌下淋巴结肿大且触痛。腺病毒咽炎可伴有眼结膜炎。

急性病毒性喉炎多由鼻病毒、流感病毒甲型、副流感病毒及腺病毒等引起。临床特征为声嘶、讲话困难、咳嗽时疼痛,常有发热、咽炎或咳嗽,体检可见喉部水肿、充血,局部淋巴结轻度肿大和触痛,可闻及喘息声。

(三)疱疹性咽峡炎

常由柯萨奇病毒A引起,表现为明显咽痛、发热,病程约1 w。检查可见咽充血,软腭、腭垂、咽及扁桃体表面有灰白色疱疹、浅表溃疡,周围有红晕。多于夏季发作,多见儿童,偶见于成人。

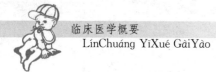

（四）咽结膜炎

咽结膜炎主要由腺病毒、柯萨奇病毒等引起。临床表现有发热、咽痛、畏光、流泪，咽及结合膜明显充血。病程 4～6 d，常发生于夏季，游泳中传播。儿童多见。

（五）细菌性咽-扁桃体炎

细菌性咽-扁桃体炎多为溶血性链球菌，次为流感嗜血杆菌、肺炎球菌、葡萄球菌等引起。起病急，明显咽痛、畏寒、发热，体温在 39 ℃以上。检查可见咽部明显充血，扁桃体肿大、充血，表面有黄色点状渗出物，颌下淋巴结肿大、压痛，肺部无异常体征。

五、辅助检查

（一）血常规

病毒性感染见白细胞计数正常或偏低，淋巴细胞比例升高。细菌感染有白细胞计数与中性粒细胞增多和核左移现象。

（二）病毒和病毒抗原的测定

视需要可用免疫荧光法、酶联免疫吸附检测法、血清学诊断法和病毒分离和鉴定，以判断病毒的类型，区别病毒和细菌感染。细菌培养判断细菌类型和药敏试验。

六、并发症

可并发急性鼻窦炎、中耳炎、气管-支气管炎。部分患者可继发风湿病、肾小球肾炎、心肌炎等。

七、诊　断

根据病史、流行情况、鼻咽部发炎的症状和体征，结合周围血象和胸部 X 线检查可做出临床诊断。进行细菌培养和病毒分离，或病毒血清学检查、免疫荧光法、酶联免疫吸附检测法、血凝抑制试验等，可确定病因诊断。

八、治　疗

目前尚无特效抗病毒药物，以对症或中医治疗为常用措施。

（一）对症治疗

病情较重或发热者或年老体弱者应卧床休息，忌烟，多饮水，室内保持空气流通。如有发热、头痛，可选用解热镇痛类药物如复方阿司匹林、索米痛片（去痛片）等口服。咽痛可用消炎喉片含服，局部雾化治疗。鼻塞、流鼻涕可用 1% 麻黄素滴鼻。

小贴士

患感冒及时采用抗生素可促使早日痊愈这种说法不对，感冒 70%~80% 是由病毒引起的，而抗生素对病毒基本无效，还可能引起一些并发症。所以，应用抗生素必须掌握适应证。

（二）药物治疗

如有细菌感染，可选用适合的抗生素，如青霉素、红霉素、螺旋霉素、氧氟沙星。单纯的病毒感染一般不用抗生素。

化学药物治疗病毒感染，尚不成熟。吗啉胍（ABOB）对流感病毒和呼吸道病毒有一定疗效。阿糖腺苷对腺病毒感染有一定效果。利福平能选择性抑制病毒 RNA 聚合酶，对流感病毒和腺病毒有一定的疗效。近年发现一种人工合成的、强有力的干扰素诱导剂——聚肌胞可使人体产生干扰素，能抑制病毒的繁殖。

> **知识链接**
>
> 从理论上讲，治疗病毒性疾病用抗病毒药治疗是合理的，但是一般感冒在 1 w 左右可自愈，而抗病毒药治疗不是疗效不稳定，就是有一定的副作用。

(三)中医治疗

采用中成药或辨证施治的原则对上呼吸道感染有其独到之处。

九、健康教育

增强机体自身抗病能力是预防急性上呼吸道感染最好的办法。如坚持有规律的合适的身体锻炼、坚持冷水浴可提高机体预防疾病能力及对寒冷的适应能力。做好防寒工作，避免发病诱因。生活有规律，避免过劳，特别是晚上工作过度。注意呼吸道患者的隔离，防止交叉感染等。

> **知识链接**
>
> **感冒后须防肾小球肾炎**
>
> 急性肾炎多与上呼吸道的溶血性链球菌感染有关，所以感冒后若出现血尿、水肿（先先发生在面部，特别以眼睑为主，活动后以下肢水肿为主）、血压升高，同时还会出现头痛、恶心、呕吐、疲乏无力、食欲减退等症状，就可以诊断为急性肾炎。要及时应用抗生素治疗。解除其急性症状，否则若急性肾小球肾炎未能彻底控制，临床症状及尿蛋白持续存在 1 年以上，则会演变为慢性肾炎，故因尽早彻底治疗。

第二节 急性气管-支气管炎

急性气管-支气管炎是由生物、物理、化学刺激或过敏引起的气管-支气管黏膜的急性炎症。临床主要症状有咳嗽和咳痰。常见于寒冷季节或气候突变时节，也可由急性上呼吸道感染迁延而来。

一、病因和发病机制

(一)微生物

可以由病毒、细菌直接感染，也可因急性上呼吸道感染的病毒或细菌蔓延引起本病。常见病毒主要有腺病毒、流感病毒（甲、乙）、冠状病毒、鼻病毒、单纯疱疹病毒、呼吸道合胞病毒和副流感病毒。常见致病细菌为流感嗜血杆菌、肺炎球菌、链球菌、葡萄球菌等。近年奴卡菌感染有所增加，常常在病毒感染的基础上继发细菌感染，在气管-支气管功能受损时发病。

(二)物理、化学因素

过冷空气、粉尘、刺激性气体或烟雾（如二氧化碳、二氧化氮、氨气、氯气等）的吸入，对气

> **案例分析**
>
> 李某，男，35 岁，阵发性咳嗽 4 d，伴畏寒发热、胸背疼痛。体温 39.5℃，双肺呼吸音粗。胸透：双肺纹理增强，双膈位低平。实验室检查：白细胞 15.4×10⁹/L，中性 0.86。
>
> 问题：1.该患者患何病？2.如何诊断？3.如何治疗？

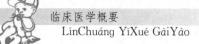

管-支气管黏膜急性刺激等亦可引起。

(三)过敏反应

常见的过敏原包括花粉、有机粉尘、真菌孢子等的吸入;钩虫、蛔虫的幼虫在肺移行;或对细菌蛋白质的过敏引起气管-支气管的过敏炎症的反应,亦可导致本病。

二、病 理

气管、支气管黏膜充血、水肿,纤毛细胞损伤脱落,黏膜腺体肥大,分泌物增加,并有淋巴细胞和中性粒细胞浸润。若细菌感染,分泌物可呈黏液脓性。炎症消退后黏膜的结构和功能可恢复正常。

三、临床表现

起病较急,常先有急性上呼吸道感染症状。当炎症累及气管、支气管黏膜,则出现咳嗽、咳痰,先为干咳或少量黏液性痰,后可转为黏液脓性,痰量增多,咳嗽加剧,偶可痰中带血。如支气管发生痉挛,可出现程度不等的气促,伴胸骨后发紧感。体检两肺呼吸音粗糙,可有散在干湿性啰音,啰音部位常不固定,咳痰后可减少或消失。全身症状一般较轻,可有发热,38 ℃左右,多于 3～5 d 降至正常。咳嗽和咳痰可延续 2～3 w 才消失,如迁延不愈,日久可演变为慢性支气管炎。

四、辅助检查

白细胞计数和分类多无明显改变。细菌性感染较重时白细胞计数可增高。痰涂片或培养可发现致病菌。X 线胸片检查大多数正常或肺纹理增粗。

五、诊 断

根据病史、咳嗽和咳痰等呼吸道症状以及两肺散在干、湿性啰音等体征,结合血常规和 X 线胸片检查,可作临床诊断,进行病毒和细菌检查,可确定病因诊断。

六、治 疗

(一)一般治疗

多休息,多饮水,避免劳累。

小贴士

急性支气管炎属中医咳嗽的范畴,可分三型辨证论治。

1.风寒咳嗽

痰稀色白,咽痒,伴鼻塞、流清涕、打喷嚏、恶寒、无汗、头身疼痛,舌苔白,脉浮。可选用:川贝止咳露、杏仁止咳冲剂等。

2.风热咳嗽

咳痰不爽,痰色黄稠,口干咽痛,鼻流黄涕或伴发热、出汗、头痛、恶风,苔薄黄,脉浮数。可选用:蛇胆川贝散、桑菊银翘散、川贝枇杷冲剂等。

3.痰热郁肺

痰色黄稠而难排出,甚或痰中带血、胸闷口苦,口干咽痛,舌苔黄腻或黄白相兼,脉滑数。可选用:牛黄蛇胆川贝散、蛇胆川贝液、急支糖浆等。

(二)对症治疗

咳嗽较剧烈无痰时,可用喷托维林(维静宁),痰稠不易咳出时可用复方氯化铵合剂、溴己新,也可用雾化疗法帮助祛痰。中药止咳、平喘亦有一定效果,可以选用。

(三)抗菌药物治疗

根据感染的病原体,病情轻重情况,可选用抗菌药物治疗。可以首选青霉素类、新大环内酯类,亦可选用头孢类或喹诺酮类等。一般口服抗生素有效,个别用静脉注射。

七、健康教育

增强体质,防止感冒,改善劳动卫生环境,防止空气污染,做好个人防护,避免接触诱发因素和吸入过敏原。群众性的体育活动和体操、气功,对提高人群免疫力也有良效,值得推广。

第三节 慢性支气管炎和阻塞性肺气肿

一、慢性支气管炎

慢性支气管炎是指气管、支气管黏膜及其周围组织的慢性非特异性炎症。以咳嗽、咳痰或伴有喘息及反复发作的慢性过程为特征。病程进展缓慢,常并发阻塞性肺气肿,甚至肺动脉高压、肺源性心脏病,以老年人为多发。

(一)病因和发病机制

病因尚未完全清楚,可能是多种因素长期作用的结果。

(1)大气中的刺激性烟雾,有害气体如二氧化硫、二氧化氮、氯气、臭氧等对支气管黏膜造成损伤,纤毛清除功能下降,分泌增加,为细菌入侵创造条件。

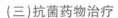

案例分析

患者,男,62岁。咳嗽、气喘反复发作10余年,加重1w来诊。每于秋冬寒冷季节症状加重,长期用镇咳祛痰之中、西药物,病情时好时坏,至春、夏气候转暖之时缓解。1w前因当地气候寒冷,病情骤然加重。咳嗽痰多,喘促气急,呼吸困难,夜间被迫端坐呼吸。检查:口唇青紫,张口抬肩,少气懒言。胸廓对称,呈桶状,叩之两肺过清音,听诊双肺呼吸音粗,布满干湿性啰音。心率正常。胸部X线片示:两肺纹理增粗、增多。

问题:1.该患者患何病?2.如何诊断?3.如何治疗?

(2)吸烟兴奋副交感神经,使支气管痉挛,能使支气管上皮纤毛运动受抑制;支气管杯状上皮细胞增生,黏膜分泌增多,使气管净化能力减弱;支气管黏膜充血、水肿、黏液积聚,肺泡中吞噬细胞功能减弱;吸烟还可使鳞状上皮化生,黏膜腺体增生肥大。

(3)感染是慢性支气管炎(简称慢支)发生、发展的重要因素。病因多为病毒和细菌,鼻病毒,黏液病毒腺病毒,呼吸道合胞病毒为多见。

(4)过敏反应可使支气管收缩或痉挛、组织损害和炎症反应,继而发生慢支。

(5)机体内在因素 ①如自主神经功能紊乱,副交感神经功能亢进,气道反应性比正常人高;②老年人由于呼吸道防御功能下降,喉头反射减弱,单核-巨噬细胞系统功能减弱;③Vit C、Vit A的缺乏,使支气管黏膜上皮修复受影响,溶菌活力受影响;④遗传也可能是慢支易患的因素。

(二)病理生理

早期大气道功能正常但小气道功能已发生异常。随着病情加重,气道狭窄,阻力增加,通气功能可有不同程度异常。缓解期大多恢复正常。疾病发展,气道阻力增加成为不可逆性气道阻塞。

(三)临床表现

1. 症　状

多缓慢起病,病程较长。主要症状有慢性咳嗽、咳痰、喘息,多因反复急性发作而加重。开始症状轻微,如吸烟、接触有害气体、过度劳累、气候变化或变冷感冒后,则引起急性发作或加重,或由上呼吸道感染迁延不愈,演变发展为慢性支气管炎,到夏天气候转暖时多可自然缓解。

(1)咳嗽　支气管黏膜充血、水肿或分泌物积聚于支气管腔内均可引起咳嗽。咳嗽严重程度视病情而定,一般晨间咳嗽较重,白天较轻,晚间睡前有阵咳或排痰。

(2)咳痰　由于夜间睡眠后管腔内蓄积痰液,副交感神经相对兴奋,支气管分泌物增加,因此,起床后或体位变动引起刺激排痰,常以清晨排痰较多,痰液一般为白色黏液或浆液泡沫性,偶可带血。若有严重而反复咯血,提示严重的肺部疾病,如肿瘤。急性发作伴有细菌感染时,则变为黏液脓性,咳嗽和痰量亦随之增加。

(3)喘息或气急　喘息性慢支有支气管痉挛,可引起喘息,常伴有哮鸣音。早期无气急现象。反复发作数年,并发阻塞性肺气肿时,可伴有程度不等的气急,先有劳动或活动后气喘,严重时动则气喘,生活难以自理。

总之,咳、痰、喘、炎为慢支的主要症状,并按其类型、病期及有无并发症,临床可有不同表现。

2. 体　征

早期可无任何异常体征。急性发作期可有散在的干湿性啰音,多在背部及肺底部,咳嗽后可减少或消失。啰音的多寡或部位不一定。喘息型者可听到哮鸣音及呼气延长,而且不易完全消失。并发肺气肿时有肺气肿体征。

3. 临床分型和分期

(1)分型　分为单纯型和喘息型两型。单纯型的主要表现为咳嗽、咳痰;喘息型除有咳嗽、咳痰外尚有喘息,伴有哮鸣音,喘鸣在阵咳时加剧,睡眠时明显。

(2)分期　分为三期。①急性发作期:指在1 w内出现脓性或黏液脓性痰,痰量明显增加,或伴有发热等炎症表现,或"咳""痰""喘"等症状任何一项明显加剧;②慢性迁延期:指有不同程度"咳、痰、喘"症状迁延1个月以上者;③临床缓解期:经治疗或临床缓解,症状基本消失或偶有轻微咳嗽,少量痰液,保持两个月以上者。

(四)辅助检查

1. X线检查

早期可无异常。病变反复发作,引起支气管管壁增厚,细支气管或肺泡间质炎症细胞浸润或纤维化,可见两肺纹理增粗、紊乱,呈网状或条索状、斑点状阴影,以下肺野较明显。

2. 呼吸功能检查

早期常无异常。如有小气道阻塞时,最大呼气流量-容积曲线在75%和50%肺容量时,流量明显降低,它比第一秒用力呼气容积更为敏感;闭合容积可增加。发展到气道狭窄或有阻塞时,就有阻塞性通气功能障碍的肺功能表现,如第一秒用力呼气量占用力肺活量的比值减少(＜70％)，最大通气量减少(＜预计值的80％)，流量-容积曲线减低更为明显。

3.血液检查

慢支急性发作期或并发肺部感染时，可见白细胞计数及中性粒细胞增多。喘息型者嗜酸粒细胞可增多。缓解期多无变化。

4.痰液检查

涂片或培养可见肺炎球菌、流感嗜血杆菌、甲型链球菌及奈瑟球菌等。涂片中可见大量中性粒细胞，已破坏的杯状细胞，喘息型者常见较多的嗜酸粒细胞。

(五)诊　断

根据咳嗽、咳痰或伴喘息，每年发病持续3个月，连续两年或以上，并排除其他心、肺疾患(如肺结核、尘肺、哮喘、支气管扩张、肺癌、心脏病、心力衰竭等)时，可做出诊断。

(六)治　疗

针对慢支的病因、病期和反复发作的特点，采取防治结合的综合措施。在急性发作期和慢性迁延期应以控制感染和祛痰、镇咳为主。伴发喘息时，应予解痉平喘的治疗。对临床缓解期宜加强锻炼，增强体质，提高机体抵抗力，预防复发。应宣传、教育患者自觉戒烟，避免和减少各种诱发因素。

1.急性发作期的治疗

(1)控制感染　视感染的主要致病菌和严重程度或根据病原菌药敏选用抗生素。轻者可口服，较重患者用肌内注射或静脉滴注抗生素。常用的有青霉素G、红霉素类、氨基糖苷类、喹诺酮类、头孢菌素类抗生素等，尽量使用窄谱抗生素，避免使用广谱抗生素，以免二重感染或产生耐药菌株。

(2)祛痰、镇咳　对急性发作期患者在抗感染治疗的同时，应用祛痰、镇咳药物，以改善症状。迁延期患者尤应坚持用药，以求消除症状。常用药物有氯化铵合剂、溴己新、氨溴索等。中成药止咳也有一定效果。对老年体弱无力咳痰者或痰量较多者，应以祛痰为主，协助排痰，畅通呼吸道。应避免应用强的镇咳剂，如可待因等。以免抑制中枢及加重呼吸道阻塞和炎症，导致病情恶化。

(3)解痉、平喘　常选用氨茶碱、特布他林等口服或用沙丁胺醇等吸入剂。若气道舒张剂使用后气道仍有持续阻塞，可使用β_2激动剂加糖皮质激素吸入。

(4)气雾疗法　气雾湿化吸入或加复方安息香酊，可稀释气管内的分泌物，有利排痰。如痰液黏稠不易咳出，目前超声雾化吸入有一定帮助，亦可加入抗生素及痰液稀释剂。

2.缓解期治疗

加强锻炼，增强体质，提高免疫功能，气功亦有一定效果，加强个人卫生，避免各种诱发因素的接触和吸入。耐寒锻炼能预防感冒。

(七)健康教育

首先是戒烟。注意保暖，避免受凉，预防感冒。改善环境卫生，做好个人劳动保护，消除及避免烟雾、粉尘和刺激性气体对呼吸道的影响。告诉患者，慢支如无并发症，预后良好；如病因持续存在，

> **知识链接**　宜吃温热暖性食品，忌吃性寒生冷之物，宜吃健脾益肺、理气化痰食品，因脾虚则生痰，久咳则伤肺，忌吃海腥油腻黏糯、助湿生痰之物，并忌烟与酒。

迁延不愈，或反复发作，易并发阻塞性肺气肿，甚至肺源性心脏病而危及生命。

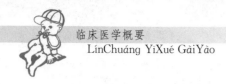

二、阻塞性肺气肿

肺气肿是指终末细支气管远端(呼吸性细支气管、肺泡管、肺泡囊和肺泡)的气道弹性减退,过度膨胀、充气和肺容积增大或同时伴有气道壁破坏的病理状态。阻塞性肺气肿是由于吸烟、感染、大气污染等有害因素的刺激,引起终末细支气管远端(呼吸性细支气管,肺泡管,肺泡囊和肺泡)的气道弹性减退,过度膨胀、充气和肺容量增大,并伴有气道壁破坏的病理状态。

(一)病因和发病机制

肺气肿的发病机制至今尚未完全阐明,一般认为是多种因素协同作用形成的。引起慢支的各种因素如感染、吸烟、大气污染、职业性粉尘和有害气体的长期吸入、过敏等,均可引起阻塞性肺气肿。其发病机制可归纳如下:

(1)由于支气管的慢性炎症,使管腔狭窄进而形成不完全阻塞,吸气时气体容易进入肺泡,而呼气时由于胸膜腔内压增加使气管闭塞;残留肺泡的气体过多,使肺泡充气过度。

(2)慢性炎症破坏小支气管壁软骨,失去支气管正常的支架作用,吸气时支气管舒张,气体能进入肺泡,但呼气时支气管过度缩小、陷闭,气体排出,受阻肺泡内积聚多量的气体,使肺泡明显膨胀和压力升高。

(3)肺部慢性炎症使白细胞和巨噬细胞释放的蛋白分解酶增加,损害肺组织和肺泡壁,多个肺泡融合成肺大泡或气肿;此外,纸烟成分尚可通过细胞毒性反应和刺激有活性的细胞而使中性粒细胞释放弹性蛋白酶。

(4)肺泡壁的毛细血管受压,血液供应减少,肺组织营养障碍,也引起肺泡壁弹力减退,更易促成肺气肿发生。

(5)缺乏 α_1-抗胰蛋白酶可引起全小叶型肺气肿。

(二)临床表现

1.症 状

慢支并发肺气肿时,在原有咳嗽、咳痰等症状的基础上出现了逐渐加重的呼吸困难。最初仅在劳动、上楼或登山、爬坡时有气急;随着病变的发展,在平地活动时,甚至在静息时也感气急。当慢支急性发作时,支气管分泌物增多,进一步加重通气功能障碍,有胸闷、气急加剧,严重时可出现呼吸功能衰竭的症状,如发绀、头痛、嗜睡、神志恍惚等。

2.体 征

早期体征不明显。随着病情的发展,可出现桶状胸,呼吸运动减弱,触诊语颤减弱或消失;叩诊呈过清音,心浊音界缩小或不易叩出,肺下界和肝浊音界下降;听诊心音遥远,呼吸音普遍减弱,呼气延长,并发感染的肺部可有湿啰音。如剑突下出现心脏搏动及其心音较心尖部位明显增强时,提示并发早期肺源性心脏病。

(三)辅助检查

1.X 线检查

胸廓扩张,肋间隙增宽,肋骨平行,活动减弱,膈降低且变平,两肺野的透亮度增加。有时可见局限性透亮度增高,表现为局限性肺气肿或肺大泡。肺血管纹理外带纤细、稀疏和变直;而内带的血管纹理可增粗和紊乱。心脏常呈垂直位,心影狭长。

2.心电图检查

一般无异常,有时可呈低电压。

3.呼吸功能检查

慢支合并肺气肿时,呼吸功能既有通气功能障碍如第一秒用力呼气量占用力肺活量比值<60%,最大通气量低于预计值的80%,尚有残气容积增加,残气容积占肺总量的百分比增加,超过40%说明肺过度充气,对诊断阻塞性肺气肿有重要意义。

4.血气分析

如出现明显缺氧二氧化碳潴留时,则动脉血氧分压(PaO_2)降低,二氧化碳分压($PaCO_2$)升高,并可出现失代偿性呼吸性酸中毒,pH 降低。

5.血液和痰液检查

一般无异常,继发感染时似慢支急性发作表现。

(四)临床分型

阻塞性肺气肿按其表现特征可分为下列类型:

1.气肿型(又称红喘型,A 型)

其主要病理改变为全小叶性或伴小叶中央型肺气肿。临床上隐袭起病,病程漫长。由于常发生过度通气,可维持动脉氧分压正常,呈喘息外貌,称红喘型。晚期可发生呼吸衰竭或伴右心衰竭。

2.支气管炎型(又称紫肿型,B 型)

其主要病理变化为严重慢性支气管炎伴小叶中央型肺气肿,易反复呼吸道感染导致呼吸衰竭和右心衰竭。

3.混合型

以上两型为典型的特征性类型,临床常二者兼并存在者称为混合型。

(五)诊　断

根据慢性支气管炎病史、肺气肿的临床特征、胸部 X 线表现和肺功能检查残气容积占肺总量的百分比增加,超过40%,一般可以明确诊断。

(六)治　疗

治疗的目的在于改善呼吸功能,提高患者工作、生活能力。为此,就应注意:①解除气道阻塞中的可逆因素;②控制咳嗽和痰液的生成;③消除和预防气道感染;④控制各种可加矫治的并发症,如动脉低氧血症和血管方面的问题;⑤避免吸烟和其他气道刺激物、麻醉和镇静剂、非必需的手术或所有可能加重本病的因素;⑥解除患者常伴有的精神焦虑和忧郁。

具体措施如下:

(1)适当应用舒张支气管药物　如氨茶碱,β_2 受体兴奋剂。如有过敏因素存在,可适当选用皮质激素。

(2)根据病原菌或经验应用有效抗生素　如青霉素、庆大霉素、环丙沙星、头孢菌素等。

(3)呼吸功能锻炼　作腹式呼吸,缩唇深慢呼气,以加强呼吸肌的活动。增加膈的活动能力。

(4)家庭氧疗　每天 12～15 h 的给氧能延长寿

知识链接　戒烟能使吸烟者肺功能下降的速率减慢,但男性和女性之间不同吸烟情况肺功能的下降速率是否存在差异尚不清楚。

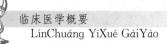
命,若能达到每天 24 h 的持续氧疗,效果更好。

(5)物理治疗　视病情制订方案,如血氧的情况,肺血流动力学的变化,经有经验的呼吸科医师提出方案,由训练有素的物理治疗师指导治疗。可用气功、太极拳、呼吸操、定量行走或登梯练习。

慢性阻塞性肺疾病(COPD)的处理方案如下表 5-1 所示。

表 5-1　COPD 阶梯治疗方法

分　级	特　点	治疗措施	
所有各级		避免危险因素:流感疫苗注射	
0 级 (危险期)	慢性症状(咳嗽、多痰) 接触危险因素 肺功能正常		
Ⅰ级 (轻度 COPD)	$FEV_1/FVC<70\%$ 占预计值%≥80% 伴有或不伴有症状	按需给予短效支气管扩张剂	
Ⅱ级 (中度程度 COPD)	ⅡA: $FEV_1/FVC<70\%$ 50%≤FEV_1占预计值%<80% 伴有或不伴有症状	应用一种或数种支气管扩张剂进行规则治疗康复治疗	如果能显著地改善症状和肺功能可应用吸入糖皮质激素
	ⅡB: $FEV_1/FVC<70\%$ 30%≤FEV_1占预计值%<50% 伴有或不伴有症状	应用一种或数种支气管扩张剂进行规则治疗康复治疗	如果能显著地改善症状和肺功能或反复加重的患者,可应用吸入糖皮质激素
Ⅲ级 (重症 COPD)	$FEV_1/FVC<70\%$ FEV_1占预计值%<30%,或表现为呼吸衰竭或右心衰竭	规则应用一种或数种支气管扩张剂 如果能显著地改善症状和肺功能或反复加重的患者,可应用吸入糖皮质激素 治疗并发症 康复治疗 如有呼吸衰竭,长期氧疗 考虑外科治疗	

(七)预　后

预后与病情的程度有关。中位数生存年限变化相当大。尽管有些患者开始 FEV_1 值非常低,仍可存活 12~15 年。然而,一般 FEV_1 在 1.2 L 以上的患者,生存年限为 10 年;FEV_1 在 1.0 L 时,生存期限约为 5 年;FEV_1 低于 700 ml 者生存期约为 2 年。预防参见本节慢性支气管炎。

第四节　支气管哮喘

支气管哮喘是由多种细胞(如嗜酸性粒细胞、肥大细胞、T 淋巴细胞、嗜中性粒细胞、气道上皮细胞等)和细胞组分参与的气道慢性炎症性疾患。这种慢性炎症导致气道高反应性的增加,并引起反复发作性的喘息、气急、胸闷或咳嗽等症状,常在夜间和(或)清晨发作、加剧,通常出现广泛多变的可逆性气流受限,多数患者可自行缓解或经治疗缓解。

(一)病因和发病机制

1.病　因

哮喘的病因还不十分清楚,患者个体变应性体质及环境因素的影响是发病的危险因素。哮喘与多基因遗传有关,同时受遗传因素和环境因素的双重影响。

2.发病机制

哮喘的发病机制不完全清楚。变态反应、气道炎症、气道反应性增高及神经等因素及其相互作用被认为与哮喘的发病关系密切。

(1)免疫学机制　免疫系统在功能上分为体液(抗体)介导的和细胞介导的免疫,均参与哮喘的发病。

(2)气道炎症　气道慢性炎症被认为是哮喘的本质。

(3)气道反应性增高　表现为气道对各种刺激因子出现过强或过早的收缩反应,是哮喘发生发展的另一个重要因素。

(4)神经机制　神经因素也被认为是哮喘发病的重要环节,支气管受复杂的自主神经支配。

(二)病　理

疾病早期,肉眼观解剖学上较少器质性改变,随着疾病发展,病理学变化逐渐明显,肉眼可见肺膨胀及肺气肿,肺柔软疏松有弹性,支气管及细支气管内含有黏稠痰液及黏液栓。

(三)临床表现

1.症　状

外源性哮喘发作前往往有过敏原接触史,之后出现流涕、打喷嚏、喉头发痒、咳嗽、胸闷等。数小时后出现典型的哮喘发作,表现为发作性伴有哮鸣音的呼气性呼吸困难或发作性胸闷和咳嗽,严重者被迫采取坐位或呈端坐呼吸,干咳或咳大量白色泡沫痰,甚至出现发绀等,有时咳嗽可为唯一的症状(可变异性哮喘)。哮喘症状可在数分钟内发作,经数小时至数天,用支气管舒张剂或自行缓解。

2.体　征

发作时胸部呈过度充气状态,有广泛的哮鸣音,呼气音延长,但轻度哮喘或非常严重哮喘发作,哮鸣音可不出现,后者称为"寂静胸",严重哮喘患者可出现心率增快、奇脉、胸腹反常运动和发绀,非发作期体检可无异常。

案例分析

患者张某,女,46岁。患喘息病12年多,每遇气候变化、感冒,或吸入花粉等情况就发作,发作时呼气性呼吸困难,并伴有哮鸣音,张口呼吸,说话困难,两肩耸起,肋间隙变宽,致静脉怒张,面色苍白冷汗淋漓,十分痛苦。

问题:1.该患者所患何病?2.如何诊断? 3.如何治疗?

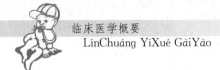

(四)辅助检查

1.痰液检查

如果患者无痰可通过高渗盐水超声雾化诱导痰方法进行检查,涂片在显微镜下可见较多嗜酸性粒细胞。

2.呼吸功能检查

在哮喘发作时有关呼气流速的全部指标均显著下降,第一秒用力呼气容积(FEV_1)、第一秒用力呼气容积占用力肺活量比值($FEV_1/FVC\%$)、最大呼气中期流速(MMFR)、25%与50%肺活量时的最大呼气流量(MEF25%与MEF50%)以及呼气流速峰值(PEFR)均减少。缓解期可逐渐恢复。有效的支气管舒张剂可使上述指标好转。可有肺活量减少、残气容积增加、功能残气量和肺总量增加,残气占肺总量百分比增高。

3.血气分析

哮喘发作时如有缺氧,可有 PaO_2 降低,由于过度通气可使 $PaCO_2$ 下降,pH 上升,表现呼吸性碱中毒。如重症哮喘,气道阻塞加重,可使 CO_2 潴留,$PaCO_2$ 上升,表现呼吸性酸中毒。如缺氧明显,可合并代谢性酸中毒。

4.胸部 X 线检查

早期在哮喘发作时可见两肺透亮度增加,呈过度充气状态;在缓解期多无明显异常。如并发呼吸道感染,可见肺纹理增加及炎性浸润阴影。同时要注意肺不张、气胸或纵隔气肿等并发症的存在。

5.特异性变应原的检测

(1)体外检测　测定血清特异性 IgE,变应性哮喘患者较正常人明显增高。

(2)在体检测　在哮喘缓解期用可疑的过敏原做皮肤划痕或皮内试验,有条件的做吸入激发试验,可做出过敏原诊断。但应注意高度敏感的患者有时可能诱发哮喘和全身反应,甚至出现过敏性休克。须密切观察,及时采取相应处理。

(五)诊　断

1.诊断标准

(1)反复发作喘息、气急、胸闷或咳嗽,多与接触变应原、冷空气、物理、化学性刺激、病毒性上呼吸道感染、运动等有关。

(2)发作时双肺可闻及散在或弥漫性以呼气相为主的哮鸣音,呼气相延长。

(3)上述症状可经治疗缓解或自行缓解。

(4)症状不典型者(如无明显喘息或体征)应至少具备以下一项试验阳性:①支气管激发试验或运动试验阳性;②支气管舒张试验阳性[FEV_1 增加 15% 以上,且 FEV_1 增加绝对值>200 ml];③最大呼气流量(PEF)日内变异率或昼夜波动率$\geqslant20\%$。

(5)除外其他疾病所引起的喘息、气急、胸闷和咳嗽。

2.分　期

根据临床表现支气管哮喘可分为急性发作期、慢性持续期和缓解期。缓解期是指经过治疗或未经治疗症状、体征消失,肺功能恢复到急性发作前水平,并维持 4 w 以上。

(六)治　疗

1. 脱离过敏原,消除病因

对支气管哮喘患者,应主动脱离过敏原是消除病因的根本方法。

2. 药物治疗

(1)支气管舒张药　①β_2 肾上腺素受体激动剂,如沙丁胺醇、特布他林等用药方法可采用手持定量雾化(MDI)吸入、口服或静脉注射。多用吸入法,注射用药,用于严重哮喘。②茶碱类,抗感染,稳定抑制肥大细胞、嗜酸性粒细胞、中性粒细胞、巨噬细胞,拮抗支气管痉挛。常用剂量每日一般不超 0.75 g 为宜。③抗胆碱药,常用阿托品、东莨菪碱、山莨菪碱和异丙托溴铵。

(2)抗感染药　①糖皮质激素,可分为吸入、口服和静脉用药;②色苷酸钠,稳定肥大细胞膜,抑制介质释放,降低气道高反应性(AHR)。

(3)其他药物　白三烯调节剂等。

> **知识链接**　合理地应用吸入型皮质激素可以缓解症状,缩短疗程,降低病死率。
>
> 临床上应用的肾上腺皮质激素治疗哮喘的发展过程表明,为提高疗效,减少和降低糖皮质激素的全身不良反应,糖皮质激素已由口服、注射等给药途径逐渐转向呼吸系统局部靶向给药。近年来研制出高效的、易被呼吸道靶位吸收的和在靶位外能快速被灭活的新一代吸入型皮质激素。目前广泛应用的有丙酸氟替卡松和布的奈德。

3. 急性发作期的治疗

(1)轻度　吸入短效 β_2 受体激动剂如沙丁胺醇等,效果不佳时可加用口服 β 长效受体激动剂控释片或小量茶碱控释片,夜间哮喘可以吸入长效 β 受体激动剂或口服长效 β 受体激动剂。每日定时吸入糖皮质激素或加用抗胆碱药。

(2)中度　规则吸入 β 受体激动剂或口服长效 β 受体激动剂。

(3)重度至危重度　持续雾化吸入 β 受体激动剂,或静脉滴注沙丁胺醇或氨茶碱。维持水电解质酸碱平衡,氧疗等。预防下呼吸道感染等综合治疗,是目前治疗重、危症哮喘的有效措施。

4. 哮喘非急性发作期治疗

主要目的是防止哮喘再次急性发作。

(1)间歇至轻度　根据个体差异吸入 β 受体激动剂或口服 β 受体激动剂以控制症状。小剂量茶碱口服也能达到疗效。亦可考虑每日定量吸入小剂量糖皮质激素。

(2)中度　按需吸入 β 受体激动剂,效果不佳时改用口服控释片,口服小剂量控释氨茶碱外,可加用白三烯拮抗剂,此外可加用抗胆碱药。每天定量吸入糖皮质激素(200～600 mg/d)。

(3)重度　应规律吸入 β_2 受体激动剂或口服 β_2 受体激动剂或茶碱控释片,或 β_2 受体激动剂联用抗胆碱药或加用白三烯拮抗剂口服,每日吸入糖皮质激素量＞600 mg。若仍有症状,需规律口服泼尼松或泼尼松龙。

(七)健康教育

(1)增强体质,参加必要的体育锻炼。

(2)提高预防本病的卫生知识,了解哮喘的激发因素。

(3)稳定情绪,相信通过长期、适当、充分的治疗,完全可以有效地控制哮喘反复发作。

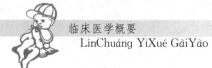

（4）掌握正确的药物吸入治疗技术。

（5）医生与患者共同制订防止复发，保持长期稳定的方案。合理的治疗可减轻发作或减少发作次数，部分患者可以治愈。据统计有 25%～78% 的儿童，经过治疗或到成年期可完全缓解。如诱发因素未能消除，哮喘反复发作而加重，可并发肺气肿、肺源性心脏病，心、肺功能不全则预后较差。

第五节　肺源性心脏病

案例分析

　　患者，男，70岁，反复咳嗽，咳痰30年。5年前开始出现气促心悸，劳力、上楼后气促，休息后缓解，以后发展到静息状态下也感气促。服氨茶碱气促可减轻。2 d前因受凉感冒，咳嗽咳痰增加，痰黄稠难咳，伴发热，气促加重，并出现双下肢水肿，神志不清，急诊收入院。体检：颈静脉怒张，肝颈征（＋）。桶状胸，叩诊过清音，肺下界下移，两肺呼吸音减弱，呼气延长，双肺布满干啰音，两下肺可闻湿啰音。心率94次/min，心律齐，剑突下心搏明显，三尖瓣区可闻2/6级收缩期杂音，性质柔和，吹风样；腹软、无压痛，肝右肋下2 cm可触及，质中，脾肋下未触及。双下肢凹陷性水肿。

　　问题：1.该患者所患何病？2.如何诊断？3.如何治疗？

　　肺源性心脏病（简称肺心病）主要是由于支气管-肺组织或肺动脉血管病变所致肺动脉高压引起的心脏病。根据起病缓急和病程长短，可分为急性和慢性两类。临床上以后者多见。本节重点概述慢性肺源性心脏病。

　　慢性肺源性心脏病是由于肺、胸廓或肺动脉血管慢性病变所致的肺循环阻力增加，肺动脉高压，进而使右心肥厚、扩大，甚至发生右心衰竭的心脏病。

　　本病在我国较为常见，患病年龄在40岁以上，随着年龄增长而患病率增高。急性发作以冬、春季多见。急性呼吸道感染常为急性发作的诱因，常导致肺、心功能衰竭，病死率较高。经国内近20年的研究，对肺心病发生和发展有了更加深刻的认识，对诊断和治疗均有一些进展，使肺心病的住院病死率明显下降。

一、病　因

按原发病的不同部位，可分为三类：

（一）气管、肺疾病

以慢支并发阻塞性肺气肿最为多见，占80%～90%，其次为支气管哮喘、支气管扩张、重症肺结核、尘肺、慢性弥漫性肺间质纤维化、结节病、过敏性肺泡炎、嗜酸性肉芽肿等。

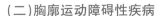

（二）胸廓运动障碍性疾病

严重的脊椎后、侧凸、脊椎结核、类风湿关节炎、胸膜广泛粘连及胸廓形成术后造成的严重胸廓或脊椎畸形，以及神经肌肉疾患如脊髓灰质炎，可引起胸廓活动受限、肺受压、支气管扭曲或变形，导致肺功能受限，气道引流不畅，肺部反复感染，并发肺气肿，或纤维化、缺氧、肺血管收缩、狭窄，使阻力增加，肺动脉高压，发展成肺心病。

（三）肺血管疾病

累及肺动脉的过敏性肉芽肿病，广泛或反复发生的多发性肺小动脉栓塞及肺小动脉炎，以及原因不明的原发性肺动脉高压症，均可使肺小动脉狭窄、阻塞，引起肺动脉血管阻力增加、肺动脉高压和右心室负荷加重，发展成肺心病。

二、发病机制和病理

引起右心室肥厚、扩大的因素很多，但先决条件是肺的功能和结构的改变，发生反复的气道感染和低氧血症，导致一系列的体液因子和肺血管的变化，使肺血管阻力增加，肺动脉高压。如图 5-1 所示。

（一）肺动脉高压的形成

1. 肺血管阻力增加的功能性因素

缺氧可直接使肺血管平滑肌收缩，其作用机制可能因缺氧使平滑肌细胞膜对 Ca^{2+} 通透性增高，肌肉兴奋-收缩耦联效应增强，使肺血管收缩。也有人提出 ATP 依赖性钾通道的开放可能是缺氧性肺血管收缩反应的基础。

高碳酸血症时 $PaCO_2$ 本身不能收缩血管，主要是 $PaCO_2$ 增高，产生过多的 H^+，后者使血管对缺氧收缩敏感性增强，使肺动脉压增高。

缺氧：肺动脉高压形成最主要因素

高碳酸血症

呼吸性酸中毒

肺血管阻力增加的功能性因素：神经、体液因素
肺血管阻力增加的解剖学因素：肺血管解剖结构的改变
血容量增加和血液黏稠度增加

肺动脉高压→右心室代偿性肥厚

右心失代偿→右心衰竭

图 5-1　肺心病发病机制

2. 肺血管阻力增加的解剖学因素

解剖学因素是指肺血管解剖结构的改变形成肺循环血流动力学的障碍。

（1）长期反复发作的慢支及支气管周围炎可累及邻近的肺小动脉，引起血管炎，腔壁增厚，管腔狭窄或纤维化，甚至完全闭塞，使肺血管阻力增加，产生肺动脉高压。

（2）随肺气肿的加重，肺泡内压增高，压迫肺泡毛细血管，也造成毛细血管管腔狭窄或闭塞。

（3）肺泡壁的破裂造成毛细血管网的毁损，肺泡毛细血管床减损至超过 70% 时则肺循环阻力增大，促使肺动脉高压的发生。

（4）肺血管收缩与肺血管的重构。慢性缺氧使血管收缩，管壁张力增高可直接刺激管壁增生。肺细小动脉和肌型微动脉的平滑肌细胞肥大或萎缩，细胞间质增多，内膜弹力纤维及胶原纤维增生，非肌型微动脉肌化，使血管壁增厚硬化，管腔狭窄，血流阻力增大。

此外，肺血管性疾病，如原发性肺动脉高压、反复发作的肺血管栓塞、肺间质纤维化、尘肺等皆可引起肺血管的病理改变，使血管腔狭窄、闭塞，产生肺血管阻力增加，发展成肺动脉

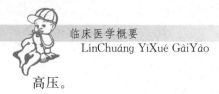

高压。

肺心病肺血管阻力增加、肺动脉高压的原因中功能性因素较解剖学的因素更为重要。在急性加重期经过治疗,缺氧和高碳酸血症得到纠正后,肺动脉高压可明显降低,部分患者甚至可恢复到正常范围。因此,在缓解期如肺动脉平均压正常,不一定没有肺心病。

3. 血容量增加和血液黏稠度增加

慢性缺氧产生继发性红细胞增多,血液黏稠度增加。红细胞压积超过55%～60%时,血液黏稠度就明显增加,血流阻力随之增高。缺氧可使醛固酮增加,使水、钠潴留;缺氧使肾小动脉收缩,肾血流减少也加重水钠潴留,血容量增多。血液黏稠度增加和血容量增多,更使肺动脉压升高。

（二）心脏病变和心力衰竭

肺循环阻力增加时,右心发挥其代偿功能,以克服肺动脉压升高的阻力而发生右心室肥厚。肺动脉高压早期,右心室尚能代偿,舒张末期压仍正常。随着病情的进展,特别是急性加重期,肺动脉压持续升高且严重,超过右心室的负荷,右心失代偿,右心排血量下降,右室收缩末期残留血量增加,舒张末压增高,促使右心室扩大和右心室功能衰竭。此外,由于①心肌缺氧、乳酸积累、高能磷酸键合成降低,使心功能受损;②反复肺部感染、细菌毒素对心肌的毒性作用;③酸碱平衡失调、电解质紊乱所致的心律失常等,均可影响心肌,促进心力衰竭。

（三）其他重要器官的损害

缺氧和高碳酸血症除对心脏影响外,尚对其他重要器官如脑、肝、肾、胃肠及内分泌系统、血液系统等发生病理改变,引起多脏器功能损害。

三、临床表现

本病发展缓慢,临床上除原有肺、胸疾病的各种症状和体征外,主要是逐步出现肺、心功能衰竭以及其他器官损害的征象。按其功能的代偿期与失代偿期进行分述。

（一）肺、心功能代偿期（包括缓解期）

此期主要是慢阻肺的表现。慢性咳嗽、咳痰、气急,活动后可感心悸、呼吸困难、乏力和劳动耐力下降。体检可有明显肺气肿征,听诊多有呼吸音减弱,偶有干、湿性啰音,下肢轻微水肿,下午明显,次晨消失。心浊音界常因肺气肿而不易叩出。心音遥远,但肺动脉瓣区可有第二心音亢进,提示有肺动脉高压。三尖瓣区出现收缩期杂音或剑突下示心脏搏动,多提示有右心肥厚、扩大。部分病例因肺气肿使胸膜腔内压升高,阻碍腔静脉回流,可见颈静脉充盈。又因膈下降,使肝上界及下缘明显地下移,应与右心衰竭的肝淤血征相鉴别。

（二）肺、心功能失代偿期（包括急性加重期）

本期临床主要表现以呼吸衰竭为主,有或无心力衰竭。

1. 呼吸衰竭

急性呼吸道感染为常见诱因,老年肺心病失代偿期以呼吸衰竭最多见,呼吸衰竭多为Ⅱ型。基础疾病系间质纤维化者则多为Ⅰ型。临床表现除基础疾病的症状和体征加重和感染征象外,主要是低氧和（或）高碳酸血症的全身反应。老年患者多存在脑动脉硬化和水盐平衡紊乱,易出现神经-精神症状,表现为兴奋不安、烦躁、失眠、头痛、淡漠、意识模糊、嗜睡、谵

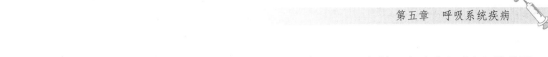

妄、抽搐、扑翼样震颤、昏迷等。常表现为呼吸困难、端坐呼吸、发绀和皮肤潮红多汗、脉搏洪大、心率快、血压升高、瞳孔扩大或缩小或两侧不等、视盘水肿、锥体束征阳性等。

2.心力衰竭

右心衰竭为主,也可出现心律失常。此时表现为气急、心慌、尿少、腹胀、发绀、颈静脉怒张、肺动脉瓣区第2心音亢进分裂、三尖瓣区可闻及收缩期吹风样杂音、肝大、肝颈静脉反流征阳性、下肢凹陷性水肿等。

另外,肺心病患者常见肾功能损害,轻症仅表现为尿素氮(BUN)升高、蛋白尿;重症者少尿、无尿、代谢性酸中毒。肝损害发生率约占 1/3,轻症仅表现为 GPT 升高、低蛋白血症、黄疸指数升高,重者有淤血性肝硬化、低蛋白血症、腹腔积液等。有时发生消化道溃疡或大出血,可能是应激性溃疡或弥散性血管内凝血(DIC)之故。

四、并发症

(一)肺性脑病

肺性脑病是由于呼吸功能衰竭所致缺氧、二氧化碳潴留而引起精神障碍、神经系统症状的一种综合征,是肺心病死亡的首要原因,应积极防治。

(二)酸碱失衡及电解质紊乱

肺心病出现呼吸衰竭时,由于缺氧和二氧化碳潴留,当机体发挥最大限度代偿能力仍不能保持体内平衡时,可发生各种不同类型的酸碱失衡及电解质紊乱,使呼吸衰竭、心力衰竭、心律失常的病情更加恶化。对治疗及预后皆有重要意义,应进行监测及时采取治疗措施。

(三)心律失常

心律失常多表现为房性早搏及阵发性室上性心动过速,其中以紊乱性房性心动过速最具特征性。也可有心房扑动及心房颤动。少数病例由于急性严重心肌缺氧,可出现心室颤动以至心搏骤停。应注意与洋地黄中毒等引起的心律失常鉴别。

(四)休　克

肺心病休克并不多见,一旦发生,预后不良。发生原因有:①感染中毒性休克;②失血性休克,多由上消化道出血引起;③心源性休克,严重心力衰竭或心律失常所致。

(五)消化道出血

常因胃肠道黏膜充血水肿、糜烂渗血,或应激性溃疡引起上消化道出血。

(六)弥散性血管内凝血

凝血及纤溶系统被激活,导致全身微血栓形成,凝血因子大量消耗并继发纤溶亢进,引起全身出血及微循环衰竭。

五、辅助检查

(一)X 线检查

除肺、胸基础疾病及急性肺部感染的特征外,尚可有肺动脉高压征,如右下肺动脉干扩张,其横径≥15 mm;其横径与气管横径之比值≥1.07;肺动脉段明显突出或其高度≥3 mm;右心室增大征,皆为诊断肺心病的主要依据。个别患者心力衰竭控制后可见心脏外影有所

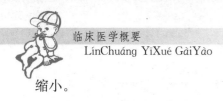
缩小。

(二)心电图检查

主要表现有右心室肥大的改变,如电轴右偏,额面平均电轴≥+90°,重度顺时针转位,$Rv_1+Sv_5≥1.05\ mV$ 及肺型 P 波。也可见右束支传导阻滞及低电压图形,可作为诊断肺心病的参考条件。在 V_1、V_2、甚至延至 V_3,可出现酷似陈旧性心肌梗死图形的 QS 波,应注意鉴别。如图 5-2 所示。

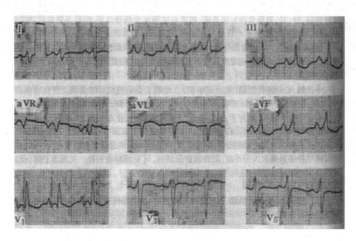

图 5-2　肺心病心电图

(三)心电向量图检查

主要表现为右心房、右心室增大的图形。随右心室肥大的程度加重,QRS 方位由正常的左下前或后逐渐演变为向右、再向下、最后转向右前,但终末部仍在右后。QRS 环由逆时针运行或"8"字形发展至重度时之顺时针运行。P 环多狭窄,左侧与前额面 P 环振幅增大,最大向量向前下、左或右。一般说来,右心房肥大越明显,则 P 环向量越向右。

(四)超声心动图检查

通过测定右心室流出道内径(≥30 mm),右心室内径(≥20 mm),右心室前壁的厚度,左、右心室内径的比值(＜2),右肺动脉内径或肺动脉干及右心房增大等指标,以诊断肺心病。

(五)肺阻抗血流图及其微分图检查

研究证明肺心病时肺阻抗血流图的波幅及其微分波值多降低,Q-B(相当于右室射血前期)时间延长,B-Y(相当右室射血期)时间缩短,Q-B/B-Y 比值增大,对诊断肺心病有参考意义,并对预测肺动脉压及运动后预测隐性肺动脉高压有明显的相关性,有一定参考价值。

(六)血气分析

肺心病肺功能失代偿期可出现低氧血症或合并高碳酸血症,当 $PaO_2＜8.0\ kPa$(60 mmHg)、$PaCO_2＞6.6\ kPa$(50 mmHg),表示有呼吸衰竭。H^+ 浓度可正常或升高,碱中毒时可以降低。

(七)血液检查

红细胞及血红蛋白可升高。全血黏度及血浆黏度可增加,红细胞电泳时间常延长;合并感染时,白细胞总数增高、中性粒细胞增加。部分患者血清学检查可有肾功能或肝功能改变;血清钾、钠、氯、钙、镁均可有变化。除钾以外,其他多低于正常。

（八）其 他

肺功能检查对早期或缓解期肺心病患者有意义。痰细菌学检查对急性加重期肺心病可以指导抗生素的选用。

六、诊 断

根据患者有慢支、肺气肿、其他肺胸疾病或肺血管病变,因而引起肺动脉高压、右心室增大或右心功能不全表现,如颈静脉怒张、肝大压痛、肝颈反流征阳、下肢水肿及静脉高压等,并有前述的心电图、X线表现,再参考心电向量图、超声心动图、肺阻抗血流图、肺功能或其他检查,可以做出诊断。

七、治 疗

(一)急性加重期

积极控制感染;通畅呼吸道,改善呼吸功能;纠正缺氧和二氧化碳潴留;控制呼吸和心力衰竭。

1. 控制感染

参考痰菌培养及药物敏感试验选择抗生素。在培养结果未出来前,根据感染的环境及痰涂片革兰染色选用抗生素。院外感染以革兰阳性菌占多数;院内感染则以革兰阴性菌为主。或选用二者兼顾的抗生素。常用的有青霉素类、氨基苷类、喹诺酮类及头孢类抗生素。原则上选用窄谱抗生素为主,选用广谱抗生素时必须注意可能的继发真菌感染。

2. 通畅呼吸道

通畅呼吸道,纠正缺氧和二氧化碳潴留。

3. 控制心力衰竭

肺心病心力衰竭的治疗与其他心脏病心力衰竭的治疗有其不同之处,因为肺心病患者一般在积极控制感染,改善呼吸功能后心力衰竭便能得到改善。患者尿量增多,水肿消退,肿大的肝缩小、压痛消失。不需加用利尿剂,但对治疗后无效的较重患者可适当选用利尿、强心或血管扩张药。

(1)利尿剂 有减少血容量、减轻右心负荷,消除水肿的作用。原则上宜选用作用轻,小剂量的利尿剂。如氢氯噻嗪25 mg,1～3 次/d;尿量多时需加用10%氯化钾10 ml,3 次/d 或用保钾利尿剂,如氨苯蝶啶50～100 mg,1～3 次/d。重度而急需行利尿的患者可用呋塞米20 mg 肌内注射或口服。利尿剂应用后出现低钾、低氯性碱中毒,使痰液黏稠不易排痰和血液浓缩,应注意预防。

(2)强心剂 肺心病患者由于慢性缺氧及感染,对洋地黄类药物耐受性很低,疗效较差,且易发生心律失常,这与处理一般心力衰竭有所不同。强心剂的剂量宜小,一般约为常规剂量的1/2 或2/3 量,同时选用作用快、排泄快的强心剂,如毒毛花苷K 0.125～0.25 mg,或毛花苷C 0.2～0.4 mg 加于10%葡萄糖液内静脉缓慢推注。用药前应注意纠正缺氧,防治低钾血症,以免发生药物毒性反应。低氧血症、感染等均可使心率增快,故不宜以心率作为衡量强心药的应用和疗效考核指征。应用指征是：①感染已被控制，呼吸功能已改善，利尿剂不能取得良好的疗效而反复水肿的心力衰竭患者；②以右心衰竭为主要表现而无明显急性感染的患者；③出现急性左心衰竭者。

（3）血管扩张剂的应用　血管扩张剂作为减轻心脏前、后负荷，降低心肌耗氧量，增加心肌收缩力，对部分顽固性心力衰竭有一定效果，但并不像治疗其他心脏病那样效果明显。血管扩张剂对降低肺动脉压力仍有不同看法。因为目前还没有对肺动脉具有选择性的药物应用于临床。血管扩张药在扩张肺动脉的同时也扩张体动脉，往往造成体循环血压下降，反射性使心率增快，氧分压下降、二氧化碳分压上升等副作用。因而限制了一般血管扩张剂在肺心病的临床应用。有研究认为钙离子拮抗剂、中药川芎嗪等有一定降低肺动脉压效果而无副作用，长期应用的疗效还在研究中。

4.控制心律失常

一般心律失常经过治疗肺心病的感染、缺氧后可自行消失。如果持续存在，可根据心律失常的类型选用药物。

5.加强护理工作

本病多急重、反复发作，多次住院，造成患者及家属思想、精神上和经济上的极大负担，加强心理护理，提高患者对治疗的信心，配合医疗十分重要。同时又因病情复杂多变，必须严密观察病情变化，宜加强心肺功能的监护。翻身、拍背排除呼吸道分泌物是改善通气功能的一项有效措施。

（二）缓解期

原则上是采用中西药结合的综合措施，目的是增强患者的免疫功能，去除诱发因素，减少或避免急性加重期的发生，希望逐渐使肺、心功能得到部分或全部恢复。具体做法可参考本章"慢性支气管炎"和"阻塞性肺气肿"节。

（三）肺心病中医辨证施治

中医认为本病是本虚标实，病位于肺、脾、心、肾。缓解期为肺肾虚，本虚邪微。治宜健脾补肾，而急性加重期病情较为复杂，多种证候，可分为①肺肾气虚外感型（合并感染）；②心脾肾阳虚水泛型（心力衰竭）；③痰浊蔽窍型（肺性脑病）；④元阳欲绝型（休克）；⑤热瘀伤络型（伴有出血）等。

小贴士

家庭氧疗

对缓解病情进展，改善生活质量有肯定效果。家庭氧疗需要有相应的设备，可用氧气桶或制氧机，制氧机利用压缩空气，接电源后可制出不同浓度的氧气，给长期需要氧疗的肺心病患者带来了福音。目前一台仪器价格约几千元人民币。

八、健康教育

主要是防治足以引起本病的支气管、肺和肺血管等疾病。积极采取各种措施（包括宣传、有效的戒烟等）提倡戒烟。积极防治原发病的诱发因素，如呼吸道感染、各种过敏原，有害气体的吸入，粉尘作业等的防护工作和个人卫生的宣教。开展多种形式的群众性体育活动和卫生宣教，提高人群的卫生知识，增强抗病能力。肺心病常反复急性加重，随肺功能的损害病情逐渐加重，多数预后不良，病死率在10％～15％，但经积极治疗可以延长寿命，提高患者生活质量。

第六节　肺　炎

一、概　述

肺炎是指终末气道、肺泡和肺间质的炎症,可由病原微生物、理化因素、免疫损伤、过敏及药物所致。感染是最常见的病因,尤以细菌性肺炎常见。在前抗生素时代是危及人类健康的一大病因,随着抗生素的发展与应用,肺炎的发病率及病死率曾一度下降,但由于人口的老龄化、免疫抑制人群的增多、肿瘤发病率的增高及耐药菌的增多,肺炎的发病率与病死率仍居高不下,居死亡病因的第5位。

> **案例分析**
>
> 患者,男,32岁。3天前淋雨,次日出现寒战、高热,继之咳嗽,咳少量铁锈色痰。查体T 39℃,急性病容,口角和鼻周有疱疹。心率110次/min,律齐。血WBC $11.1×10^9$/L。
>
> 问题:1.该患者所患何病? 2.如何诊断? 3.如何治疗?

(一)分　类

1.按解剖学分类

(1)大叶性(肺泡性)肺炎　病变累及肺叶、肺段,致病菌以肺炎球菌多见。

(2)小叶性(支气管性)肺炎　病变累及细支气管、终末支气管及肺泡。

(3)间质性肺炎　病变累及肺间质为主。

2.按病因分类

(1)感染性肺炎　①细菌性肺炎:最常见,占肺炎的80%,如肺炎球菌肺炎、肺炎克雷白杆菌肺炎。②病毒性肺炎:如SARS、巨细胞病毒肺炎。③支原体肺炎:如肺炎支原体肺炎。④真菌性肺炎:如白色念珠菌肺炎。⑤其他:如立克次体、衣原体、寄生虫感染引起的肺炎。

(2)非感染性肺炎　主要有放射性肺炎、化学性肺炎、过敏性肺炎、风湿病肺炎、药物性肺炎等。

> **知识链接**
>
> SARS,即传染性非典型肺炎,是由SARS冠状病毒(SARS-CoV)引起的一种具有明显传染性、可累及多个脏器系统的特殊肺炎,世界卫生组织(WHO)将其命名为严重急性呼吸综合征(severe acute respiratory syndrome,SARS)。

3.按获病场所分类

1)社区获得性肺炎

指在医院外获得的感染性肺实质炎症,包括具有明确潜伏期的病原体感染而在入院后平均潜伏期内发病的肺炎。

(1)诊断标准　①呼吸道症状:咳嗽、咳痰、胸痛;②发热;③肺实变体征和(或)湿性啰音;④WBC$>10×10^9$/L或$<4×10^9$/L,伴或不伴核左移;⑤胸部X线有片状、斑片状浸润阴影或间质改变,伴或不伴胸腔积液。上述1~4项中任何1项加第5项,排除其他肺部疾病,如肺结核、肺栓塞、肺癌、肺间质纤维化、肺血管炎性病变等。

(2)常见病原菌　肺炎链球菌(约40%)、流感嗜血杆菌、卡他摩拉菌、非典型病原体如支原体、军团菌。

(3)病原入侵途径　①空气吸入;②血流播散;③邻近感染部位蔓延;④上呼吸道定植菌的误吸。

（4）治疗　①青壮年、无基础病者：青霉素类或第一、二代头孢菌素联合大环内酯类；或使用对呼吸系感染有特效的氟喹诺酮类。②老年人、有基础病或需住院者：第二、三代头孢菌素或 β-内酰胺类/β-内酰胺酶抑制剂和对呼吸系感染有特效的氟喹诺酮类，联用大环内酯类或氨基糖苷类。③重症肺炎：大环内酯类联合第三代头孢菌素或 β-内酰胺类/β-内酰胺酶抑制剂，碳青霉烯类。

2）医院获得性肺炎

指患者入院时不存在、也不处于潜伏期，而于入院 48 h 后在医院内发生的肺炎。

知识链接

医院获得性肺炎的预防

1.患者取半坐位以减少吸入危险性。2.诊疗器械特别是呼吸治疗器械严格消毒、灭菌，切实执行无菌操作制度。医护人员洗手是减少和防止交叉感染的最简便和有效措施之一。3.尽可能缩短人工气道留置和机械通气时间。减少胃胃插管和缩短留置时间。尽量避免或减少使用 H2-受体阻滞剂和抗酸剂，或以硫糖铝取代之。4.选择性胃肠道脱污染和口咽部脱污染预防 HAP 有待进一步研究，目前不提倡使用。避免呼吸道局部应用抗生素。

（1）常见病原菌　肺炎克雷白杆菌约 50%、肺炎链球菌约 30%，铜绿假单胞菌、肠杆菌属，其余为耐甲氧西林金黄色葡萄球菌（MRSA）。无感染高危因素者以肺炎链球菌、流感嗜血杆菌、金黄色葡萄球菌、大肠杆菌、肺炎克雷白杆菌常见；感染高危者以金黄色葡萄球菌、铜绿假单胞菌、肠杆菌属、肺炎克雷白杆菌常见。

（2）治疗　第二、三代头孢菌素、β-内酰胺类/β-内酰胺酶抑制剂、喹诺酮类，或碳青霉烯类；重症肺炎初始治疗应使用强力抗生素足量、联合用药。

（二）肺炎的诊断程序

1. 确定肺炎诊断

与上呼吸道感染、肺结核、肺癌、肺脓肿、非感染性肺部病变的鉴别。

2. 评估严重程度

根据年龄、基础病、症状、体征、实验室和影像学检查来判断。

3. 确定病原体

痰、气道吸引物、防污染毛刷、肺泡灌洗液、血液、胸液培养，以取得病原学诊断。

4. 重症肺炎诊断标准

包括：①意识障碍；②呼吸频率>30 次/min；③PaO_2<60 mmHg，PaO_2/FiO_2<300，需行机械通气；④血压<90/60 mmHg；⑤胸片示双侧或多肺叶受累，或入院 48 h 内病变扩大≥50%；⑥少尿，尿量<20 ml/h，或<80 ml/4h，或急性肾衰竭需透析治疗。

（三）肺炎治疗后评价

抗生素治疗 48～72 h 后再评价，好转继续用药，疗程 7～14 d。无好转应考虑①抗生素未覆盖病原菌；②肺外感染灶，如脓胸等；③细菌耐药；④药物热；⑤非感染性肺部疾病。

二、肺炎球菌肺炎

肺炎球菌肺炎是由肺炎球菌引起的肺炎。约占院外感染性肺炎的半数及院内感染性肺炎的 30%。肺段或肺叶呈急性炎性实变，患者有寒战、高热、胸痛、咳嗽和血痰等症状。近年来由于抗菌药物的广泛应用，临床上轻症或不典型病较为多见。

（一）病因和发病机制

肺炎球菌为革兰阳性球菌,常成对(肺炎双球菌)或呈链状排列(肺炎链球菌),菌体外有荚膜,荚膜多糖体具有特异抗原性,根据血清试验现已知有 86 个亚型,以第 3 型毒力最强。这些细菌为上呼吸道正常菌群,只有当免疫力降低时才开始致病。发病以冬季和初春为多,这与呼吸道病毒感染流行有一定关系。患者常为原先健康的青壮年人以及老人和婴幼儿,男性较多见,多数患者先有轻度上呼吸道病毒感染,或者受寒、醉酒或全身麻醉史,呼吸道防御功能受损,细菌被吸入下呼吸道,在肺泡内繁殖引起炎症。

肺炎球菌不产生毒素,不引起原发性组织坏死或形成空洞;其致病力是由于含有高分子多糖体的荚膜对组织的侵袭作用,首先引起肺泡壁水肿,迅速出现白细胞和红细胞渗出,含菌的渗出液经 Cohn 氏孔向肺的中央部分扩散,甚至蔓及几个肺段或整个肺叶,因病变开始于肺的外周,故叶间分界清楚,且容易累及胸膜。老人及婴幼儿感染可沿支气管分布(支气管肺炎)。若未及时使用抗生素,5％～10％可并发脓胸,15％～20％细菌经淋巴管、胸导管进入血液循环,形成肺外感染(胸膜炎、关节炎、心包炎、心内膜炎、腹膜炎、中耳炎等)。

（二）病　　理

病理改变有充血期、红色肝变期、灰色肝变期和消散期。早期为充血水肿期,细菌侵入肺泡后引起毛细血管充血、扩张、水肿和浆液渗出;继而为红色肝样变期,肺泡内有大量中性粒细胞、巨噬细胞及红细胞的渗出;进而为灰色肝样变期,肺泡内充满大量白细胞及纤维蛋白渗出;最后为消散期,肺泡内纤维蛋白性渗出物被纤维蛋白酶所溶解后经血液吸收。消散后肺组织可完全恢复正常。实际上四个病理阶段并无绝对分界,在使用抗生素的情况下,这种典型的病理分期已不多见。

（三）临床表现

1. 症　　状

（1）前驱症状　患者常有受凉淋雨、疲劳、醉酒、精神刺激、病毒感染史,半数病例有数日的上呼吸道感染的先驱症状。

（2）典型表现　起病多急骤,有高热,半数伴寒战,体温在数小时内可以升到 39～40 ℃,高峰在下午或傍晚,也可呈稽留热,与脉率相平行。患者感全身肌肉酸痛,患侧胸部疼痛,可放射到肩部、腹部,咳嗽或深呼吸时加剧。痰少,可带血丝或呈铁锈色。不典型表现:胃纳锐减,偶有恶心、呕吐、腹痛或腹泻,有时误诊为急腹症。休克型肺炎患者严重感染可伴发休克、弥散性血管内凝血、成人呼吸窘迫综合征和神经症状,如神志模糊、烦躁不安、嗜睡、谵妄、昏迷等,须密切观察,积极救治。

2. 体　　征

急性病容,面颊绯红,皮肤干燥,口角和鼻周可出现单纯性疱疹。早期肺部体征无明显异常,仅有胸廓呼吸运动幅度减小,轻度叩浊,呼吸音减低及胸膜摩擦音。肺实变时有叩诊呈浊音、触觉语颤增强及支气管呼吸音等典型体征。消散期可闻及湿啰音,重症患者有肠充气,感染严重时可伴发休克、急性呼吸窘迫综合征及神经症状,表现为神志模糊、烦躁、呼吸困难、嗜睡、谵妄、昏迷等。

当人体对荚膜抗原产生足够的特异性抗体时,二者结合,在补体参与下,有利于巨噬细胞对细菌的吞噬。发病第 5～10 d,发热可以自行骤降或逐渐减退。使用有效的抗菌药物可

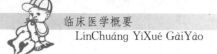
使体温在 1～3 d 内恢复正常,患者顿觉症状消失,逐渐恢复健康。

(四)并发症

肺炎球菌肺炎的并发症近年来已较少见。严重败血症或毒血症患者可并发感染性休克,尤其是老年人,有高热,但也有体温不升,血压下降,四肢厥冷,多汗,口唇青紫。并发心肌炎时心动过速出现心律紊乱,如期前收缩(早搏)、阵发性心动过速或心房纤颤。并发胸膜炎时多为浆液纤维蛋白性渗出液;偶尔发生脓胸。

(五)辅助检查

1.血常规

血白细胞计数多数在 $(10～20)×10^9$/L,中性粒细胞在 80% 以上,并有核左移或胞质内毒性颗粒可见,年老体弱、酗酒、免疫力低下者的白细胞计数常不增高,但中性粒细胞百分比仍高。

2.病原学检查

在抗菌药物使用前做血培养,20% 可呈阳性。痰涂片检查有大量中性粒细胞和革兰阳性成对或短链状球菌,在细胞内者更有意义。痰培养在 24～48 h 可以确定病原体。聚合酶链反应(PCR)检测和荧光标记抗体检测可提高病原学诊断率。为了避免痰标本污染,可在漱口后采集深咳痰液,经纤维支气管镜(简称纤支镜)用防污染刷或支气管肺泡灌洗液标本,能灵敏检出细菌,但不能作常规方法。

3.X 线检查

早期只见肺纹理增粗或受累的肺段、肺叶稍模糊。近年来典型的大叶实变已较少见,由于肺泡内充满炎性渗出物,在实变阴影中可见支气管气道征。肋膈角可有少量胸腔积液征。在肺炎消散期,X 线显示炎性浸润逐渐吸收,可有片块区域吸收较早,呈现“假空洞”征。多数病例在起病 3～4 w 后才完全消散。老年人病灶消散较慢,也可能为机化性肺炎。

(六)诊　断

有典型症状、体征的病例,再经胸部 X 线检查,不难诊断。肺炎病变早期体征不明显,年老和幼儿患者,以及继发于其他疾病时,临床表现常不典型,需认真加以鉴别。病原菌检测是确诊本病的主要依据。

(七)治　疗

1.抗菌药物治疗

一经诊断应立即开始抗生素治疗,不必等待细菌培养结果。对肺炎球菌肺炎,青霉素 G 为首选。用药剂量及途径视病情之轻重、有无不良征兆和并发症而定。对于成年轻症患者,用 80 万 U,肌内注射 3 次/d,或者普鲁卡因青霉素每 12 h 肌内注射 60 万 U。稍重,则宜 240～480 万 U 青霉素 G 静脉滴注,每 6 h 一次。重症及并发胸膜炎时,可加至每日 1 000～3 000 万 U,均分 4 次静脉滴注;滴注时每次量尽可能在 1 h 内滴完,以便产生有效血浓度。如患者对青霉素过敏,轻症可用红霉素,每日 2 g,分 4 次口服,或每日 1.5 g 静脉滴注;亦可用林可霉素每日 2 g 口服、肌内注射或静脉滴注;或头孢氨苄、头孢拉定 0.5 g,每 6 h 一次。重症患者还可改用其他第一代或第二代头孢菌素,如头孢噻吩,每日 2～6 g,分 3 次肌内注射或静脉注射,头孢唑啉每日 2～4 g,分 2 次静脉滴注或肌内注射。但头孢菌素有时与青霉素有交叉过敏性,用药前宜做皮肤过敏试验。氟喹诺酮类药物,如氧氟沙星,每日 0.2～

0.6 g,2 次/d;环丙沙星 0.25 g 或 0.5 g,2 次/d,或 0.2 g 静脉滴注,2 次/d。口服方法,也甚有效。抗菌药物疗程一般为 5~7 d,或在退热后 3 d 停药。

2. 支持疗法

患者应卧床休息,注意足够蛋白质、热量和维生素等的摄入,观测呼吸、心率、血压及尿量,注意可能发生的休克。有明显胸痛,可给少量止痛剂,如可待因 15 mg 可予缓解。不用阿司匹林或其他退热剂,以免大量出汗,脱水,且干扰真实热型,引起临床判断错误。鼓励饮水每日 1~2 L,轻症患者不需常规静脉输液,确有失水者可输液,保持尿相对密度在 1.020以下,血清钠保持在 145 mmol/L 以下。由于发热使水分及盐类较多缺失,故一般用 1/4~1/2 生理盐水加 5% 葡萄糖水。中等或重症患者[PaO₂<8.0 kPa(60 mmHg)]或有发绀者应给氧;若呼吸衰竭进行性发展,须考虑气管插管、气管切开及机械呼吸、腹胀、鼓肠可用腹部热敷和肛管排气。如果有明显的麻痹性肠梗阻或胃扩张,应停止口服药物而用胃肠减压,直到肠蠕动恢复。烦躁不安、谵妄、失眠者可服地西泮 5 mg 或水合氯醛 1~1.5 g,不用抑制呼吸的镇静剂。

3. 感染性休克的治疗

(1)补充血容量　只有当血容量得到适当补充后,血管活性药物的作用才能有效地发挥。一般先输给右旋糖酐 40 或平衡盐液以维持血容量,减低血液黏稠度,预防血管内凝血。有明显酸中毒者,可加用 5% 碳酸氢钠。中心静脉压降低时,<0.49 kPa(5 cm H₂O)可放心输液,达到 0.98 kPa(10 cm H₂O)时输液应慎重。下列证据反映血容量已补足:口唇红润、肢端温暖、收缩压 > 11.97 kPa(90 mmHg)、脉压差 > 3.99 kPa(30 mmHg)、脉率 < 100 次/min、尿量 > 30 ml/h、血红蛋白和血细胞压积恢复至基础水平。

(2)血管活性物质的应用　输液中加入适量血管活性药物(如多巴胺、异丙肾上腺素、间羟胺),使收缩压维持在 12~13.33 kPa(90~100 mmHg),然后逐渐减量。但感染性休克时,往往小血管强烈收缩,外周阻力增加,心输出量下降,致使组织血液灌流减少。故在补充血容量的情况下,血管扩张药(α 受体阻滞剂苄胺唑啉,β 受体兴奋剂异丙肾上腺素、多巴胺)能改善微循环,使皮肤变暖,肤色变红,脉压差增大。当休克并发肾衰竭时,可用利尿药;合并心衰时可酌用强心剂。

(3)控制感染　加大青霉素剂量,每日 400 万~1 000 万 U,分 3~4 次静脉滴注;亦可用头孢唑啉,或 2~3 种广谱抗生素联用。对病因不明的严重感染(如败血症、胸膜炎)可单用头孢他啶、头孢曲松,待确定病原菌后再作适当调整。

(4)糖皮质激素的应用　对病情严重,抗生素和血管活性药仍不能控制时,可静滴氢化可的松 100~200 mg 或地塞米松 5~10 mg。

(5)水电解质和酸碱紊乱　输液不宜太快,以免发生心力衰竭和肺水肿。随时监测和纠正钾、钠和氯紊乱以及酸、碱中毒。若血容量已补足而 24 h 尿量仍 < 400 ml、相对密度 < 1.018 时,应考虑合并急性肾衰竭。对年老体弱和原患慢性心肺疾病者应注意排痰,保持呼吸道通畅,以免诱发呼吸衰竭。

(6)补液　过多过快或伴有中毒性心肌炎时易出现心功能不全,应减慢输液,用毒毛花苷 K 或毛花苷 C 静脉注射。

4. 其他并发症的处理

应用抗菌药后高热多在 24 h 内退却,若体温逐渐再升或 3 天仍不退,多有肺炎球菌的肺外感染。肺炎治疗不当,可并发脓胸,应积极排脓引流并局部加用青霉素。慢性包裹性脓胸可考虑肋间切开水封瓶闭式引流。

(八)健康教育

加强体育锻炼,增强体质。减少危险因素如吸烟、酗酒。年龄大于 65 岁者可注射流感疫苗。对年龄大于 65 岁或不足 65 岁但有心血管病、肺疾病、糖尿病、酗酒、肝硬化和免疫抑制者(如 HIV 感染、肾衰竭、器官移植受者等)可注射肺炎疫苗。

> **知识链接**
>
> **慢性阻塞性肺患者和吸烟者应接种肺炎疫苗**
>
> 接种流感和肺炎球菌疫苗对人体有叠加的保护作用。调查表明,通过接种疫苗,肺炎和流感患者的住院率可减少72%;死亡率也可减少82%。患有慢性阻塞性肺病(简称慢阻肺)的患者和吸烟者,更应该接种肺炎球菌疫苗。这种疫苗不仅能预防23种细菌引起的肺炎,而且对慢阻肺的急性发作也有预防作用。

三、其他病原菌体炎

(一)葡萄球菌肺炎

由葡萄球菌引起的急性肺部化脓性感染,常发生于免疫功能受损的患者,如糖尿病、血液病、肝病等。可经原发吸入性(支气管源性)感染或经血源感染。葡萄球菌肺炎在肺内引起多处实变、化脓和组织破坏,形成多个或单个肺脓肿,脓肿破溃可引起气胸和脓胸或脓气胸。本病起病急,有高热、寒战、胸痛、脓痰,早期可出现周围循环衰竭。胸部 X 线示肺段或肺叶实变,或呈小叶样浸润,其中有单个或多个液气囊腔,X 线阴影多形性、易变性。抗生素选择,敏感葡萄球菌可选用大剂量青霉素,对耐青霉素酶者选用苯唑西林,MRSA 可用万古霉素联合利福平、磷霉素、喹诺酮类。

(二)克雷白杆菌肺炎

克雷白杆菌肺炎是由肺炎克雷白杆菌引起的急性肺部炎症,多见于老年、营养不良、慢性酒精中毒、慢性支气管-肺疾病及全身衰竭的患者。

本病多见于中年以上男性,起病急,高热、咳嗽、痰多及胸痛,可有发绀、气急、心悸,约半数患者有畏寒,可早期出现休克。临床表现类似严重的肺炎球菌肺炎,但其痰常呈黏稠脓性、量多、带血,灰绿色或砖红色、胶冻状,胸部 X 线表现常呈多样性,肺叶或肺小叶实变,好发于右肺上叶、双肺下叶,有多发性蜂窝状肺脓肿、叶间隙下坠。老年体弱患者有急性肺炎、中毒症状严重且有血性黏稠痰者,应考虑本病。确诊有赖于痰细菌学检查,并与葡萄球菌、结核菌或其他革兰阴性杆菌所致肺炎相鉴别。老年人、白细胞减少及菌血症者预后较差。

及早使用有效抗生素是治愈的关键。原则为第二、第三代头孢菌素联合氨基糖苷类抗生素。

(三)其他常见革兰阴性杆菌肺炎

医院内获得性肺炎多由革兰阴性杆菌所致,包括肺炎杆菌、绿脓杆菌、流感嗜血杆菌、大肠杆菌,均为需氧菌,在机体免疫力严重减损时易发病。肺外感染灶可因形成菌血症而传播到肺。肺部革兰阴性杆菌感染的共同点在于肺实变或病变融合,组织坏死后容易形成多发性脓肿,常双侧肺下叶均受累;若波及胸膜,可引起胸膜渗液或脓胸。

从痰中或血中培养出致病菌可作为病原学确诊。对绿脓杆菌有效的抗菌药物有三类:β-内酰胺类、氨基糖苷类及氟喹诺酮类。

流感嗜血杆菌肺炎的治疗首选氨苄西林,或先与氯霉素联用,后改为单用氨苄西林。

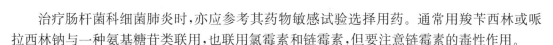

治疗肠杆菌科细菌肺炎时,亦应参考其药物敏感试验选择用药。通常用羧苄西林或哌拉西林钠与一种氨基糖苷类联用,也联用氯霉素和链霉素,但要注意链霉素的毒性作用。

治疗革兰阴性杆菌肺炎时,宜大剂量、长疗程、联合用药,静脉滴注为主,雾化吸入为辅,尚需注意营养支持、补充水分及充分引流痰液。

(四)军团菌肺炎或军团菌病

军团菌病是由革兰染色阴性的嗜肺军团杆菌引起的一种以肺炎为主的全身性疾病。

典型患者常为亚急性起病,经 2~10 d 潜伏期而急骤发病,疲乏、无力、肌痛、畏寒、发热等;高热、寒战、头痛、胸痛,进而咳嗽加剧,咳黏痰带少量血丝或血痰。可有相对缓脉,本病早期消化道症状明显,约半数有腹痛、腹泻与呕吐,多为水样便,无脓血,神经症状亦较常见,如焦虑、神智迟钝、谵妄。随着肺部病变进展,重者可发生呼吸衰竭。

X 线显示片状肺泡浸润;继而肺实变,尤多见于下叶,单侧或双侧。病变进展快,有胸腔积液。免疫功能低下的严重患者可出现空洞或肺脓肿。肺部病变的吸收常较一般肺炎为慢,在临床治疗有效时,其 X 线表现病变仍呈进展状态,为其 X 线特征之一。

支气管抽吸物、胸液、支气管肺泡灌洗液做 Giemsa 染色可以查见细胞内的军团杆菌。应用 PCR 技术扩增杆菌基因片段,能快速诊断。间接免疫荧光抗体检测、血清试管沉积实验及血清微量凝集试验,均可诊断。尿液 ELISA 法具有较强特异性。

目前治疗首选红霉素,亦可加用利福平,用药 2~3 w,氨基糖苷类及青霉素、头孢菌素类抗生素对本病无效。

(五)肺炎支原体肺炎

肺炎支原体肺炎是由肺炎支原体所引起的急性呼吸道感染伴肺炎,常同时有咽炎、支气管炎。

起病较缓慢、乏力、咽痛、咳嗽、发热、食欲不振、肌痛等。咳嗽多为阵发性刺激性呛咳,咳少量黏液。发热可持续 2~3 w,偶伴有胸骨下疼痛。3~4 w 可自行消散。X 线显示肺部多种形态的浸润影,呈节段性分布,以肺下野为多见,有的从肺门附近向外伸展。儿童偶可并发鼓膜炎或中耳炎。

诊断需从临床症状、X 线表现及血清学检查结果等考虑。周围血 WBC 正常或稍多,冷凝集试验阳性,滴定效价>1:32。培养分离出肺炎支原体对诊断有决定性意义。血清中 IgM 抗体用 ELISA 检测最敏感。本病应与病毒性肺炎、军团菌肺炎等鉴别。大环内酯类抗生素,如红霉素为首选治疗药。青霉素或头孢菌素类抗生素无效。对剧烈呛咳者,应适当给予镇咳药。若继发细菌感染,可根据痰病原学检查,选用针对性的抗生素治疗。

(六)病毒性肺炎

1.定 义

病毒性肺炎是由上呼吸道病毒感染,向下蔓延所致的肺部炎症。

2.临床表现

(1)症状 临床症状通常较轻,起病较急,发热、头痛、全身酸痛、倦怠等较突出,常在急性流感症状尚未消退时,即出现咳嗽、少痰或为白色黏液痰、咽痛等呼吸道症状。小儿或老年人易发生重症病毒性肺炎,表现为发绀、呼吸困难、嗜睡、精神萎靡,甚至发生心力衰竭、休克、呼吸衰竭等并发症。

（2）体征　本病常无显著的胸部体征，病情严重者有呼吸浅快、心率增快、发绀、肺部干湿性啰音。

3.诊　断

诊断依据为临床症状及X线改变，并排除由其他病原体引起的肺炎，确诊则有赖于病原学检查，包括病毒分离、血清学检查以及病毒及病毒抗原的检测。

4.治　疗

（1）治疗以对症为主，卧床休息，居室保持空气流通，注意隔离消毒，预防交叉感染。给予足量维生素及蛋白质，多饮水及少量多次进软食，酌情静脉输液及吸氧。保持呼吸道通畅，及时消除上呼吸道分泌物等。

（2）原则上不宜应用抗生素预防继发性细菌感染，一旦明确已合并细菌感染，应及时选用敏感抗生素。

（3）常用病毒抑制药物有：利巴韦林，阿昔洛韦（无环鸟苷），阿糖腺苷，金刚烷胺。

第七节　肺　结　核

案例分析

患者，男，30岁，乏力、咳嗽1月余，伴低热，盗汗，痰中带血1w，胸片示右肺上叶尖后段阴影伴有空洞形成，痰涂片找到结核杆菌。

问题：1.该患者所患何病？2.如何诊断？3.如何防治？

结核病是由结核分枝杆菌引起的慢性传染病，可侵及许多脏器，以肺部受累形成肺结核最为常见。排菌患者为其重要的传染源。人体感染结核菌后有感染、发病，可引起变态反应和免疫反应。基本病理特征为渗出、干酪样坏死及其他增殖性组织反应。可无症状或有典型的表现。

一、流行病学

耐药结核菌的产生与扩展、结核菌与人体免疫缺陷病毒（HIV）的双重感染以及许多国家结核病控制规则的不完善有关，使得全球结核病的发病呈明显上升趋势。目前全球有5 000万难民及移民，其中一半已感染结核菌。WHO于1993年4月向全世界宣布：全球处于结核病紧急状态。我国结核病患者中耐药者所占比例为28%～41%，出现大量复治患者。做到查出必治、治必彻底，才有可能使结核病流行情况有所改善，直至控制。

二、病因学

结核菌分为人型、牛型及鼠型等种类。人型、牛型为人类结核病的主要病原菌。结核菌属于分枝杆菌，生长缓慢。分枝杆菌的特点：

（1）涂片染色具有抗酸性，亦称抗酸杆菌。

（2）结核菌生长缓慢　增殖一代需15～20 h，在改良罗氏培养基上生长成可见的菌落一般需4～6 w，至少亦需3 w。

（3）结核菌菌壁成分复杂　脂质能引起单核细胞、上皮样细胞及淋巴细胞浸润而形成结核结节；蛋白质可引起过敏反应，中性粒细胞及单核细胞浸润；多糖类则参与某些免疫反应（如凝集反应）。

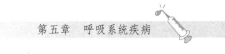

　　(4)病灶中菌群常包括数种生长速度不同的结核菌:A 群:快速繁殖菌,细胞外,致病力强,传染性大,在疾病的早期活动性病灶内、空洞壁内,异烟肼效果最好。B 群:缓慢繁殖菌,细胞内菌,巨噬细胞内,吡嗪酰胺在 pH<5.5 时,杀菌效果较好。C 群:偶尔繁殖菌,利福平敏感。B 群与 C 群菌为顽固菌,常为日后复发的根源,称"持续存活菌"。D 群:为休眠菌。上述按细菌生长繁殖分组对药物选择有一定指导意义。

　　(5)耐药性:重要生物学特性,关系到治疗的成败。天然耐药菌(自然变异);继发耐药:是药物与结核菌接触后,有的细菌发生诱导变异,逐渐能适应在含药环境中继续生存。多耐药菌(MDR):耐两种抗结核药物。

　　(6)对外界抵抗力较强,在阴湿处能生存 5 个月以上;但在烈日曝晒 2 h,5%～12%来苏接触 2～12 h,70%乙醇接触 2 min,或煮沸 1 min,均能被杀灭。将痰吐在纸上直接烧掉是最简易的灭菌方法。

三、感染途径

　　结核菌主要通过呼吸道传播。传染源主要是排菌的肺结核患者(尤其是痰涂片阳性、未经治疗者)的痰。健康人吸入患者咳嗽、打喷嚏时喷出的带菌飞沫,可引起肺部结核菌感染。传染的次要途径是经消化道进入体内。少量、毒力弱的结核菌多能被人体防御功能杀灭;只有受大量毒力强的结核菌侵袭而人体免疫力低下时,感染后才能发病。其他感染途径,如通过皮肤、泌尿生殖道,则很少见。

四、人体的反应性

(一)免疫力

　　人体对结核的先天免疫力,是非特异性的;后天性免疫力是接种卡介菌或经过结核菌感染后所获得的,具有特异性,属细胞免疫,表现为淋巴细胞的致敏与巨噬细胞功能的增强。入侵的结核菌被巨噬细胞吞噬后,经加工处理,将抗原信息传递给 T 淋巴细胞,使之致敏。当致敏的 T 淋巴细胞再次接触结核菌,可释出多种淋巴因子(包括趋化因子、巨噬细胞移动抑制因子、巨噬细胞激活因子等),使巨噬细胞聚集在细菌周围,吞噬并杀灭细菌,然后变成类上皮细胞及朗格汉斯(Langhans)巨细胞,最终形成结核结节,使病变局限化。疾病与免疫力的关系。

(二)变态反应

　　结核菌侵入人体后 4～8 w,身体组织对结核菌及其代谢产物所发生的敏感反应。与另一亚群 T 淋巴细胞释放的炎性介质、皮肤反应因子及淋巴细胞毒素等有关。局部出现炎性渗出,甚至干酪坏死,常伴有发热、乏力及食欲减退等全身症状。此时如用结核菌素做皮肤试验(详见下述),可呈阳性反应。注射局部组织充血水肿,并有大量致敏的 T 淋巴细胞浸润。人体对结核菌及其代谢产物的此种细胞免疫反应,属于第 Ⅳ 型(迟发型)变态反应。尚可发生皮肤结节性红斑、多发性关节炎或疱疹性结合膜炎等。

(三)免疫力与变态反应的关系

　　多肽、多糖复合物与免疫反应有关,蜡质及结核蛋白则与变态反应有关。免疫对人体起保护作用,而变态反应则通常伴有组织破坏,对细菌亦不利。严重疾病、营养不良或使用免疫抑制药物,均可削弱免疫力,变态反应也同时受到抑制,表现为对结核菌试验的无反应。

(四)初感染与再感染

初次感染:肺部首次(常为小儿)感染结核菌后,无特异性免疫力和变态反应,易致肺门淋巴结(淋巴结肿大),并可全身播散(隐性菌血症);而局部病灶轻。再感染:再次感染结核菌(往往在儿童时期已受过轻度结核感染,或已接种卡介苗),机体已有一定的免疫力,不引起局部淋巴结肿大,亦不易发生全身播散,存在变态反应,局部发生剧烈反应,病灶多渗出性,甚至干酪样坏死、溶化而形成空洞。机体对结核菌再感染与初感染所表现出不同反应的现象,称为科赫(Koch)现象。

五、结核病的发生与发展

临床上肺结核可分为原发性和继发性两大类。结核菌初次感染而在肺内发生的病变,称为原发性肺结核,常见于小儿。此时,人体的反应性低,病灶局部反应轻微,结核菌常沿淋巴管到达淋巴结。继发性肺结核一般发生在曾受过结核菌感染的成年人。此时人体对结核菌具有免疫和变态反应。潜伏在肺内细菌复发,病灶多位于肺尖附近,结核菌一般不波及局部淋巴结,也较少引起血行播散。但肺内局部组织炎症反应剧烈,容易发生干酪样坏死和形成空洞。这些都与原发性肺结核不同,这是发生在人体的 Koch 现象。

六、病理改变

(一)基本病理变化

渗出为主的病变:充血、水肿与白细胞浸润,出现在结核炎症的早期或病灶恶化时增生为主的病变。结核结节,为结核病的特征性病变(类上皮细胞聚集成团,中央可出现朗格汉斯巨细胞,其外围常有较多的淋巴细胞)。增生为主的病变多发生在菌量较少、人体细胞介导免疫占优势的情况下。变质为主的病变(干酪样坏死):机体抵抗力降低、菌量过多、变态反应强烈,渗出性病变中结核菌战胜巨噬细胞后不断繁殖,使细胞混浊肿胀后,发生脂肪变性,溶解碎裂,直至细胞坏死炎性细胞死后释放蛋白溶解酶,使组织溶解坏死,形成凝固性坏死。因含多量脂质使病灶在肉眼观察下呈黄灰色,质松而脆,状似干酪,故名干酪样坏死。镜检可见一片凝固的、染成伊红色的、无结核的坏死组织。

(二)病理变化的转归

干酪样坏死病灶中结核菌大量繁殖可引起液化,有人认为是中性粒细胞和单核细胞浸润的结果。液化的干酪样坏死物部分被吸收,部分由支气管排出后形成空洞,亦可在肺内造成支气管播散。当人体免疫力增强和在抗结核药物治疗下,病灶可以逐渐愈合。渗出性病灶可以通过单核-巨噬细胞系统的吞噬作用而吸收消散,甚至不留瘢痕。病灶在愈合过程中常伴有纤维组织增生,形成条索状瘢痕。干酪样病灶也可由于失水、收缩和钙盐沉着,形成钙化灶而愈合。

七、临床表现

典型肺结核起病缓渐,病程经过较长,有低热、乏力、食欲不振、咳嗽和少量咯血。但多数患者病灶轻微,常无明显症状,经 X 线健康检查始被发现;有些患者以突然咯血才被发现,但在病程中可追溯到轻微的毒性症状。少数患者急剧发病,有高度毒性症状和明显的呼吸道症状,经 X 线检查,往往是急性粟粒性肺结核或干酪性肺炎。此外,临床上还可以看到一些患者,特别是老年患者,长期的慢性支气管炎的症状掩盖了肺结核。另有一些未被发现的重症肺结核,因继发感染而有高热,甚至发展到败血症或呼吸衰竭方始就诊。这些说明肺结核的临床表现多样,尤其在结核病疫情得到控制、发病率低的地区,临床工作者必须经常注意它的不典型表现。

(一)症　状

1.全身症状

表现为午后低热、乏力、食欲不振、体重减轻、盗汗等。当肺部病灶急剧进展播散时,可有高热,妇女可有月经失调或闭经。

2.呼吸系统症状

一般有干咳或只有少量黏液痰。伴继发感染时,痰呈黏液性或脓性。约 1/3 患者有不同程度咯血。痰中带血可因炎性病灶的毛细血管扩张引起,中等量以上咯血可因小血管损伤或来自空洞的血管瘤破裂。咯血后低热可能是由于小支气管内残留血块吸收或阻塞支气管引起感染之故;若发热持续不退,多提示结核病灶播散。有时硬结钙化的结核病灶因机械损伤血管,或因为结核性支气管扩张而咯血。大咯血时可发生失血性休克;有时血块阻塞大气道,引起窒息。此时患者烦躁、神色紧张、挣扎坐起、胸闷气急、发绀,应立即进行抢救。当炎症波及壁层胸膜时,相应胸壁有刺痛,一般并不剧烈,随呼吸和咳嗽而加重。慢性重症肺结核时,呼吸功能减损,可出现渐进性呼吸困难,甚至发绀。并发气胸或大量胸腔积液时,则有急骤出现的呼吸困难。

(二)体　征

早期病灶小或位于肺组织深部,多无异常体征。若病变范围较大,患侧肺部呼吸运动减弱,叩诊呈浊音,听诊时有呼吸音减低,或为支气管肺泡呼吸音。因肺结核好发生在上叶的尖后段和下叶背段,故锁骨上下、肩胛间区叩诊略浊、咳嗽后闻及湿啰音,对诊断有参考意义。当肺部病变发生广泛纤维化或胸膜增厚粘连时,则患侧胸廓下陷、肋间变窄、气管移位与叩浊,而对侧可有代偿性肺气肿征。

八、辅助检查

(一)结核菌检查

痰中找到结核菌是确诊肺结核的主要依据。痰菌阳性说明病灶是开放性的(有传染性)。若排菌量多(每毫升 10 万条以上),直接涂片检查易呈阳性,为社会传染源。厚涂片法能提高发现率。荧光显微镜检查适用于大量标本快速检查。无痰或儿童不会咳嗽,可采用清晨的胃洗涤液查找结核菌。成人可用纤支镜检查或从冲洗液中查找结核菌。

痰菌量较少(每毫升 1 万条以下),可用集菌法。培养法更为精确,除能了解结核菌有无生长繁殖能力外,还可做药物敏感试验和菌型鉴定。

结核菌生长缓慢,使用改良罗氏培养基,一般需 4～8 w 始能报告。使用含 ^{14}C 的棕榈酸做碳源底物的 7H12 培养基测量细菌代谢过程中所产生 ^{14}C 的量,即可推算出标本中是否含有抗酸杆菌(BACTEC 法),在 5～7 d 即可报告,比一般培养法缩短了时间,且可做药物敏感

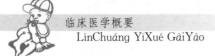
试验和菌型鉴定,但缺点是标本可因污染而影响检查结果。

将标本在体外用聚合酶链反应(PCR)方法,使所含微量结核菌 DNA 得到扩增,用电泳法检出。1 条结核菌约含 1fgDNA ,40 条结核菌即可有阳性结果。此法不用体外预培养,特异性强,2 d 可出报告,快速、简便,还可以做菌型鉴定,但时有假阳性或假阴性。

小贴士

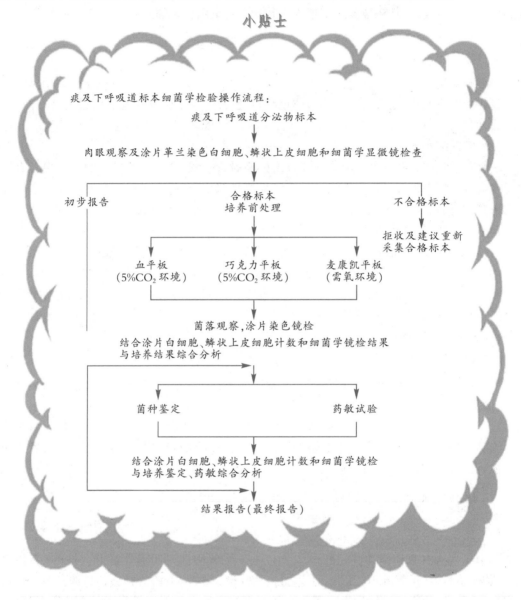

痰及下呼吸道标本细菌学检验操作流程:

痰及下呼吸道分泌物标本

肉眼观察及涂片革兰染色白细胞、鳞状上皮细胞和细菌学显微镜检查

初步报告　　　　合格标本　　　　不合格标本
　　　　　　　　培养前处理
　　　　　　　　　　　　　　拒收及建议重新
　　　　　　　　　　　　　　采集合格标本

血平板　　　　巧克力平板　　　　麦康凯平板
(5%CO_2环境)　(5%CO_2环境)　(需氧环境)

菌落观察,涂片染色镜检

结合涂片白细胞、鳞状上皮细胞计数和细菌学镜检结果
与培养结果综合分析

菌种鉴定　　　　　　　　药敏试验

结合涂片白细胞、鳞状上皮细胞计数和细菌学镜检
与培养鉴定、药敏综合分析

结果报告(最终报告)

(二)影像学检查

胸部 X 线检查不但可早期发现肺结核,而且可对病灶部位、范围、性质、发展情况和治疗效果做出判断,对决定治疗方案很有帮助。除荧光透视和 X 线摄片处,必要时还可采用点片或特殊体位(如前弓位)摄片、体层摄片及支气管造影等。摄片结合透视能提高诊断的准确性,可发现肋骨、纵隔、膈肌或心脏遮盖的细小病灶,并能观察心、肺、膈肌的动态。荧光缩影 X 线检查适用于集体肺部健康检查。

肺结核的常见 X 线表现有：纤维钙化的硬结病灶（斑点、条索、结节状，密度较高，边缘清晰）、浸润性病灶（云雾状、密度较淡、边缘模糊）、干酪性病灶（密度较高、浓度不一）和空洞（有环形边界的透光区）。肺结核病灶一般在肺的上部、单侧或双侧，存在时间较长，常有多种性质不同的病灶混合存在和肺内播散迹象。

胸部 CT 检查对于发现微小或隐蔽性病变、了解病变范围及组成、诊断是有帮助的。

（三）结核菌素（简称结素）试验

旧结素（old tuberculin，OT）是从生长过结核菌的液体培养基中提炼出来的结核菌代谢产物，主要含有结核蛋白。在人群中做普查时，可用 1：2000 的 OT 稀释液 0.1 ml（5IU），在左前臂屈侧做皮内注射，经 48～72 h 测量皮肤硬结直径，如小于 5 mm 为阴性，5～9 mm 为弱阳性（提示结核菌感染或非结核性分枝杆菌感染），10～19 mm 为阳性反应，20 mm 以上或局部发生水疱与坏死者为强阳性反应。

结素的纯蛋白衍化物（purified protein derivative，PPD）为纯结素，不产生非特异性反应。PPD－PT23 是由丹麦制造供应世界许多国家使用，已经取代 OT。我国从人型结核菌制成 PPD（PPD-C），又从卡介苗制成 BCG-PPD，0.1 ml 为 5 IU，用于临床诊断，硬结平均直径≥5 mm 为阳性反应。

结素试验除引起局部皮肤反应外，还可引起原有结核病灶和全身反应。临床诊断一般使用 5 IU，如无反应，可在 1 w 后再用 5 IU 皮试（产生结素增强效应），若仍为阴性，大多可除外结核感染。

结素试验阳性反应仅表示结核感染，并不一定患病。我国城市成年居民的结核感染率在 60% 以上，故用 5 IU 结素进行检查，其一般阳性结果意义不大。但如用高稀释度（1 IU）做皮试呈强阳性者，常提示体内有活动性结核灶。结素试验对婴幼儿的诊断价值比成年人大，因为年龄越小，自然感染率越低；3 岁以下强阳性反应者，应视为有新近感染的活动性结核病，须给予治疗。

结素试验阴性反应除提示没有结核菌感染外，还见于以下情况。结核菌感染后需 4～8 h 变态反应才充分建立，在变态反应前期，结素试验可为阴性。在应用糖皮质激素等免疫抑制剂者，或营养不良及麻疹、百日咳等患者，结素反应也可暂时消失。严重结核病和各种危重患者对结素无反应，或仅为弱阳性，这都是由于人体免疫力连同变态反应暂时受到抑制的结果；待病情好转，又会转为阳性反应。其他如淋巴细胞免疫系统缺陷（如淋巴瘤、白血病、结节病、艾滋病等）患者和老年人的结素反应也常为阴性。

（四）其他检查

结核患者血象一般无异常。严重病例可有继发性贫血。急性粟粒型肺结核可有白细胞总数减低或类白血病反应。活动性肺结核的红细胞沉降率（简称血沉）可增快，但对诊断无特异性价值，血沉正常也不能排除活动性肺结核。患者无痰或痰菌阴性而须与其他疾病鉴别时，酶联免疫吸附试验（ELISA）检出结核患者血清中特异性抗体，主要对于诊断肺外结核病可提供一些参考。纤维支气管镜检查对于发现支气管结核、了解有无肿瘤、吸取分泌物、解除阻塞或做细菌及脱落细胞检查，以及摘取活组织做病理检查等，均有重要诊断价值。浅表淋巴结活组织检查，有时对结核病鉴别诊断是必要的。

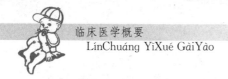

九、诊　断

痰结核菌检查是诊断肺结核的主要依据,也是考核疗效、随访病情的重要指标。肺结核患者咳痰有时呈间歇排菌,故常须连续多次查痰方能确诊。

X线健康检查是发现早期肺结核的主要方法。此时虽无明显症状,但结合其他资料,可以明确诊断。因病就诊者多有某些肺结核临床症状和体征。老年人慢性咳嗽,或曾患过渗出性胸膜炎、肛瘘,或长期淋巴结肿大者,也要做X线及痰菌检查,以免漏诊。

(一)肺结核的分类标准和诊断要点

其分类标准和诊断要点仍采用1999年我国制订的结核病分类标准:

1. 原发性肺结核

初次感染结核菌,在免疫力下降的时候在肺部形成渗出灶多见于儿童,也见于边远山区、农村初次进入城市的成人。多在上叶底部、中叶或下叶上部(肺通气较大部位),引起淋巴管炎和淋巴结炎。X线表现:肺部原发灶、淋巴管炎和肺门淋巴结肿大(呈哑铃状)称为原发综合征。临床症状:轻微而短暂,可类似感冒,有低热、咳嗽、食欲不振、体重减轻,数周好转。

2. 血行播散型肺结核

急性血行播散型肺结核多由原发性肺结核中潜伏的结核菌在免疫力下降的时候,或继发于肺或肺外结核病灶(如纵隔淋巴结、泌尿生殖道的干酪样病灶)溃破到血管引起的大量结核菌一次入血。起病急,有全身毒血症状,常可伴发结核性脑膜炎、肝结核、肾结核等。X线可发现由肺尖至肺底呈大小、密度和分布均匀的粟粒状结节阴影。

亚急性血行播散型肺结核人体免疫力相对较高,或少量结核菌分批入血进入肺部时。临床上可无明显中毒症状,病情发展也较缓慢。血行播散灶常大小不均匀、新旧不等,较对称地分布在两肺上中部。

3. 继发性肺结核

(1)浸润型肺结核　成人最常见的肺结核类型,多为内源性复燃(原先潜伏的结核菌在抵抗力下降的时候重新活跃繁殖在肺部引起渗出、坏死)。少数为外源性再感染(最近与排菌患者密切接触,感染结核菌并发病)。X线表现:病灶多在锁骨上下、X线显示为片状、絮状阴影,边缘模糊,易形成空洞。

(2)干酪性(或结核性)肺炎　浸润型肺结核伴大片干酪样坏死灶时,常呈急性进展,类似急性细菌性肺炎,具有高度毒性症状,痰菌阳性率高。X线可见一叶或段渗出,内可见多个易蚕食样空洞(薄壁或无壁)。

(3)结核球　干酪样坏死灶部分消散后,周围形成纤维包膜;或空洞的引流支气管阻塞,空洞内干酪物不能排出,凝成球状病灶。X线表现为单个或多个结节,<3 cm,边缘光滑,内可钙化。

(4)纤维硬结病灶　细小的干酪样病灶经过纤维包围,逐渐失水干燥,甚至钙化,成为残留的结节状病灶。

(5)空洞开放愈合　肺内空洞依旧存在,但其中的结核菌已全部消灭。

(6)慢性纤维空洞型肺结核(简称慢纤洞型肺结核)肺组织广泛破坏,纤维组织大量增生,可导致肺叶或全肺收缩("毁损肺"),并发症有:肺气肿、肺心病、呼吸衰竭、右心衰竭。

4. 结核性胸膜炎

含结核性干性胸膜炎、结核性渗出性胸膜炎、结核性脓胸。

5. 肺外结核

如骨结核、肾结核和肠结核等。

6. 菌阴肺结核

为三次痰涂片及一次培养阴性的肺结核,临床上大多数患者属于此类。

(二)病变范围及部位

病变范围按右、左侧,每侧以上、中、下肺野记述。右侧病记在横线以上,左侧病变记在横线以下。一侧无病变者,以"(一)"表示。有空洞者,在相应肺野部位加"0"。如右中原发型肺结核,涂(一),初治;双上继发性肺结核,涂(+),复治。

(三)痰结核菌检查

痰菌阳性或阴性,分别以(+)或(一)表示,以"涂""集"或"培"分别代表涂片、集菌和培养法。患者无痰或未查痰时,注明"无痰"或未查。

(四)治疗状况记录

1. 初 治

有下列情况之一者称为初治:①尚未开始抗结核治疗的患者;②正进行标准化疗方案用药而未满疗程的患者;③不规则化疗未满 1 个月的患者。

2. 复 治

有下列情况之一者称为复治:①初治失败的患者;②规则用药满疗程后痰菌又复阳的患者;③不规则化疗超过 1 个月的患者;④慢性排菌患者。

十、治 疗

抗结核化学药物治疗对结核病的控制起着决定性的作用,合理的化疗可使病灶全部灭菌、痊愈。传统的休息和营养疗法都只起辅助作用。

(一)抗结核化学药物治疗

1. 化疗原则

合理化疗是指对活动性结核坚持早期、联用、适量、规律和全程使用敏感药物的原则。临床上有结核毒性症状、痰菌阳性、X 线病灶具有炎症成分,或是病灶正在进展或好转阶段,均属活动性肺结核,是化疗的适应证。对硬结已久的病灶则不需化疗。对于部分硬结、痰菌阴性者,可临床观察一段时间,若痰菌仍阴性,X 线见病灶无活动表现、无明显结核毒性症者亦不必化疗。

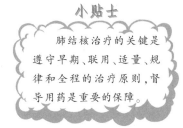

小贴士

肺结核治疗的关键是遵守早期、联用、适量、规律和全程的治疗原则,督导用药是重要的保障。

(1)早期、联用、适量、规律和全程用药 活动性病灶处于渗出阶段,或有干酪样坏死,甚至形成空洞,病灶内结核菌以 A 群菌为主,生长代谢旺盛,抗结核药物可以发挥其杀菌或抑菌最大作用。此时病灶局部血管丰富,药物浓度也高,可使炎症成分吸收、空洞缩小或关闭、痰菌阴转。所以早期对活动性病灶进行合理化疗,可以获得满意效果。

联合用药不仅可提高疗效,而且可减少结核菌产生耐药性,故治疗时应联合用药。

用药剂量要适当。药量不足,组织内药物达不到有效浓度,疗效不佳,且细菌易产生继发性耐药。滥用药物或药量过大，非但造成浪费，且易产生毒副作用。结核菌生长缓慢有些只偶尔繁殖(B、C菌群)，因此应使药物在体内长期保持有效浓度。规律地全程用药，不过早停药，便是化疗成功的关键。要严格遵照化疗方案所订的给药次数和间隔(如每日1次或每周3次)用药，避免遗漏或中断。疗程不足使治疗不彻底、增加复发率。坚持合理全程用药，一般可使痰菌阴转率在95％以上，停药后5年复发率低于2％，病死率显著降低。合理化疗可在门诊定期随访。由于减少了传染源，结核病的流行也因而得到控制。

(2)药物与结核菌　常规用量的异烟肼和利福平在细胞内外都能达到杀菌要求，称为全杀菌剂。链霉素和吡嗪酰胺也是杀菌剂，但链霉素在偏碱的环境中方能发挥最大作用，且很少渗入吞噬细胞，对细胞内结核菌无效；吡嗪酰胺可渗入吞噬细胞，只在偏酸环境中才有杀菌作用；因此两药都只能作为半个杀菌剂。乙胺丁醇、对氨基水杨酸钠等皆为抑菌剂。

早期病灶内的结核菌大部分在细胞外，此时异烟肼杀菌作用最强，链霉素次之。炎症使组织局部pH下降，细胞代谢减慢(C菌群)，连同一些被吞噬在细胞内的结核菌(B菌群)，都对利福平和吡嗪酰胺敏感。杀灭这些残留菌(B、C菌群)，可以减少日后复发。

2.化疗方法

(1)常规化疗与短程化疗　以往常规使用异烟肼、链霉素和对氨基水杨酸钠12～18个月治疗结核病，习惯称为常规疗法。但由于疗程太长，患者常不能坚持全程而影响疗效。自发明利福平以来，化疗效果有很大改进。现在联合用异烟肼、利福平等两种以上杀菌剂，具有较强杀菌(对A菌群)和灭菌(对B、C菌群)效果，可将疗程缩短为6～9个月(短程化疗)，而疗效(痰菌阴转、病灶吸收)和复发率均与"常规化疗"同样满意。

(2)间歇用药、两阶段用药　实验证明，结核菌与药物接触数小时后，延缓数天生长。因此，临床上有规律地每周3次用药(间歇用药)，能达到每天用药同样的效果。在开始化疗的1～3个月内，每天用药(强化阶段)，其后每周3次间歇用药(巩固阶段)与每日用药效果同样好，且因减少投药次数而使毒副反应和药费都降低，也方便患者，有利于监督用药，保证全程化疗。使用每周3次用药的间歇疗法时，也要联合用药，每次异烟肼、利福平、乙胺丁醇等剂量可以适当加大；但有些药物(如链霉素、对氨基水杨酸钠、乙硫异烟胺等)由于副反应大，则不宜加大每次投药剂量。

(3)督导用药　抗结核用药至少半年，有时长达一年半之久，患者往往不能坚持。医护人员按时督促用药，加强访视宣教，取得与患者合作，是作好全程管理的重要环节。强化阶段利福平、异烟肼、吡嗪酰胺、链霉素、乙胺丁醇等每日一次投药可形成血中药物高峰浓度，较每日分次用药疗效为佳，且方便患者，提高患者坚持用药率和效果。

3.抗结核药物

理想的抗结核药物具有杀菌、灭菌或较强的抑菌作用，毒性低，副作用少，使用方便，价格便宜，药源充足；经口服或注射后药物能在血液中达到有效浓度，并能渗入吞噬细胞内、浆膜腔和脑脊液内，疗效迅速而持久。常用药物有异烟肼、利福平、吡嗪酰胺、链霉素、对氨基水杨酸钠等。主要抗结核药物见表5-2所示。

表 5-2　常用抗结核药物剂量、副作用

药　名	每日剂量		间歇疗法		主要毒副反应	用法＊＊
	成人(g)		成人(g)			
	50 kg	>50 kg	50 kg	>50 kg		
异烟肼(INH,H)	0.3	0.3	0.5	0.6	肝毒性	每日 1 次顿服
链霉素(SM,S)	0.75	0.75	0.75	0.75	听力障碍、眩晕、肾功能障碍、过敏反应	每日 1 次
利福平(RFP,R)	0.45	0.6	0.6	0.6	肝毒性、胃肠反应、过敏反应	每日 1 次饭前 2 h 顿服
利福喷丁(RFT,L)			0.45＊	0.6＊	同利福平	每日 1 次饭前或饭后顿服
比嗪酰胺(PZA,Z)	1.5	1.5	2.0	2.0	肝毒性、胃肠反应、过敏反应高尿酸血症	每日 1 次顿服或分 2～3次服用
乙胺丁醇(EMB,E)	0.75	1.0	1.0	1.2	视力障碍、视野缩小	每日 1 次顿服
丙硫异烟胺(PTH,TH)	0.75	1.0			胃肠反应,口感金属味	每日分 3 次服用
对氨基水杨酸钠(PAS,P)	8.0	8.0	10	12	肝毒性、胃肠反应过敏反应	每日分 3 次服用
阿米卡星(AMK,丁胺卡那霉素)	0.4	0.4	0.4	0.4	同链霉素	每日 1 次肌内注射
卷曲霉素(CPM)	0.75	0.75	0.75	0.75	同链霉素、电解质紊乱	每日 1 次肌内注射
氧氟沙星(OFIX,O)	0.4	0.6			肝肾毒性、胃肠反应、过敏、光敏反应、中枢神经系统反应、肌腱反应	每日 1 次或分 2～3 次
左氧氟沙星(LVFX,V)	0.3	0.3			同氧氟沙星	每日 1 次或分 2～3 次
异烟肼、对氨基水杨酸盐(帕星肼,PSNA)	0.6	0.9			同异烟肼	每日分 2～3 次

注:＊每周 2 次;＊＊间歇疗法指用药日。

4.化疗方案

　　视病情轻重、痰菌有无和细菌耐药情况,以及经济条件、药源供应等,选择化疗方案。化疗方案多种多样。现有抗结核药物较多,还不断有新药出现。无论何种方案,符合前述化疗原则方能奏效。现举例如下。

　　(1)初治病例　未经抗结核药物治疗的病例中,有的痰涂片结核菌阳性(涂阳),一般病情较重,有传染性;也有的涂片阴性,病变范围不大;所用化疗方案亦有强弱不同。

初治涂阳病例,无论培养是否阳性,可以用异烟肼(H)、利福平(R)和吡嗪酰胺(Z)组合为基础的 6 个月短化方案,痰菌常较快转阴,疗程短,便于随访管理。举数种方案如下:①前 2 个月强化期用链霉素(或乙胺丁醇)、异烟肼、利福平和吡嗪酰胺,1 次/d;后 4 个月继续用异烟肼和利福平,1 次/d,写作 2S(E)HRZ/4HR。②亦可在巩固期隔日用药(即每周用药 3 次),写作 2S(E)HRZ/4H3R3。③亦可全程隔歇用药,写作 2S3(E3)H3R3Z3/4H3R3。④强化期用异烟肼、链霉素和对氨基水杨酸钠(或乙胺丁醇),巩固期用 2 种药 10 个月,写作 2HSP(E)/10HP(E)。⑤强化期 1 个月用异烟肼、链霉素,巩固期 11 个月每周 2 次用药,写作 1HS/11H$_2$S$_2$。

以上①、②、③为短化方案,④、⑤为“常规化疗”方案。若条件允许,宜尽量采用短化方案。

初治涂阴病例若培养也为阴性,但 X 线及临床表现提示活动性肺结核者,应慎重排除其他肺部疾患。除粟粒性肺结核或有明显空洞者可采用初治涂阳病例的化疗方案外,其他初治涂阴患者可用以下较弱方案:2SHRZ/2H2R2,2H3R3Z3/2H3R3 或 1SH/11HP(E),并随访痰菌有无阳性。

(2)复治　病例初治化疗合理,结核菌产生继发耐药性,痰菌阳性,病变迁延反复。复治病例应该选择联用敏感药物。结核菌的药物敏感试验可以帮助选药,但一般费时较长,价格较贵。故临床常用的方法是根据患者既往详细用药情况,选出过去未用的或很少用过的,或曾规则联合使用过的药物(可能结核菌仍对之敏感),另定方案,联用两种或两种以上敏感药物进行治疗。

复治病例,一般可用如下方案:①2S(E)HRZ/4HR,督导化疗,保证规律用药。6 个月疗程结束时痰菌仍未阴转者,巩固期可延长 2 个月。如延长治疗仍未阴转,可采用下述复治方案。②初治规则治疗失败的患者,可用 2S3H3R3Z3E3/6H3R3E3。③慢性排菌者可用敏感的一线药与二线药联用,如卡那霉素(K)、丙硫异烟胺(1321Th)、卷曲霉素(CP)等,在严密观察副反应情况下进行治疗,疗程以 6～12 个月为宜。氟喹诺酮类(氧氟沙星、环丙沙星、司帕沙星等)有中等强度的抗结核作用,在常用药物已耐药的病例可以加入联用方案。痰菌阴转或出现严重药物副反应不能耐受时,为停药指征。

(二)对症治疗

1.毒性症状

结核病的毒性症状在有效抗结核治疗 1～2 w 内多可消退,不需特殊处理。对于干酪性肺炎、急性粟粒型肺结核、结核性脑膜炎有高热等严重结核毒性症状,以及胸膜炎伴大量胸腔积液的患者,应以卧床休息及使用抗结核药物为主。有时毒性症状过于严重,或胸腔积液不能很快吸收,可在使用有效抗结核药物的同时,加用糖皮质激素(常用泼尼松,每日 15～20 mg,分 3～4 次口服),以减轻炎症和过敏反应,促使渗液吸收,减少纤维组织形成和胸膜粘连的发生。毒性症状减退后,泼尼松剂量递减,至 6～8 w 停药。糖皮质激素并无杀菌作用,而能抑制机体免疫力,单独应用可促使结核病变扩散。激素对已形成的胸膜增厚和慢性胸腔积液并无作用,因此,必须在有效的抗结核药治疗基础上应用。

2.咯　血

患者安静休息、消除紧张情绪,往往能使小量咯血自行停止。必要时可用小量镇静剂、止咳剂。年老体弱、肺功能不全者,咯血时慎用强镇咳药,以免抑制咳嗽反射和呼吸中枢,使血块不能咳出而发生窒息。咯血较多,应采取患侧卧位,轻轻将气管内残留的积血咳出。垂体后叶素 5 U 加入 50％葡萄糖 40 ml 中,缓慢静脉推注有效;亦可将 10～20 U 加入 5％葡萄糖液 500 ml 静脉滴注。垂体后叶素有收缩小动脉,包括心脏冠状动脉和毛细血管的作用,减少肺血流量,从而减少咯血。此药还能引起子宫、肠平滑肌收缩,故对患有高血压、冠状动脉粥样硬化性心脏病的患者及孕妇均忌用。注射过快可引起恶心、便意、心悸、面色苍白等不良反应。

咯血过多,根据血红蛋白和血压测定酌情给予小量输血。大量咯血不止者,可经纤维支气管镜确定出血部位后,用浸有稀释的肾上腺素海绵压迫或填塞于出血部位止血。可用 Fogarty 导管气囊压迫止血,亦可用冷生理盐水灌洗。或在局部应用凝血酶或气囊压迫控制出血。支气管动脉造影发现出血灶后,向病变血管内注入可吸收的明胶海绵做栓塞治疗。反复大咯血用上述方法无效,对侧肺无活动性病变,肺功能储备尚佳又无禁忌证者,可在明确出血部位的情况下考虑肺叶、段切除术。

在抢救大咯血时,应特别注意保持呼吸道的通畅。若有窒息征象,应立即取头低脚高体位,轻拍背部,以便血块排出,并尽快挖出或吸出口、咽、喉、鼻部血块。必要时做气管插管或气管切开,以解除呼吸道阻塞。

(三)肺结核合并糖尿病的治疗

当肺结核患者合并糖尿病时,比单纯肺结核或糖尿病治疗难度增大,而且病变进展迅速,严重损害肺功能,病程较长,病死率高。糖尿病对肺结核的不良影响要大于肺结核对糖尿病的影响,若不及时控制糖尿病,抗结核药物常不能发挥应有的治疗效果。肺结核治疗效果取决于糖尿病控制情况。使血糖达标,是控制肺结核的关键。异烟肼、利福平、吡嗪酰胺等抗结核药对糖代谢或降糖有一定影响,肺结核合并糖尿病时最好加用胰岛

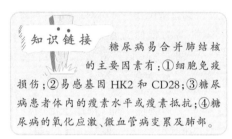

知识链接 糖尿病易合并肺结核的主要因素有:①细胞免疫损伤;②易感基因 HK2 和 CD28;③糖尿病患者体内的瘦素水平或瘦素抵抗;④糖尿病的氧化应激、微血管病变累及肺部。

素治疗。应用胰岛素治疗,可以帮助患者恢复胰岛细胞功能,使血糖降至理想范围,减慢结核杆菌生长繁殖。在治疗过程中要动态监测血糖,及时调整胰岛素、合理选用抗痨药物组合,保证治疗效果用,同时防止药物的不良反应发生。

(四)手术治疗

近年来外科手术在肺结核治疗上已较少应用。对于＞3 cm 的结核球与肺癌鉴别困难时,复治的单侧纤维厚壁空洞、长期内科治疗未能使痰菌阴转者、单侧的毁损肺伴支气管扩张、已丧失功能并有反复咯血或继发感染者,可作肺叶或全肺切除。结核性脓胸和(或)支气管胸膜瘘经内科治疗无效且伴同侧活动性肺结核时,宜做肺叶-胸膜切除术。手术治疗禁忌证有:支气管黏膜活动性结核病变而又不在切除范围之内者;全身情况差或有明显心、肺、肝、肾功能不全者。

十一、健康教育

控制传染源、切断传染途径及增强免疫力、降低易感性等,是控制结核病流行的基本原则。具体应做到:①建立防治系统与健全各级防痨组织是防治工作的关键。②查出患者

结核病的传染源是排菌患者。患者有症状而就诊于综合医院,经 X 线检查确诊是我国目前发现患者的主要渠道。无症状患者,须主动寻找,发现并治愈涂阳患者为切断传染链最有效方法。③管理患者对肺结核患者进行登记,加强管理。WHO 于 1995 年提出"控制传染源"和"监督治疗＋短程化学治疗"的战略。④治疗场所:有效抗结核药物在家中或在医院治疗效果同样满意,在家中治疗可节省人力物力。⑤卡介苗接种(BCG):接种对象是未受感染的新生儿、儿童及青少年。已受结核菌染者(结素试验阳性)已无必要接种,否则引起 Koch反应。

<h1 align="center">第八节　胸腔积液</h1>

案例分析

患者,女,23 岁,发热,左侧胸痛 6 d,按"肺炎"给予青霉素治疗,胸痛渐消失,但仍发热,近 2 d 出现胸闷、气促,查体:T 38.2 ℃,左肺呼吸动度减弱,左下肺叩诊浊音,呼吸音消失,外周血 WBC $13×10^9$/L,胸透示左下胸有外高内低的大片致密阴影。

问题:1.该患者所患何病?2.如何诊断? 3.如何治疗?

脏层和壁层胸膜之间为一潜在的胸膜腔,在正常情况下,胸膜内含有微量滑液体,其产生和吸收经常处于动态平衡。任何病理原因加速其产生和(或)减少其吸收时,就出现胸腔积液。

一、积液形成和吸收机制

健康人胸膜腔为负压(呼吸时平均为 -0.5 kPa,即-5 cm H_2O),胸液中含蛋白质,具有胶体渗透压(0.8 kPa,即 8 cm H_2O)。胸液的积聚与消散还与胸膜毛细血管中渗透压、静水压有密切关系。壁层胸膜由体循环供血,毛细血管静水压高(3 kPa,即 30 cm H_2O);脏层胸膜由肺循环供血,静脉压低(1.1 kPa,即 11 cm H_2O)。体循环与肺循环血管中胶体渗透压相同(3.4 kPa,即 34 cm H_2O)。结果是液体由壁层胸膜进入胸膜腔,并从脏层胸膜以个等速度被吸收。

胸膜炎症可使血管壁通透性增高,较多蛋白质逸入胸膜腔,使胸液渗透压增高。肿瘤可压迫、阻断淋巴引流,使胸液中蛋白质积聚,从而导致胸腔积液,门静脉性肝硬化伴有低蛋白血症,血中胶体渗透压降低,可产生漏出液;当有腹腔积液时,又可通过膈肌先天性缺损或经淋巴管而引起胸腔积液。此外,变态反应性疾病、心血管疾病或胸外伤等亦可引起胸腔积液。

小贴士

任何原因加速胸腔内的液体产生和(或)减少其吸收时,就出现胸腔积液,所以胸腔积液不是一种疾病,而是一些疾病在胸腔的表现。

二、病　因

(一)胸膜毛细血管内静水压增高

如充血性心力衰竭、缩窄性心包炎、血容量增加、上腔静脉或奇静脉受阻,产生胸腔漏出液。

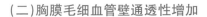

(二)胸膜毛细血管壁通透性增加

如胸膜炎症(结核病、肺炎)、结缔组织病(系统性红斑狼疮、类风湿关节炎)、胸膜肿瘤(癌肿转移、间皮瘤)、肺梗死、膈下炎症(膈下脓肿、急性胰腺炎、阿米巴肝脓肿)等,产生胸腔渗出液。

(三)胸膜毛细血管内胶体渗透压降低

如低蛋白血症、肝硬化、肾病综合征、急性肾小球肾炎、黏液性水肿等,产生胸腔漏出液。

(四)壁层胸膜淋巴引流障碍

如癌性淋巴管阻塞、发育性淋巴引流异常,产生胸腔渗出液。

(五)损伤等所致胸腔内出血

如主动脉瘤破裂、食管破裂、胸导管破裂等,产生血胸、脓胸、乳糜胸。

胸腔积液中渗出性胸膜炎最为多见。中青年患者中,结核病为其常见的病因。中老年胸腔积液(尤其血性胸液)要慎重考虑恶性病变。恶性肿瘤(如肺癌、乳腺癌、淋巴瘤等)向胸膜或纵隔淋巴结转移,可引起胸腔积液。肿瘤侵犯胸膜,使其表面通透性增加,或是淋巴引流受阻,蛋白不易运出胸膜腔,或伴有阻塞性肺炎累及胸膜,均可引起渗出性胸腔积液。偶有胸导管受阻,便形成乳糜胸。当心包受累而产生心包积液,或者上腔静脉受阻,使血管内静水压升高,或是恶性肿瘤所致营养不良低蛋白症,胸腔积液可为漏出液。

三、临床表现

年龄、病史、症状和体征对诊断均有参考价值,结核性胸膜炎常伴有发热。年轻患者胸膜炎以结核性为常见;中年以上患者警惕性肿瘤。有心力衰竭史者要考虑漏出液;炎性积液为渗出性,多伴有胸痛及发热。肝脓肿所伴右侧胸腔积液可为反应性胸膜炎,也可为脓胸。0.3 L 以下积液症状多不明显。0.5 L 以上时,方渐感胸闷。局部叩诊浊音,呼吸音减低,积液量增多时,两层胸膜隔开,不再随呼吸摩擦,胸痛逐渐缓解,但气促却愈形加重;大量积液则纵隔脏器受压,心悸、气促更为明显。

四、辅助检查

(一)影像学诊断

1. X 线检查

300~500 ml 积液 X 线下仅见肋膈角变钝;更多的积液显示有向外侧,向上的弧形上缘的积液影,平卧时积液散开,使整个肺野透亮度降低。液气胸时积液有液平面。大量积液时整个患侧阴暗,纵隔推向健侧。积液时常遮盖肺内原发病灶;抽液后可发现肿瘤或其他病变。包裹性积液不随体位改变而变动,边缘光滑饱满,局限于叶间肺与膈之间,有时超声检查或人工气腹可协助诊断。

2. 超声检查

B 型超声可探查被胸液掩盖的肿块,可鉴别胸腔积液、胸膜增厚、液气胸等。对包裹性积液可提供较准确的定位诊断,帮助胸腔穿刺术的定位。

3. CT 检查

不仅能显示积液,还可显示纵隔,气管旁淋巴结、肺内肿块及胸内转移性肿瘤,对诊断很有帮助。如图5-3所示。

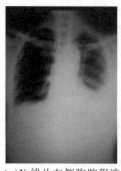
(a)X线片左侧胸腔积液

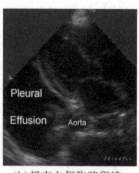
(b)超声左侧胸腔积液

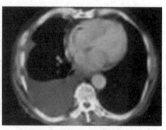
(c)CT示右侧胸腔积液

图5-3　胸腔积液各影像学检查图像

(二)实验室检查

胸腔穿刺抽出积液做下列检查,对明确积液性质及病因诊断均非常重要。如表5-3所示。

表5-3　漏出液与渗出液鉴别

类　别	漏出液	渗出液
原因	非炎症所致	局部炎症所致
外观	淡黄,透明或微浊	黄色、血色、多混浊
相对密度	<1.018	>1.018
凝固性	不易凝固	易凝固
蛋白定量	<25g/L	>40g/L
糖定量	近似血糖量	多低于血糖量
李凡它试验 (黏蛋白定性)	阴性	阳性
蛋白电泳	以白蛋白为主,球蛋白比例低于血浆	电泳图谱近似血浆
细胞总数	<300×10⁶/L	>1000×10⁶/L
细胞分类	淋巴细胞为主	急性感染以中性粒细胞为主; 慢性以淋巴细胞为主

1.外　观

漏出液清澈透明,静置不凝固,相对密度<1.016～1.018。渗出液多呈草黄色,稍混浊,相对密度>1.018。脓性积液若有大肠杆菌或厌氧菌感染常有臭味。血性胸液呈不同程度的洗肉水样或静脉血样;乳状胸液为乳糜胸;巧克力色胸液提示阿米巴肝脓肿破入胸腔;黑色胸液可能有曲霉感染。

2.细　胞

漏出液细胞数常<100×10⁶/L,以淋巴细胞和间质细胞为主。渗出液白细胞常>500×

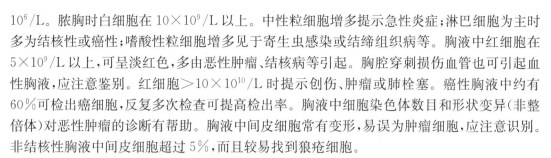

10^6/L。脓胸时白细胞在 $10×10^9$/L 以上。中性粒细胞增多提示急性炎症;淋巴细胞为主时多为结核性或癌性;嗜酸性粒细胞增多见于寄生虫感染或结缔组织病等。胸液中红细胞在 $5×10^9$/L 以上,可呈淡红色,多由恶性肿瘤、结核病等引起。胸腔穿刺损伤血管也可引起血性胸液,应注意鉴别。红细胞>$10×10^{10}$/L 时提示创伤、肿瘤或肺栓塞。癌性胸液中约有 60% 可检出癌细胞,反复多次检查可提高检出率。胸液中细胞染色体数目和形状变异(非整倍体)对恶性肿瘤的诊断有帮助。胸液中间皮细胞常有变形,易误为肿瘤细胞,应注意识别。非结核性胸液中间皮细胞超过 5%,而且较易找到狼疮细胞。

3. pH

结核性胸液 pH<7.30;pH<7.00 者仅见于脓胸、结缔组织病以食管破裂所伴发的胸腔积液,急性胰腺炎所伴胸液 pH>7.30。当 pH>7.40 时,应怀疑为癌性胸液。

4. 病原体

胸液离心沉淀做涂片染色检查找细菌,除做需氧菌和厌氧菌培养外,还可根据需要做结核菌或真菌培养。结核性胸膜炎大量胸液沉淀后做培养,约 20% 阳性。巧克力色脓液还应镜检阿米巴滋养体。

5. 蛋白质

渗出液的蛋白含量,胸液/血清比值大于 0.5。蛋白含量 30 g/L 时,胸液相对密度约为 1.018(每加减蛋白 1 g,使相对密度增减 0.003)。漏出液蛋白含量较低(<30 g/L),以清蛋白(白蛋白)为主,黏蛋白试验(Rivalta 试验)阴性。

6. 类脂

乳糜性胸液中含中性脂肪、三酰甘油较多(>4.52 mmol/L)是陈旧性积液胆固醇积聚所致,见于陈旧性结核性胸膜炎,癌性胸液或肝硬化、类风湿关节炎等。胆固醇性胸腔积液所含胆固醇量虽高,但三酰甘油则正常,呈淡黄色或暗褐色,含有胆固醇结晶,脂肪颗粒及大量退变细胞(有淋巴细胞、红细胞)。

7. 葡萄糖

漏出液内葡萄糖含量通常在 3.34 mmol/L 以上;癌性胸液内葡萄糖也很少低于此值。若甚低,则提示肿瘤广泛浸润,癌细胞发现率高,预后不良。

炎症所致胸液中葡萄糖含量降低,脓性胸液内葡萄糖通常<1.11 mmol/L;类风湿关节炎所伴胸液的糖含量甚低,有时<0.12 mmol/L。

8. 酶

胸液乳酸脱氢酶(LDH)含量增高,其中淀粉酶含量有时甚至高于血淀粉酶的水平。约 10% 恶性肿瘤的胸液中淀粉酶含量亦升高。食管破裂时,唾液中淀粉酶流入胸腔,亦使胸液中含量增高。

结核性胸液中腺苷酸脱氨酶(ADA)可以>100 U/L(一般在 45 U/L 以上);而癌性胸液常<25 U/L,含量<45 U/L 时,还可能为其他炎性渗出液,如肺炎、系统性红斑狼疮、类风湿关节炎等。

此外,溶菌酶(LZM)、血管紧张素转化酶等在结核性胸液中可以增高,而在恶性胸液中一般不高,有时亦可作为辅助性鉴别资料。

9. 免疫学检查

风湿热、细菌性肺炎、结核病、癌症等所伴胸液中类风湿因子滴定度在 1∶160 以上。结缔组织病(类风湿关节炎、红斑狼疮)胸液中补体减少,系统性红斑狼疮的胸液中狼疮细胞比血中更易发现。

(三)胸膜活检

经皮胸膜活组织检查对于鉴别是否有肿瘤以及判定胸膜肉芽肿性病变时,很有帮助。拟诊结核病时,活检标本病理检查,还可做结核菌培养。脓胸或有出血倾向的患者不宜做胸膜活检,必要时可用胸镜或纤维支气管镜插入胸膜腔窥视,进行活检。

五、诊　断

微量积液可无临床异常表现;积液在 0.3 L 以上时,可有胸胀闷感;大量积液则伴有气促、心悸,胸膜炎伴积液时,有胸痛、发热。视积液多少和部位,胸部有相应体征和影像学表现。

胸液实验室检查一般可确定积液性质。通常漏出液应寻找全身因素,渗出液除胸膜本身病变外,也应寻找全身性病因。鉴别诊断应注意起病的缓急,病变以肺或胸膜为主;以往有无类似发作,有无气促,能否平卧,心脏是否正常;有无腹腔积液或腹内肿块,浅表淋巴结肿大,关节病变;周围血白细胞计数和分类,结核菌素试验结果;胸液和痰中特殊病原体和癌细胞、红斑狼疮细胞检查;胸膜活检等。

有时胸腔积液原因不明,应先鉴别渗出液和漏出液,后者常为左心衰竭所引起,而前者从最常见的结核性胸膜炎着手,临床工作中,常有青年患者,结核菌素试验阳性,体检除胸腔积液体征外无重要发现,胸液为草黄色,淋巴细胞为主,胸膜活检无重要发现,常为结核性胸膜炎。其中将近1/5在胸液培养或晨间胃液中可以发现结核菌;若未经抗结核药物治疗,随访 5 年,约有 1/3 可出现肺内或肺外结核病变。

近年来,由于结核患者的逐渐减少和癌肿患者的增多,临床上常常要进行鉴别,因为这两种疾病都较常见,但治疗方法和预后完全不同,中年以上患者有胸腔积液,有进行性加剧的胸痛,无发热,尤其在大量血性渗出液、抽液后又迅速生长者,要慎重考虑肿瘤的可能。肺癌、乳腺癌等可转移到胸膜而产生积液。结核性胸膜炎多伴有发热,胸液 pH 和糖含量比癌性胸液为低,胸液中腺苷酸脱氨酶和溶菌酶含量增加,但癌胚抗原和铁蛋白则不升高。若结核菌素试验阳性但胸膜活检阴性而仍怀疑结核性胸膜炎时,暂可按结核病治疗,并随访化疗的效果。老年结核性胸膜炎患者可无发热,结核菌素皮试亦常阴性,应该注意。结核菌素反应阴性且抗结核化疗无效者还是要考虑肿瘤,胸液脱落细胞及染色体检查对于癌症诊断很重要,胸部影像(X 线、CT、MRI)检查、痰查癌细胞和结核菌、纤维支气管镜检查等也都有助于鉴别诊断。胸腔镜检查,或经肋间皮肤切口将纤支镜插入胸膜腔窥察,有时可发现病变。即使经过以上临床表现、胸液细菌学、细胞学和生化检查以及影像学、胸膜活检、纤支镜等检查,临床上有约 20% 病例仍病因不明。若无禁忌,有时对疑难病例可考虑开胸探查。

六、治　疗

胸腔积液为胸部或全身疾患的一部分,病因治疗十分重要,漏出液常在病因纠正后自行吸收。渗出性胸膜炎为常见病,其中结核病、癌症和肺炎为最主要病因。现以结核性胸膜炎、脓胸和恶性胸腔积液为例,简述渗出性胸膜炎的处理原则。

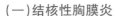

（一）结核性胸膜炎

多数患者用抗结核药物治疗效果良好（参见"肺结核"）。

少量胸液一般不须抽液或只作诊断性穿刺。中等量以上积液应当抽液，使肺复张，纵隔复位，防止因胸膜增厚而影响肺功能。一般每周抽液 2～3 次，直至积液甚少，不易抽出时。每次抽液不宜超过 1 L。抽液时若发生"胸膜反应"，有头晕、出汗、面色苍白、心悸、脉细、四肢发凉者，应立即停止抽液，使患者平卧，必要时皮下注射 0.1％肾上腺素 0.5 ml，并密切观察血压，注意休克的发生。

抽液过多过快，使胸腔压力骤减，可发生肺水肿及循环衰竭。肺复张后肺水肿患者有咳嗽、气促、咳大量泡沫状痰，双肺布满湿啰音，PaO_2 下降，X 线显示肺水肿征，应立即吸氧，酌情使用大量糖皮质激素和利尿剂，控制入水量，注意酸碱平衡。全身中毒症状严重，有大量积液者，在给予合理抗结核化疗的同时，可加用糖皮质激素（如泼尼松）以加快胸液吸收并减少胸膜粘连，待症状消退、胸液减少时，逐渐减量，疗程 6～8 w（参见肺结核）。

（二）脓　胸

脓胸常继发于脓性感染或外伤，病原菌以葡萄球菌、厌氧菌、结核菌、放线菌等多见。急性脓胸有高热、胸胀痛，治疗以针对病原体的抗感染（全身及胸腔内给药）和反复抽脓，或闭式引流。可用 2％碳酸氢钠或生理盐水反复冲洗胸腔，然后注入适量抗生素和链激酶，使脓液变稀易于引流，以免引起细菌播散或窒息。

慢性脓胸有胸膜增厚、胸廓塌陷和慢性消耗、杵状指等，应以外科胸膜剥脱术等治疗为主。患者丢失蛋白质较多，应用支持疗法，有支气管胸膜瘘或脓胸伴同侧肺毁损时，可考虑外科切除。

（三）恶性胸腔积液

恶性胸腔积液可继发于肺癌（腺癌居多）、乳腺癌等。肺癌伴有胸腔积液者已属晚期。影像学检查有助于了解肺内及纵隔淋巴结等病变范围。当大量胸腔积液挤压纵隔产生呼吸、循环障碍时，胸穿抽液固定可以暂时缓解症状，但 1～3 d 内胸腔液体又大量积聚。反复抽液使蛋白质丢失太多（1 L 胸液含有 40 g 蛋白质），应做全身支持治疗。

全身化疗对于部分小细胞肺癌及其所伴胸液有一定疗效。纵隔淋巴结有转移可行局部放射治疗，在抽吸胸腔积液后，向胸膜腔内注入抗癌药物，如多柔比星、顺铂、氟尿嘧啶、丝裂霉素、博莱霉素等。

对癌细胞有杀伤作用，并可引起胸膜粘连。生物免疫调节剂，如干扰素、白介素-2、淋巴因子激活的杀伤细胞（LAK）、肿瘤浸润性淋巴细胞（TIL）正在试用于临床，也有一定疗效。为了闭锁胸膜腔，先用胸腔插管将胸腔积液引流完，待肺复张后注入免疫制剂，如短小棒状杆菌或溶血性链球菌制剂（OK-432）等，或者胸膜粘连剂，如四环素、滑石粉，使两层胸膜粘连，以避免胸液的再度形成。为了减轻胸痛和发热，可同时注入少量利多卡因和地塞米松。尽管采用上述多种治疗，癌性胸腔积液预后不良。

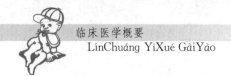

复习思考题

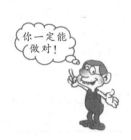

一、名词解释

1.慢性支气管炎 2.慢性肺源性心脏病 3.支气管哮喘
4.原发综合征 5.社区获得性肺炎 6.医院获得性肺炎

二、简答题

1.肺炎球菌肺炎并发感染性休克治疗原则?
2.如何诊断肺炎球菌肺炎?
3.支气管哮喘的诊断依据是什么?
4.试述慢性肺心病的诊断。
5.胸腔积液的常见病因和发病机制是什么?
6.试述肺癌的主要临床表现?
7.慢性支气管炎的诊断标准是什么?
8.哮喘治疗的目标是什么?
9.试述肺炎球菌肺炎的临床表现。
10.简述肺结核的诊断要点和治疗原则。

三、病例分析

男,60岁,以咳痰30年,气短8年,下肢水肿2年,加重6 d之主诉入院。30年前开始每遇冬季咳嗽、咳白痰,晨起明显,8年前出现气短,2年前感心悸,间断下肢水肿,6 d前加重,并发热。有吸烟史30年,每日30支。查体:T 38.5 ℃。P 120次/min,R 28次/min,Bp 14.6/9 kPa,口唇发绀,球结膜充血,颈静脉怒张,桶状胸,语颤减弱,叩诊呈过清音,听诊两肺呼吸音低,呼气延长,可闻及干湿性啰音,心界向左扩大,心率120次/min,心音遥远,P_2亢进,肝大肋下3 cm,肝颈回流征阳性,双下肢指凹性水肿。血气分析:pH 7.384,PCO_2 66 mmHg,PO_2 49 mmHg,BE+5.0 mEg/L。胸片:右下肺动脉横径:20 mm,肺动脉段:6 mm,肺动脉圆锥高度:10 mm,右心室扩大。心电图:①肺性P波;②电轴+110°;③Rv_1+Sv_5=1.23 mV;④重度顺时针转位。

问题:1.提出诊断和诊断依据? 2.处理原则?

（黄华山）

第六章 循环系统疾病

第一节 风湿性心瓣膜病

案例分析

患者,女,50岁。因劳累后心悸、气短8年,加重伴下肢水肿7d入院。26年前有游走性关节炎病史,后经治疗"痊愈"。8年前开始出现活动及劳累后心悸、气短、胸闷,休息后好转。近1w来因受凉感冒病情加重,伴下肢水肿。PE:面颊及口唇发绀,颈静脉怒张,两肺底可闻及细湿啰音,心界向两侧扩大,HR 110次/min,心律不齐,心尖区闻及3/6Sm及Dm,肝肋下3cm,下肢凹陷性水肿。

问题:1.该患者首先考虑是什么病?2.须做何种检查明确诊断?3.如何处理?

风湿性心瓣膜病,是由于风湿性炎症导致心脏瓣膜损害,引起其结构或功能异常所致,最常受累瓣膜为二尖瓣,其次为主动脉瓣。主要累及40岁以下人群,是我国常见的心脏病之一。

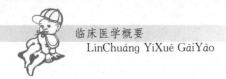
一、二尖瓣狭窄

(一)病理生理

正常成人的二尖瓣口面积为 $4\sim6$ cm^2。瓣口缩小至 2 cm^2 时为轻度二尖瓣狭窄;瓣口缩小至 1.5 cm^2 时为中度二尖瓣狭窄;瓣口缩小至 1 cm^2 时为重度二尖瓣狭窄。二尖瓣狭窄可导致左心房扩大、左心房压升高,引起肺静脉和肺毛细血管压被动性升高,并进一步引起肺动脉高压,引起右心室扩张和右心衰竭。二尖瓣狭窄主要累及左心房和右心室。

(二)临床表现

1.症　状

一般二尖瓣中度狭窄时始有明显症状。

(1)呼吸困难　为最常见的早期症状。多先为劳力性呼吸困难,随狭窄加重,可出现端坐呼吸和阵发性夜间呼吸困难,甚至发生急性肺水肿。

(2)咯血　可表现为咯大量鲜血,通常见于严重二尖瓣狭窄;也可表现为咯血性痰;急性肺水肿时咳大量粉红色泡沫样痰。

(3)咳嗽　常见,可能与支气管黏膜淤血水肿或左心房增大压迫左主支气管有关。

2.体　征

重度二尖瓣狭窄常有"二尖瓣面容"。心尖区可闻及第一心音亢进和开瓣音,提示前叶柔顺、活动度好,如瓣叶钙化僵硬,则第一心音减弱,开瓣音消失;心尖区有低调的隆隆样舒张中晚期杂音。肺动脉高压时,剑突下可扪及右心室收缩期抬举样搏动,第二心音的肺动脉瓣成分亢进。

(三)辅助检查

1.X 线检查

左心房增大,后前位见左心缘变直,心脏外形呈"梨形",右前斜位可见增大的左房压迫食管下段后移。

2.心电图

重度二尖瓣狭窄可有"二尖瓣型 P 波",P 波宽度 >0.12 s,Pvt 终末负电势增大。

3.超声心动图

超声心动图是诊断二尖瓣狭窄的可靠方法。二维超声心动图显示狭窄瓣膜的形态和活动度,并可测绘二尖瓣口面积。M 型示二尖瓣城墙样改变,后叶向前移动及瓣膜增厚。心脏彩色多普勒可见二尖瓣狭窄时舒张期的五彩血流。

(四)诊　断

根据体检时心尖区隆隆样舒张期杂音,X 线或心电图检查提示左心房增大,可诊断为二尖瓣狭窄,超声心动图二尖瓣前后叶增厚、粘连、瓣膜口狭窄,M 超瓣叶活动呈"城墙样"改变可确诊。

(五)治　疗

1.一般治疗

(1)预防风湿热复发。应长期应用苄星青霉素 120 万 U,每 4 w 肌注一次。

(2)避免剧烈体力活动,限制钠盐摄入,避免和控制诱发急性肺水肿的因素,如急性感染、贫血等。

2.介入和手术治疗

为治疗本病的有效方法。当二尖瓣口面积<1.5 cm²,伴有症状时,应用介入或手术方法扩大瓣口面积,减轻狭窄。

(1)经皮球囊二尖瓣成形术 为缓解单纯二尖瓣狭窄的首选方法。

(2)直视分离术 适于瓣叶严重钙化、病变累及腱索和乳头肌、左心房内有血栓的患者。

(3)人工瓣膜置换术 适应证为:①严重瓣叶和瓣下结构钙化、畸形,不宜做分离术者;②二尖瓣狭窄合并明显二尖瓣关闭不全者。

3.并发症的处理

(1)大量咯血 取坐位,用镇静剂,静脉注射利尿剂,以降低肺静脉压。

(2)急性肺水肿 选用减轻心脏前负荷为主的硝酸酯类药物,正性肌力药物仅在心房颤动伴快速心室率时可选择静注毛花苷C,以减慢心室率。

(3)心房颤动 是二尖瓣狭窄伴心房增大的常见并发症,治疗目的为满意控制心室率、争取恢复和保持窦性心律、预防血栓栓塞。治疗措施包括药物复律、直流同步电复律、应用抗凝药物预防血栓、应用洋地黄类药物,β受体阻滞剂等控制心室率。

二、二尖瓣关闭不全

(一)病理生理

左心室收缩时部分血流经关闭不全的二尖瓣口返流到左心房,致使左心房容量负荷增加引起增大。由于左心房长期压力增加,进一步引起肺淤血,甚至肺水肿。之后可致肺动脉高压和右心功能不全。二尖瓣关闭不全首先累及左心房、左心室,继之影响右心,最终可导致全心功能不全。

(二)临床表现

1.症 状

轻度二尖瓣关闭不全可终身无症状。严重返流有心排出量减少,首先出现的突出症状是疲乏无力,肺淤血的症状如呼吸困难出现较晚。风心病从首次风湿热后,无症状期远较二尖瓣狭窄长,常超过10年。一旦出现明显症状,多已有不可逆的心功能损害。急性肺水肿和咯血较二尖瓣狭窄少见。

2.体 征

心尖搏动呈高动力型,左心室增大时向左下移位。第一心音减弱。由于左心室射血时间缩短,第二心音提前,分裂增宽。出现全收缩期吹风样高调一贯性杂音,在心尖区最响,杂音可向左腋下和左肩脚下区传导。后叶异常时,如后叶脱垂、后内乳头肌功能异常、后叶腱索断裂,杂音则向胸骨左缘和心底部传导。

(三)辅助检查

1.X线检查

常见左心房、左心室增大,左心衰竭时可见肺淤血和间质性肺水肿征,二尖瓣环钙化为致密而粗的C形阴影,在左侧位或右前斜位可见。

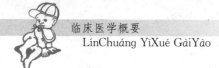
2. 心电图

心电图主要为左心房增大,部分有左心室肥厚和非特异性 ST-T 改变,心房颤动常见。

3. 超声心动图

脉冲多普勒超声和彩色多普勒血流显像可于二尖瓣心房侧和左心房内探及收缩期高速返流束,诊断二尖瓣关闭不全的敏感性大约为 100%,且可半定量返流程度。后者测定的左心房内最大返流束面积,$<4\ cm^2$ 为轻度返流,$4\sim8\ cm^2$ 为中度返流,$>8\ cm^2$ 为重度返流;二维超声可显示二尖瓣结构的形态改变,如瓣叶和瓣下结构增厚、融合和钙化,瓣叶冗长、脱垂,瓣环扩大或钙化,赘生物等。

(四)诊断和鉴别诊断

根据心尖区有典型收缩期吹风样杂音伴左心房室增大,诊断可以成立,确诊有赖超声心动图。应注意与以下情况鉴别。

1. 三尖瓣关闭不全

为全收缩期杂音,在胸骨左缘第 4、5 肋间最清楚,右心室显著扩大时可传导至心尖区,但不向左腋下传导,杂音在吸气时增强,严重关闭不全时伴有颈静脉收缩期搏动和肝收缩期搏动。

2. 室间隔缺损

为全收缩期杂音,在胸骨左缘第 4 肋间最清楚,不向腋下传导。

(五)并发症

心房颤动可见于 3/4 的慢性重度二尖瓣关闭不全患者;感染性心内膜炎较二尖瓣狭窄常见;心力衰竭在晚期发生。

(六)治 疗

1. 内科治疗

(1)预防风湿热　无症状、心功能正常者无需特殊治疗但应定期随访。

(2)心房颤动　处理同二尖瓣狭窄,但维持窦性心律不如在二尖瓣狭窄时重要。除因心房颤动导致心功能显著恶化的少数情况需恢复窦性心律外,多数只需满意控制心室率。慢性心房颤动,有体循环栓塞史、超声检查见左心房血栓者,应长期抗凝治疗。

(3)心力衰竭　限制钠盐摄入,使用血管紧张素转换酶抑制剂、利尿剂和洋地黄等。

2. 外科治疗

为恢复瓣膜关闭完整性的根本措施。应在发生不可逆的左心室功能不全之前施行,否则术后预后不佳。手术方法有两种:

(1)人工瓣膜置换术　为主要手术方法。临床上常难以确定该手术的最佳时间。鉴于外科技术的发展和人工瓣膜性能的不断改进,围手术期死亡率降低,晚期手术效果差,趋向于早期考虑手术。

(2)瓣膜修补术　适用于瓣膜损坏较轻,瓣叶无钙化,瓣环有扩大,但瓣下腱索无严重增厚者。

三、主动脉狭窄

(一)病理生理

成人主动脉瓣口≥3.0 cm²。瓣口≤1.0 cm² 时,左心室收缩压明显升高,跨瓣压差显著。左心室对慢性主动脉瓣狭窄所致的压力负荷增加的主要代偿是通过进行性室壁向心性肥厚以平衡左心室收缩压升高,维持左心室心排出量。左心室肥厚使其顺应性降低,引起左心室舒张末压进行性升高,因而使左心房的后负荷增加,左心房代偿性肥厚,肥厚左心房在舒张末期的强有力收缩有利于僵硬左心室的充盈,达到左心室有效收缩时所需水平,以维持心搏出量正常;左心房的有力收缩也使肺静脉和肺毛细血管免于持续的血管内压力升高。左心室舒张末容量直至失代偿的病程晚期才增加。最终由于室壁应力增高、心肌缺血和纤维化等导致左心室功能衰竭。

严重主动脉瓣狭窄引起心肌缺血。其机制为:①左心室壁增厚、心室收缩压升高和射血时间延长,增加心肌氧耗;②左心室肥厚,心肌毛细血管密度相对减少;③舒张期心腔内压力增高,压迫心内膜下冠状动脉;④左心室舒张末压升高致舒张期主动脉-左心室压差降低,减少冠状动脉灌注压。后两者减少冠状动脉血流,引起心肌缺血。

(二)临床表现

1.症 状

呼吸困难、心绞痛和晕厥为典型主动脉狭窄常见的三联征。

(1)呼吸困难 劳力性呼吸困难为晚期肺淤血引起的常见首发症状。进而可发生阵发性夜间呼吸困难、端坐呼吸和急性肺水肿。

(2)心绞痛 常由运动诱发,休息后缓解,主要由心肌缺血所致。

(3)晕厥 多发生于直立、运动中或运动后即刻,由于脑缺血引起。

2.体 征

第一心音正常。如主动脉瓣钙化僵硬,则第二心音主动脉瓣成分减弱或消失。收缩期喷射性杂音在第一心音稍后开始,止于第二心音前,为吹风样、粗糙、递增-递减型,在胸骨右缘第 2 肋间最响,向右侧颈动脉传导。

(三)辅助检查

1.X 线检查

心影正常或左心室轻度增大,左心房可能轻度增大。

2.心电图

重度狭窄者有左心室肥厚伴 ST-T 继发性改变,左心房大,可有房室传导阻滞、室内传导阻滞(左束支传导阻滞或左前分支阻滞)、心房颤动或室性心律失常。

3.超声心动图

二维超声心动图探测主动脉瓣异常十分敏感,有助于显示瓣叶增厚、钙化、交界处融合、瓣口大小和形状、瓣环大小等。用连续多普勒测定通过主动脉瓣的最大血流速度,可计算出平均和峰跨膜压差以及瓣口面积。

4.心导管检查

当超声心动图不能确定狭窄程度并考虑人工瓣膜置换时,应行心导管检查。

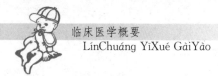

(四)诊断和鉴别诊断

有典型主动脉狭窄杂音时，较易诊断。确诊有赖超声心动图。主动脉瓣狭窄的杂音如传导至胸骨左下缘或心尖区时，应与二尖瓣关闭不全、三尖瓣关闭不全或室间隔缺损的全收缩期杂音区别。

(五)并发症

10%患者可发生心房颤动。感染性心内膜炎、体循环栓塞等情况少见。

(六)治　疗

1. 内科治疗

主要目的为确定狭窄程度，观察狭窄进展情况，为有手术指证的患者选择合理手术时间。治疗措施包括：

(1)预防风湿热。

(2)无症状的轻度狭窄患者每 2 年复查一次，应包括超声心动图定量测定。中、重度狭窄的患者应避免剧烈体力活动，每 6～12 个月复查一次。

(3)如有频发房性期前收缩，应予抗心律失常药物，预防心房颤动。主动脉瓣狭窄患者不能耐受心房颤动，一旦出现，应及时转复为窦性心律。

(4)心绞痛可试用硝酸酯类药物。

(5)心力衰竭者应限制钠盐摄入，可用洋地黄类药物，慎用利尿剂，过度利尿可因低血容量致左心室舒张末压降低和心排出量减少，发生直立性低血压。不可使用作用于小动脉的血管扩张剂，以防血压过低。

2. 外科治疗

人工瓣膜置换术为治疗成人主动脉瓣狭窄的主要方法。无症状的轻、中度狭窄患者无手术指征。重度狭窄(瓣口面积$<0.75\ cm^2$或平均跨瓣压差$>50\ mmHg$)伴心绞痛、晕厥或心力衰竭症状为手术的主要指征。无症状的重度狭窄患者，如伴有进行性心脏增大和(或)明显左心室功能不全，也应考虑手术。

3. 经皮球囊主动脉瓣成形术

经股动脉逆行将球囊导管推送至主动脉瓣，伸展主动脉瓣环和瓣叶，撕裂瓣叶和分离融合交界处，减轻狭窄和症状。

四、主动脉瓣关闭不全

(一)病理生理

左心室对慢性容量负荷过度的代偿反应为左心室舒张末容量增加，使总的左心室心搏出量增加；左心室扩张，不至于因容量负荷过度而明显增加左心室舒张末压。这使左心室能较长期维持正常心排出量和肺静脉压无明显升高。失代偿的晚期心室收缩功能降低，左心衰竭发生。

左心室心肌质量增加使心肌氧耗增多，主动脉舒张压低使冠状动脉血流减少，二者引起心肌缺血，促使左心室心肌收缩功能降低。

（二）临床表现

1. 症　状

可多年无症状。最先的主诉为与心搏出量增多有关的心悸、头部强烈搏动感等症状。晚期出现左心衰竭表现。心绞痛较主动脉瓣狭窄时少见；常有体位性头昏，晕厥罕见。

2. 体　征

周围血管征常见。主动脉根部扩大者，在胸骨右旁第 2、3 肋间可扪及收缩期搏动。心尖搏动向左下移位，常弥散而有力。第一心音减弱，第二心音主动脉瓣成分减弱或缺如。主动脉瓣关闭不全的杂音为与第二心音同时开始的高调叹气样递减型舒张早期杂音，坐位并前倾和深呼气时易听到。重度返流者，常在心尖区听到舒张中晚期隆隆样杂音（Austin-Flint 杂音）。

（三）辅助检查

1. X 线检查

左心室增大，可有左心房增大。左心衰竭时有肺淤血征。

2. 心电图

常见左心室肥厚劳损。

3. 超声心动图

脉冲多普勒和彩色多普勒血流显像在主动脉瓣的心室则可探及全舒张期高速射流，为最敏感的确定主动脉瓣返流方法，并可通过计算返流血量与心搏出量的比例，判断其严重程度。二维超声可显示瓣膜和主动脉根部的形态改变。

4. 主动脉造影

当无创技术不能确定返流程度，并考虑外科治疗时，可行选择性主动脉造影，可半定量返流程度。

（四）诊断和鉴别诊断

有典型主动脉瓣关闭不全的舒张期杂音伴周围血管征，可诊断为主动脉瓣关闭不全。超声心动图可助确诊。

（五）并发症

感染性心内膜炎较常见，室性心律失常常见，心脏性猝死少见，心力衰竭在晚期始出现。

（六）治　疗

1. 内科治疗

（1）预防风湿热。

（2）无症状的轻或中度返流者，应限制重体力活动，并每 1～2 年随访一次，应包括超声心动图检查。在有严重主动脉瓣关闭不全和左心室扩张者，即使无症状，亦可使用血管紧张素以延长无症状和心功能正常时期，推迟手术时间。

（3）心力衰竭时应用血管紧张素转换酶抑制剂、利尿剂，必要时可加用洋地黄类药物。

（4）心绞痛可试用硝酸酯类药物。

（5）积极纠正心房颤动和缓慢性心律失常，主动脉瓣关闭不全患者耐受这些心律失常的能力极差。

（6）如有感染应及早积极控制。

2.外科治疗

人工瓣膜置换术为严重主动脉瓣关闭不全的主要治疗方法,应在不可逆的左心室功能不全发生之前进行,而又不过早冒手术风险。无症状（呼吸困难或心绞痛）和左心室功能正常的严重返流不需手术,但须密切随访。

第二节　原发性高血压

原发性高血压是以血压升高为主要临床表现伴或不伴有多种心血管危险因素的一个独立的疾病,又称为高血压病,是心脑血管疾病的重要危险因素。而高血压是一个症状,是指体循环动脉血压病理性超过正常水平的一种状态。我国 18 岁以上成人高血压患病率约为 18.8%,估计目前我国约有 2 亿高血压患者,每 10 个成年人中就有 2 人患有高血压,约占全球高血压总人数的 1/5。

案例分析

患者,男,45 岁,近一年来经常感头昏、头痛,休息后好转,自认为是过度疲劳所致,一直没有到医院就诊。1 w 前因再次出现头晕伴恶心而来院就诊。PE:血压 180/110 mmHg,两肺(－),心脏:A₂>P₂,未闻及杂音,心界不大,腹部未发现异常。

问题:什么是高血压? 什么是高血压病?高血压与高血压病有什么不同?

一、血压定义和分类

高血压定义为收缩压≥140 mmHg 和（或）舒张压≥90 mmHg。根据血压升高水平,将高血压分为 1～3 级。当收缩压和舒张压分属于不同级时,以较高级别作为标准。（表 6-1）

表 6-1　高血压分级

类　别	收缩压(mmHg)	舒张压(mmHg)
正常血压	<120	<80
正常高值	120～139	80～89
高血压		
1 级(轻度)	140～159	90～99
2 级(中度)	160～179	100～109
3 级(重度)	≥180	≥110
单纯收缩期高血压	≥140	<90

二、发病机制

目前认为本病是在遗传易感性基础上经后天因素综合作用所致。

(一)遗　传

本病发病有较明显的家族集聚性,研究显示,本病可能是多基因遗传病。

(二)精神、神经因素

长期或反复存在明显的精神紧张、焦虑、烦躁等情绪变化的人群易患本病。

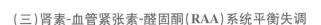

(三)肾素-血管紧张素-醛固酮(RAA)系统平衡失调

在 RAA 系统中 ATⅡ是最重要的活性成分,它可促使血管收缩,醛固酮分泌增加,水钠潴留,增加交感神经活力,最终导致血压上升,而且 ATⅡ还是组织生长的刺激因素。可以说 ATⅡ在高血压的发生发展、靶器官的组织重构以及出现并发症等环节都有重要作用。

(四)胰岛素抵抗(IR)

其使血压升高的机制可能是胰岛素水平升高使胞内钠、钙浓度升高,并使交感神经活性上升,促进肾小管对水、钠的重吸收,促使血管平滑肌增殖等。

(五)钠过多

研究发现,改变摄盐量和血钠水平,只能影响一部分而不是全部个体血压水平。对体内有遗传性钠运转缺陷使之对摄盐敏感者才有致高血压的作用。

(六)其　他

肥胖、吸烟、饮酒过度也易患高血压。

三、病　理

(一)动　脉

1.小动脉

小动脉病变是本病最重要的病理改变,早期阶段全身小动脉痉挛,长期反复的痉挛使小动脉内膜出现玻璃样变,中层因平滑肌细胞增殖、肥大而增厚,出现血管壁的重构,最后管壁纤维化,致管腔狭窄,促进高血压的形成和发展。

2.大动脉

原发性高血压后期,主动脉可发生中层囊样坏死和夹层分离,好发部位在主动脉弓和降主动脉交界处。

(二)心　脏

左心室肥厚是本病心脏最特征的改变,全身小动脉管腔变窄导致周围血管阻力上升是左心室肥厚的原因之一,但心肌肥厚并不总与血压升高的程度呈正相关。

(三)中枢神经系统

长期高血压时脑部小动脉有微动脉瘤形成,易破裂出血,常发生在内囊和基底节。在小动脉硬化的基础上易致血栓形成而发生脑梗死,梗死后脑组织软化可出现梗死周围脑组织出血。

(四)肾　脏

肾小动脉病变最为明显。病变血管管腔变窄甚至闭塞,造成肾实质缺血、肾小球纤维化、肾小管萎缩并有间质纤维化,最终导致肾衰竭。

(五)视网膜

视网膜小动脉在本病初期发生痉挛,以后逐渐出现硬化,严重时发生视网膜出血和渗出,视神经乳头水肿。

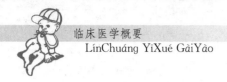

四、临床表现

(一)症　状

大多数患者起病缓慢,一般缺乏特殊的临床表现。一般常见症状有头晕、头痛、心悸等,也可出现视力模糊、鼻出血等较重症状及受累器官的症状,如胸闷、气短、心绞痛、多尿等。

(二)体　征

高血压时体征一般较少。心脏听诊可有主动脉瓣区第二心音亢进、收缩早期喀喇音等。有些体征常提示继发性高血压可能,例如腰部肿块提示多囊肾或嗜铬细胞瘤;股动脉搏动延迟出现或缺如,并且下肢血压明显低于上肢,提示主动脉缩窄;向心性肥胖、紫纹与多毛,提示 Cushing 综合征可能。

(三)恶性或急进型高血压

少数患者病情急骤发展,舒张压持续≥130 mmHg ,并有头痛、视力模糊、眼底出血、渗出和视神经乳头水肿,肾脏损害突出,持续蛋白尿、血尿与管型尿。病情进展迅速,预后很差,常死于肾衰竭、脑卒中或心力衰竭。病理上以肾小动脉纤维样坏死为特征。发病机制尚不清楚,部分患者继发于严重肾动脉狭窄。

五、并发症

(一)高血压危象

因紧张、疲劳、嗜铬细胞瘤发作、突然停服降压药等诱因,小动脉发生强烈痉挛,血压急剧上升,影响重要脏器血液供应而发生,出现头痛、眩晕、烦躁、恶心、呕吐、心悸、气急及视力模糊等严重症状。

(二)高血压脑病

发生在重症高血压患者,由于过高的血压突破了脑血流自动调节范围,脑血流灌注过多引起脑水肿。临床表现为弥漫性严重头痛、呕吐、意识障碍、精神错乱,甚至昏迷等症状。

(三)脑血管病

包括脑出血、脑血栓形成、短暂性脑缺血发作等。

(四)心力衰竭

高血压病早期主要是舒张功能不全,心衰症状不明显。晚期表现为收缩功能差,出现心悸、气短、呼吸困难、水肿等。

(五)主动脉夹层

可突然出现剧烈胸痛、呼吸困难、两侧脉搏强度不等。

六、实验室检查

(一)常规检查

包括尿常规、血糖、血胆固醇、血三酰甘油、肾功能、血尿酸和心电图。这些检查有助于发现相关的危险因素和靶器官损害。

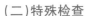

(二)特殊检查

如 24 h 动态血压监测（ABPM），颈动脉内膜中层厚度（IMT），血浆肾素活性（PRA）等。24 h 动态血压监测有助于判断血压升高严重程度，了解血压昼夜节律，指导降压治疗以及评价降压药物疗效。

七、诊断和鉴别诊断

高血压诊断主要根据安静休息坐位时上臂肱动脉部位血压测量值。是否血压升高，不能仅凭 1 次或 2 次诊所血压测量值来确定，需要一段时间的随访，观察血压变化和总体水平。一旦诊断高血压，必需鉴别是原发性还是继发性。

八、原发性高血压的分层

从指导治疗和判断预后的角度，现在主张对高血压患者作心血管危险分层。根据血压升高水平、心血管危险因素、靶器官损害、并发症及糖尿病情况，将高血压患者分为低危、中危、高危和极高危。用于分层的心血管危险因素：男性＞55 岁，女性＞65 岁；吸烟；血胆固醇＞5.72 mmol/L，或低密度脂蛋白胆固醇＞3.3 mmol/L，或高密度脂蛋白胆固醇＜1.0 mmol/L；早发心血管疾病家族史（一级亲属发病年龄＜50 岁）；腹型肥胖（腹围：男性＞85 cm，女性＞80 cm），或体重指数（BMI）＞28 kg/m²；高敏 C 反应蛋白（hCRP）＞1 mg/dl；缺乏体力活动。用于分层的靶器官损害：左心室肥厚；颈动脉超声证实有动脉粥样斑块或内膜中层厚度（IMT）≥0.9 mm；血肌酐轻度升高：男性 115～133 μmol/L，女性 107～124 μmol/L；微量白蛋白尿 30～300 mg/24 h。用于分层的并发症：心脏疾病（心绞痛，心肌梗死，心力衰竭，冠状动脉血运重建）；脑血管疾病（脑出血，缺血性脑卒中，短暂性脑缺血发作）；肾脏疾病（糖尿病肾病，血肌酐升高男性超过 133 μmol/L 或女性超过 124 μmol/L，临床蛋白尿＞300 mg/24 h）；血管疾病（主动脉夹层，外周血管病）；高血压性视网膜病变（出血或渗出，视乳头水肿）。见表 6-2 所示。

表 6-2　高血压患者心血管危险分层标准

危险因素和病史	血　压（mmHg）		
	Ⅰ级（收缩压 140～159 或舒张压 90～99）	Ⅱ级（收缩压 160～179 或舒张压 100～109）	Ⅲ级（收缩压≥180 或舒张压≥110）
无危险因素	低危	中危	高危
1～2 个危险因素	中危	中危	极高危
3 个以上危险因素，或糖尿病，或靶器官损害	高危	高危	极高危
有并发症	极高危	极高危	极高危

九、治　疗

(一)目的与原则

原发性高血压目前尚无根治方法。降压治疗的最终目的是减少高血压患者心、脑血管病的发病率和死亡率。

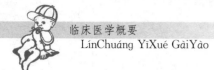

1.降压药治疗对象

(1)凡血压持续升高,改善生活行为后血压仍未获得有效控制患者。

(2)高血压合并糖尿病,或者已经有心、脑、肾靶器官损害和并发症患者。

(3)高血压2级或以上患者。

2.血压控制目标值

目前一般主张血压控制为<140/90 mmHg。糖尿病或慢性肾脏病合并高血压患者,血压控制目标值<130/80 mmHg。老年收缩期性高血压的降压目标水平,收缩压(SBP)140~150 mmHg,舒张压(DBP)<90 mmHg,但不低于65~70 mmHg。

(二)降压药物治疗

目前常用降压药物可归纳为六大类,即利尿剂、β受体阻滞剂、钙通道阻滞剂(CCB)、血管紧张素转换酶抑制剂(ACEI)、血管紧张素Ⅱ受体阻滞剂(ARB)和α受体阻滞剂。

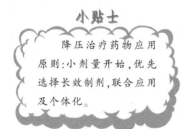

小贴士

降压治疗药物应用原则:小剂量开始,优先选择长效制剂,联合应用及个体化。

1.利尿剂

有噻嗪类、袢利尿剂和保钾利尿剂三类。降压作用主要通过排钠,减少细胞外容量,降低外周血管阻力。适用于轻、中度高血压。利尿剂能增强其他降压药的疗效。主要不良反应是低钾血症和影响血脂、血糖、血尿酸代谢,往往发生在大剂量时,因此现在推荐使用小剂量,以氢氯噻嗪为例,每天剂量不超过25 mg。

2.β受体阻滞剂

有选择性(β_1)、非选择性(β_1、β_2)和兼有α受体阻滞三类。常用的有美托洛尔、阿替洛尔等。降压作用可能通过抑制中枢和周围的RAA系统,以及血流动力学自动调节机制。适用于各种不同严重程度高血压,尤其是心率较快的中、青年患者或合并心绞痛患者,对老年人高血压疗效相对较差。不良反应主要有心动过缓、乏力、四肢发冷,对心肌收缩力、房室传导及窦性心律均有抑制作用,并可增加气道阻力。

3.钙通道阻滞剂

分为二氢吡啶类和非二氢吡啶类,前者以硝苯地平为代表,后者有维拉帕米和地尔硫䓬。降压作用主要通过阻滞细胞外钙离子进入血管平滑肌细胞内,减弱兴奋-收缩耦联,降低阻力血管的收缩反应性,还能减轻血管紧张素Ⅱ和α_1肾上腺素能受体的缩血管效应,减少肾小管钠重吸收。对血脂、血糖等代谢无明显影响,长期控制血压的能力和服药依从性较好,可用于合并糖尿病、冠心病或外周血管病患者,长期治疗时还具有抗动脉粥样硬化作用。主要缺点是开始治疗阶段有反射性交感活性增强,引起心率增快、面部潮红、头痛、下肢水肿等。非二氢吡啶类抑制心肌收缩及自律性和传导性,不宜在心力衰竭、窦房结功能低下或心脏传导阻滞患者中应用。

4.血管紧张素转换酶抑制剂

常用的有卡托普利、贝那普利、依那普利等。降压作用主要通过抑制周围和组织的ACE,使血管紧张素Ⅱ生成减少,同时抑制激肽酶使缓激肽降解减少。ACEI具有改善胰岛素抵抗和减少尿蛋白作用,在肥胖、糖尿病和心脏、肾脏靶器官受损的高血压患者具有相对较好的疗效,特别适用于伴有心力衰竭、心肌梗死后、糖耐量减退或糖尿病肾病的高血压患者。不良反应主要是刺激性干咳和血管性水肿。高钾血症、妊娠妇女和双侧肾动脉狭窄患者禁用。

5.血管紧张素Ⅱ受体阻滞剂

常用的有氯沙坦、缬沙坦、厄贝沙坦等。降压作用主要通过阻滞组织的血管紧张素Ⅱ受体亚型 AT_1，阻断血管紧张素的Ⅱ水钠潴留、血管收缩与重构作用。不引起刺激性干咳。在治疗对象和禁忌证方面与 ACEI 相同。

6.α 受体阻滞剂

α 受体阻滞剂分为选择性及非选择性两类。非选择性如酚妥拉明，除用于嗜铬细胞瘤外，一般不用于治疗高血压。选择性 $α_1$ 受体阻滞剂通过对突触后 $α_1$ 受体阻滞，如哌唑嗪、特拉唑嗪等对抗去甲肾上腺素的动静脉收缩作用，使血管扩张、血压下降。本类药物降压作用明确，对血糖、血脂代谢无副作用为其优点，但可能出现体位性低血压及耐药性，使其应用受到限制。

无并发症或合并其他病的患者可以单独或者联合使用降压药物，治疗应从小剂量开始，逐步递增剂量。现在认为，2 级高血压患者在开始时就可以采用两种降压药物联合治疗。联合治疗有利于血压在相对较短时期内达到目标值，也有利于减少不良反应。

联合治疗应采用不同降压机制的药物。比较合理的两种降压药联合治疗方案是：利尿剂与 β 受体阻滞剂；利尿剂与 ACEI 或 ARB；二氢吡啶类钙拮抗剂与 β 受体阻滞剂；钙拮抗剂与利尿剂或 ACEI 或 ARB。三种降压药合理的联合治疗方案必须包含利尿剂。因为降压治疗的益处主要是通过长期控制血压达到的，所以高血压患者需要长期降压治疗，不要随意停止治疗或频繁改变治疗方案，停服降压药后多数患者在半年内又回复到原来的高血压水平。在血压平稳控制 1～2 年，可以根据需要逐渐减少降压药品种与剂量。

十、高血压急症

高血压急症是指短时期内（数小时或数天）血压重度升高，血压＞200/120 mmHg，伴有重要器官组织如心脏、脑、肾脏、眼底、大动脉的严重功能障碍或不可逆性损害。

高血压急症可以发生在高血压患者，表现为高血压危象或高血压脑病；也可发生在其他许多疾病过程中，例如脑出血、蛛网膜下隙出血、缺血性脑梗死、急性左心衰竭、心绞痛、急性主动脉夹层和急、慢性肾衰竭等。及时正确处理高血压急症可在短时间内使病情缓解，预防进行性或不可逆性靶器官损害，降低死亡率。根据降压治疗的紧迫程度，可分为紧急和次急两类。前者需要在几分钟到 1 h 内迅速降低血压，采用静脉途径给药；后者需要在几小时到 24 h 内降低血压，可使用快速起效的口服降压药。

(一)治疗原则

高血压急症的患者应进入急诊抢救室或加强监护室，持续监测血压；尽快应用适合的降压药；酌情使用有效的镇静药以消除患者恐惧心理；并针对不同的靶器官损害给予相应的处理。

1.迅速降低血压

选择适宜有效的降压药物，静脉滴注给药，同时应经常不断测量血压。初始阶段（数分钟到 1 h 内）血压控制的目标为平均动脉压的降低幅度不超过治疗前水平的 25%。在随后的 2～6 h 将血压降至较安全水平，一般为 160/100 mmHg 左右，如果可耐受这样的血压水平，临床情况稳定，在以后 24～48 h 逐步降低血压达到正常水平。

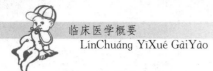

2.合理选择降压药

对降压药的选择,要求起效迅速,短时间内达到最大作用;作用持续时间短,停药后作用消失较快;不良反应较小。硝普钠是首选的药物。

(二)降压药选择与应用

1.硝普钠

能同时直接扩张动脉和静脉,降低前、后负荷。开始时以每分钟 $10\sim25~\mu g$ 速率静滴,立即发挥降压作用。停止滴注后,作用仅维持 $3\sim5$ min。硝普钠可用于各种高血压急症。

2.硝酸甘油

扩张静脉和选择性扩张冠状动脉与大动脉。开始时以每分钟 $5\sim10~\mu g$ 速率静滴,然后每 $5\sim10$ min 增加滴注速率至每分钟 $20\sim50~\mu g$。降压起效迅速,停药后数分钟作用消失。硝酸甘油主要用于急性心力衰竭或急性冠脉综合征时高血压急症。不良反应有心动过速、面部潮红、头痛和呕吐等。

3.地尔硫革

降压同时具有改善冠状动脉血流量和控制快速性室上性心律失常作用。以每小时 $5\sim15$ mg 速率静滴,根据血压变化调整速率。地尔硫革主要用于高血压危象或急性冠脉综合征。不良作用有头痛、面部潮红等。

4.拉贝洛尔

兼有 α 受体阻滞作用的 β 受体阻滞剂,起效较迅速($5\sim10$ min),持续时间较长($3\sim6$ h)。开始时缓慢静脉注射 50 mg,以后可以每隔 15 min 重复注射,总剂量不超过 300 mg,也可以每分钟 $0.5\sim2$ mg 速率静脉滴注。拉贝洛尔主要用于妊娠或肾衰竭时高血压急症。不良反应有头晕、直立性低血压、心脏传导阻滞等。

十一、健康教育

(1)患者依从性差是降压治疗低控制率的主要原因,通过健康教育使患者认识高血压的危害性,定期测量血压,特别是在开始服用降压药物或更换药物时。

(2)坚持长期或终身服药,因为原发性高血压目前尚无方法根治。

(3)改善生活行为。①减轻体重:尽量将体重指数(BMI)控制在 $<25~kg/m^2$;②减少钠盐摄入:每人每日食盐量以不超过 6 g 为宜;③补充钙和钾盐;④减少脂肪摄入;⑤戒烟、限制饮酒;⑥增加运动,较好的运动方式是低或中等强度的等张运动,如慢跑或步行;⑦减轻精神压力,保持心理平衡。

第三节　冠状动脉粥样硬化性心脏病

冠状动脉粥样硬化性心脏病指冠状动脉粥样硬化使血管腔阻塞,导致心肌缺血、缺氧而引起的心脏病,它和冠状动脉功能性改变(痉挛)一起,统称冠状动脉性心脏病,简称冠心病。本病男性多于女性,欧美发达国家发病率较高,近年来我国本病的发病率增高,且呈年轻化趋势,已成为严重威胁人们健康的主要疾病之一。

根据冠状动脉病变的部位、范围、血管阻塞程度和心肌供血不足的范围、程度和发展速度的不同,本病分为急性冠状动脉综合征(ACS)和慢性冠脉病(CAD)。前者包括:不稳定型心绞痛（UA）、非 ST 段抬高心肌梗死（NSTEMI）及 ST 段抬高心肌梗死（STEMI）及猝死。后者包括：稳定型心绞痛、冠脉正常的心绞痛、无症状性心肌缺血和缺血性心肌病。

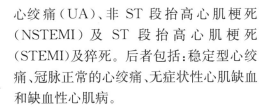

案例分析

患者，男，65 岁。平时在劳累及活动时感心悸、气短、胸骨后隐痛，一天在看足球赛的时突然晕倒在地，神志不清，经抢救无效死亡。

问题：1. 该患者是什么原因引起的死亡？2. 冠心病是怎样引起的？有哪些类型？3. 今后遇到类似情况应如何处理？

一、心绞痛

心绞痛是冠状动脉供血不足，心肌急剧的、暂时的缺血与缺氧或耗氧量增加所引起的临床综合征。其特点为阵发性的前胸压榨性疼痛感觉，主要位于胸骨后部，可放射至心前区和左上肢，常发生于劳动或情绪激动时，持续数分钟，休息或用硝酸酯制剂后消失。

(一)临床表现

1. 症 状

心绞痛以发作性胸痛为主要临床表现，疼痛的特点为：

(1)部位 主要在胸骨体上段或中段之后可波及心前区，甚至横贯前胸，界限不很清楚。常放射至左肩、左臂内侧达无名指和小指，或至颈、咽或下颌部。

(2)性质 胸痛常为压迫、发闷或紧缩性，也可有烧灼感。发作时，患者往往不自觉地停止原来的活动，直至症状缓解。

(3)诱因 发作常由体力劳动或情绪激动所激发，饱食、寒冷、吸烟、心动过速、休克等亦可诱发。疼痛发生于劳力或激动的当时，而不是在一天劳累之后。

(4)持续时间 疼痛出现后常逐步加重，然后在 3～5 min 内逐渐消失。可数天或数星期发作一次，亦可一日内多次发作。

(5)缓解方式 一般在停止原来诱发症状的活动后即缓解。舌下含用硝酸甘油也能在几分钟内使之缓解。

2. 体 征

平时一般无异常体征，心绞痛发作时常见心率增快、血压升高、表情焦虑、皮肤出汗，有时出现奔马律。可有暂时性心尖部收缩期杂音，是乳头肌缺血以致功能失调引起二尖瓣关闭不全所致。

(二)辅助检查

(1)心脏 X 线检查 无异常发现或见心影增大、肺充血等。

(2)心电图检查 是发现心肌缺血、诊断心绞痛最常用的检查方法。

绝大多数患者可出现暂时性心肌缺血引起的 ST 段移位，常见 ST 段压低 0.1 mV（1 mm）以上，发作缓解后恢复。变异型心绞痛发作时心电图上见有关导联 ST 段抬高。

心电图负荷试验通过增加心脏负担激发心肌缺血，运动方式主要为分级踏板或蹬车。心电图改变主要以 ST 段水平型或下斜型压低≥0.1 mV 持续 2 min 作为阳性标准。

(3)冠状动脉造影 可发现各支动脉狭窄性病变的部位并估计其程度，是冠心病诊断的"金标准"。

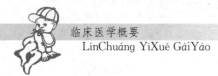
(三)诊 断

根据典型心绞痛发作特点和体征,结合年龄和存在冠心病危险因素以及心电图检查,除外其他原因所致的心绞痛,一般即可建立诊断。诊断有困难者可行放射性核素心肌显像、MRI 冠脉造影,必要时可考虑行选择性冠状动脉造影检查。

(四)鉴别诊断

1.心脏神经症

本病患者常诉胸痛,但为短暂(几秒钟)的刺痛或持久(几小时)的隐痛。胸痛部位多在心尖部附近。症状多在疲劳之后出现,作轻度体力活动反觉舒适,常伴有心悸、疲乏及其他神经衰弱的症状。

2.急性心肌梗死

本病疼痛部位与心绞痛相似,但性质更剧烈,持续时间可达数小时,常伴有休克、心律失常及心力衰竭,并有发热,含用硝酸甘油多不能使之缓解。心电图中面向梗死部位的导联 ST 段抬高,并有异常 Q 波。实验室检查示血清心肌 CK-MB、肌红蛋白、肌钙蛋白 I 或 T 等增高,红细胞沉降率增快。

3.其他疾病引起心绞痛

包括严重的主动脉瓣狭窄或关闭不全、风湿性冠状动脉炎、梅毒性主动脉炎引起冠状动脉口狭窄或闭塞、肥厚型心肌病等病均可引起心绞痛,要根据其他临床表现来进行鉴别。

(五)防 治

应积极预防动脉粥样硬化的发生和发展。治疗原则是改善冠状动脉的血供和减轻心肌的耗氧量,同时治疗动脉粥样硬化。

1.发作时的治疗

(1)休息 发作时立刻休息,一般患者在停止活动后症状即可消除。

(2)药物治疗 可使用作用较快的硝酸酯制剂,如硝酸甘油、硝酸异山梨酯等。这类药物除扩张冠状动脉,还通过对周围血管的扩张作用,减少静脉回流心脏的血量,减低心脏前后负荷和心肌耗氧量,从而缓解心绞痛。

2.缓解期的治疗

宜尽量避免各种诱使发作的因素。调节饮食,戒烟限酒。调整日常生活与工作量;减轻精神负担;保持适当的体力活动。

1)硝酸酯制剂

(1)硝酸异山梨酯 本药口服 3 次/d,每次 5～10 mg,服后半小时起作用,持续 3～5 h;缓释制剂药效可维持 12 h,20 mg,2 次/d。

(2)单硝酸异山梨酯 20 mg,2 次/d。

(3)硝酸甘油贴膜贴在胸前,适于预防心绞痛夜间发作。

2)β受体阻滞剂

阻断拟交感胺类对心率和心收缩力受体的刺激作用,减慢心率、降低血压,减低心肌收缩力和耗氧量,从而缓解心绞痛的发作。常用制剂:美托洛尔 25～100 mg,2 次/d;阿替洛尔 5～10 mg,2 次/d;比索洛尔 5～10 mg,1 次/d。本药可与硝酸酯制剂合用,但要注意开始剂量要少,以免引起体位性低血压等副作用;停用本药时应逐步减量,如突然停用有诱发心肌梗死的可能；心功能不全、支气管哮喘以及心动过缓者不用为宜。

3）钙通道阻滞剂

本类药物抑制心肌收缩，减少心肌氧耗；扩张冠状动脉，解除冠状动脉痉挛，改善心内膜下心肌的供血；扩张周围血管，降低动脉压，减轻心脏负荷；还降低血黏度；抗血小板聚集，改善心肌的微循环。常用制剂有：①维拉帕米 40～80 mg，3 次/d 或缓释剂 240 mg/d；②硝苯地平 10～20 mg，3 次/d，亦可舌下含用，其缓释制剂 20～40 mg，2 次/d；③地尔硫䓬 30～60 mg，3 次/d，其缓释制剂 90 mg，1 次/d。

4）中医中药治疗

目前以"活血化瘀""芳香温通"和"祛痰通络"法最为常用。此外，针刺或穴位按摩治疗也有一定疗效。

5）外科手术治疗

主要是施行主动脉-冠状动脉旁路移植手术，对缓解心绞痛有较好效果。近年采用微创手术操作，手术创伤减低。

6）经皮穿刺腔内冠状动脉成形术

在有指征的患者中可代替外科手术治疗而收到类似的效果。近年临床上已广泛应用。施行本手术如不成功需作紧急主动脉-冠状动脉旁路移植手术。

二、心肌梗死

心肌梗死是在冠状动脉病变的基础上，发生冠状动脉血供急剧减少或中断，使相应的心肌严重而持久地急性缺血所致。临床表现有持久的胸骨后剧烈疼痛、发热、白细胞计数和血清心肌酶增高以及心电图进行性改变；可发生心律失常、休克或心力衰竭。

(一)临床表现

与梗死的大小、部位、侧支循环情况密切有关。患者在发病数日前可有乏力、胸部不适、活动时心悸、气急、烦躁、心绞痛等前驱表现。

(1)胸痛是最先出现的症状，多发生于清晨，疼痛部位和性质与心绞痛相同，但多无明显诱因，且常发生于安静时，程度较重，持续时间较长，可达数小时或数天，休息和含用硝酸甘油片多不能缓解。

(2)全身症状　有发热、心动过速、白细胞增高和红细胞沉降率增快等。

(3)胃肠道症状　疼痛剧烈时常伴有频繁的恶心、呕吐和上腹胀痛。

(4)心律失常　以室性心律失常最多，尤其是室性期前收缩。

(5)低血压和休克　部分老年人可以低血压和休克为主要症状入院。

(6)心力衰竭　主要是急性左心衰竭。右心室心肌梗死者可一开始即出现右心衰竭表现，伴血压下降。

(二)实验室和其他检查

1.心电图

常有进行性的改变。对心肌梗死的诊断、定位、定范围、估计病情演变和预后都有帮助。

(1)特征性改变　病理性 Q 波、ST 段弓背向上型抬高、T 波倒置。

(2)动态演变　①起病数小时后 ST 段弓背向上型抬高，与直立的 T 波融合成单相曲线。②数小时至 2 d 出现病理性 Q 波。③数日至 2 wST 段回到基线,T 波变为平坦或倒置。④数周至数月后 T 波呈"V"字形倒置,双肢对称。以后,倒置的 T 波可逐渐恢复正常,也可永久存在。

2. 放射性核素检查

可显示心肌梗死的部位和范围。

3. 超声心动图

有助于了解心室壁的运动和左心室功能,诊断室壁瘤和乳头肌功能失调等。

4. 实验室检查

起病 24～48 h 后白细胞可增高,红细胞沉降率增快。心肌损伤标记物血清肌酸激酶及同工酶 CK-MB、肌钙蛋白 I 或 T、肌红蛋白增高。

(三)诊断和鉴别诊断

根据典型的临床表现、特征性的心电图改变以及实验室检查发现,诊断本病并不困难。个别心肌梗死患者可仅表现为胃肠道症状、头昏、牙痛等。对老年患者,突然发生严重心律失常、休克、心力衰竭而原因不明,或突发严重胸闷及胸痛者,应考虑本病的可能。

鉴别诊断要与心绞痛、急性心包炎、急性肺动脉栓塞、急腹症、主动脉夹层鉴别。

(四)并发症

可出现乳头肌功能失调或断裂、栓塞、心室壁瘤、心肌梗死后综合征等并发症。

(五)治 疗

治疗原则是保护和维持心脏功能,挽救濒死的心肌,防止梗死扩大,缩小心肌缺血范围,及时处理严重心律失常、泵衰竭和各种并发症,防止猝死,使患者不但能度过急性期,且康复后还能保持尽可能多的有功能的心肌。

1. 监护和一般治疗

休息、吸氧、监测心电图、血压、呼吸、心率、血压和心功能的变化,为适时做出治疗措施、避免猝死提供客观资料。

2. 解除疼痛

哌替啶 50～100 mg 肌内注射或吗啡 5～10 mg 皮下注射,疼痛较轻者,可用可待因或罂粟碱 0.03～0.06 g 肌内注射或口服。

3. 再灌注心肌

起病 6 h 内,使闭塞的冠状动脉再通,心肌得到再灌注,濒临坏死的心肌可能得以存活或使坏死范围缩小,是一种积极的治疗措施。

(1)溶解血栓疗法　国内常用的药物有:尿激酶、链激酶、重组组织型纤维蛋白溶酶原激活剂等。

(2)经皮穿刺腔内冠状动脉成形术　近年用本法直接再灌注心肌,取得良好的再通效果,已在临床推广应用。

4. 消除心律失常

心律失常必须及时消除,以免演变为严重心律失常甚至猝死。目前不主张预防性的用抗心律失常药物;出现室性心动过速、室性期前收缩时用利多卡因治疗;出现心室颤动(简称室颤)首选非同步直流电复律;缓慢性心律失常,可用阿托品、山莨菪碱;严重心动过缓、Ⅱ或

Ⅲ度 AVB 或窦性停搏可用临时起搏器。

5. 控制休克

(1)补充血容量　当中心静脉压＞18 cm H_2O,肺小动脉楔压＞15～18 mmHg 时则应停止补液,但右室梗死,补液量要大。

(2)升压药　可选用多巴胺、多巴酚丁胺。

6. 治疗心力衰竭

主要是治疗急性左心衰竭。主张用利尿剂、吗啡、多巴酚丁胺和扩血管药物,但慎用洋地黄制剂,特别是发病最初 24 h。

7. 其他治疗

β受体阻滞剂、钙通道阻滞剂和血管紧张素转换酶抑制剂在起病的早期应用可能防止梗死范围的扩大,改善急、慢性期的预后,根据情况选用。

8. 右心室心肌梗死的处理

治疗措施与左心室梗死略有不同。右心室心肌梗死引起右心衰竭伴低血压,无左心衰竭的表现时,宜扩张血容量。直到低血压得到纠治或肺小动脉楔压为 15～18 mmHg。如此时低血压未能纠正可用正性肌力药。不宜用利尿剂。伴有房室传导阻滞者可予以临时起搏。

(六)预　后

预后与梗死范围的大小、侧支循环产生的情况及治疗是否及时有关。死亡多在第一周内,尤其在发病初期 24 h 内,发生严重心律失常、休克或心力衰竭者,病死率尤高。

第四节　心力衰竭

心力衰竭是各种心脏疾病导致心功能不全的一种综合征,绝大多数情况下是指心肌收缩力下降使心排出量不能满足机体代谢的需要,器官、组织血液灌注不足,同时出现肺循环和(或)体循环淤血的表现。

(一)病　因

1. 基本病因

(1)原发性心肌损害　①冠心病心肌缺血和(或)心肌梗死是引起心力衰竭的最常见的原因之一。②心肌炎和心肌病各种类型的心肌炎及心肌病均可导致心力衰竭,以病毒性心肌炎及原发性扩张型心肌病最为常见。③心肌代谢障碍性疾病以糖尿病心肌病最为常见。

(2)心脏负荷过重　①压力负荷(后负荷)过重:见于高血压、主动脉瓣狭窄等。②容量负荷(前负荷)过重:见于主动脉瓣关闭不全、二尖瓣关闭不全以及室间隔缺损、动脉导管未闭等。

2. 诱　因

常见的诱发心力衰竭的原因有:呼吸道感染、心房颤动、血容量增加、过度体力劳累或情绪激动、原有心脏病变加重或并发其他疾病等。

(二)心力衰竭的类型

(1)按部位分为　左心衰、右心衰和全心衰。

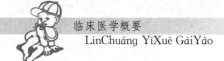
（2）按起病急缓分为　急性和慢性心衰。

（3）按心肌缩舒功能分为　收缩性和舒张性心衰。

一、慢性心力衰竭

（一）临床表现

临床上左心衰竭最为常见。左心衰竭后继发右心衰竭而致全心衰者，以及由于严重广泛心肌疾病同时波及左、右心而发生全心衰者临床上更为多见。

1.左心衰竭

以肺淤血及心排出量降低表现为主。①程度不同的呼吸困难：劳力性呼吸困难、端坐呼吸、夜间阵发性呼吸困难、急性肺水肿。②咳嗽、咳痰、咯血。③乏力、疲倦、头昏、心慌。④少尿及肾功能损害症状。⑤肺部湿性啰音。⑥心脏扩大（单纯舒张性心衰除外）、肺动脉瓣区第二心音亢进（P_2）及舒张期奔马律。

2.右心衰竭

以体静脉淤血的表现为主。①消化道症状：腹胀、食欲不振、恶心、呕吐等是右心衰最常见的症状。②劳力性呼吸困难。③体征：水肿、颈静脉征、肝大、三尖瓣关闭不全的返流性杂音。

3.全心衰竭

右心衰继发于左心衰而形成的全心衰，当右心衰出现之后，右心排血量减少，因此阵发性呼吸困难等肺淤血症状反而有所减轻。左心衰的表现主要为心排出量减少的相关症状和体征。

（二）辅助检查

1.X线检查

心影大小及外形为心脏病的病因诊断提供重要的参考资料，根据心脏扩大的程度和动态改变也间接反映心脏功能状态。肺淤血的有无及其程度直接反映心功能状态。

2.超声心动图

比X线更准确地提供各心腔大小变化及心瓣膜结构及功能情况。

3.放射性核素检查

除有助于判断心室腔大小外，还可通过记录放射活性-时间曲线计算左心室最大充盈速率以反映心脏舒张功能。

4.心-肺吸氧运动试验

在运动状态下测定患者对运动的耐受量，更能说明心脏功能状态。该试验仅适用于慢性稳定性心衰患者。

5.有创性血流动力学检查

对心功能不全患者目前多采用漂浮导管在测定各部位的压力及血液含氧量，计算心脏指数（CI）及肺小动脉楔压（PCWP），直接反映左心功能，正常时 $CI > 2.5$ L/$(min \cdot m^2)$；$PCWP < 12$ mmHg。

(三)诊断及鉴别诊断

1.诊　断

首先应有明确器质性心脏病的诊断。心衰的症状是诊断心衰的重要依据。

2.鉴别诊断

主要应与支气管哮喘、心包积液、缩窄性心包炎、肝硬化腹腔积液相鉴别。

(四)治　疗

1.治疗原则和目的

治疗心力衰竭须采取综合治疗措施,包括病因治疗、调节心力衰竭的代偿机制、减少其负面效应如拮抗神经体液因子的过分激活等。除缓解症状外,还应达到提高运动耐量,改善生活质量,防止心肌损害进一步加重,降低死亡率等目的。

2.治疗方法

(1)针对病因治疗及消除诱因。

(2)减轻心脏负荷　①休息、控制钠盐摄入;②利尿剂的应用:利尿剂是心力衰竭治疗中最常用的药物,通过排钠排水对缓解淤血症状,减轻水肿有十分显著的效果。常用的利尿剂有:氢氯噻嗪、呋塞米、螺内酯;③扩血管:硝酸甘油、硝普钠等。

(3)肾素-血管紧张素-醛固酮系统抑制剂　如血管紧张素转换酶抑制剂、血管紧张素受体阻滞剂、醛固酮受体拮抗剂等的应用可改善心衰患者的远期预后,降低死亡率。

(4)β受体阻滞剂　其可对抗交感神经激活,改善心衰预后的良好作用大大超过了其有限的负性肌力作用。目前,认为在临床上所有心功能不全且病情稳定的患者均应使用β受体阻滞剂。

(5)正性肌力药

①洋地黄类药物:常用的洋地黄制剂为地高辛、洋地黄毒苷及毛花苷C、毒毛花苷K等。

适应证:心力衰竭是应用洋地黄的主要适应证,但不同病因所致的心力衰竭对洋地黄的治疗反应不尽相同。对缺血性心脏病、高血压心脏病、慢性心瓣膜病及先天性心脏病所致的慢性充血性心力衰竭效果较好。这类患者如同时伴有心房颤动则更是应用洋地黄的最好指征。对于代谢异常而发生的高排血量心衰如贫血性心脏病、甲状腺功能亢进、Vit B_1 缺乏性心脏病以及心肌炎、心肌病等病因所致心衰洋地黄治疗效果欠佳。肺源性心脏病导致右心衰,常伴低氧血症,洋地黄效果不好且易于中毒,应慎用。肥厚型心肌病主要是舒张不良,增加心肌收缩性可能使原有的血流动力学障碍更为加重,洋地黄属于禁用。

洋地黄中毒表现:洋地黄中毒最重要的反应是各类心律失常,最常见者为室性期前收缩,多表现为二联律。快速性心律失常伴有传导阻滞是洋地黄中毒的特征性表现。

洋地黄中毒的处理:发生洋地黄中毒后应立即停药。对快速性心律失常者,如血钾浓度低则可用静脉补钾,如血钾不低可用利多卡因或苯妥英钠。电复律一般禁用,因易致心室颤动。有传导阻滞及缓慢性心律失常者可用阿托品 $0.5\sim1.0$ mg 皮下或静脉注射,一般不需安置临时心脏起搏器。

②非洋地黄类正性肌力药:包括肾上腺能受体兴奋剂,如多巴胺和多巴酚丁胺;磷酸二酯酶抑制剂,如氨力农和米力农。

(6)舒张性心力衰竭的治疗　最典型的舒张功能不全见于肥厚型心肌病。治疗的原则与收缩功能不全有所差别,主要药物:β受体阻滞剂、钙通道阻滞剂、ACE抑制剂,尽量维持窦性心律,保持房室顺序传导,保证心室舒张期充分的容量;对肺淤血症状较明显者,可适量应用静脉扩张剂(硝酸盐制剂)或利尿剂降低前负荷,在无收缩功能障碍的情况下,禁用正性肌力药物。

二、急性心力衰竭

急性心力衰竭是指由于急性心脏病变引起心排出量显著、急骤降低导致组织器官灌注不足和急性淤血综合征。临床上急性左心衰较为常见,是严重的急危重症。

(一)病因和发病机制

常见的病因有:与冠心病有关的急性广泛前壁心肌梗死、乳头肌梗死断裂、室间隔破裂穿孔等;感染性心内膜炎引起的瓣膜穿孔、腱索断裂所致瓣膜性急性返流;其他,如高血压心脏病血压急剧升高,原有心脏病的基础上快速性心律失常或严重缓慢性心律失常,输液过多过快等。

(二)临床表现

突发呼吸困难,呼吸频率30～40次/min,强迫坐位、面色灰白、发绀、大汗、烦躁,同时频繁咳嗽,咳粉红色泡沫样痰。极重者可因脑缺氧而致神志模糊。发病开始可有一过性血压升高,病情如不缓解,血压可持续下降直到休克。听诊时两肺布满湿性啰音和哮鸣音,心尖部第一心音减弱,频率快,同时有舒张早期奔马律,肺动脉瓣第二心音亢进。为明确判断病情,指导治疗用药,对重病患者应采用漂浮导管行床边血流动力学监测,参考动脉血压及PCWP的变化调整用药。

(三)诊断及鉴别诊断

根据典型症状与体征,一般不难做出判断。急性呼吸困难与支气管哮喘须作鉴别,与肺水肿并存的心源性休克与其他原因所致休克不难鉴别。

(四)治　疗

急性左心衰竭时的缺氧和高度呼吸困难是致命的威胁,必须尽快使之缓解。

(1)患者取坐位,双腿下垂,以减少静脉回流。

(2)吸氧　立即高流量鼻管给氧,对病情特别严重者应采用面罩呼吸机持续加压给氧,使肺泡内压增加,一方面可以使气体交换加强,另一方面可以对抗组织液向肺泡内渗透。

(3)吗啡　吗啡3～5 mg静脉缓注不仅可以使患者镇静,同时也具有小血管舒张的功能而减轻心脏的负荷。必要时每间隔15 min重复一次,共2～3次。老年患者可酌减剂量或改为肌内注射。

(4)快速利尿　呋塞米20～40 mg静脉注射,于2 min内推完,10 min内起效,可持续3～4 h,4 h后可重复一次。除利尿作用外,本药还有静脉扩张作用,有利于肺水肿缓解。

(5)血管扩张剂

①硝普钠:为动静脉血管扩张剂,静注后2～5 min起效,一般剂量为12.5～25 μg/min滴入,根据血压调整用量,维持收缩压在100 mmHg左右。

②硝酸甘油:扩张小静脉,降低回心血量,使LVEDP及肺血管压降低,可先以10 μg/min开始,然后每10 min调整一次,每次增加5～10 μg,以血压达到上述水平为度。

（6）洋地黄类药物　可考虑用毛花苷 C 静脉给药,最适合用于有心房颤动伴有快速心室率并已知有心室扩大伴左心室收缩功能不全者。首剂可给 0.4～0.8 mg,2 h 后可酌情再给 0.2～0.4 mg。对急性心肌梗死,在急性期 24h 内不宜用洋地黄类药物;二尖瓣狭窄所致肺水肿洋地黄类药物也无效。后两种情况如伴有心房颤动快速室率则可用洋地黄类药物减慢心室率,有利于缓解肺水肿。

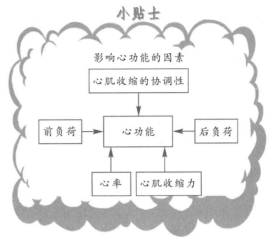

（7）氨茶碱　可解除支气管痉挛,并有一定的正性肌力及扩血管利尿作用。

（8）其他　应用四肢轮流三肢结扎法减少静脉回心血量,在情况紧迫、其他治疗措施尚未奏效时,也能对缓解病情有一定的作用。待急性症状缓解后,应着手对诱因及基本病因进行治疗。

第五节　心 肌 疾 病

心肌疾病是指除心脏瓣膜病、冠状动脉粥样硬化性心脏病、高血压心脏病、肺源性心脏病和先天性心血管病以外的以心肌病变为主要表现的一组疾病。

心肌病是指伴有心肌功能障碍的心肌疾病。根据病理生理、病因学和发病因素把心肌病分为四型:①扩张型心肌病(DCM):左心室或双心室扩张,有收缩功能障碍;②肥厚型心肌病(HCM):左心室或双心室肥厚,通常伴有非对称性室间隔肥厚;③限制型心肌病(RCM):收缩正常,心壁不厚,单或双心室舒张功能低下及扩张容积减小;④致心律失常型右室心肌病(ARVD/C):右心室进行性纤维脂肪变。

未分类心肌病仍保留。心肌炎是以心肌炎症为主的心肌疾病。

一、扩张型心肌病

扩张型心肌病主要特征是一侧或双侧心腔扩大、心肌收缩期泵功能障碍,产生充血性心力衰竭。本病常伴有心律失常,病死率较高,男多于女。

(一)病　因

病因尚不完全清楚,除特发性、家族遗传性外,近年认为病毒感染是其重要原因,病毒对心肌的直接损伤,或体液、细胞免疫反应所致心肌损伤可导致和诱发扩张型心肌病。此外,围生期、酒精中毒、抗肿瘤药、代谢异常等多因素亦可引起本病。

(二)临床表现

起病缓慢,多在临床症状明显时才就诊,如有气急、端坐呼吸、水肿和肝大等充血性心力衰竭的症状和体征时,始被诊断。部分患者可发生栓塞或猝死。主要体征为心脏扩大,常可听到第三或第四心音,心率快时呈奔马律,常合并各种类型的心律失常。

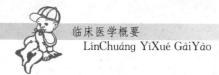
（三）实验室和其他检查

1. 胸部 X 线检查

心影明显增大，心胸比＞50％，肺淤血。

2. 心电图

可见多种心电异常如心房颤动、传导阻滞等各种心律失常。其他尚有 ST-T 改变，低电压，R 波降低，少数可见病理性 Q 波，多是心肌广泛纤维化的结果，但须与心肌梗死相鉴别。

3. 超声心动图

心脏四腔均增大而以左侧增大为著，左心室流出道也扩大，室间隔、左心室后壁运动减弱，提示心肌收缩力下降。

4. 心导管检查和心血管造影

可见左心室舒张末期压、左心房压和肺毛细血管楔压增高，心搏出量、心脏指数减低。心室造影可见左心室扩大，弥漫性室壁运动减弱，心室射血分数低下。冠状动脉造影多无异常，有助于与冠状动脉性心脏病的鉴别。

（四）诊断与鉴别诊断

本病缺乏特异性诊断指标，临床上看到心脏增大、心律失常和充血性心力衰竭的患者时，如超声心动图证实有心腔扩大与心脏弥漫性搏动减弱，即应考虑有本病的可能，但应除外各种病因明确的器质性心脏病，如急性病毒性心肌炎、风湿性心脏瓣膜病、冠心病、先天性心血管病及各种继发性心肌病等后才可确立诊断。

（五）治疗和预后

因本病原因未明，尚无特殊的治疗方法。目前治疗原则是针对充血性心力衰竭和各种心律失常。一般是限制体力活动、低盐饮食、应用洋地黄和利尿剂。但本病较易发生洋地黄中毒，故应慎用。在洋地黄、利尿剂治疗的同时，选用 β 受体阻滞剂、钙通道阻滞刘、血管扩张剂及血管紧张素转换酶（ACE）抑制剂等，从小剂量开始，视症状、体征调整用量，长期口服。这样不但能控制心衰而且还能延长存活时间。

本病的病程长短不等，充血性心力衰竭的出现频度较高，预后不良。死亡原因多为心力衰竭和严重心律失常。

二、肥厚型心肌病

肥厚型心肌病是以左心室（或）右心室肥厚为特征，常为不对称肥厚并累及室间隔，左心室血液充盈受阻、舒张期顺应性下降为基本病态的心肌病。根据左心室流出道有无梗阻又可分为梗阻性肥厚型和非梗阻性肥厚型心肌病。梗阻性病例主动脉瓣膜下部室间隔肥厚明显。本病常为青年猝死的原因。后期可出现心力衰竭。

（一）病　因

本病常有明显家庭史，目前被称为是常染色体显性遗传疾病，肌节收缩蛋白基因如心脏肌球蛋白重链及心脏肌钙蛋白 T 基因突变是主要的疾病因素。

（二）临床表现

部分患者可无自觉症状。许多患者有心悸、胸痛、劳力性呼吸困难，可在起立或运动时出现眩晕。体检可有心脏轻度增大,流出道梗阻时可在胸骨左缘第 3～4 肋间听到粗糙的喷射性收缩期杂音。凡能增强心肌收缩力或使左心室容量减少的因素,如含服硝酸甘油片可使杂音增强;反之杂音减弱。

(三)实验室和其他检查

1.胸部 X 线检查

心影增大多不明显,如有心衰则心影明显增大。

2.心电图

最常见的表现为左心室肥大,ST-T 改变,常在胸前导联出现巨大倒置 T 波。病理性 Q 波可在Ⅰ、aVL 或Ⅱ、Ⅲ、aVF、V_4、V_5 上出现。此外,室内传导阻滞和期前收缩亦常见。

3.超声心动图

对本病的诊断有重要意义。可显示室间隔的非对称性肥厚,舒张期室间隔的厚度与后壁之比≥1.3,间隔运动低下。有梗阻的病例可见室间隔流出道部分向左心室内突出,二尖瓣前叶在收缩期向前方运动。

4.心导管检查和心血管造影

左心室舒张末期压上升。有梗阻者在左心室腔与流出道间有压差,心室造影显示左心室腔变形,呈香蕉状、舌状、纺锤状(心尖部肥厚时)。冠状动脉造影多无异常。

5.心内膜心肌活检

心肌细胞畸形肥大,排列紊乱有助于诊断。

(四)诊断和鉴别诊断

对临床或心电图表现类似冠心病的患者,如患者较年轻,诊断冠心病依据不充分又不能用其他心脏病来解释,则应想到本病的可能。结合心电图、超声心动图及心导管检查做出诊断。如有阳性家族史(猝死,心脏增大等)更有助于诊断。本病通过超声心动图、心血管造影及心内膜心肌活检可与高血压心脏病、冠心病、先天性心血管病、主动脉瓣狭窄等相鉴别。

(五)治 疗

本病的治疗原则为弛缓肥厚的心肌,防止心动过速及维持正常窦性心律,减轻左心室流出道狭窄和抗室性心律失常。目前主张应用 β 受体阻滞剂及钙通道阻滞剂治疗。对重症梗阻性患者可做介入或手术治疗,植入双腔 DDD 型起搏器、消融或切除肥厚的室间隔心肌。

对患者进行生活指导,提醒患者避免激烈运动、持重或屏气等,减少猝死的发生。本病进展缓慢,应长期随访,并对其直系亲属进行心电图、超声心动图等检查,以便早期发现家族中的其他 HCM 患者。

(六)预 后

本病的预后因人而异,可从无症状到心力衰竭、猝死。成人死亡多为猝死,而小儿则多为心力衰竭,其次为猝死。猝死原因多为室性心律失常,特别是室颤等。

三、限制型心肌病

限制型心肌病主要特征是心室的舒张充盈受阻。以心脏间质纤维化增生为其主要病理变化,即心内膜及心内膜下有数毫米的纤维性增厚、心室内膜硬化、扩张明显受限。本病多见于热带和温带地区,我国仅有散发病例。以发热、全身倦怠为初始症状,白细胞增多,特别是嗜酸性粒细胞增多较为特殊。以后逐渐出现心悸、呼吸困难、水肿、肝大、颈静脉怒张、腹腔积液等心力衰竭症状。

心电图呈窦性心动过速、低电压、心房或心室肥大，T波低平或倒置，可出现各种心律失常，以心房颤动较多见。左心室造影可见心内膜肥厚及心室腔缩小，心尖部钝角化。活检可见心内膜增厚和心内膜下心肌纤维化。须与缩窄性心包炎鉴别。心室腔狭小、变形和嗜酸性粒细胞的增多，心包无钙化而内膜可有钙化等有助于本病诊断。

本病预后较差，只能对症治疗。心力衰竭对常规治疗反应不佳，往往成为难治性心力衰竭。糖皮质激素治疗也常无效。栓塞并发症较多，可考虑使用抗凝药物。近年用手术剥离增厚的心内膜，收到较好效果。

四、致心律失常型右室心肌病

致心律失常型右室心肌病旧称致心律失常右室发育不良。其特征为右心室心肌被进行性纤维脂肪组织所置换，起初为局灶性，逐渐呈全心弥漫性受累。有时左心室亦可受累，而间隔相对很少受累。常为家族性发病，系常染色体显性遗传。临床常表现为心律失常、右心扩大和猝死。鉴于室壁心肌菲薄，不宜做心内膜心肌活检和消融治疗。应控制室性心律失常，高危患者可植入埋藏式自动心脏复律除颤器。

五、未分类心肌病

未分类心肌病是指不适合归类于上述类型的心肌病（如弹性纤维增生症、非致密性心肌病、心室扩张甚轻而收缩功能减弱）。某些疾病可以出现几种类型心肌病的特征（如淀粉样变性、原发性高血压）。已认识到心律失常和传导系疾病可能是心肌疾病的原因，但现在尚未将其列为心肌病范畴。

六、心肌炎

心肌炎指心肌本身的炎性病变，其病因多认为是病毒感染所致，其中以肠道病毒柯萨奇A、B组病毒，脊髓灰质炎病毒等为常见。

（一）临床表现和诊断

病毒性心肌炎患者约半数于发病前1～3 w有病毒感染前驱症状，如发热，全身倦怠感，即所谓"感冒"样症状或恶心、呕吐等消化道症状。然后出现心悸、胸痛、呼吸困难、水肿甚至Adams-Stokes综合征。体检可见与发热程度不平行的心动过速，各种心律失常，可听到第三心音或杂音，或有颈静脉怒张、肺部啰音、肝大等心力衰竭体征。胸部X线检查可见心影扩大或正常，心电图可见ST-T改变和各种心律失常，特别是房室传导阻滞，室性期前收缩等。如合并心包炎可有ST段上升，须与心肌梗死鉴别。超声心动图检查可示左心室壁弥漫性（或局限性）收缩幅度减低，还可有左心室增大等。血清学检查CK、AST、LDH增高，血沉加快，白细胞增多，C反应蛋白增加等有助于诊断。

（二）治疗和预后

急性心肌炎患者应安静卧床及补充营养。通常症状在数周内即可消失，而完全恢复。心电图恢复正常需要几个月。一般死亡原因多为严重心律失常和心功能不全。治疗主要是针对心力衰竭,使用利尿剂、血管扩张剂、血管紧张素转换酶抑制剂。完全性房室传导阻滞可考虑使用临时性起搏器,目前不主张早期使用糖皮质激素,但对有房室传导阻滞、难治性心力衰竭、重症患者或考虑有自身免疫的情况下则可慎用。患病时过劳或睡眠不足等可使病情急剧恶化甚至死亡。急性期目前定为3个月,3个月后少数未能完全恢复者转为慢性病程,可见心脏增大、心电图异常、心功能低下,而常难与扩张型心肌病鉴别,或易发展为DCM。

复习思考题

一、名词解释

1. 心绞痛　　2. 原发性高血压　　3. 冠心病

二、单项选择题

1. 对二尖瓣狭窄诊断最有价值的体征是(　　)
   A. 心尖区可听到舒张中晚期隆隆样杂音　　　　B. 第一心音增强
   C. 开瓣音　　　　　　　　　　　　　　　　　D. 肺动脉听诊区第二心音增强
   E. 心脏向左扩大

2. 风湿性心脏病最常侵犯的瓣膜是(　　)
   A. 二尖瓣及三尖瓣　　　B. 三尖瓣及肺动脉瓣　　　C. 主动脉瓣及肺动脉瓣
   D. 二尖瓣及主动脉瓣　　E. 二尖瓣及肺动脉瓣

3. 下列心脏瓣膜病中,最易引起心绞痛的是(　　)
   A. 二尖瓣狭窄　　　　　B. 二尖瓣关闭不全　　　　C. 主动脉瓣狭窄
   D. 主动脉瓣关闭不全　　E. 肺动脉瓣狭窄

4. 高血压是指(　　)
   A. 收缩压>160 mmHg　　B. 舒张压>95 mmHg　　　C. 血压≥140/90 mmHg
   D. 血压≥160/95 mmHg　　E. 血压>140/90 mmHg

5. 对于原发性高血压的降压治疗,下述哪项是错误的?(　　)
   A. 除危重病例外,降压药物从小剂量开始　　　B. 大多数患者需要长期用药
   C. 血压降至正常时即可停药　　　　　　　　　D. 首选第一线降压药物
   E. 根据个性化原则选用降压药物

6. 心绞痛与心肌梗死的疼痛,其主要鉴别为(　　)
   A. 疼痛部位不同　　　B. 疼痛性质不同　　　　C. 疼痛持续时间和强度
   D. 疼痛时伴大汗　　　E. 没有明显不同

7. 鉴别心绞痛和心肌梗死最有意义的心电图改变是(　　)
   A. ST 段抬高　　　　　B. T 波异常高耸　　　　C. 新出现的病理性 Q 波
   D. 合并室性心律失常　E. T 波倒置

8. 急性心肌梗死时,下述哪种酶学变化对诊断特异性最高?(　　)
   A. CK　　　　B. CK-MB　　　　C. GOT　　　　D. LDH　　　　E. LDH$_1$

你一定能做对!

9. 伴有糖尿病或肾脏疾病的高血压患者血压降至什么程度较好?

    A. <140/90 mmHg   B. <130/90 mmHg   C. <130/80 mmHg

    D. <120/80 mmHg   E. <160/95 mmHg

10. 对于变异型心绞痛,宜首选下列哪种药物治疗?(　　　)

    A. β受体阻滞剂   B. 钙通道拮抗剂   C. 硝酸酯类

    D. 双嘧达莫   E. 阿司匹林

三、问答题

1. 简述高血压的分级。

2. 试述心绞痛与心肌梗死的临床特点有哪些不同之处?

3. 简述抗高血压药物常用的类型有哪些?

4. 简述心力衰竭的基本病因和诱因主要有哪些?

(陈方军　刘付平)

第七章 消化系统疾病

教 学 目 标

■ **掌握** 胃炎、消化性溃疡、急性阑尾炎、肠梗阻、急性胆囊炎、胆囊结石、肝内外胆管结石、急性梗阻性化脓性胆管炎、急性胰腺炎及肝硬化的临床表现。

■ **熟悉** 胃炎、消化性溃疡、急性阑尾炎、肠梗阻、急性胆囊炎、胆囊结石、肝内外胆管结石和急性梗阻性化脓性胆管炎、急性胰腺炎及肝硬化的诊断、鉴别诊断和治疗原则。

■ **了解** 胃炎、消化性溃疡、急性阑尾炎、肠梗阻、急性胆囊炎、胆囊结石、肝内外胆管结石和急性梗阻性化脓性胆管炎、急性胰腺炎及肝硬化的病因、发病机制和病理变化。

第一节 胃 炎

胃炎是各种病因引起的胃黏膜炎症,常伴有上皮损伤和细胞再生,是最常见的消化道疾病之一。胃炎按临床发病的缓急和病程的长短,分为急性胃炎和慢性胃炎两类。

一、急性胃炎

急性胃炎是指各种病因引起的急性胃黏膜炎症。临床分成单纯性胃炎、糜烂出血性胃炎、腐蚀性胃炎及化脓性胃炎等。

(一)病因及发病机制

1.理化因素

常见物理因素有过冷、过热或粗糙饮食等,可直接损伤胃黏膜;常见化学因素以非甾体抗炎药

案例分析

患者,女,48岁,"间断性上腹部隐痛伴腹胀、反酸、嗳气2年余"收住入院。大便干燥、排便不畅,无便血。曾于多家医院诊治,病程迁延,时轻时重。

问题:1. 该患者的诊断考虑什么疾病? 2.如何与其他有关疾病进行鉴别?

多见,除药物直接损伤黏膜外,可抑制前列腺素合成,削弱胃黏膜的屏障作用;其他如抗肿瘤药物、某些抗生素、铁剂、大量饮酒及浓茶和咖啡和刺激性调味品等都可引起胃黏膜损害。

2.生物因素

致病微生物及其毒素和不洁饮食摄入后,可引起胃炎或合并肠炎。幽门螺杆菌(HP)感染及(或)其毒素对胃黏膜损害可引起急性幽门杆菌性胃炎。(图7-1)

3.应激状态

严重创伤、大手术、大面积烧伤、颅内病变、败血症及其他严重脏器病变或多器官功能衰竭等均可引起胃黏膜糜烂、出血,严重者发生急性溃疡并大量出血。

(二)病 理

(1)急性单纯性胃炎病变多局限或弥散,黏膜充血或轻度糜烂。显微镜下可见黏膜内有中性粒细胞浸润。

(2)急性糜烂出血性胃炎以胃黏膜多发性糜烂及出血为典型表现,有时可见浅表性溃疡,显微镜下可见黏膜固有层中性粒细胞、单核细胞浸润,上皮细胞有脱落、腺体扭曲等改变。

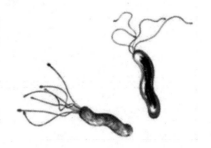

图7-1 幽门螺杆菌

(三)临床表现

病因不同,临床表现也不相同。多为急性起病,主要表现为上腹饱胀或隐痛、食欲减退、嗳气、恶心、呕吐。有消化道出血者可出现呕血及黑便。致病微生物及毒素引起者一般于进食数小时或24 h内发病,临床多伴有发热、腹泻及稀水样便,称之为急性胃肠炎。重者可出现脱水、中毒和休克等表现。体检发现上腹压痛、肠鸣音亢进等。

(四)诊断和鉴别诊断

临床根据病史及临床表现,诊断不难,确诊有赖于急诊胃镜检查,强调胃镜检查宜在发病后48 h内进行。应注意与消化性溃疡、胃癌、急性胰腺炎、急性心肌梗死等鉴别。(图7-2)

(五)治 疗

首先应去除病因,积极治疗原发病。根据病情可短期禁食或流质饮食。呕吐、腹泻剧烈注意纠正水、电解质及酸碱平衡紊乱;细菌感染所致者应选用敏感的抗生素;腹痛严重者可用解痉剂,如阿托品0.5 mg或山莨菪碱10 mg,肌内注射;剧烈呕吐者可用甲氧氯普胺(胃复安)10 mg,肌内注射;病情严重者可用抑制胃酸分泌的药物和黏膜保护剂;出现上消化道大出血者,应立即采取综合措施进行抢救。

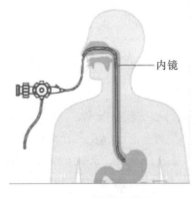

内镜

图7-2 胃镜检查

(六)健康教育

(1)预防急性胃炎应戒烟限酒,生活应有规律,避免进食刺激性、粗糙、过冷、过热食物和暴饮暴食,注意饮食卫生,不吃腐烂、变质、污染食物。发病时应进食清淡流食,必要时可禁食,并积极配合医生治疗,以防转为慢性胃炎。

(2)对服用非甾体抗炎药(NSAID)引起的患者,应告诉患者服用这些药物的副作用,是否停用该类药物。根据情况应用H_2受体拮抗剂、质子泵抑制剂或米索前列醇预防。

(3)对处于急性应激状态的严重疾病患者,除积极治疗原发病外,应常规给予抑制胃酸分泌的 H_2 受体拮抗剂或质子泵抑制剂,或具有黏膜保护作用的硫糖铝作为预防措施。

二、慢性胃炎

慢性胃炎是指各种原因引起的胃黏膜慢性炎症。

(一)病因及发病机制

1.幽门螺杆菌感染

幽门螺杆菌(HP)是慢性胃炎的最主要病因。HP 成螺旋状,有鞭毛,可在黏液层中自由活动,并与黏膜上层紧密接触,直接侵袭黏膜;HP 代谢产物氨及分泌毒素空泡毒素蛋白等可致炎症反应;HP 抗体可造成自身免疫损伤。这些因素的长期存在导致胃黏膜的慢性炎症。

2.免疫因素

慢性萎缩性胃体炎患者的血清和胃液中,常可检测到自身抗体如壁细胞抗体(PCA)、内因子抗体(IFA),这些自身抗体使壁细胞总数减少,致使胃酸分泌减少或丧失,内因子分泌减少可引起 Vit B_{12} 吸收不良,发生恶性贫血。

3.十二指肠液反流

幽门括约肌功能不全时,胆汁、胰液和十二指肠液可反流入胃,胃黏膜屏障功能被削弱,胃黏膜可遭胃酸和胃蛋白酶的侵袭而产生炎症。

4.其他因素

如长期进食粗糙或刺激性食物、酗酒、服用 NSAID 等药物,均可反复损伤胃黏膜,引起胃黏膜慢性炎症。

(二)病 理

慢性胃炎的过程是胃黏膜损伤与修复的慢性过程,主要组织病理学特征是炎症、萎缩和肠化生。根据病理组织学变化分为浅表性胃炎和萎缩性胃炎两型。

1.慢性浅表性胃炎

病变局限于黏膜表层,腺体无损,显微镜下可见黏膜表层浆细胞、淋巴细胞及少量中性粒细胞浸润,但上皮细胞坏死不明显。

2.慢性萎缩性胃炎

常有胃黏膜固有腺体数量减少甚至消失,并伴纤维组织增生、黏膜肌增厚可有肠上皮化生。显微镜下可见炎症累及黏膜深层腺体,腺体变形、扭曲、坏死,甚至萎缩,黏膜层甚至黏膜下层有浆细胞及淋巴细胞浸润。

在慢性胃炎进展中,胃腺细胞可发生肠腺化生、假性幽门腺化生改变,结构排列紊乱者称为不典型增生(异常增生),中度以上不典型增生往往是胃癌的癌前病变。

(三)临床表现

由幽门螺杆菌引起的慢性胃炎多数无症状,有症状者主要表现为非特异性消化不良症状,如上腹不适、疼痛,以进餐后为甚,同时可伴有反酸、嗳气、厌食、恶心、呕吐等症状。少数胃黏膜糜烂者可有消化道出血,一般仅表现为黑便,长期少量出血可引起缺铁性贫血。自身免疫性胃炎患者可伴有贫血,甚至出现恶性贫血。体征多不明显,急性加重时可有上腹轻度压痛。

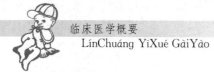

(四)辅助检查

1. 胃镜及活组织检查

胃镜并同时做活组织检查是诊断慢性胃炎的最可靠方法。内镜下,浅表性胃炎可见点、条状或片状红斑、黏膜粗糙不平,有出血点/斑、黏膜水肿或渗出等表现;萎缩性胃炎可见黏膜呈颗粒状或结节状,色泽灰暗,黏膜血管显露,皱裂细小等表现。组织学检查主要分级指标有五种:炎症、活动性、萎缩、肠化生及不典型增生。

2. 幽门螺杆菌检测

活组织病理学检查时可同时检测幽门螺杆菌,并可在内镜检查时再多取 1 块活组织作快速尿素酶检查以增加诊断的可靠性。

3. 其他检查

可作胃液分析、血清促胃液素测定、血清 Vit B_{12} 浓度测定及 Vit B_{12} 吸收试验等。

(五)诊断和鉴别诊断

病史、临床表现可作为诊断参考,确诊有依赖于胃镜及胃黏膜活组织病理学检查,确定病因可作 HP 检测,怀疑自身免疫性胃炎可检测血清胃泌素及相关自身抗体检查。本病须与消化性溃疡、胃肠功能紊乱、胃癌等疾病相鉴别。

(六)治疗原则

1. 一般治疗

多吃新鲜蔬菜、水果等易消化食物,避免粗糙、辛辣刺激性食物,需戒除烟酒。

2. HP 感染引起的慢性胃炎治疗

根除 HP 感染,目前主张三联疗法(详见第二节消化性溃疡)。

3. 非 HP 感染引起的慢性胃炎治疗

应针对病因或对症治疗,如 NSAID 引起者,应停药并用米索前列腺;胆汁反流者可用促胃动力药(潘多立酮或西沙必利)减少或消除胆汁反流;反酸、烧心或上腹饥饿痛等症状者,可用抗酸剂、H_2RA 或 PPI;有恶性贫血者须补充 Vit B_{12} 纠正贫血。

4. 不典型增生的治疗

关键在于定期随访。轻度异型增生给予上述积极治疗;重度异型增生宜行预防性手术或内镜下微波灼烧治疗。

(七)健康教育

(1)加强健康教育,养成良好饮食习惯,注意饮食卫生,戒烟、酒。

(2)遵医嘱按时服药,尽量避免对胃黏膜有损害的药物。

(3)生活起居规律,适当锻炼身体,自我心理调适,保持乐观情绪。

(4)一旦出现上腹部剧烈疼痛、呕吐、黑便应及时就医。

第二节　消化性溃疡

消化性溃疡是消化系统的常见病,主要是指发生在胃和十二指肠的慢性溃疡,临床上以胃溃疡(gastric ulcer,GU)和十二指肠溃疡(duodenal ulcer,DU)最常见,因胃酸-胃蛋白酶的消化作用与溃疡的形成有关而得名。消化性溃疡是全球性多发病。我国临床统计资料显示,消化性溃疡患病率近十年呈下降趋势。本病可发生于任何年龄,但中年最为常见,DU多见于青壮年,而GU多见于中老年。男性患病比女性较多。临床上DU比GU为多见,两者之比为(2~3):1,但有地区差异,我国患病率南方高于北方,城市高于农村,在胃癌高发区GU所占的比例有增加。

案例分析

患者,男,38岁,间断性上腹痛5年,加剧10余天,腹痛多在餐前或夜间加重,进餐后缓解。查体:腹平软,无压痛,肝脾肋下未触及,钡餐示十二指肠球部变形。

问题:1.该患者的诊断考虑什么疾病?2.可能会发现哪些并发症?

(一)病因及发病机制

近年研究明确,幽门螺杆菌和非甾体抗炎药是导致消化性溃疡发病的最常见病因,其损害胃、十二指肠黏膜屏障而导致溃疡形成。少见的特殊情况,当过度胃酸分泌远远超过黏膜的防御和修复作用也可能导致消化性溃疡发生。

1.幽门螺杆菌

大量研究证明,HP感染是消化性溃疡的主要病因。DU和GU的HP感染率分别为90%以上和80%以上,成功根除HP后溃疡容易愈合且复发率可明显下降。但HP感染导致消化性溃疡发病的机制尚不确切。考虑两方面的协同作用造成十二指肠黏膜损害以至于形成溃疡,一方面HP在胃型黏膜定植,诱发局部炎症及免疫反应,破坏了局部黏膜的防御/修复机制;另一方面,HP可增加胃泌素和胃酸的分泌。

小贴士

幽门螺杆菌,简称HP。首先由巴里·马歇尔(Barry J. Marshall)和罗宾·沃伦(J. Robin Warren)二人发现,此二人因此获得2005年的诺贝尔生理学或医学奖。

2.非甾体抗炎药

NSAID是引起消化性溃疡的另一个常见病因。临床研究显示,长期服用NSAID可诱发消化性溃疡、阻止溃疡愈合,且能增加溃疡的复发率以及出血、穿孔等并发症的发生率。NSAID损伤胃十二指肠黏膜的机制除直接局部作用外,主要是抑制前列腺素合成,从而减弱了胃黏膜对胃酸-胃蛋白酶的防御作用,引起黏膜损害,形成溃疡。

3.胃酸和胃蛋白酶

消化性溃疡的最终形成条件是胃酸-胃蛋白酶对消化道黏膜的自身消化作用。因胃蛋白酶原的激活和胃蛋白酶的活性主要受胃酸制约,故主要考虑胃酸的作用。DU患者的基础排酸量(BAO)和五肽胃泌素刺激后的最大酸排量(MAO)约有1/3增高,而GU的BAO和MAO多正常或偏低。因此,胃酸和胃蛋白酶似乎是DU的主要致病因素。

4.其他因素

如遗传、吸烟、胃十二指肠运动异常及应激、心理因素等因素均可能和消化性溃疡的产生有关。

(二)病 理

DU多发生在球部前壁,GU则多发生在胃角和胃小弯处。溃疡呈圆形或椭圆形,直径常小于2 cm,边缘光整,底部洁净,表面覆盖有灰白或灰黄色渗出物,一般单个发生,也可多个。如两个或两个以上溃疡并存,称多发性溃疡;胃和十二指肠均有溃疡则称为复合性溃疡。溃疡活动期周围常有充血、水肿,反复发作过程中,溃疡可深达肌层甚至浆膜层,发生穿孔;溃疡侵袭血管则引起出血;溃疡愈合时周围黏膜炎症及水肿消退,边缘上皮细胞则增生覆盖溃疡面,底部肉芽组织纤维化形成瘢痕,幽门发生瘢痕收缩可导致梗阻。

(三)临床表现

典型的消化性溃疡有三大特点:①慢性过程,病史可达数年至数十年;②周期性发作,发作与自发缓解相交替,发作期可为数周或数月,缓解期亦长短不一,短者数周、长者数年;发作常有季节性,多在秋冬或冬春之交发病,可因精神情绪不良或过劳而诱发;③节律性上腹痛,表现为空腹痛即餐后 2~4 h 或(及)午夜痛,腹痛多为进食或服用抗酸药所缓解,DU 多有典型节律性。

1.症 状

主要症状为上腹部疼痛,其性质多为灼痛,也可为钝痛、胀痛、剧痛或饥饿样不适感。疼痛位置在中上腹,可偏左或偏右,多数为轻中度持续性疼痛,呈节律性,进食或服用抗酸药后缓解。约 2/3 DU 患者疼痛呈节律性,即疼痛多在餐后 2~4 h 出现,进食或服抗酸药后缓解或消失,约半数 DU 患者出现午夜痛,患者常被痛醒。部分患者无上述典型疼痛,仅表现为上腹部无规律的隐痛不适,伴食后胀满、反酸等症状。

2.体 征

无特异性体征,活动期可有上腹部局限性轻压痛。

3.特殊类型的消化性溃疡

有无症状性溃疡、复合性溃疡、幽门管溃疡、球后溃疡、巨大溃疡及老年人消化性溃疡等。

(四)并发症

1.消化道出血

消化道出血是消化性溃疡最常见的并发症,约 15% 的患者可并发出血,约 20% 的患者以上消化道出血为首发症状。临床表现与出血的量、速度有关,轻者表现为黑便,重者可有呕血、便血。出血量超过 1 000 ml 可出现头晕、心悸及血压下降等周围循环障碍表现,短期内出血大于 1 500 ml 可发生休克。应与急性糜烂出血性胃炎、肝硬化食管胃底静脉曲张破裂及胃癌导致的出血相鉴别。

2.穿 孔

溃疡向深部侵蚀穿透浆膜层可并发穿孔,穿孔后主要出现急性腹膜炎的表现。临床上突然出现上腹持续剧烈的疼痛,并蔓延至全腹。典型病例腹部检查为腹部紧张呈板状腹,有压痛和反跳痛,肝浊音界消失而代之以鼓音,透视见膈下有游离气体。后壁溃疡穿孔则使患者原有的节律性疼痛变得持续、顽固,抗酸药治疗效果不明显;如穿透至胰腺,疼痛向腰背部放射。应与急性阑尾炎、急性胰腺炎、宫外孕等急腹症鉴别。

3.幽门梗阻

主要由 DU 或幽门管溃疡引起,因活动期溃疡周围组织炎症水肿、幽门痉挛或溃疡反复发作导致瘢痕形成、瘢痕组织挛缩而引起。水肿性梗阻为暂时性,随着炎症的好转梗阻可缓解或消失;瘢痕性梗阻为持久性,通常需手术治疗。临床主要表现为上腹胀满不适及恶心、呕吐,呕吐物为发酵酸性宿食,吐后症状可暂时缓解。因反复呕吐常发生脱水低钾低氯性碱中毒,典型者腹部检查可见胃蠕动波和振水音。X 线和胃镜检查均可明确诊断。

4.癌 变

少数 GU 可发生癌变,DU 尚未发现癌变。故对年龄在 45 岁以上有长期 GU 病史者,如节律性疼痛发生改变、溃疡顽固不愈应警惕癌变可能。胃镜取活组织做病理检查可进一步确诊。

(五)辅助检查

1.胃镜检查和黏膜活检

胃镜检查和黏膜活检是确诊消化性溃疡首选检查方法,同时对良、恶性溃疡的鉴别诊断均有十分重要的价值。内镜下溃疡多呈圆形或椭圆形,偶有呈线形,边缘光整,底部覆盖灰黄色或灰白色渗出物,周围黏膜可出现充血、水肿,可见皱襞向溃疡集中。

2.幽门螺杆菌检测

HP 检测是消化性溃疡的常规检查项目。检查方法可分为侵入性和非侵入性。前者需在胃镜下取胃黏膜活组织进行检测,快速尿素酶试验是侵入性检查中首选的方法。非侵入性实验中尿素呼气试验敏感性及特异性高而无需胃镜检查,可作为根除治疗后复查首选方法。

3.X 线钡餐检查

适用于有胃镜检查禁忌或不愿胃镜检查者,有助于本病诊断。其 X 线征象(图 7-3)可分为直接和间接两种:直接征象是龛影,有确诊价值;间接征象表现为局部压痛、十二指肠球部激惹、球部变形及对侧痉挛性压迹等,可提示诊断,但不能作为诊断依据。

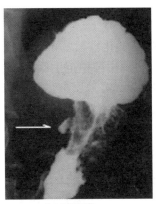 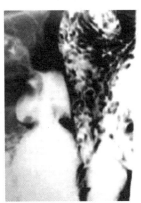

(a)胃溃疡 　　　　　(b)十二指肠球部溃疡

图 7-3 溃疡 X 线钡餐征象

4.胃液分析及血清胃泌素测定

胃液分析不作为消化性溃疡的常规检查,临床上 GU 患者的胃酸分泌正常或低于正常,部分 DU 患者则胃酸分泌增高。血清胃泌素在消化性溃疡比正常人稍高,但诊断意义不大,主要用于胃泌素瘤的鉴别诊断。

(六)诊断和鉴别诊断

慢性病程、周期性发作的节律性上腹疼痛,且上腹痛可为进食或抗酸药所缓解的临床表现是诊断消化性溃疡的重要临床线索。确诊有赖胃镜检查。X 线钡餐检查发现龛影亦有确诊价值。本病须与下列疾病相鉴别:

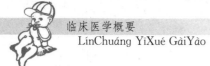

1.功能性消化不良

多见于年轻女性,主要表现为餐后上腹饱胀、嗳气、恶心及反酸等,与消化性溃疡症状相似,但 X 线和胃镜检查均阴性。通常指有消化不良症状但无溃疡及其他器质性疾病者。

2.胃 癌

GU 与胃癌很难从症状上做出鉴别,必须通过胃镜和 X 线钡餐检查,特别是胃镜取活组织做病理检查,鉴别价值更大。Ⅲ型(溃疡型)早期胃癌的 X 线和内镜表现易与良性溃疡混淆,活检可帮助诊断。晚期胃癌一般易于良性溃疡鉴别。恶性溃疡的内镜特点包括:溃疡一般较大,形态不规则;底凹凸不平,苔污秽;边缘结节状隆起;周围皱襞中断;胃蠕动减弱,胃壁僵硬。临床对胃癌可疑但一次活检阴性者,需短期复查胃镜再次活检。

3.胃泌素瘤

因胰腺非 β 细胞分泌大量胃泌素,刺激壁细胞增生分泌大量盐酸,使得消化道处于高酸环境,多处发生溃疡。其特点为:溃疡发生于不典型部位,易出现出血、穿孔并发症,且难以治疗。胃液分析 BAO、BAO/MAO 及血清胃泌素均明显升高

(七)治 疗

治疗目的是消除病因、缓解症状、愈合溃疡、防止复发及避免并发症的发生。

1.一般治疗

生活饮食要有规律,工作劳逸结合,戒除烟酒,避免辛辣、浓茶及咖啡等,服用 NASID 者尽可能停服。向患者讲解本病具有长期性和反复发作的特点,鼓励患者以积极配合治疗,减少精神应激情绪激动。

2.药物治疗

(1)根除 HP 治疗 近年来,根除 HP 治疗是消化性溃疡治疗的重大突破。目前,研究证明 PPI(质子泵抑制剂)或胶体铋剂的基础上再加用两种抗生素的三联治疗方案有比较高的根除率(表 7-1)。PPI 可通过抑制胃酸分泌进而提高口服抗生素的抗菌活性,加上其本身均有快速缓解症状和促溃疡愈合作用,故为临床最常用方案,其中以 PPI 加克拉霉素再加阿莫西林或甲硝唑方案根除率最高。如初次治疗失败,可用 PPI、胶体铋剂再加两种抗菌药联合应用(四联疗法)。

表 7-1 常用根除 HP 的三联疗法方案

PPI 或胶体铋剂	抗菌药物
奥美拉唑 40 mg	克拉霉素 500～1 000 mg
兰索拉唑 60 mg	阿莫西林 1 000～2 000 mg
胶体次枸橼酸铋 480 mg	甲硝唑 800 mg
(选一种)	(选两种)
按上述剂量,一日分 2 次用,疗程 7 天	

(2)中和胃酸及抑制胃酸分泌治疗 ①抗酸药:是一种碱性药物,口服后可中和胃酸,降低胃酸,并使胃蛋白酶活性降低,以减轻胃酸对溃疡面的刺激,进而达到疼痛缓解及愈合溃疡的目的。常用的抗酸药有氢氧化铝、氢氧化镁及碳酸钙等,但此类药物单用效果差,常与 H_2RA 联用。②抑制胃酸分泌药:目前临床上常用有 H_2 受体拮抗剂(H_2RA)和 PPI 两大类。H_2RA 竞争性拮抗 H_2 受体,明显抑制基础胃酸和夜间胃酸分泌。临床常用的西咪替

丁、雷尼替丁、法莫替丁和尼扎替丁,现多主张夜间一次给予一日量效果更好,于睡前服。PPI 则通过抑制 H^+-K^+-ATP 酶,壁细胞内的 H^+ 不能向胃腔转移,进而抑制胃酸分泌,用于临床有奥美拉唑、兰索拉唑、潘托拉唑和雷贝拉唑,一日一次口服。

(3)保护胃黏膜 ①硫糖铝:是氢氧化铝盐,pH<4 时聚合成胶冻,黏附于溃疡面上,阻止胃酸和胃蛋白酶侵蚀,增强黏膜的防御/修复机制。本药在酸性环境才发挥作用,故避免与抗酸药及抑制胃酸分泌药联用。②胶体次枸橼酸铋:除有保护胃黏膜作用外,还有较强的抑制 HP 作用。服药后舌发黑,停药可恢复。此药不宜长期连续应用,避免铋在体内蓄积产生神经毒性。③米索前列醇:可抑制胃酸分泌,增加黏膜血流量,增加胃、十二指肠的黏液/碳酸氢盐分泌,对 NSAID 所致溃疡和胃出血效果良好。因其能引起子宫收缩,故孕妇禁用。

3.手术治疗

适应证包括:①大量出血内科治疗无效者;②急性穿孔;③瘢痕性幽门梗阻;④胃溃疡癌变;⑤严格内科治疗无效的难治性溃疡。

(八)健康教育

(1)加强健康教育,努力养成良好的生活和饮食习惯,戒除烟和酒,慎用 NSAID、糖皮质激素等能诱发消化性溃疡的药物。

(2)随着有效治疗药物的研究发现,消化性溃疡的死亡率已显著下降至 1‰ 以下。目前患者主要死于并发症,特别是大出血和急性穿孔。

第三节 急性阑尾炎

案例分析

患者,女,23 岁,因腹痛、腹泻、呕吐 18 h 入院。病前曾在路边餐馆吃饭,之后出现腹部疼痛不适,呈阵发性,伴有恶心,自服山莨菪碱治疗未见好转,并出现反复呕吐,为内容物,腹泻 4 次,稀便,无脓血。查体:T 38.8 ℃,BP 110/75 mmHg,心率 110 次/min,心肺(-),腹平软,肝脾肋下未触及,无包块,右下腹压痛(+),肠鸣音 10 次/min。辅助检查:血红蛋白 152 g/L,白细胞 23.8×10⁹/L,中性分叶 0.86,杆状 0.08,尿常规(-),大便常规:稀水样便,白细胞 3~5/HP,红细胞 0~2/HP,肝功能正常。

问题:1.该患者的诊断和诊断依据? 2.还可做哪些辅助检查? 3.如何与其他有关疾病进行鉴别? 4.对于该疾病的处理原则是什么?

急性阑尾炎是普外科最常见的急腹症,绝大多数患者能够及时就医,早期确诊,早期手术,获得良好的治疗效果。但仍有少数患者因为延误诊断或手术处理不当而造成严重的并发症。

(一)病 因

1.易发因素

阑尾系膜较短易致阑尾扭曲而发生管腔阻塞;淋巴组织丰富易增生使管腔阻塞;阑尾动脉为终末动脉缺少吻合支,易发生血供障碍。如图 7-4 所示。

2.阑尾管腔阻塞

是最常见的病因。阑尾是与盲肠相通的细长盲管,其系膜较短易致阑尾扭曲而发生管腔阻塞。淋巴滤泡的明显增生、粪石、异物、炎性狭窄、食物残渣、蛔虫、肿瘤等均可引起阑尾管腔阻塞,使腔内黏膜分泌的黏液潴留,压力升高,黏膜受压,出现溃疡及坏死,为细菌入侵创造了条件。如腔内压持续性增高致阑尾血液循环障碍可发生整个阑尾坏死。

3.细菌入侵

由于阑尾管腔阻塞,其内存在的大量细菌繁殖,分泌内毒素和外毒素,细菌由阑尾黏膜面

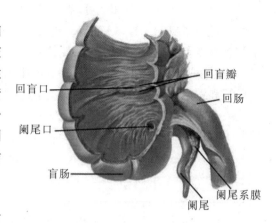

图7-4 阑尾局部解剖图

的溃疡侵入肌层,并逐渐向阑尾壁各层发展,引起化脓性感染。各种原因的胃肠道功能紊乱,也可反射性地引起阑尾环形肌和阑尾动脉的痉挛性收缩,可加重阑尾腔的阻塞和阑尾的缺血、坏死,促进了急性阑尾炎的发生和发展。致病菌多为肠道内的各种革兰阴性杆菌和厌氧菌。

(二)病 理

根据急性阑尾炎的临床过程和病理解剖学特征,可分为四种病理类型。

1.急性单纯性阑尾炎

病变多局限于黏膜和黏膜下层。阑尾轻度肿胀,浆膜充血,表面附有少量纤维素性渗出物。镜下黏膜表面有小溃疡和出血点。临床症状和体征均较轻。

2.急性化脓性阑尾炎

阑尾明显肿胀、增粗,浆膜高度充血,表面覆盖有脓性渗出物。镜下阑尾黏膜面溃疡加大并深达肌层和浆膜层,腔内积脓,壁各层有小脓肿形成。阑尾周围的腹腔内形成局限性腹膜炎。临床症状和体征较重。

3.急性坏疽穿孔性阑尾炎

阑尾管壁坏死或部分坏死,浆膜呈暗紫色或黑紫色。局部已穿孔,穿孔部位多在阑尾根部和近端。穿孔后可形成阑尾周围脓肿,或并发急性弥漫性腹膜炎。

4.阑尾周围脓肿

化脓、坏疽或穿孔性阑尾炎被大网膜包裹粘连,炎症局限,形成炎性肿块或阑尾周围脓肿。

(三)临床表现

1.症 状

(1)腹痛 最常见的症状。典型的腹痛发作始于上腹部或脐周围,数小时后转移并固定于右下腹部。70%～80%的患者具有这种典型的转移性右下腹痛的特点。部分病例腹痛开始即出现在右下腹部。急性阑尾炎患者的腹痛多数为突发性、持续性腹痛,进行性加重。

(2)胃肠道症状 早期可能有厌食和恶心、呕吐,呕吐物为食物残渣和胃液。有的可能发生腹泻。弥漫性腹膜炎时可致麻痹性肠梗阻。腹胀,排气、排便减少。

(3)全身症状 炎症重时可出现心率增快,发热,体温可达38℃。阑尾化脓和穿孔时体

温可达 39 ℃或 40 ℃。如发生门静脉炎时,可出现寒战、高热、和轻度黄疸。

2.体 征

(1)右下腹压痛 右下腹固定压痛是急性阑尾炎最常见、最重要的体征。压痛点通常位于麦氏点,即脐与右髂前上棘连线的中、外 1/3 交界处。发病早期腹痛还未转移至右下腹时,右下腹便可出现固定的压痛点。压痛程度与病变的程度相关。当阑尾穿孔合并弥漫性腹膜炎时,疼痛和压痛的范围可波及全腹,但仍以阑尾所在位置压痛最明显。

(2)腹膜刺激征 包括腹部压痛、反跳痛、腹肌紧张、肠鸣音减弱或消失等。提示阑尾炎症加重,出现化脓、坏疽或穿孔等病理改变。但在小儿、老人、孕妇、肥胖、虚弱者或盲肠后位阑尾炎时,腹膜刺激征象可不明显。

(3)右下腹包块 化脓性阑尾炎合并阑尾周围脓肿时,均可触及右下腹一压痛性包块,境界不清,固定。包块的出现表示感染已趋于局限化。

(4)其他体征 ①结肠充气试验:如图 7-5 所示,患者仰卧位,检查者用右手压迫左下腹,再用左手向上腹用力推挤近侧结肠,结肠内气体可传至盲肠和阑尾,引起右下腹疼痛或加重即为阳性。②腰大肌试验:患者左侧卧位,使右下肢后伸,引起右下腹疼痛或加重即为阳性。提示阑尾深在盲肠后或腹膜后近腰大肌处。③闭孔内肌试验:患者仰卧位,使右髋和右大腿屈曲,被动向内旋转,引起右下腹疼痛或加重即为阳性。提示阑尾位置较低,炎症波及闭孔内肌。④直肠指检:盆位急性阑尾炎,直肠右前方有明显触痛,甚至可触及炎性包块。当阑尾穿孔时直肠前壁压痛广泛。当形成阑尾周围脓肿时,直肠前壁膨隆,可触及痛性肿块。

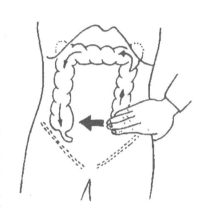

图 7-5 结肠充气试验

3.辅助检查

急性阑尾炎时,大多数患者的白细胞计数和中性粒细胞比例有不同程度的增高。白细胞计数可升高到$(10\sim20)\times10^9$/L,可有核左移。尿检查多数患者正常,如尿中出现少量红细胞和白细胞,说明炎性阑尾已接近输尿管或膀胱。B超检查可发现肿大的阑尾或周围脓肿。腹腔镜可用于诊断急性阑尾炎并同时做阑尾切除术。

(四)鉴别诊断

典型的急性阑尾炎,需要与以下疾病相鉴别:

1.消化性溃疡急性穿孔

胃十二指肠溃疡穿孔后,溢出的部分胃内容物沿右结肠旁沟流至右下腹部,可误为急性阑尾炎。但本病多有慢性溃疡病史,多有暴饮暴食的诱因,发病突然且腹痛剧烈。查体除右下腹压痛外,上腹有疼痛和压痛,以剑突下最明显,腹壁呈板状强直。胸腹部 X 线检查膈下可见游离气体,诊断性腹腔穿刺可抽出上消化道液体。

2.右侧输尿管结石

发作时多呈突然右下腹阵发性剧烈绞痛,疼痛沿输尿管向会阴部、外生殖器放射。但右下腹压痛和肌紧张均不太明显,或仅有沿右侧输尿管径路的轻度深压痛。尿检查可见大量红细胞。B超或腹部平片在输尿管走行部位可呈现结石阴影。

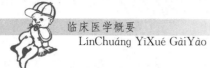

3.急性肠系膜淋巴结炎

多见于儿童。常先有上呼吸道感染史,临床上可表现为右下腹痛及压痛,但压痛部位偏内侧,范围较为广泛,无腹肌紧张,B超可协助诊断。

4.妇产科疾病

在育龄妇女中特别要注意。异位妊娠破裂表现为突然下腹痛,常有急性失血症状和腹腔内出血的体征,有停经史及阴道不规则出血史;检查时宫颈举痛、附件肿块、阴道后穹隆穿刺有血等。卵巢滤泡或黄体囊肿破裂的临床表现与异位妊娠相似,但病情较轻,多发病于排卵期或月经中期以后。急性输卵管炎和急性盆腔炎,下腹痛逐渐发生,可伴有腰痛;腹部压痛点较低,直肠指诊盆腔有对称性压痛;伴发热及白细胞计数升高,常有脓性白带,阴道后穹隆穿刺可获脓液,涂片检查细菌阳性。卵巢囊肿蒂扭转有明显而剧烈腹痛,腹部或盆腔检查中可触及有压痛性的肿块,腹部超声检查均有助于诊断和鉴别诊断。

5.其　他

右下肺炎和胸膜炎可反射性引起右下腹痛,但常有呼吸系统的症状和体征。右下腹压痛多不存在。胸部X线可明确诊断。急性胃肠炎时,有不洁饮食史,以呕吐、腹泻为主,腹痛为阵发性绞痛,排便后可暂时缓解,无右下腹固定压痛和腹膜刺激征。胆石症患者有反复右上腹绞痛发作史,可有高热,甚至出现黄疸,B超检查可明确诊断。此外,回盲部肿瘤、美克耳(Meckel)憩室炎、小儿肠套叠等,亦须临床鉴别诊断。

(五)治　疗

1.手术治疗

绝大多数急性阑尾炎一旦确诊,应早期行阑尾切除术。早期手术是指阑尾炎症还处于管腔阻塞或仅有充血水肿时就手术切除,此时手术操作较简易,术后并发症少。少数阑尾脓肿保守治疗无效时可行切开引流。

2.非手术治疗

主要适应于急性单纯性阑尾炎,阑尾脓肿,妊娠早期和后期急性阑尾炎,高龄合并有主要脏器病变的阑尾炎。

(六)健康教育

(1)阑尾炎病情及体征变化较大,有很多患者表现不典型,在没有把握的情况下最好去医院就诊。腹痛在没有明确诊断之前不可随便用止痛药。非手术治疗者在症状、体征消失后仍应用药1 w,在有条件的情况下,还是以手术治疗为主。

(2)应听从医生安排。陪护人员应配合医护人员做好患者的工作。

(3)治疗期间要注意卧床休息,最好采取半卧位或斜卧位。要密切注意腹痛等病情的变化。除轻度急性阑尾炎尚可进行流质或半流质饮食外,急性阑尾炎原则上24～48 h须严密观察,治疗期间禁食。

(4)阑尾炎在于增强体质,讲究卫生,注意不要受凉和食用生、硬等难消化食物,及时治疗便秘及肠道寄生虫。

第四节 肠 梗 阻

案例分析

患者,男,28岁,持续性腹痛2d急诊入院。患者2d前突然出现全腹疼痛,以右下腹更明显,为阵发性绞痛,多次呕吐,初为绿色为内容物,以后呕吐物有粪臭味。3年前曾做过阑尾切除术。体格检查:血压100/60mmHg,脉搏132次/min,体温37.5℃,皮肤无黄染,心肺(-),腹膨隆,全腹触诊柔软,广泛轻压痛,无反跳痛,未触及肿块,肝脾不大,肠鸣音亢进,有气过水声。辅助检查:血红蛋白160g/L,白细胞10.6×10⁹/L,尿常规阴性。腹部透视可见多个液平面。

问题:1.该患者可能的病因、发病机制是什么?2.可能的诊断及诊断依据?3.还要进一步做哪些检查?须与哪些疾病进行鉴别?4.须立即进行哪些处理?

肠内容物不能正常运行或顺利通过肠道,称为肠梗阻,是外科常见的急腹症之一。由于肠梗阻不但可导致肠管本身解剖和功能的改变,还可引起全身生理功能的紊乱,临床病象复杂多变,常须紧急处理。

一、病因及分类

按引起梗阻的基本原因可分为机械性肠梗阻、动力性肠梗阻和血运性肠梗阻三类。按肠壁有无血运障碍分为单纯性和绞窄性两类。按梗阻的部位不同分为高位(如空肠上段)和低位(如回肠末段和结肠)两种。根据梗阻的程度不同,又可分为完全性和不完全性两种。按发展过程的快慢不同还可分为急性和慢性两种。常见病因如下图7-6所示。

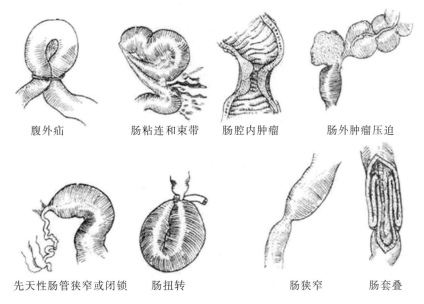

腹外疝　　肠粘连和束带　　肠腔内肿瘤　　肠外肿瘤压迫

先天性肠管狭窄或闭锁　　肠扭转　　肠狭窄　　肠套叠

图7-6 肠梗阻常见病因

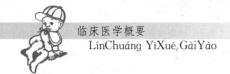
二、病理生理

(一)局部改变

单纯性机械性肠梗阻,部位愈低,时间愈长,由于梗阻以上肠蠕动增加,肠腔内因气体和液体的积贮,肠膨胀愈明显。梗阻以下肠管则瘪陷、空虚或仅存积少量粪便。扩张肠管和瘪陷肠管交界处即为梗阻所在。急性完全性梗阻时,肠管迅速膨胀,肠壁变薄,肠腔压力不断升高,到一定程度时可使肠壁血运障碍,肠壁充血、水肿、增厚、呈暗红色。继而发展出现动脉血运受阻,血栓形成,肠管变成紫黑色,腹腔内可出现带有粪臭的渗出物。最后,肠管可缺血坏死而溃破穿孔。慢性肠梗阻多为不完全梗阻,梗阻以上肠腔扩张,长期肠蠕动增强,肠壁呈代偿性肥厚,临床可见扩大的肠型和肠蠕动波。痉挛性肠梗阻多为暂时性,肠管多无明显病理改变。

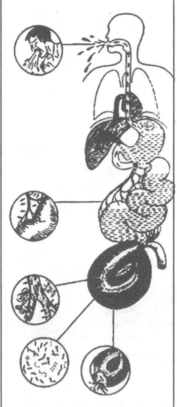

局部变化   全身变化

停止进食而失水,大量   失水和丢盐造成混合性缺
呕吐丢失消化液   水,并导致代谢性酸中毒

血液浓缩

梗阻以上肠管膨胀,肠
壁血运受阻,血浆渗出

绞窄性肠梗阻所致血   血容量继续减少
浆和全血丢失

肠壁通透性增加,肠内   毒素吸收致毒血症
容物及细菌外渗   全身中毒、休克
肠坏死、穿刺、腹膜炎

图 7-7 肠梗阻病理生理变化

(二)全身改变

(1)体液丧失可引起的水、电解质紊乱与酸碱失衡。急性肠梗阻患者,尤其是高位肠梗阻者,由于不能进食及频繁呕吐,丢失了大量的胃肠道液。低位肠梗阻时,胃肠道的分泌液不能被吸收而潴留在肠腔内,等于丢失体外。

(2)梗阻以上的肠腔内细菌大量繁殖,可产生多种强烈的毒素,加之肠壁血运障碍或失去活力,细菌和毒素渗透至腹腔内引起严重的腹膜炎和中毒。

(3)严重的缺水、血液浓缩、血容量减少、电解质紊乱、酸碱平衡失调、细菌感染、中毒等可引起严重休克。

(4)肠腔膨胀使腹压增高,腹式呼吸减弱,同时妨碍下腔静脉血液回流,而致呼吸、循环功能障碍。

三、临床表现

(一)症 状

肠梗阻的病因、部位、病变程度及发病急慢不同,临床表现可有不同,但其四大症状腹痛、呕吐、腹胀及肛门停止排气排便是共同的。

1.腹 痛

为最主要的症状。机械性肠梗阻表现为阵发性绞痛,疼痛多位于腹中部或偏于梗阻部位。发作时可见肠型或肠蠕动波,听诊为连续高亢的肠鸣音或呈气过水声或金属音。绞窄性肠梗阻呈持续性疼痛阵发性加剧,麻痹性肠梗阻主要为持续性胀痛。

2.呕 吐

肠梗阻早期呕吐呈反射性,呕吐物为食物或胃液,进食或饮水时均可引起。呕吐与梗阻部位高低有关,一般梗阻部位越高,呕吐出现越早越频繁。呕吐物可为胃及十二指肠内容,也可为粪性。若呕吐物呈棕褐色或血性,是绞窄性肠梗阻的表现。麻痹性肠梗阻时,呕吐多为溢出性。

3.腹 胀

一般梗阻出现一段时间后发生,其程度与梗阻部位有关。高位肠梗阻腹胀不明显,但有时可见胃型。低位肠梗阻及麻痹性肠梗阻时腹胀显著,遍及全腹。结肠梗阻时,可因近端回盲瓣的关闭作用形成闭绊,腹周膨隆显著,腹胀不均匀对称,是肠扭转等闭绊性梗阻的特点。

4.肛门停止排气排便

完全性肠梗阻发生后,多不再排气排便。但发病早期,尤其是高位肠梗阻,梗阻以下肠内残留的气体和粪便仍可自行或在灌肠后排出。肠套叠等形成的绞窄性肠梗阻可排出血性黏液样粪便。

(二)体 征

1.全身检查

肠梗阻早期一般无明显变化。梗阻晚期或绞窄性梗阻者,可出现唇干舌燥、眼窝内陷、皮肤弹性消失,尿少或无尿等缺水征象。也可出现脉搏细速、血压下降、面色苍白、四肢发凉等中毒和休克表现。

2.腹部检查

视诊时机械性肠梗阻可见肠型及蠕动波,麻痹性肠梗阻腹胀均匀,而肠扭转腹胀多不对称。触诊时单纯性肠梗阻可有轻度压痛,但腹壁柔软;绞窄性梗阻可有固定的压痛及腹膜刺激征,扪及压痛的包块,多为绞窄的肠绊;蛔虫性肠梗阻可在腹中部触及条索状团块。叩诊时呈过度鼓音,绞窄性肠梗阻移动性浊音可呈阳性。听诊时机械性肠梗阻肠鸣音亢进,有气过水声或金属音;麻痹性肠梗阻肠鸣音减弱或消失。

3.直肠指检

如触及直肠内肿块可能为肿瘤,也可触及极度发展的肠套叠的套头或低位肠腔外肿瘤。

（三）辅助检查

1.化验检查

单纯性肠梗阻早期可表现正常,随病情发展,血红蛋白值、血细胞比容可有增高,尿相对密度也可增高。绞窄性肠梗阻多见白细胞计数和中性粒细胞明显增加。监测血气分析和血清电解质、尿素氮、肌酐变化。呕吐物有大量红细胞,粪便隐血阳性,可能有肠管血运障碍。

2.X线检查

一般肠梗阻发生后4～6 h,X线检查即可显示肠腔内气体;立位或侧卧位透视或摄片可见多数液平面及胀气肠袢。空肠梗阻时黏膜环状皱襞可呈"鱼肋骨刺"状,梗阻晚期小肠肠袢内有多个液平面出现,呈典型的阶梯状排列。结肠梗阻时可见腹部周边的结肠胀气,呈结肠袋形。如疑为肠套叠、乙状结肠扭转或结肠肿瘤时,可做钡剂灌肠检查。如图 7-8 所示。

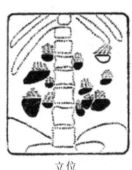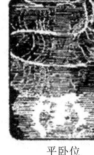

立位　　　　　　平卧位

图7-8 肠梗阻X线检查

（四）诊断和鉴别诊断

在肠梗阻的诊断中必须明辨以下问题:

1.是否肠梗阻

根据腹痛、呕吐、腹胀、肛门停止排气排便四大症状以及腹部可见肠型或蠕动波,肠鸣音亢进,加之 X 线检查等,一般可确定诊断。

2.是机械性还是动力性

机械性肠梗阻,早期腹胀可不显著,胀气限于梗阻以上部分肠管,阵发性腹绞痛,伴有肠鸣音亢进,腹部透视见扩大的肠腔内有液平面。麻痹性肠梗阻腹胀明显,持续性腹胀痛、肠鸣音减弱或消失,多继发于腹腔内严重感染、腹膜后出血、腹部大手术后,X线检查可见全部小肠和结肠都均匀胀气。

3.是单纯性还是绞窄性

极为重要。绞窄性肠梗阻预后严重,必须及早手术治疗。下列表现应考虑绞窄性肠梗阻可能性:

（1）起病急骤,腹痛起始即为持续性剧烈疼痛,或在阵发性加重期间仍有持续性疼痛。呕吐出现早、剧烈而频繁。

（2）病情发展快,早期出现休克,抗休克治疗后改善不显著。

（3）有明显腹膜刺激征和感染中毒症状。

（4）腹胀不对称,腹部有局部隆起或触及压痛包块。

（5）呕吐物、胃肠减压抽出液、肛门排出物或腹腔穿刺液为血性。

（6）腹部 X 线显示孤立、固定、突出胀大的肠袢,或有假肿瘤状阴影,或肠间隙增宽,提示有腹腔积液。

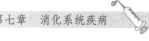

4.是高位还是低位梗阻

高位小肠梗阻特点是呕吐出现早而频繁,腹胀不明显。低位小肠梗阻特点是呕吐出现晚而次数少,可吐粪样物,腹胀明显;X线显示扩张的肠袢在腹中部,呈"阶梯状"排列,而结肠内无积气。结肠梗阻的特点是腹痛常不显著,腹胀出现早并位于腹周围,呕吐发生迟;X线显示扩大的肠袢分布在腹部周围,可见结肠袋,胀气的结肠阴影在梗阻部位突然中断,盲肠胀气最显著,小肠内胀气可不明显。

5.是完全性还是不完全性梗阻

完全性梗阻病情发展快而重,呕吐频繁,多无排气排便;腹部X线检查见梗阻以上肠袢明显充气扩张,梗阻以下结肠内无气体。不完全梗阻呕吐较轻或无呕吐,有排便、排气;X线所见肠袢充气扩张都较不明显,而结肠内仍有气体存在。

6.是什么原因引起梗阻

应根据年龄、病史、体征、X线检查等综合分析。新生婴儿多见为先天性肠道畸形。2岁以内小儿,则肠套叠多见。蛔虫性肠梗阻常发生于有排虫史,腹部可触及条索状团块的儿童。青年人剧烈运动后诱发的绞窄性肠梗阻可能是小肠扭转。老年人的单纯性梗阻则以肿瘤及粪块堵塞为常见。此外,嵌顿性或绞窄性腹外疝是常见的肠梗阻原因,应仔细检查。曾有过腹部手术、损伤或炎症史的患者,粘连性肠梗阻最为常见。有心脏病者,应警惕肠系膜血管栓塞。常见的机械性肠梗阻疾病原因及表现概述如下:

(1)粘连性肠梗阻 较为常见。患者多有腹腔内手术、创伤或感染的病史。最常见粘连部位在小肠,容易发生在阑尾切除手术后。临床表现为典型的机械性小肠梗阻。以往有慢性肠梗阻症状和多次急性发作者多为广泛粘连引起的梗阻;长期无症状,突然出现急性梗阻症状,腹痛较重,出现腹部局部压痛,甚至腹肌紧张者,即应考虑是粘连带等引起的绞窄性肠梗阻。

(2)肠扭转 是一段肠袢沿其系膜长轴旋转而造成的闭袢型肠梗阻,同时因肠系膜血管受压,也是绞窄性肠梗阻。扭转部位多为小肠和乙状结肠。急性小肠扭转多见于青壮年。常有饱食后剧烈活动等诱因,表现为突然发作的剧烈腹部绞痛,多在脐周围,常为持续性疼痛阵发性加重,腹痛常牵涉腰背部,呕吐频繁,腹胀不显著或者某一部位特别明显,腹部有时可扪及压痛的扩张肠袢,可无高亢的肠鸣音,易发生休克。腹部X线检查符合绞窄性肠梗阻的表现,还可见空肠和回肠换位,或排列成多种形态小跨度的蜷曲肠袢等特有的征象。乙状结肠扭转多见于常有便秘习惯的男性老年人,既往有腹痛发作经排便、排气后缓解的病史。临床表现除腹部绞痛外,有明显腹胀,而呕吐一般不明显。如作低压灌肠,往往灌入不足500 ml。钡剂灌肠X线检查见扭转部位钡剂受阻,钡影尖端呈"鸟嘴"形。

(3)肠套叠 为一段肠管套入其相连的肠管腔内,80%发生于2岁以下的儿童。最多见为回肠末端套入结肠(回肠-结肠型)。其发生常与肠管解剖特点、病理因素以及肠功能失调、蠕动异常有关。主要表现为突然发作的剧烈阵发性腹痛,伴有呕吐和果酱样血便。腹部检查常可在腹部扪及腊肠形、表面光滑、稍可活动、常位于脐右上方具有一定压痛的肿块。空气或钡剂灌肠X线检查,可见空气或钡剂在结肠受阻,阻端钡影呈"杯口"状,甚至呈"弹簧状"阴影。慢性肠套叠多见于成人,其发生原因常与肠息肉、肿瘤等病变有关。多呈不完全梗阻,故症状较轻,可表现为阵发性腹痛发作,而发生便血的不多见。由于套叠常可自行复位,所以发作过后检查常为阴性。

(4)嵌顿或绞窄性腹外疝　常见于腹股沟斜疝和股疝。嵌顿性疝疝门较小而腹内压突然增高时,疝内容物可强行扩张囊颈而进入疝囊,随后因囊颈的弹性收缩,又将内容物卡住,使其不能回纳。绞窄性疝嵌顿如不及时解除,肠管及其系膜受压情况不断加重可使动脉血流减少,甚至完全阻断,此时肠系膜动脉搏动消失,肠壁渐失去其光泽、弹性和蠕动能力而变黑坏死。如疝囊内渗液继发感染,可引起疝外被盖组织的蜂窝织炎。积脓疝囊可自行穿破或误被切开引流而发生肠瘘。绞窄性疝的临床症状多较严重。但在肠祥坏死穿孔时,疼痛可因血块压力骤降而暂时有所缓解。绞窄时间较长者,由于疝内容物发生感染,侵及周围组织,引起疝外被盖组织的急性炎症,严重者可发生脓毒症。股疝如发生嵌顿,除引起局部明显疼痛外,也常伴有较明显的急性机械性肠梗阻,严重者甚至可以掩盖股疝局部症状。股疝容易嵌顿,一旦嵌顿又可迅速发展为绞窄性。

(五)治　疗

治疗原则包括纠正因肠梗阻所引起的全身生理紊乱和解除梗阻两方面。

1.基础疗法

具体治疗方法要根据肠梗阻的类型、部位和患者的全身情况而定。主要采取禁饮食、持续胃肠减压;纠正水、电解质紊乱和酸碱失衡;防治感染和毒血症;应用抗生素防治细菌感染,减少毒素产生。此外,还可应用镇静剂、解痉剂等一般对症治疗,止痛剂的应用则应遵循急腹症治疗的原则。

2.解除梗阻

可分手术治疗和非手术治疗两大类。

手术治疗适用于各种类型的绞窄性肠梗阻、肿瘤及先天性肠道畸形引起的肠梗阻,以及非手术治疗无效的患者。手术原则和目的是在最短手术时间内,以最简单的方法解除梗阻或恢复肠腔的通畅。具体手术方法包括松解粘连带、坏死肠管切除术、肠祥做侧-侧吻合术、肠造瘘术等。

非手术治疗主要适用于单纯性粘连性(特别是不完全性)肠梗阻,麻痹性或痉挛性肠梗阻,蛔虫或粪块堵塞引起的肠梗阻,肠结核等炎症引起的不完全性肠梗阻,肠套叠早期等。在非手术疗法的过程中,需严密观察病情变化。若病情不见好转或继续恶化,应及时手术治疗。除前述基础疗法外,还可采用中医中药治疗、口服或胃肠道灌注生植物油、针刺疗法,以及根据不同病因采用低压空气或钡剂灌肠,经乙状结肠镜插管,腹部按摩及颠簸疗法等各种复位法。

(六)健康教育

肠梗阻患者出院后应注意以下事项:①饮食要卫生,多吃易消化、含纤维素丰富的食物,不宜暴饮暴食。②避免饭后剧烈运动。③保持大便通畅。④有呕吐、腹胀、腹痛等不适时应及时就诊。

第五节　胆道疾病

案例分析

患者,男,69岁,右上腹痛反复发作3年,绞痛伴发热、寒战、皮肤黄染1d入院。6年前因"胆囊结石、胆囊炎"行胆囊切除术。近2年发生腹痛多次,偶有寒战、发热,无黄疸。1d前突感右上腹绞痛,伴寒战、高热,体温39℃,且皮肤巩膜黄染急诊入院。查体:体温39℃,脉搏88次/min,血压100/70mmHg。皮肤巩膜黄染,腹平坦,未见肠型及蠕动波,右上腹压痛,无肌紧张或反跳痛,未扪及包块,肠鸣音可闻及。辅助检查:血胆红素30μmol/L,直接胆红素14.90μmol/L,肝功能、电解质均在正常范围,血红蛋白150g/L,白细胞29.7×10⁹/L,血小板246×10⁹/L。

问题:1.该患者的诊断及诊断依据? 2.应与哪些疾病进行鉴别? 3.明确诊断还要做哪些进一步检查? 4.治疗原则有哪些?是否需要手术治疗?

一、胆石症

胆石症是指胆囊和胆管内发生结石的疾病,是常见病、多发病。胆囊结石发生率高于胆管结石,胆固醇结石多于胆色素结石。根据胆石的分布可分为胆囊结石、肝外胆管结石和肝内胆管结石(图7-9)。根据胆石的成分可以分为胆固醇结石、胆色素结石和混合性结石。

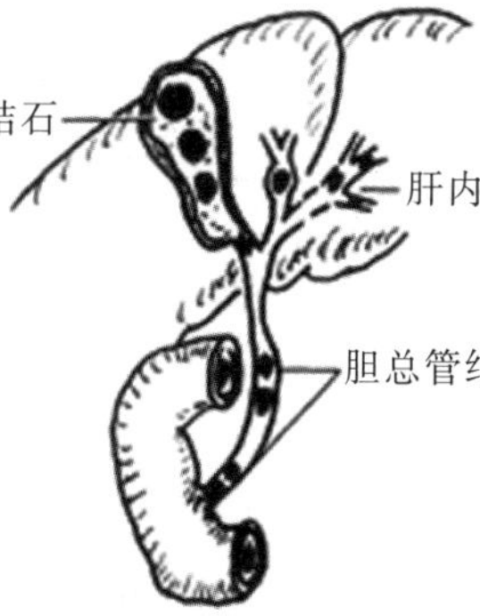

(一)胆囊结石

胆囊结石主要是指胆固醇结石或以胆固醇为主的混合性结石。本病好发于成年人,女性多于男性。

1.病　因

胆囊结石的成因非常复杂,与多种因素有关,目前认为其主要原因是胆汁中胆固醇呈过饱和状态,易于沉淀析出和结晶而形成。另外,胆汁中可能存在一种促成核因子,分泌大量的黏液糖蛋白,可促使成核和结石形成。胆囊收缩能力减低,胆囊内胆汁瘀滞也有利于结石形成。

图7-9　胆石症的分类

2.临床表现

20%~40%的胆囊结石患者终生无症状,在手术或体检时被偶然发现,称为静止型胆囊结石。也可以表现为胆绞痛或急慢性胆囊炎。症状是否出现,与结石所在部位、大小,是否合并感染、梗阻及胆囊功能有关。症状型胆囊结石的主要临床表现为:

(1)胃肠道症状　大多数患者在进食后、特别是进食油腻食物后,出现上腹部或右上腹隐痛不适、饱胀伴嗳气、呃逆等胃肠道症状,就诊时易被误诊为"胃病"。

(2)胆绞痛　典型表现为饱餐、进油腻食物后胆囊收缩,或睡眠时体位改变,结石移位并嵌顿于胆囊壶腹部或颈部,使胆囊排空受阻,胆囊内压升高而发生绞痛。疼痛呈阵发性,以右上腹或上腹部为主,并向肩胛部和背部放射,多伴恶心、呕吐。

(3)Mirizzi综合征 较大的结石持续嵌顿和压迫胆囊壶腹部及颈部,可引起肝总管狭窄或胆囊胆管瘘,反复发作的胆囊炎、胆管炎和梗阻性黄疸,称Mirizzi综合征。发病率占胆囊切除术患者的0.7%～1.1%。解剖学变异,尤其是胆囊管与肝总管平行是本病发生的重要条件。

(4)胆囊积液 胆囊结石长期嵌顿但又未合并感染时,胆汁中的胆色素被胆囊黏膜吸收,同时分泌黏液性物质导致胆囊积液,积液呈透明无色,称"白胆汁"。

(5)其他 小的结石通过胆囊管进入胆总管内形成继发性胆管结石;进入胆总管的结石可通过Oddi括约肌损伤或嵌顿于壶腹部导致的胰腺炎,称胆源性胰腺炎;结石和炎症的反复刺激可诱发胆囊癌变;结石压迫可致胆囊十二指肠瘘;结石经胆囊排至小肠可引起胆石性肠梗阻。

3.诊　断

根据病史、体格检查和影像学检查等多可做出诊断。B超为首选检查方法,确诊率在96%以上。口服胆囊造影剂显示胆囊充填缺损,可了解胆囊功能,有助于诊断。

4.治　疗

胆囊切除是治疗胆囊结石的首选方法,效果肯定。对有症状和(或)并发症的胆囊结石,应及时行胆囊切除术。对无症状的胆囊结石,暂可不行胆囊切除,只需随诊和观察,必要时行手术治疗。

行胆囊切除时,如有下列情况应考虑行胆总管探查:①高度怀疑有胆总管结石或术中证实有胆总管结石。②胆总管扩张,直径＞1 cm,管壁明显增厚,有胰腺炎表现。③胆管穿刺抽出脓性、血性胆汁或泥沙样胆色素颗粒。胆囊结石小,可通过胆囊管进入胆总管。有条件情况下,可行术中胆管造影,以减少不必要的胆总管探查和提高探查阳性率。

(二)肝外胆管结石

1.病因病理

肝外胆管结石是发生在左、右肝管汇合处以下的胆管结石,包括肝总管和胆总管结石。结石主要来源于肝内胆管结石和胆囊结石,肝外胆管反复感染也可形成。其病理变化主要有:

(1)胆管梗阻 一般为不完全性,梗阻近侧有不同程度管壁增厚和扩张,多伴有胆汁瘀滞,易继发感染。

(2)继发感染 感染发生后,胆管组织充血水肿可加重胆管梗阻,使不完全性梗阻变为完全性梗阻,可发展为梗阻性化脓性胆管炎,胆管内压力不断增高,脓性胆汁(包含细菌和毒素)可经毛细胆管逆流入血发生脓毒症,亦可致胆管壁糜烂、溃破,甚至形成胆管门静脉瘘,导致胆道大出血。

(3)梗阻合并感染 可引起肝细胞损害,发生肝细胞坏死及胆源性肝脓肿。胆管炎症反复发作可引起胆汁性肝硬化。

(4)胆石嵌顿于壶腹部可引起急、慢性胰腺炎。

2.临床表现

胆石症平时一般可无症状。当结石阻塞胆管并发感染时,典型表现为Charcot三联征,即腹痛、寒战高热和黄疸。

282

（1）腹痛 剑突下及右上腹部阵发性绞痛，或为持续性疼痛阵发性加剧。疼痛可向右肩背部放射，伴恶心、呕吐。

（2）寒战高热 胆管梗阻继发感染后，感染经胆管逆行扩散，细菌及毒素经毛细胆管入肝窦至肝静脉，再进入体循环引起全身性感染，多数患者可出现寒战高热，体温可高达40 ℃，呈弛张热。

（3）黄疸 胆管梗阻后即可出现黄疸，多呈间歇性和波动性，其程度，发生和持续时间取决于胆管梗阻程度，是否并发感染，有无胆囊等。如梗阻为不完全或间歇性，则黄疸较轻且呈波动性，如完全梗阻，尤其是合并感染时，则黄疸深，并呈进行性加深。有胆囊且功能良好者，即使胆管完全梗阻，也多在48～72 h才出现黄疸，如胆囊已切除或有严重病变，则在梗阻后8～24 h发生黄疸。黄疸时常有尿色加深，粪色变浅，部分可出现皮肤瘙痒。

（4）体格检查 剑突下和右上腹部可仅有深压痛。有时可触及肿大的胆囊或肝脏。肝区叩击痛，表示感染已波及肝内胆管。

3.辅助检查

白细胞计数及中性粒细胞升高。血清胆红素值及1 min胆红素比值升高，血清转氨酶和（或）碱性磷酸酶升高。尿中胆红素升高，尿胆原降低或消失，粪中尿胆原减少。B超首选，可发现胆管内结石及胆管扩张影像。必要时可加行经皮肝穿刺造影（PTC）、内镜逆行胰胆管造影（ERCP），可提供结石的部位、数量、大小及胆管梗阻的部位和程度。CT一般只在上述检查结果有疑问或不成功时才考虑使用。

4.诊 断

有典型Charcot三联征者，一般可诊断。如仅有三联征中1～2项表现，则须借助实验室和影像学检查以明确诊断。但须与下列疾病进行鉴别：

（1）肾绞痛 疼痛始发于腰部或胁腹部，可向大腿内侧或外生殖器放射，伴血尿、呕吐，无发热，无腹膜刺激征，患侧肾区叩击痛明显。腹部平片多可显示肾、输尿管区结石。

（2）肠绞痛 如为机械性肠梗阻绞痛以脐周为主，伴有恶心、呕吐，腹胀，不排气排便。腹部可见肠型，肠鸣音活跃，并有高调音，可有不同程度和范围的压痛和（或）腹膜刺激征。腹部平片显示有阶梯状液气平面。

（3）壶腹癌和胰头癌 起病缓慢，腹痛轻或仅有上腹部不适。黄疸呈进行性加深。一般不伴寒战高热，无腹膜刺激征，肝大，可扪及肿大胆囊。晚期可有腹腔积液及恶病质表现。

5.治 疗

目前仍以手术治疗为主。原则是：①术中尽可能取尽结石；②解除胆道狭窄和梗阻，去除感染病灶；③术后保持胆汁引流通畅，预防胆石再发。

胆总管切开取石加T管引流术适用于单纯胆管结石，胆管上、下端通畅，无狭窄或其他病变者，可采用腹腔镜手术或开腹手术。胆肠内引流术适用于胆总管扩张＞2.5 cm，下端有梗阻且用手术方法很难解除，但上段胆管通畅者或结石呈泥沙样不易取尽，有结石残留或复发者，多采用胆管空肠Roux-en-Y吻合术。对胆总管扩张程度较轻而不适于行胆肠吻合术者，可行Oddi括约肌成形术。而对于胆石嵌顿于壶腹部和胆总管下端良性狭窄，尤其是已行胆囊切除者可考虑经内镜Oddi括约肌切开取石术。

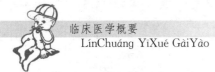

(三)肝内胆管结石

1.病因病理

肝内胆管结石是指发生在肝内胆管的结石,成因复杂,与肝内感染、胆汁瘀滞、胆道蛔虫等因素有关。结石可弥漫分布于肝内胆管系统,也可局限于某肝叶或肝段胆管内。肝左叶胆管结石多于肝右叶胆管结石,后者又以肝右后叶胆管结石多见。肝内胆管结石多合并肝外胆管结石,除具有肝外胆管结石病理改变外,还有肝内胆管狭窄、胆管炎和肝胆管癌变等病理改变。

2.临床表现

单纯性肝内结石可多年无症状或仅有肝区和胸背部胀痛不适。合并肝外胆管结石时,其临床表现与肝外胆管结石相似,除非双侧胆管均有梗阻或胆汁性肝硬化晚期,一般不会发生明显黄疸。如发生梗阻或继发感染则出现寒战、高热,甚至出现急性梗阻性化脓性胆管炎表现。肝内胆管结石合并感染时易引起胆源性肝脓肿,进一步穿破膈肌和肺可形成胆管支气管瘘。晚期发生胆汁性肝硬化,可引起门静脉高压症。体格检查主要表现为肝呈不对称性肿大,肝区有压痛及叩击痛。合并感染和并发症时,则出现相应体征。

3.诊　断

肝内胆管结石症状和体征往往不典型,影像学检查有助于诊断及鉴别诊断。B超、PTC等检查可显示肝内胆管结石的分布和肝胆管的狭窄和扩张情况,对确定诊断和指导治疗有重要意义。未合并感染或其他并发症的单纯性肝内胆管结石,容易被误诊为胃病、肝炎等,应注意鉴别。

4.治　疗

肝内胆管结石的治疗宜采用以手术方法为主的综合疗法。

(1)手术治疗原则　同肝外胆管结石,其中解除狭窄是手术治疗的关键。手术术式有:①高位胆管切开取石术。②胆肠内引流术。③去除肝内感染性病灶。

(2)中西医结合治疗　配合使用针灸,口服消炎利胆类中药。

(3)残石处理　术后T管造影发现胆道残留结石时,可在窦道形成后拔除T管经其窦道插入纤维胆道镜,用取石钳、网篮等直视下取石,如结石过大可将残石碎裂成小块后分别取出。溶石疗法长期疗效不肯定。

5.健康教育

胆石症患者饮食方面也要科学地巧安排,应当做到"六要"和"五忌"。"六要"是:一要注意饮食和饮水卫生,养成喝开水的良好习惯。二要多吃些含维生素的食物,如绿色蔬菜、胡萝卜、西红柿、菠菜、白菜等,平时应多吃些香蕉、苹果等水果。三要用植物油炒菜,所吃的菜以炖、烩、蒸为主。四要常吃些瘦肉、鸡、鱼、核桃、黑木耳、海带、紫菜等。五要多吃些能促进胆汁分泌和松弛胆道括约肌的食物,如山楂、乌梅、玉米须。六要吃早餐,不可让空腹的时间太长。"五忌"是:一忌吃含胆固醇较高的食物,如动物心、肝、脑、肠以及蛋黄、松花蛋鱼子及巧克力等。二忌吃含高脂肪食物,如肥肉、猪油、油煎油炸食品。三忌借节日或亲友聚会时大吃大喝。四忌食辛辣刺激的调味品,如辣椒、辣椒油、五香粉、胡椒面等。五忌烟、酒、咖啡等。

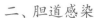

二、胆道感染

(一)急性结石性胆囊炎

1.病　因

主要致病原因是胆囊管梗阻和细菌感染。胆囊管梗阻多由结石突然阻塞或嵌顿引起；细菌感染多为继发性感染，可通过胆道逆行侵入胆囊，或经血循环或淋巴途径进入胆囊。致病菌多为大肠杆菌，其次是肠球菌、绿脓杆菌等。在胆囊管梗阻后，胆囊腔内如存在含胰液、胃液或浓缩的胆汁，也可引起急性炎症。

2.病　理

根据胆囊梗阻程度及炎症发展，可分为四种病理类型：

(1)急性单纯性胆囊炎　病变开始时胆囊管梗阻，胆囊肿大，压力增高，黏膜充血水肿，渗出增加。

(2)急性化脓性胆囊炎　若梗阻未解除或炎症未控制，病变波及胆囊壁的全层，出现囊壁增厚，血管扩张，甚至浆膜面也有纤维素和脓性渗出物。

(3)坏疽性胆囊炎　如胆囊梗阻仍未解除，胆囊内压力继续升高，囊壁张力增高，血管受压导致血供障碍，引起胆囊缺血坏疽。此时胆囊容易发生穿孔，穿孔多发生在胆囊底部和颈部。若病变过程中胆囊管梗阻解除，炎症可逐渐消退，大部分组织恢复原来结构。

(4)胆囊萎缩　若反复发作，胆囊壁纤维组织增生，瘢痕化、胆囊黏膜消失，呈慢性胆囊炎改变。其他如胆囊内脓液可进入胆管和胰管，引起胆管炎或胰腺炎；胆石压迫和炎症浸润可穿破至十二指肠等周围器官形成胆囊胃肠道内瘘等。

3.临床表现

女性多见。多数患者发作前曾有胆囊疾病表现。急性发作的典型表现为突发右上腹阵发性绞痛，常向右肩部、肩胛部和背部放射，伴恶心、呕吐、厌食等。疼痛常在饱餐、进油腻食物后，或在夜间发作。随病变发展，疼痛可转为持续性并阵发性加剧。患者常有轻度发热，常无畏寒，若有明显寒战、高热，则表示病情加重或已发生胆囊积脓、穿孔等并发症，或合并有急性胆管炎。有10%～25%的患者可出现轻度黄疸，若黄疸重且持续，表示有胆总管结石并梗阻的可能。

体检右上腹部可有不同范围不同程度的压痛、反跳痛和腹肌紧张，Murphy征阳性。少数患者可触及肿大触痛的胆囊。如果胆囊病变发展慢，大网膜粘连包裹胆囊可形成边界不清、固定压痛的包块；若病变发展快，胆囊可发生坏死穿孔，出现弥漫性腹膜炎表现。

辅助检查：

(1)实验室检查　85%的患者轻度白细胞升高$[(12～15)×10^9/L]$，血清转氨酶升高，AKP升高较常见。1/2患者血清胆红素增高，1/3患者血清淀粉酶升高。

(2)影像学检查　B超可显示胆囊增大，囊壁增厚及结石的强回声光团，诊断准确率为65%～90%。

(3)^{99m}Tc标记的二乙基亚氨二醋酸(^{99m}Tc－EHIDA)检查胆囊不显影，敏感性几乎为100%；若胆囊显影，95%的患者可排除胆囊炎。

4.诊断及鉴别诊断

根据典型临床表现，结合辅助检查，诊断一般不难。应注意与消化性溃疡穿孔，高位阑

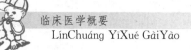

尾炎,急性胰腺炎,肝脓肿,结肠肝曲癌或憩室穿孔,右侧肺炎、胸膜炎和肝炎等鉴别。

5.治 疗

(1)非手术疗法 包括禁食,输液,纠正水电解质及酸碱平衡失调,全身支持治疗。对老年患者应注意及时发现心、肺、肾等器官并存病,维护重要脏器的功能。密切观察患者全身和局部情况,随其变化及时调整治疗方案。选用对革兰阴性、阳性细菌及厌氧菌均有作用的广谱抗菌药或联合用药。使用 Vit K、解痉止痛药等对症处理。多数患者经非手术疗法后,病情能够控制,待行择期手术。

(2)手术治疗 急诊手术适用于:①非手术治疗无效且病情恶化者;②发病在 48~72 h 内者;③并发胆囊穿孔、弥漫性腹膜炎、急性化脓性胆管炎、急性坏死性胰腺炎等。对年老体弱的高危患者,应争取在患者情况处于最佳状态时择期手术。手术方法有胆囊切除术和胆囊造口术。如患者全身情况、胆囊局部及周围病理改变允许,应行胆囊切除术。而对高危患者,局部炎性水肿、粘连重而解剖层次不清者,尤其在急症情况下,应选用胆囊造口术,3 个月后待病情稳定后再行胆囊切除术。

(二)急性非结石性胆囊炎

急性非结石性胆囊炎是指胆囊有明显的急性炎症而其内无结石。发病率占急性胆囊炎的 4%~8%,近年来有所增高。

1.病因及病理

可能为多种因素所致。本病易发生在严重创伤、烧伤、手术后;也易发生在脓毒症、红斑性狼疮、结节性多发性动脉炎、多次输血和分娩后。长时间的 TPN、胆囊胆汁瘀滞可成为诱发因素。病理改变与急性结石性胆囊炎相同。病理改变与急性结石性胆囊炎相同,但胆囊坏死和穿孔发生率较高,可能与本病的固有特征或延误诊断及治疗有关。

2.临床表现及诊断

男性多见,男女之比为 1.5:1,表现与急性结石性胆囊炎相似,但疼痛等症状体征极易被原发疾病、术后疼痛或使用镇痛剂所掩盖而造成误诊和延误治疗。早期诊断本病的关键是提高对本病的认识和警惕。凡急危患者,严重创伤、术后及较长时间使用 TPN 的患者,出现右上腹痛,不明原因发热时应考虑本病。若右上腹有压痛及腹膜刺激征,或扪及肿大胆囊时,有助于早期诊断。B超、核素肝胆系统扫描及 CT 检查对早期诊断有帮助。

3.治 疗

本病一经确诊,应及早手术治疗。可选用胆囊切除术或胆囊造口术。危重患者难以耐受手术者,可采用经皮胆囊穿刺造口引流术,而病情较轻者,可在严密观察下采取积极的非手术治疗,一旦病情恶化,应及时改行手术治疗。

(三)慢性胆囊炎

慢性胆囊炎是急性胆囊炎反复发作的结果,70%~95%的患者合并胆囊结石。

1.病 理

炎症、结石等的反复刺激,胆囊壁有不同程度的炎性细胞浸润,纤维组织增生,囊壁增厚,可与周围组织粘连。病变严重者,胆囊壁瘢痕形成,可发生不同程度的萎缩,甚至完全失去功能。

2.临床表现及诊断

常不典型,多数患者有胆绞痛病史,有厌油腻食物,嗳气、腹胀等消化道症状,出现右上腹痛和肩背部隐痛等。较少有畏寒、高热和黄疸。体检右上腹胆囊区有轻压痛或不适感，Murphy 征可阳性。B 超可显示胆囊腔缩小，囊壁增厚，排空功能减退或消失。如显示结石影更有助于诊断。口服胆囊造影剂显示胆囊显影淡或不显影。如双剂量法胆囊造影仍不显影，则可明确诊断。须与消化性溃疡、胃炎等鉴别。纤维胃镜检查、上消化道钡餐有助于鉴别诊断。

3. 治 疗

对伴有胆石者应行胆囊切除术。对未伴结石且症状轻者，影像学检查显示胆囊无明显萎缩并具有一定功能者，可先行非手术治疗。对年老体弱不能耐受手术者也可采用非手术治疗。

(四)急性梗阻性化脓性胆管炎

急性梗阻性化脓性胆管炎是指在胆道梗阻的基础上，胆道系统发生的急性化脓性细菌感染，也称急性重症型胆管炎。

1. 病 因

在我国最常见原因是胆管结石，其次为胆道蛔虫和胆管狭窄。胆管、壶腹部肿瘤，原发性硬化性胆管炎，胆肠吻合术后，经 T 管造影或 PTC 术后亦可引起。

2. 病 理

基本病理改变是肝外和(或)肝内胆管的完全性梗阻和化脓性感染。梗阻的胆道继发革兰阴性细菌(大肠杆菌、克雷伯菌、变形杆菌、假单胞菌)和革兰阳性菌(粪链球菌、肠球菌)或合并厌氧菌感染后，胆管内压升高，胆管内充满脓性胆汁。胆管内细菌和毒素即可逆流入肝窦，造成肝急性化脓性感染、肝细胞坏死，并发肝内多发性肝脓肿。胆小管破裂可形成胆小管门静脉瘘，引起胆道出血。少数患者的脓性胆汁穿越破碎的肝细胞进入肝静脉，再进入肺，引起胆汁性血栓。大量细菌、毒素进入胸导管、血循环，导致脓毒症和感染性休克，甚至多器官功能损害。

3. 临床表现及诊断

患者多有胆道疾病发作史或胆道手术史。本病起病急骤，病情进展快。表现为Reynolds 五联征，即除具有一般胆道感染的 Charcot 三联征(腹痛、高热、黄疸)外，还可出现休克、中枢神经系统受抑制表现。

起病之初，患者突发剑突下或右上腹胀痛或绞痛，继之寒战高热伴恶心、呕吐。多数患者出现明显黄疸，若一侧肝内胆管梗阻，可不出现黄疸。神经系统症状主要表现为神情淡漠、嗜睡；神志不清、甚至昏迷；合并休克时也可表现为躁动、谵妄等。病情危重者在短期内出现代谢性酸中毒、感染性休克等表现。体格检查时患者呈急性病容，体温持续升高达40 ℃ 或以上，脉搏 120 次/min，快而弱，血压降低，出现皮下瘀斑或全身青紫、发绀，剑突下及右上腹部有不同范围和不同程度的压痛或腹膜刺激征，可有肝大及肝区叩痛，有时可扪及肿大的胆囊。

辅助检查：白细胞 $>20×10^9/L$，中性粒细胞比例增高，胞浆中可出现中毒性颗粒，血小板计数减少凝血酶原时间延长。B 超能及时了解胆道梗阻的部位和病变性质，以及肝内外胆管扩张等情况，对诊断很有帮助。必要时可行 CT 检查。

4. 治 疗

原则是紧急手术解除胆道梗阻并引流，达到有效降低胆管内压，控制胆道感染。常采用胆总管切开减压、取石、T型管引流术。也可以行非手术减压引流,如:胆囊穿刺置管引流、经皮肝穿刺胆道引流(PTCD)和经内镜做鼻胆管引流术(ENAD)等。术前准备:积极采取抗休克,补充血容量,改善微循环,纠正代谢性酸中毒,必要时使用肾上腺皮质激素、维生素、血管活性药物等维持主要脏器功能,同时给予降温、吸氧,并联合使用抗生素控制感染。

5.健康教育

(1)术后1个月内,应减少脂肪类食物的摄入,禁食高脂肪类和煎炸食物,菜肴以清蒸、炖煮、凉拌为主。以后逐渐增加营养和进餐次数,少量多餐,特别是术后6个月内,每天4餐为佳,这样可以减少消化系统的负担,有利于术后恢复健康。

(2)进行T型管留置者的家庭护理指导。须二期手术者,应向患者解释T型管的重要性,教会患者及家属在家中如何护理T型管,严防T型管的脱出。

(3)告诫患者胆道结石复发率高,一旦出现腹痛、高热、黄疸时应及时就诊。

第六节 急性胰腺炎

案例分析

患者,男,48岁,餐后突发剑突下剧烈腹痛,迅速波及全腹呈持续性、刀割样,并向后背放射,伴恶心、呕吐。3年前诊断为胆囊结石。查体:T 38.9 ℃,急病容,右侧卧位,皮肤巩膜可疑黄染,全腹膨隆,明显肌紧张及广泛压痛、反跳痛。辅助检查:WBC 18.9×10^9/L,血红蛋白 96.1 g/L,总胆红素 30 μmol/L。B超:肝未发现异常病灶,胆囊 7 cm×3 cm×2 cm 大小,壁厚 0.4 cm,内有多发强光团,回声后有声影,胆总管直径 0.9 cm,胰腺明显肿大,尤其以胰头、胰体明显,胰周多量液性暗区,胰管增粗。腹腔穿刺抽出多量血性液体,淀粉酶 1240 U/L,血淀粉酶 2347 U/L,尿淀粉酶 960 U/L。

问题:1.该患者的诊断及诊断依据? 2.须鉴别疾病有哪些? 3.治疗原则是什么?

急性胰腺炎是多种病因引起的胰酶在胰腺内被激活而产生的胰腺组织自身消化的急性化学性炎症,胰腺发生水肿、出血甚至坏死。临床主要特点为急性上腹痛、恶心、呕吐、发热和血、尿淀粉酶升高。轻者以胰腺水肿为主,预后良好;少数重者胰腺炎出血坏死,并出现休克、多器官功能衰竭和胰腺脓肿等多种并发症,死亡率高。

一、病因和发病机制

(一)病 因

病因很多,常见的病因有胆石症、大量饮酒和暴饮暴食。

1.胆石症与胆道疾病

胆石症、胆道感染或胆道蛔虫症等均可引起急性胰腺炎,以胆石症最为常见。胆结石、胆道蛔虫或胆道感染可引起壶腹部狭窄或(和)Oddi 括约肌痉挛,胆道内压力超过胰管内压力,胆汁则逆流入胰管,激活胰酶;上述胆道疾病还可能引起 Oddi 括约肌松弛,使含肠激酶的十二指肠液反流入胰管,激活胰酶而引起急性胰腺炎。

2.大量饮酒和暴饮暴食

刺激胰腺过量分泌,产生十二指肠乳头水肿或Oddi括约肌痉挛,胰管内压力则增高,胰管及胰腺腺泡可发生破裂,胰液外溢到间质中而引起急性胰腺炎。

3.胰管阻塞

胰管结石、狭窄、蛔虫或肿瘤等均可使胰液排泄障碍,胰管内压增高,胰管小分支及胰腺腺泡破裂,胰液与活化酶渗入间质而引起急性胰腺炎。

4.其　他

如手术与创伤、内分泌与代谢障碍、感染及药物等因素均可引起急性胰腺炎。尽管胰腺炎多数可找到致病因素,但仍有5%～25%的急性胰腺炎病因不明,称之为特发性胰腺炎。

(二)发病机制

正常情况下胰腺避免自身消化的生理性防御屏障,但不同病因可通过不同机制削弱和破坏胰腺的防御机制,是急性胰腺炎发生的重要环节。其具体的发病机制尚未完全阐明,现一般认为虽然致病途径不同,但胰腺自身消化的理论是共同的发病过程。与自身消化理论有关的机制有两个方面:①各种致病因素导致腺泡内酶原被激活,胰腺则发生自身消化的连锁反应;②胰腺导管通透性增加,活性胰酶则渗入胰腺组织,加重胰腺的炎症。其他如胰腺血液循环障碍,尤其是微循环障碍而产生的氧自由基、多种炎症介质、细胞因子等均参与急性胰腺炎的病理损伤过程,也是促进本病的重要因素。

(三)病　理

急性胰腺炎的病理变化分为水肿型和出血坏死型。

1.水肿型

大体上见胰腺呈局限性或弥漫性肿大、被膜紧张充血,颜色苍白、质地较硬、胰周可有少量脂肪坏死。显微镜下可见间质水肿、充血及炎细胞浸润,可见散在点状脂肪坏死。

2.出血坏死型

大体上见胰腺形态为红褐色或灰褐色,有新鲜出血或血肿;胰腺周围、大网膜等处可见大范围脂肪组织坏死和钙化斑;病程长者可并发脓肿、假性囊肿或瘘管形成。显微镜下胰腺组织呈凝固性坏死,坏死灶周围炎细胞浸润,可见淋巴管炎、静脉炎、血栓形成及出血坏死。

(四)临床表现

急性胰腺炎常在饱餐或饮酒后发生。其临床表现和病情轻重取决于病因、病理类型和诊治是否及时。

1.症　状

(1)腹痛　常为急性胰腺炎的首发症状。疼痛部位多在中上腹部,可向腰背部带状放射,呈持续性或阵发性加剧,其性质可为钝痛、刀割样痛或绞痛。一般疼痛不能被胃肠解痉药所缓解,弯腰抱膝位或屈膝侧卧位可减轻疼痛,但平卧位或进食则加重疼痛。水肿型患者腹痛程度较轻,出血坏死型腹痛较重且持续时间长,因渗液扩散可引起全腹疼痛。极少数年老体弱患者可无腹痛或轻微腹痛。

(2)恶心、呕吐和腹胀　多数患者有恶心、呕吐,常于起病后不久发生,可吐出食物和胆汁,但呕吐后腹痛不缓解。患者常有上腹胀,严重时因腹膜炎引起麻痹性肠梗阻而出现全腹胀。

(3)发热　多数患者有轻、中度发热,持续 3～5 d。持续发热 1 w 以上不退或逐日升高、白细胞升高者应怀疑继发胰腺脓肿等感染。

(4)低血压或休克　多发生于重症胰腺炎。患者烦躁不安、皮肤苍白、湿冷等;极少数可突然发生休克,甚至发生猝死。

(5)水、电解质、酸碱平衡及代谢紊乱　多数患者可出现轻重不等的脱水、低血钾,频繁呕吐者可有代谢性碱中毒。重症者可出现明显脱水与代谢性酸中毒、低钙血症,部分伴血糖增高。

2.体　征

(1)轻症急性胰腺炎　患者腹部体征较轻,可有上腹部压痛和肠鸣音减少,往往与主诉腹痛程度不十分相符,无肌紧张和反跳痛。

(2)重症急性胰腺炎　患者上腹或全腹压痛明显,有腹肌紧张、反跳痛,肠鸣音减弱或消失,可出现移动性浊音,并发脓肿时可扪及有明显压痛的腹块。少数患者因胰酶、坏死组织及出血沿腹膜间隙与肌层渗入腹壁下,致两侧胁腹部皮肤呈暗灰蓝色,称 Grey-Turner 征;可致脐周围皮肤青紫,称 Cullen 征。在胆总管或壶腹部结石、胰头炎性水肿压迫胆总管时,可出现黄疸。患者因低血钙引起手足抽搐者,为预后不佳表现。

(五)并发症

1.局部并发症

主要是胰腺脓肿与假性囊肿。重症胰腺炎起病 2～3 w,胰腺及胰周坏死组织继发细菌感染可形成胰腺脓肿,表现为高热、腹痛、上腹部肿块及中毒症状;假性囊肿常在病后 3～4 w 形成,多在胰体尾部,直径数毫米至几十厘米,因胰液和胰腺坏死组织在胰腺内或其周围包裹而形成,表现为邻近组织的压迫症状,如向腹腔穿破可引起胰源性腹水。

2.全身并发症

急性出血坏死性胰腺炎可并发多种严重并发症,如急性呼吸衰竭、急性肾衰竭、心力衰竭与心律失常、胰性脑病等多器官功能衰竭,还可发生消化道出血、败血症及真菌感染、血栓性静脉炎、弥散性血管内凝血及高血糖等。少数急性胰腺炎可演变为慢性胰腺炎。

(六)实验室和其他检查

1.白细胞计数

多有白细胞增多和中性粒细胞比例升高。

2.血、尿淀粉酶测定

血清淀粉酶起病后 6～8 h 即开始升高,48 h 开始下降,持续 3～5 d。血清淀粉酶超过正常值 3 倍以上有确诊价值,但其升高程度与病变严重程度不一致,出血坏死型由于胰腺细胞广泛破坏,血清淀粉酶可正常或低于正常。尿淀粉酶在发病 12～14 h 后开始上升,下降缓慢,持续 1～2 w,但其水平受尿量的影响。

3.血清脂肪酶测定

特异性较高,但升高较迟,常于起病后 24～72 h 开始升高,持续 7～10 d,对较晚就诊的急性胰腺炎病例有参考价值。

4.血钙及其他电解质测定

低钙血症见于出血坏死性胰腺炎,因血流经脂肪坏死组织时,血液 Ca^{2+} 与脂肪分解后产生的脂肪酸结合形成脂肪酸钙(钙皂)导致。低钙血症与病情严重程度相关,<1.5 mmol/L提示病情严重。患者可有低钾血症和低镁血症。

5.影像学检查

腹部平片 X 线检查可见肠麻痹征象,"哨兵袢"和"结肠切割征"是胰腺炎的间接指征。腹部 B 超可显示胰腺增大,轮廓不清,胰腺周围异常回声。CT 检查对急性胰腺炎的诊断意义大,也可对水肿型和出血坏死型进行鉴别。

(七)诊断和鉴别诊断

1.诊　断

典型病例诊断不难,对暴饮暴食或酗酒后突发剧烈的持续性上腹痛、恶心、呕吐、发热伴上腹部压痛及血、尿淀粉酶显著增高者,排出其他急腹症则可诊断为急性胰腺炎。B 超或CT 影像学检查可区分急性水肿型胰腺炎或出血坏死型胰腺炎。

2.鉴别诊断

(1)胃、十二指肠溃疡急性穿孔　常有消化性溃疡病史,腹痛突然加剧,出现腹肌紧张如板状,肝浊音界缩小或消失。站立位腹部 X 线透视见膈下游离气体可资鉴别。

(2)胆石症与急性胆囊炎　常有胆绞痛发作史,疼痛多位于右上腹,常向右肩部放射,Murphy 征阳性,X 线、B 超或 CT 检查可明确胆石症、胆囊炎诊断。

(3)急性肠梗阻　呈阵发性腹绞痛,疼痛多位于脐周及下腹部,伴排便排气减少或停止,机械性肠梗阻患者肠鸣音亢进,可闻及气过水声,腹部 X 线平片可见液气平面和梗阻部位以上肠管扩张。

(4)急性心肌梗死　少数患者可有急腹症样的剧烈腹痛,常有冠心病病史,心电图可示心肌梗死,血清心肌酶谱升高可资鉴别。

(八)治　疗

治疗根据急性胰腺炎的分型、分期和病因选择恰当的治疗方法。

1.非手术治疗

适应于急性胰腺炎全身反应期、水肿性及尚无感染的出血坏死性胰腺炎。

(1)禁食、胃肠减压　禁食、胃肠减压可减少食物及胃酸刺激引起的胰腺分泌;必要时置鼻胃管持续吸引胃肠减压,适用于腹痛、腹胀、呕吐严重者。

(2)维持水电解质平衡,补充有效血容量　积极补充钾、钠、钙、镁等电解质和液体,纠正酸中毒,维持有效血容量,有低蛋白血症者可补充新鲜血浆或白蛋白。

(3)镇痛解痉　在诊断明确的情况下可适当给予止痛药,同时应用解痉药如山莨菪碱、阿托品。禁用吗啡,以免引起 Oddi 括约肌痉挛加重病情。

(4)抑制胰腺分泌及胰酶活性　H_2 受体拮抗剂或质子泵抑制剂可通过抑制胃酸分泌而减少胰腺分泌,亦有助预防上消化道出血的发生。生长抑素有较强的胰腺外分泌抑制作用,可明显降低胰腺炎的并发症及死亡率,早期应用效果较好。早期出血坏死型胰腺炎可使用胰酶抑制剂,如抑肽酶和加贝酯等。

(5)营养支持　对重症胰腺炎尤为重要,早期应给予全胃肠外营养支持。如无肠梗阻,一般主张尽早过渡到空肠插管进而给予肠内营养。当血清淀粉酶恢复正常,症状、体征消失后可逐渐恢复普通饮食。

（6）抗生素的应用　对重症急性胰腺炎,应常规使用抗生素预防胰腺坏死合并感染,常选用氧氟沙星、环丙沙星、头孢哌酮钠、头孢噻肟钠等,可与甲硝唑或替硝唑联合应用,对厌氧菌有效。

（7）中医中药治疗　对急性胰腺炎具有一定的效果,常用药物有柴胡、黄连、黄芩、木香、白芍、枳实、厚朴、芒硝、大黄等,可随症加减。

（8）重症监护　严密观察体温、呼吸、血压、脉搏和尿量,有条件应转入重症监护病房,针对代谢紊乱及器官功能衰竭应积极采取防治措施。

2.手术治疗

（1）手术适应证　①不能排除其他急腹症时;②胰腺和胰周坏死组织继发感染;③经非手术治疗,病情继续恶化;④暴发性胰腺炎经过短期(24 h)非手术治疗多器官功能障碍仍不能得到纠正;⑤伴胆总管下端梗阻或胆道感染者;⑥合并肠穿孔、大出血或胰腺假性囊肿。

（2）手术方式　最常用的是坏死组织清除加引流术,同时行胃造瘘、空肠造瘘(肠内营养通道),酌情行胆道引流术。形成假性囊肿者,可酌情行内、外引流术。对胆源性胰腺炎合并胆道感染或胆道梗阻者适用,可行内镜下 Oddi 括约肌切开术(EST)可去除胆石梗阻、放置鼻胆管引流,防治胰腺炎病情恶化。

（九）健康教育

（1）积极预防和治疗胆道疾病,帮助患者及家属了解本病的基本原因、诱发因素和预防措施。

（2）指导患者合理进食,避免暴饮暴食及酗酒,忌生冷油腻的食物。急性期嘱患者卧床休息,并说明卧床休息的重要意义。

（3）做好出院后的饮食指导,禁止进食辣椒、浓茶、咖啡及高脂肪食物;出院后逐渐加强锻炼,劳逸结合,保持心情舒畅,增强抗病的能力;出院后如出现恶心、呕吐、腹痛等症状,应及时就诊。

（4）水肿型患者预后良好,常在 1 w 内恢复,不留后遗症。出血坏死型胰腺炎预后差,病死率高,抢救成功者常遗留不同程度的胰功能不全,少数可演变为慢性胰腺炎。

第七节　肝　硬　化

案例分析

患者,男,62 岁,因突然呕血 1 h 入院。患者于 1 h 前进食晚餐后出现恶心,呕出鲜红色血液约 300 ml。入院后又呕鲜血约 500 ml,次晨共解柏油样便 2 次,每次约 150 g。有乙肝病史多年。体检:慢性病容,颈部见 5 枚蜘蛛痣,肝肋下未及,脾肋下 3 cm,腹部移动性浊音阳性。肝功能:总蛋白 48.1 g/L,白蛋白 27.6 g/L,球蛋白 20.5 g/L,A/G 1.3,总胆红素 27.9 μmol/L,直接胆红素 8.5 μmol/L,谷丙转氨酶 120 U/L。乙肝标志物:HBsAg 阳性、HBeAg 阳性、抗 HBc 阳性。腹腔积液常规为漏出液,病理未见癌细胞。

问题:1.本例的诊断是什么? 诊断依据有哪些? 2.病理变化如何?

肝硬化是各种慢性肝病发展的晚期阶段。病理上以肝脏弥漫性纤维化、再生结节和假小叶形成为特征。本病早期可无明显症状,晚期以肝功能减退和门静脉高压为主要表现,常有多种严重并发症。

一、病　因

引起肝硬化病因很多,我国以病毒性肝炎最常见,西方国家则以慢性酒精中毒多见。①病毒性肝炎:主要由乙型或丙型肝炎引起,少数患者重叠肝炎病毒感染,发展至肝硬化的病程可短至数月,长至10～20年。甲型、戊型肝炎一般不演变成肝硬化。②慢性酒精中毒:长期酗酒可造成脂肪肝、酒精性肝炎,最终可导致酒精肝硬化。③血吸虫病:长期或反复血吸虫感染时,虫卵主要沉积在汇管区,引起大量结缔组织增生而导致肝纤维化及门脉高压症,称为血吸虫肝硬化。④胆汁淤积:肝内胆汁淤积多与自身免疫有关,可引起原发性胆汁性肝硬化;肝外胆管阻塞多继发于结石或肿瘤等引起的肝外胆管阻塞,可引起继发性胆汁性肝硬化。⑤其他:如化学毒物或药物、循环障碍、代谢紊乱、营养不良、非酒精性脂肪肝等因素持续存在均可引起肝硬化,尚有原因不明引起的隐性肝硬化。

二、发病机制

不同病因肝硬化的发生机制各不相同,如乙型、丙型肝炎病毒经过机体异常的免疫反应引起肝损伤;酒精的中间代谢产物对肝脏发生直接损害作用等。肝硬化的演变过程包括四个方面:①致病因素使肝细胞广泛变性、坏死、肝小叶纤维支架塌陷;②残存肝细胞再生,形成不规则的再生结节;③各种细胞因子促进纤维化的产生,形成纤维间隔;④纤维间隔包绕再生结节或将残留肝小叶重新分隔,改建成为假小叶,则形成肝硬化典型形态改变。上述病理改变造成肝脏血液循环紊乱,其是形成门脉高压的病理基础,促进肝硬化的进一步发展。早期肝纤维化是可逆的,但后期假小叶形成后是不可逆的。

三、病　理

在大体形态上,肝脏早期肿大、晚期明显缩小,质地变硬,外观呈棕黄色或灰褐色,表面有弥漫性大小不等的结节和塌陷区。在组织学上,正常肝小叶结构被假小叶所代替。假小叶内肝细胞有不同程度变性甚至坏死。根据形态分为三种病理类型:①小结节性肝硬化,结节大小相仿,直径小于3 mm,此型最为多见。②大结节性肝硬化,结节大小不一,一般直径大于3 mm,最大的可达5 cm,多由急骤发展的病毒性肝炎引起。③大小结节混合性肝硬化,为上述两型的混合,肝内同时存在大小结节两种病理形态。

四、临床表现

通常起病隐匿,发展缓慢,可隐伏数年至数十年或以上,少数因大片肝坏死发展较快,3～6个月即可出现肝硬化。肝脏具有很强的代偿功能,早期可无症状或症状轻微,部分病例在体格检查、手术或因并发症才被发现。

(一)肝硬化代偿期

无症状或仅有较轻的非特异性症状,如乏力、食欲不振、恶心、腹胀、腹泻、上腹隐痛等。一般可因过劳或伴发病而诱发,休息或治疗后缓解。肝轻度肿大,表面光滑,质地偏硬,可有轻压痛;脾轻、中度肿大,肝功能正常或轻度异常。

(二)肝硬化失代偿期

症状显著,主要为肝功能减退和门静脉高压症两大类。

1.肝功能减退的临床表现

(1)全身症状 可因食欲减退、消化吸收障碍、蛋白质合成减少及维生素代谢障碍而导致消瘦、疲乏无力、肝病面容(面色灰暗或黝黑)、皮肤干枯,还可有低热、口角炎等。

(2)消化道症状 常有食欲减退、恶心、上腹饱胀、腹泻及黄疸等。腹水及胃肠积气易出现持续性腹胀,并可出现中毒性鼓肠。

(3)出血倾向及贫血 因肝脏凝血酶原及其他凝血因子的合成减少;脾功能亢进使血小板减少。故患者牙龈及鼻黏膜出血,皮肤、黏膜可出现瘀点或瘀斑等,并出现贫血。

(4)内分泌失调 主要因体内雌激素增多、雄激素减少,患者表现为面部毛细血管扩张,有肝掌、蜘蛛痣及男性乳房发育等。(图7-10)

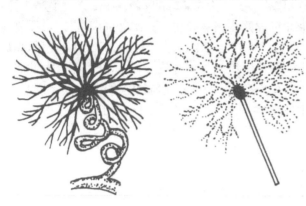

图 7-10 蜘蛛痣

2.门静脉高压症的临床表现

(1)侧支循环的建立与开放 因来自消化道和脾的血液流经肝时受阻可导致门脉压力增大,血液则流向压力不高的与上、下腔静脉相通的一些静脉,形成侧支循环。主要表现为食管下端和胃底静脉曲张、腹壁静脉曲张及痔静脉曲张等。(图7-11)

(2)脾大 因脾充血和脾单核-巨噬细胞增生所致,一般轻、中度增大,部分可发生巨脾,常伴有脾功能亢进而引起白细胞、红细胞、血小板减少。

(3)腹腔积液形成 是失代偿期的最突出表现,其形成与门静脉压力增高、血浆胶体渗透压降低、肝淋巴液生成过多、醛固酮及抗利尿激素等体液物质增多等诸多因素有关。可伴双下肢水肿,少数可发生胸腔积液。

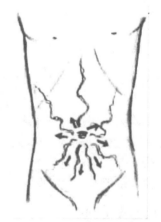

图 7-11 门静脉高压症所致脐周静脉曲张

五、并发症

(一)食管胃底静脉曲张破裂出血

为最常见并发症,多发生呕血和(或)黑粪,常可大量出血,导致休克或诱发肝性脑病。部分患者因消化性溃疡、门脉高压性胃黏膜病变而引起出血。在血压稳定、出血暂停时行内镜检查可确诊。

(二)感 染

肝硬化患者因免疫功能低下,常可并发自发性细菌性腹膜炎、呼吸系统、胆道、泌尿道感染而出现相应症状。自发性细菌性腹膜炎的病原菌多为大肠杆菌和副大肠杆菌,是肝硬化常见的严重并发症,典型表现有发热、腹胀、腹痛、恶心、呕吐或腹泻,体检全腹部压痛和腹膜刺激征,血白细胞增高,以中性粒细胞为主。腹腔积液呈渗出液,培养可有细菌生长。

(三)肝性脑病

是肝硬化晚期严重并发症和主要死因之一,是一种以代谢紊乱为基础的中枢神经系统功能失调的综合病征,临床主要表现为是意识障碍、行为失常和昏迷。

(四)电解质紊乱

在腹腔积液出现前即可有电解质紊乱,常见电解质紊乱有:①低钠血症:与长期钠摄入减少、利尿剂、放腹腔积液及抗利尿激素增多等因素有关;②低钾血症、低氯血症及代谢性碱中毒:摄入减少、呕吐、腹泻、继发性醛固酮增多及长期用利尿剂均可使钾和氯减少,低钾血症、低氯血症可致代谢性碱中毒,易诱发肝性脑病。

(五)原发性肝癌

多发生在大结节性或大小结节混合性肝硬化基础上,在病毒性肝炎及酒精引起的肝硬化中发生肝细胞癌的危险性高。患者出现无法解释的发热、肝区疼痛、肝大及血性腹腔积液等需警惕此病,血清甲胎蛋白明显升高及 B 超显示肝占位性病变应高度怀疑,CT 检查可以确诊。

(六)肝肾综合征

指发生在严重肝病基础上的肾衰竭,但肾脏本身无明显器质损害,又称功能性肾衰竭。一般出现在晚期,主要特征为自发性少尿或无尿、氮质血症、稀释性低钠血症及低尿钠。其发生与大量腹腔积液、利尿剂使用不当等多种诱因有关。

六、实验室和其他检查

(一)常规检查

血常规检查可有轻重不等的贫血,感染时白细胞升高,脾亢时白细胞和血小板数减低。尿常规检查一般正常,有黄疸时尿胆红素增加。大便常规检查消化道出血时肉眼可见黑便,慢性出血隐血试验阳性。

(二)肝功能检查

代偿期肝功能试验大多正常或轻度异常。失代偿期肝功能结果普遍异常,其异常程度与肝硬化的严重程度相关。

(1)血清酶学 转氨酶轻、中度升高,以 ALT 增高为主。

(2)胆红素代谢 血清胆红素含量有不同程度升高。

(3)蛋白代谢 血清白蛋白(A)降低、球蛋白(G)增高,白球蛋白比值(A/G)降低或倒置。

(4)凝血酶原时间 不同程度延长,注射 Vit K 后不易纠正。

(5)其他 总胆固醇、胆固醇脂低于正常;血清胆碱酯酶(CHE)下降。

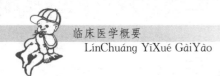
(三)免疫学检查

病毒性肝炎患者血清标志物呈阳性反应,有助于分析肝硬化病因。甲胎蛋白明显升高提示合并原发性肝细胞癌。自身免疫性肝炎可检出自身抗体如抗平滑肌抗体、抗核抗体等。

(四)腹腔积液检查

常呈漏出液。并发自发性腹膜炎时白细胞增多,常在 $500 \times 10^6/L$ 以上,中性粒细胞为主。腹腔积液呈血性应考虑有无结核性腹膜炎及癌变可能,细胞学检查有助于诊断。

(五)影像学检查

B 型超声波检查可提示肝硬化,超声图像为肝包膜不光整、肝叶比例失调、肝实质回声不均匀,门脾静脉增宽、脾大、腹腔积液等提示门静脉高压。食管静脉曲张时行食管吞钡 X 线检查显示虫蚀样或蚯蚓状充盈缺损,纵行黏膜皱襞增宽,胃底静脉曲张时胃肠钡餐可见菊花瓣样充盈缺损。CT 及 MRI 等检查对肝硬化合并原发性肝癌的诊断价值高。

(六)其他检查

胃镜检查可直接观察食管胃底静脉曲张程度及范围,在并发上消化道出血时急诊胃镜检查可判断出血部位,并进行止血治疗;肝穿刺活组织检查可见肝细胞变性坏死、纤维组织增生、假小叶形成,具有确诊价值,帮助疑难病例诊断,但需严格掌握指征;腹腔镜检查可直接观察肝表面情况及对病变部位进行活检,对诊断困难者有价值。

七、诊断和鉴别诊断

(一)诊　断

失代偿期肝硬化诊断不困难,但早期不易发现。主要诊断依据为:①有病毒性肝炎、长期酗酒、血吸虫病等可致肝硬化的病因;②有肝功能减退和(或)门静脉高压症的临床表现;③肝功能试验有异常改变,B超或 CT 检查符合肝硬化图像,肝活组织检查有假小叶生成。

(二)鉴别诊断

1.肝、脾大的鉴别

与慢性肝炎、原发性肝癌、血液病、血吸虫病等鉴别。

2.腹腔积液的鉴别

与结核性腹膜炎、缩窄性心包炎、慢性肾炎等鉴别。

3.肝硬化并发症的鉴别

如出现感染、上消化道出血、肝性脑病、肝肾综合征等并发症的鉴别。

八、治　疗

本病目前无特效疗法,通常采用综合性治疗。

(一)一般治疗

代偿期宜适当减少活动,失代偿期患者应卧床休息为主,出现并发症者应绝对卧床休息;宜高热量、高蛋白、维生素丰富且营养丰富易消化食物,禁酒及避免食用坚硬、粗糙食物,但若患者肝功能损害严重或有肝性脑病前兆时,应限制或禁止蛋白质摄入,有腹腔积液患者要低盐饮食。

(二)抗肝纤维化治疗

目前尚无特效的逆转肝硬化的药物,但通过治疗原发病,对防止肝脏炎症坏死,从一定程度上起到防止肝纤维化发展的作用。如秋水仙碱有抗感染及抗纤维化作用,但应注意胃肠道反应及粒细胞减少。丹参、虫草、小柴胡汤、复方鳖甲软肝片等也具有抗肝纤维化作用。

(三)腹腔积液的处理

1.限制钠、水摄入

限制钠饮食及卧床休息是腹腔积液的基础治疗,患者经限制钠、水摄入后可产生自发性利尿,腹腔积液消退。氯化钠的摄入量一般在 $1.5\sim2.0$ g/d,水不应超过 $1\,000$ ml/d,有稀释性低钠血症时应限制在 500 ml 以内。

2.利尿剂

一般不主张用利尿剂,以防产生电解质紊乱、肝肾综合征、肝性脑病等并发症。但对上述基础治疗无效或大量腹腔积液者应使用利尿剂,以个体化、联合、间歇及交替使用为原则。常用的利尿剂为螺内酯和呋塞米。螺内酯是潴钾利尿剂,单独长期使用可引起高钾血症,呋塞米是排钾利尿剂,单独用应注意补钾。目前主张两药合用,加强疗效的同时减少不良反应。对难治性腹腔积液可加用渗透性利尿剂甘露醇或小剂量泼尼松。

3.提高血浆胶体渗透压

对低蛋白血症患者,静脉输入血浆或白蛋白可提高血浆胶体渗透压、增加循环血容量,促进腹腔积液消退。近年来腹腔积液浓缩静脉回输是治疗难治性腹腔积液比较有效的方法,但对有严重心肺功能不全、严重并发症或癌性腹腔积液者不宜做此治疗。

4.腹腔穿刺放液

穿刺放腹腔积液可引起电解质紊乱、蛋白质丢失、继发感染,并可诱发肝性脑病、肝肾综合征等,且放液后腹腔积液可迅速生成,故一般不主张单纯放液来治疗腹腔积液,每放 $1\,000$ ml 腹腔积液加白蛋白 10 g 静脉滴注,放腹腔积液量在 $4\,000\sim6\,000$ ml。本法治疗难治性腹腔积液较单纯用利尿剂有效。

5.其　他

如腹腔-颈内静脉分流术、减少肝淋巴液漏出、经颈静脉肝内门体分流术(TIPS)等方法减少腹腔积液生成及促进消退。

(四)并发症治疗

1.食管胃底静脉曲张破裂出血

常发生大出血。急救措施有包括加强监护、禁食、静卧,立即补充有效血容量纠正休克,积极采用有效止血措施,预防肝性脑病等。急救处理后仍不能止血者可进行双气囊三腔管压迫止血(图7-12)或经颈静脉肝内门分流术止血。预防食管曲张静脉出

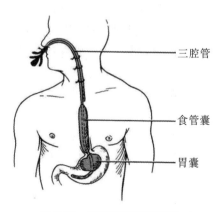

图7-12　双气囊三腔管使用

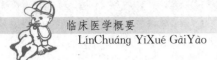

血可采用内镜下曲张静脉硬化疗法、结扎术或服用降低门静脉压力的药物等。

2.继发感染

按病因合理选用抗生素,并加强支持治疗。自发性腹膜炎的抗生素治疗原则是早期、足量、联合用药。一旦诊断成立即应开始经验性治疗。一般选用针对革兰阴性杆菌、腹腔积液浓度高及肾毒性小的抗生素,如头孢菌素类。

3.肝性脑病

可通过去除诱因、减少肠内氨的生成与吸收、促进体内氨的代谢、调节神经递质及人工肝等方式综合性治疗。

4.肝肾综合征

积极防治诱发因素如感染、上消化道出血、水电解质紊乱、大剂量利尿剂等和避免使用肾毒性药物,是预防肝肾综合征的重要措施。一旦形成肝肾综合征当前治疗较为困难,常用疗法主要有:血管活性药物加输白蛋白、经颈静脉肝内门体分流术等。

5.脾功能亢进

脾功能亢进的治疗,可根据患者的具体情况分别选用脾切除术、脾动脉栓塞术及升血细胞药物治疗等。

(五)门脉高压症的手术治疗

门脉高压症的手术治疗有各种分流、断流术及脾切除术等,但有黄疸、腹腔积液和肝功能极差的患者手术死亡率甚高,为手术禁忌证。

(六)肝移植手术

肝移植手术是目前治疗晚期肝硬化唯一有效的措施,可延长生存时间,明显改善患者的生活质量。

九、健康教育

(1)加强宣传教育、普及乙型肝炎疫苗接种、控制酗酒、严格筛查献血员及加强血制品管理、医院内器械消毒等是降低肝硬化发病率的有效措施。

(2)注意合理的休息和饮食,代偿期注意劳逸结合,活动以不感到疲劳为原则,失代偿期卧床为主,大量腹腔积液者宜绝对卧床休息,或半卧位以降低横膈,可缓解呼吸困难和心悸;饮食主张多样化饮食,严禁饮酒,以高热量、高蛋白、维生素丰富和易消化的食物为宜,肝功能显著损害或有肝性脑病先兆者,应限制或禁食蛋白质。

(3)指导患者了解腹腔积液形成原因和加重因素,遵医嘱服利尿药;学会自我测腹围、称体重并做好记录;遇到小病时不要擅自用药,要在医生指导下用药等。

(4)调整心理状态,有规律的生活,树立战胜疾病的信心,保持心情舒畅、情绪稳定,也可提高治疗效果。

(5)肝硬化患者的预后根据病因、肝功能代偿程度及有无并发症而不同。病毒性肝炎后肝硬化预后较其他原因的肝硬化差;失代偿期肝硬化合并各种并发症者预后差。

复习思考题

一、名词解释

1. 消化性溃疡　2. 三联疗法　3. 腹膜刺激征　4. Reynolds 五联征
5. 肝性脑病

你一定能做对!

二、单项选择题

1. 慢性胃炎主要是由下列哪项因素引起的?（　　）
   A. 酗酒　　　　　　　　B. NSAID 药物　　　　　C. 胆汁反流
   D. 幽门螺杆菌感染　　　E. 吸烟

2. 慢性胃炎伴有哪项属于癌前病变?（　　）
   A. 肠化　　　　　　　　B. 脐状突起　　　　　　C. 异型增生
   D. 幽门腺化生　　　　　E. 轻度不典型增生

3. 确诊慢性胃炎最主要的方法是（　　）
   A. 胃酸分析　　　　　　B. X 线钡餐检查　　　　C. B 细胞抗体检测
   D. 胃镜检查和活组织检查　E. 幽门螺杆菌检测

4. 消化性溃疡的主要病因是（　　）
   A. 幽门螺杆菌　　　　　B. 胃蛋白酶　　　　　　C. 胃动力异常
   D. 非甾体抗炎药　　　　E. 应激与心理因素

5. 消化性溃疡 X 线诊断的可靠依据是（　　）
   A. 局部激惹　　　　　　B. 局部压痛　　　　　　C. 局部变形
   D. 龛影在胃腔轮廓之外　E. 龛影在胃腔轮廓之内

6. 胃溃疡好发于（　　）
   A. 胃大弯　　　　　　　B. 胃体部　　　　　　　C. 胃底部
   D. 贲门　　　　　　　　E. 胃角和胃小弯

7. 关于十二指肠球后溃疡不正确的是（　　）
   A. 指发生在十二指肠球后壁的溃疡　　　　　　B. 多出现夜间痛和背部放射痛
   C. 药物治疗效果差　　　D. 易并发出血　　　　　E. 常规检查易漏诊

8. 消化性溃疡最常见的并发症是（　　）
   A. 穿孔　　　　　　　　B. 上消化道出血　　　　C. 幽门梗阻
   D. 癌变　　　　　　　　E. 复合溃疡

9. 消化性溃疡治疗中不属于抑制胃酸分泌的药物是（　　）
   A. 氢氧化铝　　　　　　B. 法莫替丁　　　　　　C. 潘托拉唑
   D. 雷尼替丁　　　　　　E. 奥美拉唑

10. 降低胃酸最有效的药物是（　　）
    A. H_2 受体拮抗剂　　　B. 抗胆碱药物　　　　　C. 促胃液素受体拮抗剂
    D. 质子泵抑制剂　　　　E. 抗酸剂

11. 肝硬化时脾大的主要原因是（　　）

    A. 肝静脉压力增高　　　　B. 门脉高压　　　　　　C. 肝动脉压力增高

    D. 腹腔积液的压迫使脾血液回流障碍　　　　　E. 毒性产物的刺激

12. 肝硬化代偿期的临床表现不包括（　　）

    A. 鼻黏膜出血　　　　　　B. 食欲减退　　　　　　C. 乏力

    D. 肝脏轻度肿大　　　　　E. 脾脏轻度肿大

13. 诊断肝硬化最可靠的是（　　）

    A. 肝穿刺活检有假小叶形成　　　　　　　　　B. 胃底和食管静脉曲张

    C. 白蛋白/球蛋白比值倒置　　　　D. 脾大　　　　E. 肝掌及蜘蛛痣

14. 我国肝硬化最常见的病因是（　　）

    A. 中毒性肝炎　　　　　　B. 酒精性肝炎　　　　　C. 病毒性肝炎

    D. 营养不良性肝炎　　　　E. 血吸虫病性肝炎

15. 下列哪项不属于门脉高压症候群？（　　）

    A. 肝脏增大　　　　　　　B. 脾脏增大　　　　　　C. 食管和胃底静脉曲张

    D. 痔核形成　　　　　　　E. 腹腔积液

16. 急性胰腺炎发病过程中，可破坏血管引起出血的是（　　）

    A. 磷脂酶 A　　　　　　　B. 弹力蛋白酶　　　　　C. 激肽酶

    D. 脂肪酶　　　　　　　　E. 胰蛋白酶

17. 诊断急性胰腺炎胰腺坏死的首选检查是（　　）

    A. B 超　　　　　　　　　B. X 线腹部平片　　　　C. 胃镜

    D. 核素扫描　　　　　　　E. 增强 CT

18. 在我国引起急性胰腺炎最常见的病因是（　　）

    A. 甲状旁腺疾病　　　　　B. 胆道疾病　　　　　　C. 高钙血症

    D. 手术创伤　　　　　　　E. 并发于流行性腮腺炎

19. 仅见于出血坏死型胰腺炎的是（　　）

    A. 胆囊结石　　　　　　　B. Cullen 征　　　　　　C. 胰腺水肿

    D. 腹胀　　　　　　　　　E. 发热

20. 上消化道出血最常见的病因是（　　）

    A. 急性胃黏膜损害　　　　B. 胃癌　　　　　　　　C. 食管和胃底静脉曲张破裂

    D. 消化性溃疡　　　　　　E. 食管贲门黏膜撕裂综合征

21. 患者，男，52 岁，胃溃疡病史 22 年，反复发作，每次予抑酸治疗好转，近 2 个月来，又有疼痛发作，经内科治疗 8 w 不见好转，且逐渐消瘦。检查 OB 试验持续阳性，最大可能是（　　）

    A. 胃溃疡复发　　　　　　B. 胃溃疡癌变　　　　　C. 耐药

    D. 复合溃疡　　　　　　　E. 胃多发溃疡

22. 患者，男，42 岁，消化性溃疡病史 10 年，今晨突发上腹剧痛，伴恶心，后延至脐周、全腹，体检：全腹压痛，尤其以上腹明显，且浊音消失，肠鸣音减弱，血清淀粉酶不高，最可能的诊断为（　　）

    A. 急性胰腺炎　　　　　　B. 胆囊炎、胆石症　　　C. 急性小肠梗阻

D. 消化性溃疡穿孔   E. 急性胃扭转

23. 患者,男,30 岁,酗酒后突感上腹持续钝痛 2 h,向腰背部呈带状放射,体检:上腹有
中度压痛,无反跳痛,双肾区无叩击痛,EKG 及血常规正常,为明确诊断,应首选哪
项检查?(   )

A. 淀粉酶测定   B. 血清脂肪酶   C. 肝功能检查

D. 肾功能检查   E. 尿常规检查医学

24. 患者,男,35 岁,既往有十二指肠球部溃疡 10 年,近 3 d 出现上腹痛并加重 1 d,反复
呕吐,为胃内容物及咖啡样物,共 3 次约 600 ml,吐后疼痛缓解,最可能合并(   )

A. 穿孔   B. 上消化道出血   C. 幽门梗阻

D. 癌变   E. 弥漫性腹膜炎

三、简答题

1. 简述胃炎的检查主要方法及治疗原则是什么?

2. 简述典型消化性溃疡的临床特点是什么?

3. 消化性溃疡的并发症有哪些?

4. 急性阑尾炎的病理类型有哪些? 其用于协助诊断的体征是什么?

5. 肠梗阻的共同的临床表现是什么?

6. 简述单纯性还与绞窄性肠梗阻的鉴别要点。

7. 肝硬化代偿期和失代偿期会出现哪些临床表现? 常见的并发症有哪些?

（张兰清）

第八章 泌尿生殖系统疾病

教 学 目 标

■ 掌握 急慢性肾小球肾炎、肾病综合征、慢性肾衰竭、膀胱炎、肾盂肾炎、前列腺炎、肾输尿管结石的临床表现、诊断和治疗原则。

■ 熟悉 肾小球肾炎、肾病综合征、慢性肾衰竭病因、病理；熟悉泌尿生殖系统感染的致病菌、感染途径，肾输尿管结石的病因、病理和影像学特点。

第一节 肾小球肾炎

案例分析

患儿，男，8岁。因咽喉部疼痛、发热病1w，眼睑水肿、尿少、头昏、乏力、纳差2d入院。检查：体温36.8℃，脉搏90次/min，颈部可触及黄豆大小的淋巴结两个，两侧眼睑水肿，两肺呼吸音粗糙，未闻及干湿性啰音，心律齐，心界不大，各瓣膜未闻及病理性杂音，腹软，肝脾不大，两肾区轻度叩痛，余未见异常。化验：尿常规蛋白(++)，白细胞3~4/HP，红细胞10/HP，颗粒管型1~2/HP；血常规正常；肾功能：Bun 9.2 mmol/L，Cr 176 μmol/L；肝功能正常。

问题：1.该患儿是什么病？是哪种病原体感染所引起？ 2.应与哪些疾病进行鉴别？ 3.遇到此类患者我们应怎样处理？

一、急性肾小球肾炎

急性肾小球肾炎(acute glomerulonephritis，AGN)简称急性肾炎，是指一组病因及发病机制不一，以急性肾炎综合征为主要临床表现的一组疾病。其特点为急性起病，患者出现血尿、蛋白尿、水肿和高血压，并可伴有一过性氮质血症。临床上大多数发生于链球菌感染后，而其他细菌、病毒及寄生虫感染也可引起。可发生于任何年龄，5~14岁多见，2岁以下少见。男女之比为2∶1，预后大多良好，常可在数月内临床自愈。以下主要介绍链球菌感染后急性肾小球肾炎。

（一）病因和发病机制

本病常发生于上呼吸道感染、猩红热、皮肤感染等感染后，多见于 A 组 β 溶血性链球菌感染后。主要是由感染所诱发的免疫反应所致，链球菌的致病抗原（如胞壁的 M 蛋白或胞浆中某些抗原成分），通过循环免疫复合物或原位免疫复合物形成诱发免疫炎症反应导致肾脏病变。（图 8-1）

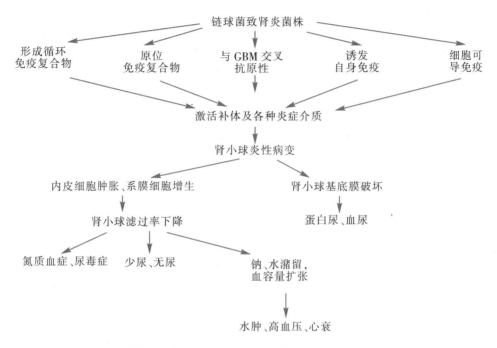

图 8-1　急性肾炎（链球菌感染后）发病机制示意

（二）病　理

肾体积较正常增大，病变主要累及肾小球，为毛细血管内增生性肾小球肾炎（图 8-2）。光镜下见肾小球弥漫性病变，以内皮细胞及系膜细胞增生为主要表现，急性期有较多的中性

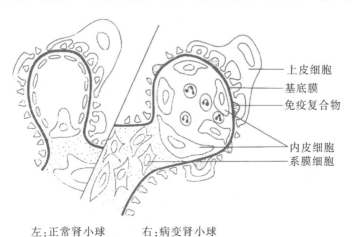

左：正常肾小球　　右：病变肾小球

图 8-2　毛细血管内增生性肾小球肾炎

粒细胞和单核细胞浸润。严重时增生的细胞及渗出物可引起肾小球毛细血管腔狭窄或闭塞。肾小管病变多不明显,肾间质可有水肿及灶状炎症细胞浸润。电镜检查可见上皮细胞下有"驼峰状"电子致密物沉积。免疫病理检查可见沿毛细血管壁和(或)系膜区有弥漫粗颗粒状 IgG 和 C3 沉积。

(三)临床表现

多见于儿童,男性多于女性。一般在前驱链球菌感染后 1~3 w 发病。呼吸道感染者潜伏期 6~14 d,皮肤感染者潜伏期为 14~28 d。感染的严重程度与急性肾炎的发生及病变轻重无关。临床上表现轻重悬殊,轻者呈"亚临床型"即仅有尿常规及血清 C3 异常;重者可发生急性肾衰竭。本病典型者具有以下临床表现:

1.血 尿

几乎所有的患者均有肾小球源性血尿。约 40% 的患者可有肉眼血尿,常为患者起病首发症状和就诊原因。肉眼血尿严重时可伴排尿不适甚至排尿困难。通常肉眼血尿 1~2 w 后即转为镜下血尿,少数持续 3~4 w,也可因感染、劳累而暂时反复。镜下血尿持续 1~3 月,少数延续半年或更久,但绝大多数可恢复。

2.蛋白尿

血尿同时常伴有轻、中度的蛋白尿,少数患者(<20%)可达肾病综合征水平的大量蛋白尿。

3.水 肿

80% 以上患者可发生水肿,系因肾小球滤过率减低及水钠潴留引起,往往是起病的初发表现。典型者仅晨起时眼睑水肿或伴有下肢轻度凹陷性水肿,少数严重者水肿可遍及全身,甚至可出现胸、腹腔积液。

4.高血压

约 80% 的患者可有轻至中度高血压,主要与水钠潴留血容量增加有关,常与水肿程度一致,利尿后血压可逐渐恢复正常。少数患者可发生严重高血压,甚至出现高血压脑病。

5.少尿及氮质血症

发病早期可因肾小球滤过率降低、水钠潴留而尿量减少,甚至少尿,肾功能一过性受损,表现为轻度氮质血症,但多于 1~2 w 后随尿量增多可逐渐恢复正常,极少数患者可出现急性肾衰竭。

(四)实验室检查

1.尿液检查

尿沉渣镜检有较多红细胞,早期还可见白细胞和上皮细胞稍增多,并可有红细胞管型及颗粒管型等。尿蛋白多为+~++,尿纤维蛋白降解产物(FDP)增多,通常大于 1.25 μg/ml。尿常规一般在 4~8 w 内大致恢复正常。少量镜下血尿或微量尿蛋白有时可迁延半年至一年才消失。

> **知识链接**
> RBC>3 个/HP 称为镜下血尿,WBC>5 个/HP 称为镜下脓尿,尿中含血量>1 ml/L 可呈肉眼血尿。参见《诊断学》实验室检查中的尿液检查。

2.血液检查

因血液稀释红细胞计数及血红蛋白可稍低,白细胞计数可正常或增高;血沉增快,2~3 月内恢复正常。血清抗链球菌溶血素"O"(ASO)滴度可升高,提示近期曾有过链球菌感染;起病初期血清总补体及 C3 下降,6～8 w 逐渐恢复正常,对本病有较大诊断意义。血尿素氮、肌酐在少尿期可暂时升高。部分患者早期尚有循环免疫复合物及血清冷球蛋白检查阳性。

(五)并发症

1. 急性心衰

因水钠潴留、血容量增大所致,多发生于起病后 1～2 w 内。临床表现为气急、胸闷、咳嗽、肺底湿啰音、肝大压痛、奔马律等左右心衰竭症状。洋地黄类强心剂效果不佳,而利尿剂的应用常能使其缓解。极少数重症患者于数小时至 1～2 d 内迅速出现肺水肿而危及生命。

2. 高血压脑病

血压(尤其是舒张压)急剧增高,出现中枢神经症状。儿童多见。多发生于病程早期,表现为剧烈头痛、频繁恶心呕吐,继之视力障碍,并有嗜睡或烦躁,重者发生惊厥、昏迷,甚至脑疝。

3. 急性肾衰竭

多数患者急性期有程度不等的氮质血症,但进展为急性肾衰竭者仅为极少数,已成为急性肾炎死亡的主要原因。临床表现为少尿或无尿,血尿素氮、肌酐进行性增高,并可有高血钾及代谢性酸中毒症状。

(六)诊断和鉴别诊断

链球菌感染后 1～3 w,出现血尿、蛋白尿、水肿和高血压,甚至少尿及氮质血症等急性肾炎综合征表现,诊断多无困难。伴有血清 C3 急性期下降,6～8 w 恢复的典型规律性变化即可临床确诊。如少尿 1 w 以上或进行性尿量减少伴有肾功能恶化,病情两个月以上仍无好转迹象,或急性肾炎综合征伴有肾病综合征时需及时做肾活检以明确诊断、指导治疗。

1. 其他病原体感染后急性肾炎

多种细菌、病毒和寄生虫感染也可引起急性肾炎。已知较多见的各种病毒(流感病毒、EB 病毒、水痘病毒等)感染极期或感染后 3～5 d 起病,但多数临床表现轻,通常肾功能正常、不伴有血清补体降低、少有水肿及高血压,临床过程多为自限性。

2. 系膜增生性肾小球肾炎

包括 IgA 肾病及非 IgA 系膜增生性肾炎。部分患者起病似急性肾炎,一般无补体下降,病情无自愈倾向。IgA 肾病患者多于感染后数小时至数日内出现肉眼血尿并可多次发作,部分患者血清 IgA 可升高。鉴别困难时需行肾活检。

3. 急进性肾炎

起病与急性肾炎相似,大多早期出现少尿或无尿、肾功能急剧进展恶化,病死率高。肾活检见大部分肾小球囊形成新月体为特征。

4. 慢性肾炎急性发作

首次就诊易误为"急性肾炎"。此类患儿既往有肾炎的病史,常在感染后 1～2 d 诱发,缺乏间歇期且常伴有较重的贫血、持续高血压、肾功能不全,有时伴心脏、眼底变化,血清补体多无动态变化。B 超检查有时可见两肾体积缩小、肾皮质变薄。

5. 继发性肾小球肾炎

如系统性红斑狼疮、过敏性紫癜等也可出现急性肾炎综合征表现,但依据伴有其他系统受累的临床表现及特异性实验室检查,一般不难鉴别。

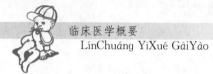

(七)治 疗

本病为自限性疾病,以休息和对症治疗为主,不宜使用糖皮质激素和细胞毒药物。急性肾衰竭者可予透析疗法,待其病情自然恢复。

1.一般治疗

急性期应卧床休息 2～3 w,至肉眼血尿消失、血压正常及水肿消退后逐渐增加活动量。急性期宜低盐(<3 g/d)饮食。肾功能正常者蛋白质摄入保持正常[1 g/(kg·d)],对氮质血症者应限制蛋白质摄入,并予高质量蛋白(富含必需氨基酸的动物蛋白)。仅明显少尿的急性肾衰竭者才限制液体入量。

2.治疗感染灶

首选青霉素(过敏者可用大环内酯类抗生素)注射 10～14 d,但其必需性现有争议。对反复发作的慢性扁桃体炎,可待病情稳定(尿蛋白<＋、尿沉渣红细胞<10 个/HP)可作扁桃体摘除,术前和术后 2 w 应注射青霉素。

3.对症治疗

包括利尿、降血压和预防心脑并发症的发生。有明显水肿、少尿或有高血压及全身循环充血者应用利尿剂。可选噻嗪类利尿剂(如双氢氯噻嗪 25 mg,每日 2～3 次)或呋塞米口服,重症患者需用呋塞米(20～60 mg/d)肌内注射或静脉注射。利尿后血压仍高者应给予降压药,可用利血平口服或肌注,必要时加用卡托普利口服,也可应用硝苯地平口服或舌下含服,但保钾利尿药(如氨苯蝶啶及安体舒通)及血管紧张素转化酶抑制剂,少尿时应慎用。严重循环充血同时有高血压可静滴硝普钠,必要时可加用乙酰毛花苷,剂量宜偏小,症状好转后及时停药。若发生高血压脑病,除应用快速降压药硝普钠外,尚需制止抽搐、镇静及注射甘露醇防治水肿等。少数发生急性肾衰竭且具有透析指征时,应及时给予透析治疗,由于本病有自愈趋势,肾功能多可逐渐恢复,通常不需要长期维持透析。

4.中医药治疗

中医认为急性肾炎是由风寒、风热和湿邪所致,分别予以宣肺利尿、凉血解毒等疗法。本病恢复期脉证表现不很明确,辨证不易掌握,仍以清热利湿为主,佐以养阴,但不可温补。

(八)健康教育

(1)本病根本的预防是防治链球菌及相关的感染。平日应加强体育锻炼,增强抵抗力,注意皮肤清洁卫生,预防皮肤脓疱疮或扁桃体炎等。如一旦感染则应及时彻底治疗。感染后 2～3 w 时应检查尿常规,以便及时发现异常。

(2)本病为自限性疾病,主要是限制活动、控制水钠的入量以及利尿、降压等对症治疗,多数患者可完全治愈。急性期要告诉患者卧床休息 2～3 w(水肿消退后可下床轻微活动);给予高维生素和低盐饮食,一般盐入量为每日 1～2 g(水肿消退后可给 3～5 g),水的入量一般不严格限制,但严重少尿或循环充血时要限水;每天热敷肾区 1～2 次,15～20 min,并做好腰部保暖;定期测体重,一般每周 1 次,用利尿药时每日 1 次。

(3)告诉患者急性肾炎完全恢复需 1～2 年,应定期随访。出院后每周到医院查 1 次尿常规,2 个月后改为每月一次。按规定限制活动,不能参加剧烈活动。

二、慢性肾小球肾炎

慢性肾小球肾炎(chronic glomerulonephritis,CGN)简称为慢性肾炎,是一组临床上以血尿、蛋白尿、水肿、高血压为基本临床表现,病因多样,病理形态不同,发病方式各异,病情进展缓慢、迁延,可有程度不同的肾功能减退,最终将发展为慢性肾衰竭的肾小球疾病。由于慢性肾炎的病理类型和病期不同,其主要临床表现各有差异,疾病表现呈现多样性。

（一）病因及发病机制

多数病因不明,仅有少数慢性肾炎从急性肾炎转变而来。慢性肾炎的病因、发病机制及病理类型各异,但起始因素多为免疫介导性炎症。病程慢性化的机制除了与免疫因素有关外,非免疫非炎症因素也起到重要作用。

（二）病　理

慢性肾炎的病理改变是两肾弥漫性肾小球病变,可有多种病理类型所致,包括系膜增生性肾炎、系膜毛细血管性肾炎、膜性肾病和局灶或节段性肾小球硬化等。病变后期以上不同类型的病理变化均演变为不同程度的肾小球纤维化,玻璃样变,相应肾小管萎缩,肾间质纤维化、淋巴细胞浸润。病变晚期肾体积缩小、皮质变薄,最终病理类型可转变为硬化性肾小球肾炎,形成终末期固缩肾。

（三）临床表现

慢性肾炎在任何年龄均可发生,但以青中年为主,男性多见。多数起病缓慢、隐匿,病情时轻时重、迁延,渐进性发展成为慢性肾衰竭。临床表现呈多样化,个体间差异较大,血尿、蛋白尿、高血压、水肿为其基本临床表现。多数患者无急性肾炎病史,起病时即表现为慢性肾炎。急性肾炎病情迁延一年以上未愈,有转为慢性肾炎的可能。

1. 水　肿

水肿可有可无,程度可轻可重,一般不严重。轻者仅晨起发现眼睑水肿、面部肿胀或午后出现双下肢或踝部水肿,少数严重者可有全身水肿。也有极少数患者始终没有水肿,容易被忽视。

2. 高血压

部分患者以高血压为首发或突出表现,其血压升高可以是持续性的,也可以间歇出现。血压(尤其是舒张压)持续性中等以上程度升高,检查患者可有眼底出血灶及絮状渗出,甚至出现视乳头水肿。如有持续血压升高而控制不好,可加快肾功能恶化,往往预后较差。

3. 肾功能不全

早期肾功能正常或轻度损害,表现为内生肌酐清除率下降或轻度氮质血症,往往可持续数年,甚至数十年,随着肾功能渐进恶化,出现血压增高、贫血等相应的临床表现,进入尿毒症阶段。也有部分患者因感染、劳累后急性发病,或使用肾毒性药物后肾功能急骤恶化,虽经及时排除诱因及适当治疗后病情有一定程度缓解,但可能已进入不可逆性慢性肾衰竭。

4. 尿检异常

几乎是慢性肾炎患者必有的现象,包括尿量变化和镜检的异常。有水肿者尿量会减少,无水肿者尿量多数正常。尿蛋白常在 $1\sim3\ g/d$,尿沉渣镜检红细胞可增多,可见颗粒管型、透明管型等。血尿一般较轻或完全没有,但在急性发作期,可出现镜下血尿甚至肉眼血尿。肾功能严重损害时会有夜尿量增多和尿相对密度下降等现象。此外,慢性肾炎患者还会出现头晕、失眠、乏力、疲倦、腰部疼痛、纳差、恶心及呕吐和不同程度

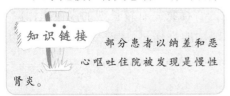

知识链接　部分患者以纳差和恶心呕吐住院被发现是慢性肾炎。

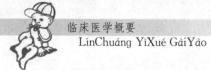
的贫血等临床症状。

（四）并发症

1. 感　染

因慢性肾炎患者抵抗力较低，容易发生呼吸道、泌尿道及皮肤等感染，发生感染后可无明显症状，但常诱发慢性肾炎急性发作，使原有病情进行性加重，治疗也较为困难，故应引起重视。

2. 肾性贫血

慢性肾炎晚期可并发血液系统多种异常，如贫血、血小板功能异常、淋巴细胞功能异常和凝血机制障碍等，其中贫血最为常见，主要与红细胞生成减少、红细胞破坏增多及晚期患者出现的明显出血有关。

3. 高血压

慢性肾炎肾功能不全期代谢异常常引起严重的心血管并发症，如高血压、动脉粥样硬化、心肌病、心包炎等。据统计高血压发病率为 $70\%\sim80\%$，需要肾脏替代治疗的患者则几乎均有高血压，其中 3/4 的患者用低盐饮食和透析即能控制高血压，另外 1/4 的患者用透析去除体内过剩的钠和水后，血压反而升高。

（五）诊断和鉴别诊断

尿化验异常（蛋白尿、血尿、管型尿）、水肿及高血压病史在 1 年以上，不管有无肾功能损害均应考虑该病。若能排除继发性肾小球肾炎和遗传性肾小球肾炎后临床上即可诊断为慢性肾炎。主要与下列疾病相鉴别：

1. 继发性肾小球肾炎

如系统性红斑狼疮肾炎及过敏性紫癜肾炎等，可依据伴有相应系统的临床表现和实验室检查，可以鉴别。

2. Alport 综合征

多起病于青少年（尤其在 10 岁前），患者有眼（球形晶状体）、耳（神经性耳聋）和肾（蛋白尿、血尿及进行性肾功能减退）异常，并有阳性家族史。（多为性连锁显性遗传）。

3. 其他原发性肾小球病

（1）隐匿型肾小球肾炎　主要表现为无症状性血尿和（或）蛋白尿，无水肿、高血压和肾功能减退。

（2）感染后急性肾炎　有前驱感染并以急性发作起病，但慢性肾炎急性发作常在短期内（数日）病情急剧恶化，血清 C3 通常无动态变化，加之慢性肾炎呈慢性进展，无自愈倾向，可鉴别。

4. 原发性高血压肾损害

易与慢性肾炎高血压相混淆。原发性高血压继发的肾损害先有较长期的高血压，其后再出现肾损害表现，临床上远曲小管功能损伤较肾小球功能损伤早，尿改变轻微仅少量蛋白、红细胞管型，常有高血压的其他靶器官（心、脑）受损的并发症。

5. 慢性肾盂肾炎

本病多有尿路感染反复发作史，尿沉渣白细胞较多，可有白细胞管型，尿蛋白（小分子蛋白为主）较少，尿细菌检查阳性。后期夜尿多，尿相对密度低。IVU 可见肾盂肾盏变形，B超检查双肾不对称缩小，表面凸凹不平。

(六)治 疗

治疗主要目的是防止或延缓肾功能进行性恶化、改善或缓解临床症状和防治严重并发症的发生。

1.一般治疗

患者无明显水肿、高血压、血尿和蛋白尿不严重，无肾功能不全表现，可以生活自理，甚至可以从事轻微劳动，但要预防呼吸道感染，切忌劳累，避免使用肾毒性药物（如氨基糖苷类抗生素等）。有明显高血压、水肿者或短期内有肾功能减退者，应卧床休息，并限制食盐的摄入量（<3 g/d）。肾功能不全氮质血症患者应限制食物中蛋白质及磷的入量，采用优质低蛋白饮食或必要时加口服适量必需氨基酸。

2.控制高血压

积极控制高血压是降低肾小球硬化速度、延缓肾功能恶化十分重要的环节。治疗原则：①血压控制在理想水平，即 125/75 mmHg 以下，尿蛋白≥1 g/d；血压控制可放宽到 130/80 mmHg 以下，尿蛋白<1 g/d。②选择可延缓肾功能恶化、具有保护肾功能作用的降压药物。对水钠潴留容量依赖性高血压者可选用噻嗪类利尿药（如氢氯噻嗪 12.5～50 mg/d，1 次/d或分次口服）；对肾素依赖性高血压者首选血管紧张素转换酶抑制剂（ACEI，如贝那普利 10～20 mg，1 次/d）或血管紧张素Ⅱ受体拮抗剂（ARB，如氯沙坦 50～100 mg，1 次/d）。此外，常用钙拮抗药（如氨氯地平 5～10 mg，1 次/d），也有选用 β 受体阻滞剂（如阿替洛尔 12.5～25 mg，2 次/d，但通常与其他药物联合使用）。

3.对症治疗

大剂量双嘧达莫（300～400 mg/d）以及小剂量阿司匹林（40～300 mg/d）有抗血小板聚集作用，对系膜毛细血管性肾小球肾炎也有一定的降尿蛋白作用。一般不主张积极应用糖皮质激素或细胞毒药物治疗，但患者如肾功能正常或仅轻度受损，肾脏体积正常，病理类型较轻（如轻度系膜增生性肾炎、早期膜性肾病等），尿蛋白较多，如无禁忌者可试用，无效者可逐步撤去。

(七)健康教育

(1)慢性肾炎的治疗最重要的是患者的心态，要保持平静乐观的情绪，保持好的心态。

(2)要预防慢性肾炎的反复发作和保护肾功能，必须医患之间互相配合，严格遵照专科医生的指导选择和服用药物，肾功能已受损者切忌使用肾毒性药物。

(3)养成良好的生活习惯，避免过劳过累，应当适量运动，增强自己的抗病能力。采用科学合理饮食，切忌盲目进补，宜给予优质低蛋白、低磷、高维生素饮食。增加糖的摄入，以保证足够的热量。如患者有水肿和（或）高血压则应限制钠盐的摄入。

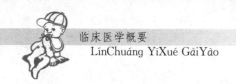
第二节　肾病综合征

案例分析

患者,女,60岁。因全身水肿3个月,加重一周后于2007年1月就诊。近一周来水肿加重,颜面及全身水肿严重,自觉呼吸气短,心慌,入夜不能平卧,厌食,精神差,尿少。入院查体:心率86次/min,血压120/75 mmHg,听诊双肺呼吸音弱,化验检查血浆白蛋白23 g/L,总胆固醇10.8 mmol/L,三酰甘油7.2 mmol/L,尿常规蛋白(+++),24 h尿蛋白定量4.2 g,肾功能尚正常。

问题:1.该患者病情临床上有哪些特点?诊断是什么病?2.遇到此类患者我们应怎样处理?

肾病综合征(nephrotic syndrome,NS)是肾小球疾病中的一组症候群,其典型的症状表现为大量蛋白尿、低蛋白血症、高度水肿和高脂血症。

一、病　因

NS可由多种不同病理类型的肾小球疾病所致,可分为原发性和继发性两大类,如下表8-1所示。

表8-1　NS的常见病因和分类

分类	儿　童	青　少　年	中　老　年
原发性	微小病变肾病	系膜增生性肾炎	膜性肾病
		系膜毛细血管性肾炎	
		局灶节段性肾小球硬化	
继发性	过敏性紫癜肾炎	系统性红斑狼疮肾炎	糖尿病肾病
	乙型肝炎病毒相关性肾小球肾炎	过敏性紫癜肾炎	肾淀粉样变性
		乙型肝炎病毒相关性肾	骨髓瘤性肾病
	系统性红斑狼疮肾炎	小球肾炎	淋巴瘤或实体瘤性肾病

二、病理生理

(一)大量蛋白尿

当肾小球滤过膜的分子屏障及电荷屏障作用受损时,肾小球滤过膜对血浆蛋白的通透性增加,滤过至原尿中的血浆蛋白大量增加,远超过近曲小管回吸收量时,则形成大量蛋白尿。在此基础上,凡增加肾小球内压力导致高灌注以及高滤过的因素,如合并高血压,输注血浆和进食高蛋白饮食等均可加重尿蛋白的排泄。

(二)低蛋白血症

NS时大量白蛋白自尿中丢失,原尿中部分白蛋白在近曲小管分解增加。肝脏虽代偿性增加白蛋白的合成但仍不足以克服丢失和分解,同时胃肠黏膜水肿导致饮食减退、蛋白质摄入不足,吸收不良或丢失等也加重低蛋白血症。除血浆白蛋白减少外,免疫球蛋白、金属结合蛋白以及内分泌素结合蛋白均下降,患者易出现感染、微量元素缺乏及内分泌紊乱等并发症。

(三)水　肿

低蛋白血症、血浆胶体渗透压下降,水分进入组织间隙是造成水肿的主要原因。原发于肾内的钠水潴留因素也在水肿的发生机制中起一定作用。

(四)高脂血症

常与低蛋白血症并存。高胆固醇或高三酰甘油血症,极低密度和低密脂蛋白浓度升高。其发生机制主要与肝合成脂蛋白增加及脂蛋白分解减弱有关。

三、病理类型及其临床特征

(一)微小病变肾病

光镜下肾小球形态基本正常,近端肾小管上皮可见脂肪变性。电镜下广泛的肾小球脏层上皮细胞足突融合(图 8-3)是本病的特征性改变及主要诊断依据。儿童原发性 NS 80%～90%属此类型,而仅占 10%～20%,男性多于女性。好发于儿童和老人,呈典型 NS 表现,血尿不明显,仅 15%有镜下血尿,也无持续性高血压及肾功能减退,严重水肿时可有一过性高血压及氮质血症,利尿后即消退。90%的患者对糖皮质激素治疗敏感,但复发率高达 60%。

(二)系膜增生性肾小球肾炎

光镜下可见肾小球系膜细胞及基质弥漫性增生为特点,依其增生程度分为轻、中、重度。按免疫病理检查可分为 IgA 肾病和非 IgA 系膜增生性肾小球肾炎,前者以 IgA 沉积为主,后者以 IgG 或 IgM 沉积为主,均常伴有 C3 颗粒样沉积。电镜下可见系膜区电子致密物(图 8-4)。此型肾炎在我国发病率很高,约占原发性 NS 的 30%,好发于青少年,男性多于女性。约 50%的患者在上呼吸道感染后急性发病,甚至表现为急性肾炎综合征。部分患者为隐袭起病。IgA 肾炎患者几乎均有血尿,约 15%出现 NS,而非 IgA 肾炎者约 70%伴有血尿,50%者表现为 NS,肾功能不全及高血压则随肾脏病变由轻而重逐渐增多。本病所致 NS 者对糖皮质激素和细胞毒药物治疗反应与其病理改变相关,轻者疗效好,重者疗效差。

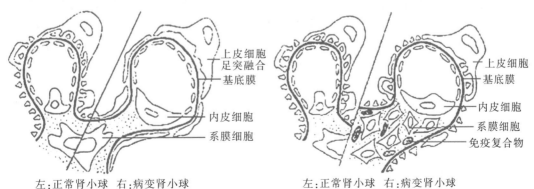

左:正常肾小球　右:病变肾小球　　　　左:正常肾小球　右:病变肾小球

图 8-3　微小病变肾病　　　　　　　图 8-4　系膜增生性肾炎

(三)系膜毛细血管性肾炎

光镜下常见的病理改变为系膜细胞和系膜基质弥漫性重度增生,插入基底膜与内皮细胞之间,使毛细血管裈呈"双轨征"。免疫病理检查 IgG 和 C3 呈颗粒状沉积于系膜区及毛细血管壁。电镜下可见系膜区及内下皮电子致密物沉积(图 8-5)。此种病理类型约占原发性 NS 的 10%,好发于青壮年,男性多于女性。20%～30%的患者有前驱感染后急性发病,表现为急性肾炎综合征,50%～60%的患者表现为 NS。几乎所有患者伴有血尿,其中少数为发作性肉眼血尿。疾病常持续进展,肾功能不全、高血压及贫血出现早。50%～70%的病例血清 C3 持续下降,对本病诊断有重要提示意义。本病呈 NS 者治疗困难,糖皮质激素和细胞毒药物仅对部分儿童有效,成人疗效差。

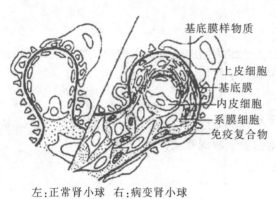

基底膜样物质
上皮细胞
基底膜
内皮细胞
系膜细胞
免疫复合物

左:正常肾小球　右:病变肾小球

图 8-5　系膜毛细血管性肾炎

(四)膜性肾病

以肾小球基底膜上皮细胞下弥漫的免疫复合物沉着伴基底膜弥漫增厚为特点。免疫病理显示肾小球基底膜上皮细胞下弥漫性免疫复合物沉积,IgG 和 C3 细颗粒状弥漫性沿基底膜分布,形成钉突,继之以基底膜逐渐增厚和变形。此病约占原发性 NS 的 20%,男性多于女性,好发于中老年,多隐袭起病,约 80% 表现为 NS,约 30% 可伴有镜下血尿,肉眼血尿少见。通常起病 5～10 年后肾功能才逐渐出现损害。血栓、栓塞并发症极易发生,肾静脉血栓发生率可高达 50%。血清 C3 多正常。病程进展缓慢,20%～35%患者临床表现可自发缓解。60%～70%尚未形成钉突的早期患者经糖皮质激素和细胞毒药物治疗后可临床缓解,但疗效随病理改变加重而渐差,通常尿蛋白难以减少。

(五)局灶节段性肾小球硬化

光镜下可见病变呈局灶、节段性分布,主要表现肾小球受累节段硬化,即系膜基质增多、毛细血管闭塞、球囊粘连等。免疫病理显示 IgM 及 G3 于受累节段呈团块状沉积。电镜下可见肾小球上皮细胞足突广泛融合。此类型占国内原发性 NS 的 5%～10%,好发于青少年男性,多为隐匿起病。临床以 NS 为主要表现,约 3/4 患者伴有血尿,其中 20%可见肉眼血尿。确诊时约半数有高血压和约 30%有肾功能下降,部分患者可伴有近曲小管功能障碍表现。本病对糖皮质激素和细胞毒药物反应较慢,约半数以上疗效不佳,30%～50%患者治疗后可有临床缓解,病情比较稳定。

四、并发症

(一)感　染

感染是 NS 的常见并发症,与蛋白质营养不良、免疫功能紊乱和使用糖皮质激素治疗有关。常见感染部位顺序为呼吸道、泌尿道及皮肤。

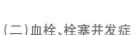

（二）血栓、栓塞并发症

因血液浓缩和高脂血症造成血液黏稠度增加，此外，因蛋白质从尿中丢失，肝代偿性合成蛋白增加，引起机体凝血、抗凝及纤溶系统失衡，加之血小板功能亢进、应用激素及利尿剂又进一步加重血液高凝状态，故容易发生血栓、栓塞并发症，其中以肾静脉血栓最为多见，发生率为 $10\%\sim50\%$，而肺血管血栓、栓塞，下肢静脉、冠状血管及脑血管血栓也可发生。

（三）急性肾衰竭

急性肾衰竭是 NS 最严重的并发症，常需透析治疗。因有效血容量不足导致肾血流量下降诱发肾前性氮质血症，可随扩容、利尿后恢复。少数患者可发生急性肾衰竭，多见于微小病变肾病，发生时常无明显诱因，表现为少尿甚或无尿，扩容利尿无效。

五、诊断和鉴别诊断

诊断包括三个方面：

（一）确诊为 NS

NS 的诊断标准为尿蛋白大于 $3.5\,g/d$、血浆白蛋白低于 $30\,g/L$、水肿和血脂升高，其中前两项为诊断所必需。

（二）确认病因

先除外继发性病因和遗传性疾病（见表 8-1）才能诊断为原发性 NS，最好行肾活检做出病理诊断。

（三）判定有无并发症

须与继发性 NS 病因进行鉴别诊断的主要疾病如下：

（1）过敏性紫癜肾炎　好发于青少年，有典型的皮肤紫癜，多在出皮疹后 $1\sim4\,w$ 才见血尿和（或）蛋白尿，可伴有腹痛、关节痛和黑便。典型皮疹有助于鉴别诊断。

（2）狼疮性肾炎　好发中年女性及青少年，为多系统损害表现，免疫学检查可见多种自身抗体，部分患者血中可找到狼疮细胞，可明确诊断。

（3）糖尿病肾病　好发于中老年，常见于糖尿病病程 10 年以上的患者。糖尿病病史及特征性眼底改变可助鉴别。

（4）乙型肝炎病毒相关性肾炎　多见于儿童和青少年，主要临床表现为蛋白尿或 NS，常见病理类型为膜性肾病。诊断依据：①血清 HBV 抗原阳性；②患肾小球肾炎，并且除外继发性肾小球肾炎；③肾活检切片找到 HBV 抗原。

（5）肾淀粉样变性　好发于中老年。有原发性和继发性之分，前者病因未明，主要累及心、肾、消化道、皮肤和神经；后者多继发于慢性化脓性感染、结核和恶性肿瘤等，主要累及肾、肝及脾等。肾活检可确诊。

（6）骨髓瘤性肾病　好发于中老年男性，可有多发性骨髓瘤的特征性表现，尿本周蛋白阳性，骨髓象示浆细胞增生异常。

六、治　疗

（一）一般治疗

有严重水肿及低蛋白血症者应卧床休息，低盐（$<3\,g/d$）饮食，控制入水量；给予正常量

0.8～1.0 g/(kg·d)的优质蛋白质饮食；保证充分热量，不少于126～147 kJ/(kg·d)。水肿消失、一般情况缓解后可起床活动。

(二)对症治疗

1.利尿消肿

(1)提高血浆胶体渗透压　白蛋白或血浆等静脉输注可提高血浆胶体渗透压，促进组织内水分回吸收并利尿。

(2)利尿剂的应用　噻嗪类利尿剂主要作用于髓袢升支厚壁段及远曲小管前段，通过抑制钠和氯的重吸收，增加钾的排泄而利尿，如氢氯噻嗪25 mg，3次/d，口服；潴钾利尿剂主要作用于远曲小管后段，排钠、氯，但潴钾，如20 mg，3次/日，口服；袢利尿剂抑制髓袢升支对钠、氯和钾的重吸收，如呋塞米20～120 mg/d和布美他尼(丁尿胺)1～5 mg/d，分次口服或静脉注射；渗透性利尿剂，如右旋糖酐40或淀粉代血浆可一过性提高血浆胶体渗透压，同时减少近曲小管和远曲小管对水钠的重吸收而利尿，但对少尿的患者应慎用。本病利尿治疗的原则是不宜过快、过猛，防止造成血容量不足，增加血液黏稠度，诱发血栓、栓塞并发症。建议对严重水肿者选择不同作用部位的利尿剂联合交替使用。

2.减少尿蛋白

持续大量蛋白尿本身可引起肾小球高滤过、增加肾小管-间质损伤、促使肾小球硬化，成为影响肾小球疾病预后的重要因素。ACEI和其他降血压药物，均可通过有效地控制高血压而显示出有不同程度降低蛋白尿的作用。

(三)抑制免疫与炎症反应

为本病的主要治疗措施。

1.糖皮质激素(简称激素)

通过抑制炎症和免疫反应、抑制醛固酮和抗利尿激素分泌，影响肾小球基底膜通透性等综合效果而发挥其利尿、消除尿蛋白作用。使用原则及方案为：

(1)起始足量　常用药物为泼尼松1 mg/(kg·d)，口服8 w，必要时延长至12 w。

(2)缓慢减药　足量治疗后每1～2 w减原剂量10%，剂量越少递减的量越少，速度越慢。

(3)长期维持　最终以最小有效剂量(10 mg/d)维持半年左右。

激素可采用全日量顿服或在维持用药期间两日量隔日一次顿服以减轻激素的副作用。泼尼松疗效不佳或水肿严重、有肝功能损害时可改为泼尼松龙(等剂量)口服或静脉滴注。

2.细胞毒药物

可用于"激素依赖型"或"激素抵抗型"患者，协同激素治疗，如无激素禁忌，通常不作为首选或单独治疗用药。环磷酰胺为国内外最常用的细胞毒药物，在体内被肝细胞微粒体羟化后产生有烷化作用的代谢产物而具有较强的免疫抑制作用，主要副作用为骨髓抑制和中毒性肝损害，并可出现胃肠道反应、脱发、性腺抑制和出血性膀胱炎等。其他如盐酸氮芥、苯丁酸氮芥、硫唑嘌呤等，因不良反应较多，现已较少使用。

3.环孢素

可通过选择性抑制T辅助细胞及T细胞毒效应细胞而起作用，多作为治疗激素和细胞毒药物无效NS的二线药物，长期使用有肝肾毒性、多毛、牙龈增生及高血压、高尿酸血症等副作用。

4. 麦考酚吗乙酯(MMF)

麦考酚吗乙酯是一种独特新型的免疫抑制剂,选择性抑制 T、B 淋巴细胞增殖及抗体形成而达到治疗目的,已广泛用于肾移植后排异反应,不良反应相对较少。认为对部分难治性 NS 有效,但确切疗效尚待观察。

(四)中医药治疗

单纯中医、中药 NS 疗效缓慢,一般主张与激素和细胞毒药物联合应用。常用雷公藤提取物雷公藤多苷 1 mg/(kg·d)口服,可减少尿蛋白,其主要副作用为性腺抑制、肝功能损害及白细胞减少等,停药后可恢复。黄芪也有减少尿蛋白的作用。加服知柏地黄丸、六味地黄丸等滋阴降火的中药可减轻激素副作用;激素维持减量期用金匮肾气丸等补助肾阳的方药,可巩固疗效;加用补益气血的中药,可减轻骨髓抑制和白细胞减少等副作用。

七、健康教育

(1)心理调整　NS 患者一般病史较长,心理负担较重,应帮助患者消除顾虑,勇敢地面对现实,树立战胜疾病的信心,争取最佳疗效。

(2)注意生活起居,避免过度劳累　以卧床休息为主,病情缓解后逐渐增加活动,同时注意保暖,防止受凉。

(3)坚持肾病饮食　应以进食易消化、清淡的、高生物效价正常量的蛋白质。每日蛋白质入量以 0.8~1.0 g/kg,注意补充维生素及微量元素,避免应用对肾脏有害的药物。

(4)预防感染　经常洗澡,保持皮肤清洁,预防泌尿系感染,感冒流行季节注意预防感冒,有感染发生时及时治疗。

(5)定期随访　定期检测尿液微量蛋白、肾功能等,有问题随诊。

第三节　慢性肾衰竭

慢性肾衰竭(chronic renal failure,CRF)简称慢性肾衰,是指各种原发和继发的慢性肾脏疾病进行性恶化,逐渐出现肾功能减退而至衰竭,临床产生以代谢产物潴留,水、电解质、酸碱平衡失调及全身各系统受累为主要表现的综合征。依据肾功能损害的程度可分为四期:①代偿期:肾单位受损未超过 50%,肾小球滤过率(GFR)50~80 ml/min(临床常用内生肌酐清除率代表 GFR),血肌酐正常,临床无症状;②失代偿期:是肾衰竭的早期,GFR 20~50 ml/min,出现氮质血症,Cr

> **案例分析**
>
> 患者于 2006 年 5 月无明显诱因开始出现腰酸、乏力伴纳差、头晕,查尿蛋白 4+,测血压 180/110 mmHg,应用辛伐他汀、通心洛、心痛定等药物治疗,效果不佳。于 11 月再次就诊时查尿常规:PRO(+++),血 BUN 10.1 mmol/L,Cr157 μmol/L,B 超:1.双肾弥漫性病变(轻度);2.双肾偏小。以"慢性肾小球肾炎,慢性肾功能不全(代偿期)"收住院。
>
> 问题:遇到此类患者我们应怎样处理?

$133 \sim 442 \ \mu mol/L$，临床有乏力、纳差、轻度贫血等症状；③肾衰竭期：GFR $10 \sim 20 \ ml/min$，血 Cr 显著升高，$442 \sim 707 \ \mu mol/L$，出现严重贫血、代谢性酸中毒、水电解质代谢紊乱等；④尿毒症期：GFR$<10 \ ml/min$，Cr$>707 \ \mu mol/L$，临床上代谢性酸中毒加重，全身各系统症状突出。

一、病因及发病机制

任何泌尿系统疾病最终导致肾的结构和功能受到破坏时均可引起肾衰竭。引起慢性肾衰竭的原因，在我国最常见按顺序为原发性慢性肾小球肾炎、糖尿病肾病及高血压肾病等，而国外最常见的病因与我国不同，糖尿病肾病和高血压肾病更为常见。

慢性肾衰竭进行性恶化的机制：目前尚未完全清楚，多认为肾单位进行性破坏时，剩余的"健存"肾单位的代谢废物排泄负荷增高，而代偿性发生肾小球毛细血管的"三高"，即高灌注、高压力和高滤过，引起：①肾小球上皮细胞足突融合，系膜细胞及基质明显增生，肾小球肥大，从而发生硬化；②肾小球内皮细胞损伤，诱发血小板聚集，引起微血栓形成，损伤肾小球促进硬化；③肾小球通透性增高，蛋白尿增加而损害肾小管间质。这种过程不断进行，形成恶性循环，促使肾功能进一步恶化。

尿毒症各种症状的发生机制：有些症状与肾衰竭时发生的水电解质及酸碱平衡紊乱有关；有些症状与尿毒症毒素有关，即残余肾单位不能充分地排泄代谢废物及不能降解某些内分泌因素，在体内蓄积造成血中水平过高产生毒性作用；加之肾的内分泌功能障碍，均可引起各种尿毒症的症状。

二、临床表现

肾衰竭早期，除血肌酐升高外，往往仅表现为基础疾病的症状。直至病情发展到残余肾单位不能调节适应机体要求时，肾衰竭症状才逐渐表现出来。肾衰竭病变十分复杂，可累及人体各个脏器构成尿毒症表现。透析可改善尿毒症的大部分症状，但有些症状可持续甚至加重。

(一)水、电解质酸碱平衡失调

肾衰竭时常有轻度钠、水潴留，如摄入过多的钠和水，易发生水肿、高血压及心力衰竭。水肿时常有低钠血症，是由于摄入水过多形成稀释性低钠。肾衰竭时肾钠、水调节功能已很差，当发生呕吐、腹泻或使用利尿剂造成体液丧失时，易出现血容量不足，可导致直立性低血压和加剧肾功能恶化，使无症状的早期患者，出现明显的尿毒症症状，补液使血容量恢复正常，肾功能亦恢复以前水平，尿毒症症状随之消失。晚期肾衰竭患者多有血钾增高，尤其是使用抑制肾排钾的药物(如螺内酯、ACEI 等)、钾摄入过多或输库存血或代谢性酸中毒者，可出现致命的高钾血症。慢性肾衰竭患者排磷减少致血磷升高、肾脏产生骨化三醇不足，均导致血钙降低。低钙刺激甲状旁腺激素(PTH)分泌增加，可继发甲状旁腺功能亢进。当 GFR 低于 $30 \ ml/min$ 时，可出现高镁血症，表现为纳差、嗜睡等。肾衰竭时代谢产物如磷酸、硫酸等酸性物质排出减少、肾小管分泌 H^+ 和制造 NH_4^+ 的能力下降，导致血浆 HCO_3^- 浓度下降出现代谢性酸中毒，此时如体内多种酶活性受抑制时，患者可有严重临床表现，出现呼吸深长、嗜睡甚至昏迷死亡。

（二）各系统症状

全身各系统和脏器均可受累。经常最早出现的症状是消化系统症状，表现为食欲不振、恶心、呕吐、腹胀等，口气中有尿味，可有上消化道出血。血液系统有多种异常，常有程度不等的贫血，多为正常细胞正色素性贫血，主要原因为促红细胞生成素（EPO）减少所致。末梢血白细胞、血小板功能受损，易发生感染并有出血倾向。心血管系统是肾衰竭最常见的死因，大多有不同程度的高血压，多由水、钠潴留及血浆肾素增高引起，可引起动脉硬化、左室肥大、心力衰竭。由于高血压、高血脂、尿毒症毒素的综合作用，可有尿毒症性心肌病，晚期或透析患者可有心包炎表现和动脉粥样硬化的快速进展，可因冠心病而致命。代谢性酸中毒时呼吸深而长，水潴留和心力衰竭可出现肺水肿。还可出现尿毒症肺，胸片可见肺门两侧对称性蝴蝶状阴影，与肺水肿、低蛋白血症、间质性肺炎等因素有关。神经、肌肉系统早期表现为乏力、失眠、注意力不集中等精神症状，随病情发展可有尿毒症性脑病和周围神经病变症状，可有嗜睡、抽搐、昏迷，以及肢体麻木、灼烧感或疼痛感、不宁腿综合征、肌无力等。内分泌系统表现为多种内分泌功能受损。肾脏分泌EPO减少致贫血，分泌骨化三醇减少致肾性骨病，肾降解、排出激素功能降低致某些激素在体内蓄积（如胰岛素），甲状腺、性腺功能受损表现为体温偏低、怕冷、闭经、不孕等。骨骼改变表现为纤维囊性骨炎、肾性骨软化症、骨质疏松症，最终肾性骨硬化症，总称为肾性骨营养不良（简称肾性骨病），患者可有骨酸痛、行走不便，甚至发生自发性骨折，早期靠骨活检明确诊断。代谢紊乱表现为体温过低、糖耐量降低、高三酰甘油及高尿酸血症，必需氨基酸缺乏，呈负氮平衡状态。患者多有皮肤瘙痒，尿素霜沉积、面色较暗且萎黄并有轻度水肿感（尿毒症面容），透析常不能改善。免疫功能下降，易于并发严重感染，以肺部感染为最常见，感染时发热没正常人明显。

三、诊断和鉴别诊断

慢性肾衰竭的诊断一般不难。但过去病史不明确者，应结合贫血、尿毒症面容、高磷血症、低钙血症、血PTH浓度升高、双肾缩小等与急性肾衰竭相鉴别。需要时可做影像学检查和肾活检等。应尽可能查出导致慢性肾衰竭的基础疾病（如狼疮性肾炎、糖尿病肾病等）和促使肾衰竭恶化的因素（如感染血容量不足、饮食不当、血压增高，尿路梗阻、心力衰竭及肾毒性药物等）。

四、治 疗

慢性肾衰竭不同分期，治疗方法不同。代偿期应积极治疗原发病，防止肾功能进一步恶化；失代偿期除治疗原发病外，需去除加重肾衰竭的诱因，保护残存的肾功能；衰竭期则应限制蛋白质摄入，纠正水、电解质酸碱失衡及对症处理；尿毒症为肾衰竭终末期，应透析或肾移植治疗。

（一）一般治疗

避免过劳、预防感染，不使用肾毒性药物，定期监测血压、肾功能和尿常规，做好医疗监护。注意原发病的治疗，可使肾功能得以改善，如狼疮性肾炎的激素与免疫抑制剂疗法、梗阻性肾病去除梗阻等。尽力去除肾衰竭加重的因素。

（二）饮食治疗

（1）给予低蛋白、高热能、富含维生素饮食。应用蛋、奶等优质蛋白质，每日摄入量：内生肌酐清除率＞10 ml/min、血 Cr 265.2～618.8 μmol/L 者，给予蛋白质 25～35 g/d；内生肌酐清除率 5～10 ml/min、血 BUN 25.1～36 mmol/L、血 Cr 618.8～884 μmol/L 者，给予蛋白质 20～25 g/d，每日热能最好保持在 146 kJ(35 kcal)/kg 以上。

(2)在低蛋白饮食同时口服必需氨基酸，剂量 0.1～0.2 g/(kg・d)，分 3～5 次化水服用，对消化道症状严重者可短期内静脉滴注 250 ml/d。

(3)低蛋白饮食加 α-酮酸治疗，注意复查血钙浓度，高钙血症时忌用。主食应采用去植物蛋白的麦淀粉。在无严重高血压及明显水肿、尿量＞1 000 ml/d 者，食盐 2～4 g/d，钾的摄入不予严格限制。

(三)纠正水、电解质及酸碱平衡失调

1.维持水、钠平衡

患者有少尿或有钠、水潴留，应限制水、钠入量，盐摄入每日 2～3 g；轻度脱水口服补液，重度脱水静脉补充，但不能过量；高钠血症多因脱水引起，可生理盐水补充；对轻、中度缺钠者不必积极处理，应分析原因，对真性缺钠者应谨慎补充钠盐。

2.低钾与高钾血症的治疗

轻度低钾口服钾盐或食用含钾丰富的食物，严重低钾需静脉补充。高血钾时除限制钾摄入外，可采用利尿、导泻等加速钾排泄，血钾＞6.5 mmol/L 时则需紧急处理，并随时准备透析治疗。

3.高血磷与低血钙的治疗

限制含磷高的食物摄入，口服碳酸钙可在肠道结合磷酸排出。纠正低血钙前血磷应降到 1.78 mmol/L 以下，使钙磷乘积下降，否则补钙易产生异位钙化；轻度低钙可口服碳酸钙或乳酸钙，低钙抽搐时，可缓慢注射 10％葡萄糖酸钙，补钙过程中注意监测血钙、磷浓度，以防过量。

4.代谢性酸中毒的处理

轻者口服碳酸氢钠即可，若 CO_2CP＜13.5 mmol/L 应静脉补碱，注意纠正酸中毒易发生低钙，应注意补充。

(四)中医中药治疗

本症多系阴阳气血俱虚，阳虚偏重者予健脾益肾、气血双补，并可加用仙茅、淫洋藿、菟丝子等助阳药；属脾肾衰败、湿浊内陷者，以淡渗利湿、平补脾肾治法为宜。中药大黄对延缓慢性肾衰竭肾功能的进展具有一定疗效。

(五)对症治疗

1.恶心、呕吐等消化道表现

纠正酸中毒可减轻恶心呕吐，口服胃肠动力药多潘立酮有治疗作用，重者可肌内注射止吐药甲氧氯普胺；并发消化道溃疡病治疗与一般溃疡相同；上消化道出血可用甲氰咪胍静脉滴注，同时用止血剂，必要时局部止血。

2.高血压

控制血压可延缓肾功能恶化、明显减少心力衰竭及脑血管病等并发症。血压应控制在 150/90 mmHg 以下，但不宜降压太快，以免降低肾血流量和肾小球滤过率。

3. 利 尿

减轻水肿及增加毒素排泄,改善肾功能。如内生肌酐清除率＞25 ml/min,噻嗪类利尿剂有效;内生肌酐清除率＜25 ml/min,呋塞米等祥利尿剂才作用,小剂量开始应用;若内生肌酐清除率＜5 ml/min,利尿剂常无效,可用 20％甘露醇口服导泻,并准备透析治疗。

4. 贫 血

轻度贫血可补充铁剂、叶酸等,重度贫血可输少量新鲜血或红细胞改善症状。重组人红细胞生成素治疗肾性贫血疗效确切,同时补充铁剂、叶酸及 Vit B_{12} 则促红素可充分发挥作用。

5. 其他症状

可用镇静剂或抗焦虑药治疗精神、神经系统表现如兴奋、躁狂不安症状,并发癫痫时可静脉注射地西泮,再用鲁米那钠或苯妥英钠维持;心力衰竭时,除强心、利尿外,尚需硝普钠或酚妥拉明降低心负荷;有出血倾向者应用止血剂;皮肤瘙痒可外涂炉甘石洗剂和口服抗组胺药;合并感染选用无肾毒性的抗生素,如青霉素类、头孢菌类等。

(六)替代治疗

1. 血液净化疗法

本疗法的适应证为终末期尿毒症,难以纠正的高血容量、水肿、心力衰竭,高钾血症及严重代谢性酸中毒等,即指用人工方法替代肾排泄功能,使得血液得到净化,帮助可逆性尿毒症度过危险期、维持终末期尿毒症生命,或做肾移植前准备。血液净化疗法包括主要指血液透析、腹膜透析及血液滤过等净化方法,从而达到"人工肾"的目的。

2. 肾移植

肾移植是本病最理想的治疗方法,指将健康人肾脏移植给尿毒症患者,且任何原因导致的终末期肾衰竭均可接受肾移植。成功的移植肾可恢复肾脏全部功能,但肾移植之前需进行组织配型,良好的组织配置是肾移植成功的保证。

五、健康教育

(一)饮食治疗

(1)重点是限制蛋白质的入量,以减轻氮质潴留,同时要保证充足的热量和足够的必需氨基酸。具体到每一个患者的蛋白质的入量应根据其肌酐清除率的情况灵活掌握。

(2)坚持优质低蛋白饮食,低磷、低盐、高热量;避免加剧肾功能恶化的因素,如避风寒、避免感染等。

(二)预防措施

(1)要避免过度劳累及强烈的精神刺激;

(2)防治感染,以减少病情恶化的诱因;

(3)有烟酒嗜好者应戒除;

(4)有水肿、高血压、蛋白尿显著及稍事行动则症状加重者,均宜卧床休息。

(三)注意事项

(1)做好口腔护理,减少刺激,防止口腔溃疡;

(2)头痛、失眠、烦躁患者,室内光线要暗,以利休息,必要时用镇静剂;

（3）血压高患者应定时测量血压，根据病情用降压药物，并要坚持定时服用；

（4）有出血现象时，根据医生要求用止血药；

（5）注意保护皮肤，防止擦伤及发生褥疮；

（6）病情严重者，应及时送医院做血液透析或做腹膜透析治疗。

第四节　泌尿生殖系感染

泌尿生殖系统感染是致病菌侵入泌尿生殖系统内繁殖而引起的炎症。致病菌多为革兰阴性杆菌。泌尿系感染又称尿路感染，肾盂肾炎、输尿管炎为上尿路感染，通常症状重、预后差、易复发；膀胱炎、尿道炎为下尿路感染，通常症状轻、预后佳、少复发。生殖系感染临床上常见的是前列腺炎，急性前列腺炎预后一般良好，而慢性前列腺炎治疗效果往往不理想。

案例分析

患者，女，28岁，因尿频、尿急、尿痛伴耻骨上不适3 d就诊。无肉眼血尿，无腰痛、发热。既往体健，无排尿异常病史。个人史和月经史无特殊，半月前结婚。查体：T 36.8 ℃，P 80 次/min，R 18 次/min，BP 120/80 mmHg。一般情况可。心肺（－），腹平软，无压痛，肝脾肋下未触及，肾区无叩痛，下肢不肿。辅助检查：血红蛋白130 g/L，白细胞 9.2×10⁹/L，中性粒细胞 0.70，淋巴细胞 0.30，血小板 230×10⁹/L；尿蛋白（－），白细胞 30~40/HP，红细胞 0~3/HP。

问题：1.该病的诊断和诊断依据？2.应与哪些疾病进行鉴别？3.要明确诊断，还须做哪些进一步检查？4.该患者的治疗原则有哪些？

一、膀胱炎

（一）病　因

膀胱炎是泌尿系统常见疾病，分为急性和慢性两种。急性膀胱炎多发生于新婚、妊娠或绝经期女性及有尿道器械操作的患者，男性亦可继发于急性前列腺炎及下尿路有梗阻性病变者。主要为大肠杆菌引起的上行性感染。

（二）诊　断

急性膀胱炎发病急，常在过于劳累、受凉、长时间憋尿、性生活后发病，一般持续1~2 w即可自行消退或治疗后消退。常见的症状有尿频、尿急、尿痛、脓尿和终末血尿，甚至全程肉眼血尿。严重时可有急迫性尿失禁和排尿困难。全身症状不明显。膀胱区有压痛，肾区无叩击痛。可继发精囊炎、附睾炎。女性患者应注意有无阴道炎、尿道炎、膀胱脱垂或憩室等，同时检查有无处女膜伞及尿道口处女膜融合等畸形；男性患者应检查是否伴发前列腺炎、尿道炎、附睾炎等。实验室检查，尿常规可见白细胞增多，也可有红细胞。中段尿细菌培养、菌落计数和药物敏感试验有时可得到阳性结果。尿道分泌物应做涂片细菌学检查。急性期禁忌膀胱镜检查及尿道扩张。

慢性膀胱炎常为上尿路急性感染继发或慢性感染所致，症状与急性膀胱炎相似，但膀胱刺激症状往往反复发作或持续存在，并可有膀胱区不适、尿浑浊。膀胱镜检查可见脓苔、膀胱黏膜充血水肿，可见小梁。尿常规检查可见少量白细胞及红细胞。尿培养可阳性，如尿培养多次阴性，应与泌尿系结核相鉴别。

（三）治　疗

治疗包括：

（1）一般疗法包括适当休息，注意营养，多饮水以增加尿量，口服碳酸氢钠以碱化尿液，忌食刺激性食物，使用解痉药物及配合理疗等缓解症状。

（2）可选用磺胺类、呋喃类、喹诺酮类等药物控制感染。要经常行尿细菌培养及药物敏感试验，随时调整治疗方案。抗菌药物剂量要足、时间要长，一般待症状消退、尿常规正常后再继续使用1～2 w。

（3）女性保持会阴部卫生，性交前后排尿。

（4）治疗原发病，保持排尿通畅。

（四）健康教育

（1）预防膀胱炎的关键是保持会阴部的清洁卫生。要勤洗内裤，注意个人卫生，尤其经期、性生活卫生。

（2）多饮水是治疗膀胱炎的秘诀，平时多饮水，夜间排尿后可饮一些水。

（3）每次排尿宜排尽，勿憋尿，每次性生活后宜排尿一次。老年人要养成二次排尿的习惯，就是排尿后片刻再次排尿，且排尿时稍加腹压，以免"残余尿潴留"。

（4）有反复膀胱炎病史者在经期可服用抗生素加以预防。避免使用不透气的卫生护垫，新婚者警惕"蜜月性膀胱炎"，有妇科病应及时就治。慢性病例要用足量的抗菌药物，坚持治疗4～6 w，并定期做尿常规化验。

二、肾盂肾炎

（一）病　因

急性肾盂肾炎是肾盂和肾实质的急性细菌性炎症。多由大肠杆菌或其他肠杆菌和革兰阳性细菌由尿道进入膀胱，上行感染经输尿管到达肾脏，或由血行感染播散至肾脏。女性在儿童期、新婚期、妊娠期和老年时更易发生。尿路梗阻、膀胱输尿管反流及尿潴留等可导致继发性肾盂肾炎。慢性肾盂肾炎大多数是由于急性肾盂肾炎时的致病菌及感染诱因未彻底清除，迁延不愈或反复发作所致。

（二）临床表现

急性肾盂肾炎起病急骤，寒战、高热，体温在39 ℃以上，常伴有头痛及恶心、呕吐等。多为弛张热，大汗淋漓后体温下降，又可上升，持续1 w左右。患者多有单侧或双侧腰痛，体检可发现有明显肾区压痛和肋脊角叩痛。起病时可出现尿频、尿急、尿痛和血尿等症状。

慢性肾盂肾炎病程超过半年以上。临床表现为反复发作的全身感染症状和泌尿系统症状，也有表现为无症状性细菌尿、低热、继发性高血压和血尿等。晚期有肾功能持续损害表现，甚至出现氮质血症或尿毒症。

（三）诊　断

有典型的临床表现，尿液检查有白细胞、红细胞、管型、蛋白和细菌，尿培养菌落在10^5/ml以上，血白细胞计数升高，中性粒细胞增多明显，急性肾盂肾炎诊断不难。反复发作、迁延不愈，病程超过半年，检查有肾盂、肾盏变形或缩窄，双侧肾脏大小不等、外形凹凸不平或有肾小球功能持续减退者,可诊断为慢性肾盂肾炎,须与慢性肾小球肾炎、肾结核、尿道综合征等鉴别。

(四)治 疗

急性肾盂肾炎全身治疗有卧床休息、输液、多饮水,维持尿量每日 1.5 L 以上,补充热量、电解质和维生素。抗菌药物治疗宜个体化,疗程 7～14 d,可选用:①SMZ-TMP 对除绿脓杆菌以外的革兰阳性及阴性菌有效。②喹诺酮类药物。③青霉素类。④第一、第二代头孢菌素可用于产酶葡萄球菌感染,第二、第三代头孢菌素对严重革兰阴性杆菌感染作用显著,与氨基糖苷类合用有协同作用。⑤去甲万古霉素适用于耐甲氧西林的葡萄球菌、多重耐药的肠球菌感染及对青霉素过敏患者的革兰阳性球菌感染。其他如应用碳酸氢钠等碱性药物降低尿液酸性,可缓解膀胱刺激症状。慢性肾盂肾炎治疗首先应去除尿路梗阻或不畅等诱因,提高机体免疫功能。抗菌药物常采用联合用药,长疗程。急性发作时与急性肾盂肾炎治疗相同。

(五)健康教育

(1)对患者进行心理疏导及健康教育,消除焦虑与紧张等情绪。

(2)教育患者避免尿路感染的反复发作,注意个人卫生,每天清洁会阴部,不穿紧身裤,局部炎症时要及时诊治,避免过度劳累。

(3)患者应多食清热利湿、排浊解毒、富含水分的食物。如冬瓜、白菜、茭白、山药、薏米、绿豆、赤小豆、泥鳅、蚌肉等。多供给富含 Vit C 和胡萝卜素的水果和蔬菜。多饮水,一般每天饮水量要超过 2 500 ml。忌食热性及刺激性食物,如羊肉、狗肉、牛肉、辣椒、烟酒等。

(4)在急性发作第 1 w 及发热时要卧床休息,慢性肾盂肾炎非发作期一般不宜从事重体力活动。

三、前列腺炎

前列腺炎是男性常见病,多数发生在青壮年。可分为急性细菌性前列腺炎和慢性前列腺炎两类。

(一)病 因

急性细菌性前列腺炎大多由尿道上行感染引起,如经尿道器械操作,也可由身体其他部位的病灶经血运或经尿道进入前列腺所致,主要致病菌为大肠杆菌、葡萄球菌、变形杆菌和链球菌等。慢性前列腺炎病因复杂,有认为与细菌感染、性刺激、反复会阴损伤、过度饮酒、尿道反流等因素有关。

(二)临床表现

急性细菌性前列腺炎发病急,有寒战、高热,尿频、尿急和尿痛,伴会阴部坠胀痛,可出现排尿困难和急性尿潴留。

慢性前列腺炎分为细菌性、非细菌性和前列腺痛三种。临床表现为多样性,部分患者可无症状,大多数患者可有以下一方面或几方面的表现:①排尿异常症状:尿频、尿急、尿不尽,尿末常有白色分泌物(滴白)。②疼痛症状:尿道灼热感、会阴、阴茎、睾丸、下腹部及腰骶部疼痛。③神经衰弱症状:头昏、多梦、易惊、失眠、乏力、焦虑、抑郁等。④性功能紊乱症状:主要表现为性欲减退、早泄、遗精等。⑤继发性症状:炎症蔓延至其他组织器官可引起过敏反应,如虹膜炎、关节炎、神经炎、肌炎、不育等。

(三)诊 断

1.急性细菌性前列腺炎

有典型临床表现和急性感染史患者,需做直肠指检,可触及前列腺肿胀、压痛,表面光滑,形成脓肿则有饱满或波动感。禁忌做前列腺按摩,以防炎症扩散。尿液检查可见脓细胞、红细胞,B超检查有助于诊断。

2.慢性细菌性前列腺炎

有反复尿路感染或前列腺按摩液中持续有致病菌存在。直肠指检前列腺多增大、饱满、轻度压痛,少数病程长者腺体缩小,表面软硬不均。前列腺液检查白细胞>10 个/HP,卵磷脂小体减小,可诊断前列腺炎。Meares 法(四杯法)结果分析:菌落计数 VB_3>VB_1 10 倍可诊断为细菌性前列腺炎;若 VB_1(初尿)和 VB_2(中段尿)细菌培养阴性,VB_3(终尿)和 EPS 细菌培养阳性可确定诊断。B超提示前列腺组织结构混乱、界限不清。

3.慢性非细菌性前列腺炎

大多数慢性前列腺炎属此类,无反复尿路感染发作史。致病菌可能是衣原体、支原体、滴虫、真菌、病毒等微生物,可因不规律性生活或性交中断、长时间坐位不活动而诱发。直肠指检前列腺稍饱满、质较软、轻度压痛感。前列腺液检查白细胞>10 个/HP,但多次细菌涂片及培养阴性。

4.前列腺痛

仅有慢性前列腺炎的症状,尤其是盆腔、会阴部疼痛明显,而前列腺液检查正常,培养无细菌生长。

(四)治 疗

1.抗感染治疗

可选用复方新诺明、喹诺酮类、头孢类和红霉素等。急性者一疗程 7 d,可延至 14 d,一般预后良好。慢性者治疗效果常不理想,建议足量、长期、联合用药或轮回用药。

2.综合疗法

急性细菌性前列腺炎应卧床休息,输液,多饮水及通便;如有尿潴留,避免经尿道导尿引流,应行耻骨上穿刺造瘘;并发前列腺脓肿,应经会阴切开引流。慢性细菌性前列腺炎可采用:①前列腺按摩:每周 1 次,以引流炎性分泌物。②物理治疗:有热水坐浴、磁片疗法、微波热疗、激光等可减轻局部炎症,促进吸收。③中医治疗:用活血化瘀和清热解毒药物。④对症处理:应用止痛、解痉等药物,以缓解症状。⑤心理治疗:忌酒及辛辣食物,避免长时间骑、坐,有规律地性生活。

(五)健康教育

(1)患者多有过分紧张、焦虑和忧郁等心理,甚至有恐惧感,应帮助患者用正确的思想看待前列腺炎,保持心情舒畅、精神愉快,以顽强的意志和信心对待它,从而对治疗产生积极的影响。

(2)嘱患者加强营养,多食新鲜蔬菜、水果;忌食辛辣、酸味等强刺激性食物;戒烟酒;少食或不食辣椒、醋、大蒜、大葱、韭菜、胡椒等刺激性食物。

(3)患者平时注意参加适当运动,运动应循序渐进,每次 30~60 min,1 次/d。切忌长时间骑自行车及久坐。

(4)做收腹提肛运动。随自主呼吸,吸气时收小腹缩肛门,呼气时缓慢放松,换气继续做,每次练习坚持60次呼吸,每天做4次。姿势不限。

(5)养成良好的生活习惯,按时作息,避免寒冷刺激及过度劳累;戒除手淫,节制房事,切忌性交中断,不滥用壮阳药,性生活既不能过于频繁,也不应禁欲,一般保持7~10 d一次为宜。减少性欲引起的阴茎勃起及前列腺充血。注意个人卫生,避免不洁性接触,经常清洗会阴部,保持龟头、包皮周围的清洁。

第五节　泌尿系结石

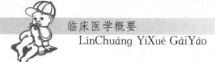

案例分析

患者,男,54岁,2个月前,右侧腰部胀痛,持续性,活动后出现血尿并伴轻度尿急、尿频、尿痛。门诊多次化验尿中有红细胞、白细胞。查体:心肺(−),腹平软,肝脾未及,右肾区压痛及叩痛(+)。上右输尿管压痛点深压痛(+)。辅助检查:尿:尿蛋白(+),红细胞30~50/HP,白细胞2~4/HP。血:Cr 141 μmol/L,尿素8.76 mmol/L;肝功能、电解质正常。B超示右肾积水,肾盂扩张,皮质厚度变薄,未见结石影,右输尿管上段扩张,内径1.2~1.5 cm。左肾未见异常。

问题:1.该患者的诊断及诊断依据?2.应与哪些疾病进行鉴别?3.还要进一步检查哪些项目?4.其治疗原则是什么?

泌尿系结石又称为尿路结石,是肾结石、输尿管结石、膀胱结石和尿道结石的总称。尿路结石的人群分布与性别、年龄、种族、职业、地理环境和气候、饮食成分和结构、水分摄入,以及遗传性、代谢性疾病等有关。近年来,我国尿路结石的发病率呈上升趋势。约90%可采用非开放式手术治疗。

一、病　因

结石形成的物理化学过程主要分为结晶核形成、结晶生长和结晶聚集、固化。尿路结石可能是多种因素影响所致。

(一)尿液因素

(1)尿中形成结石的晶体浓度过饱和　多见于钙、尿酸或草酸的排出量增加。如甲状旁腺功能亢进、长期卧床者尿钙升高;痛风者尿酸排泄增多;内源性草酸合成增加或肠道草酸吸收增加的高草酸尿症等。

(2)尿中晶体聚合抑制物缺少或促进物过多　尿中枸橼酸、焦磷酸盐、尿素、镁、多肽、黏多糖、透明质酸、甘氨聚糖等抑制物质缺乏,而尿中血清蛋白、脂类、葡胺聚糖、坏死的细胞及碎片、细菌等促进物增多,结石晶体容易聚集形成结石。

(3)尿液 pH 改变　尿酸盐结石和胱氨酸结石易在酸性尿中形成,草酸钙和磷酸钙结石易在碱性尿中形成。

（二）尿路因素

（1）尿路梗阻　各种原因的尿流不畅,尿液郁积可使晶体沉淀、聚合形成结石。

（2）尿路感染　尿中菌落、脓块、坏死组织均可成为结石核心。

（3）尿路异物　尿路中留置的双J管、导尿管、不吸收缝线等,均可成为结石的附着物。

（三）环境因素

尿石在某些地区多发,可能与地理、气候、水源等因素有关。高温出汗、干热缺水,尿液浓缩;水源中过多的矿物成分如草酸盐、尿酸盐等,易引起结石的发生。

（四）饮食因素

动物蛋白摄入过量,可使尿钙、尿酸含量增加,枸橼酸盐减少,有助于结石形成;食糖摄入过多,蔬菜、食物纤维、谷类摄入过少,结石发病率增高。

二、尿石成分及病理

尿石多为混合性结石,草酸盐结石最常见,磷酸盐、尿酸盐、碳酸盐次之,胱氨酸结石罕见。肉眼观察草酸盐结石多为棕褐色,质坚硬,表面如桑甚状,X线易显影;磷酸盐结石多为灰白色,质脆,表面较粗糙,常有分层结构,在肾盂内可呈鹿角状,X线易显影;尿酸盐结石多为黄色或棕黄色,质硬,表面光滑,圆形或椭圆形,X线不显影;胱氨酸结石,淡黄色或黄棕色,质硬,表面光滑,蜡样,X线不显影。

尿路结石在肾和膀胱内形成,绝大多数输尿管结石和尿道结石是结石排出过程中停留该处所致。结石沿输尿管行径移动,常停留或嵌顿于三个生理狭窄处,并以尿路结石在肾和膀胱内形成,绝大多数输尿管结石和尿道结石是结石排出过程中停留该处所致。结石沿输尿管行径移动,常停留或嵌顿于三个生理狭窄处,并以输尿管下1/3处最多见(图8-6)。结石可引起泌尿系统直接损害、梗阻、感染或恶变。结石、梗阻和感染三者互为因果,促使病变发展,最终破坏肾组织,损害肾功能。

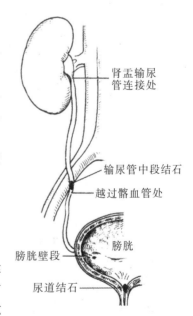

图8-6　输尿管三个生理狭窄及结石

三、临床表现

（一）疼　痛

呈肾绞痛或钝痛。多为突然的绞痛样发作,持续性阵发加剧,患者辗转不安,大汗淋漓,伴恶心、呕吐,向同侧下腹、会阴处放射。钝痛多位于腰背部及上腹痛,呈隐痛不适或胀痛,活动时或活动后明显。疼痛发作时可有患侧肾区叩击痛。

（二）血　尿

大多数为镜下血尿,少数为肉眼血尿。多继发于疼痛后或同时发生。如结石固定不动或引起尿路完全梗阻亦可无血尿。

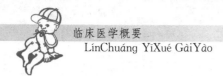

（三）膀胱刺激症

结石合并感染及输尿管膀胱壁段或输尿管口结石梗阻时，可有尿频、尿急、尿痛。

（四）并发症

结石伴感染急性发作时，可有畏寒、发热等症状；结石梗阻引起肾积水时，可触及肿大肾脏；双侧上尿路梗阻可致无尿。

四、诊　断

通过典型的肾绞痛、血尿或排石史，患侧肾区压痛、叩击痛，输尿管走行区压痛等体征，诊断并不困难。

（一）实验室检查

尿常规检查可见红细胞，伴感染时可见脓球。若怀疑与代谢性疾病有关时，应测定血和尿的钙、磷、尿酸、草酸等。

（二）影像学检查

1.B超

可发现尿路平片不能显示的小结石和 X 线阴性结石，了解有无肾积水及其程度，可首选。

2.X 线检查

KUB 能发现 95％以上的结石；IVU 可了解肾盂肾盏形态、肾功能状态、结石部位、有无梗阻及先天畸形等；逆行肾盂造影适用于碘过敏、X 线阴性结石、IVU 显示未明确或肾功能极差不显影者；正侧位平片和用空气作对比剂逆行造影可以鉴别腹腔淋巴结钙化、胆囊结石、盆腔静脉石、阑尾内粪石和骨岛等。

3.放射性核素肾图

可了解有无梗阻及患肾功能，尤其适用于碘剂过敏者。

4.CT 检查

对尿路平片不显影的尿酸结石可确诊。

五、治　疗

（一）保守治疗

适合于结石<0.6 cm、表面光滑，肾功能良好，无尿路梗阻和感染者。直径<0.4 cm 的光滑结石，90％可自行排出。

（1）解痉止痛　可用阿托品、硝苯地平、黄体酮、哌替啶及吗啡等。

（2）大量饮水　维持每日尿量在 2 000 ml 以上，睡前及夜间也应多饮水。其间配合解痉、利尿及适当的体育运动。

（3）控制感染　对防止感染性结石的生成及再发是必要的。

（4）调节尿 pH　尿酸结石和胱氨酸结石应口服枸橼酸钾、碳酸氢钠等碱化尿液；感染性结石应口服 Vit C、氯化铵等酸化尿液。

（5）调节饮食　食用含纤维素丰富的食物，针对不同成分的结石患者，宜控制动物蛋白、精制食糖、动物内脏和菜花、菠菜等摄入,少饮酒。

(6)中西医结合疗法 主要适用于无梗阻嵌顿、停留时间较短的较小结石或作为外科手段的辅助治疗。如采用中药利尿排石。

(二)外科治疗

(1)体外冲击波碎石(ESWL) 利用体外高能量聚焦冲击波击碎体内结石,并随尿液排出。目前95%以上的上尿路结石可用此方法治疗。对有出血性疾病、肾功能不全、尿路梗阻或感染者禁用。

(2)非开放手术 ①经皮肾镜取石或碎石术(PCNL):适用于直径>2.5 cm 的肾盂或肾下盏结石。②输尿管镜取石或碎石术:适用于输尿管中下段结石不能作 ESWL 者。③腹腔镜输尿管取石术:适用于直径>2 cm 结石,ESWL 或输尿管镜手术治疗失败者。

(3)开放手术 适用于直径>1 cm,反复发作肾绞痛,保守及碎石治疗无效,有梗阻和感染、肾积水、无功能肾及癌变者。手术方式有输尿管切开取石、肾盂或肾窦内肾盂切开取石、肾实质切开取石、肾部分切除术等。如患肾已萎缩无功能,结石难以排出者应作肾切除术。

六、健康教育

(1)教育患者出院后饮水应是自觉行为,每日饮水量一般不少于 2 000 ml(小儿、老年人或有其他情况的要定量)以冲淡易形成结石的物质浓度,减少晶体物质在泌尿系的沉积。

(2)患者饮水后的适量运动,如体操、跳绳等,可收到良好疗效。长期卧床患者,应鼓励多活动、勤翻身。

(3)根据结石成分适当调节饮食,再配以适当的药物。例如草酸盐结石患者宜少吃富含草酸的食物,如菠菜、土豆、豆类、坚果(栗子)等,口服 Vit B$_6$ 15 mg,3 次/d,可减少尿中草酸盐的排出,或口服氧化镁,每日 300 mg,可增加尿中草酸盐的溶解度;磷酸盐结石的患者,宜用低磷低钙饮食,口服氯化铵 1 g,3 次/d,使尿液酸化,有利于磷酸盐的溶解;尿酸盐结石的患者宜少吃富含嘌呤丰富的食物,如肝、肾及豆类,口服枸橼酸合剂 15 ml,3 次/d,或碳酸氢钠 1 g,3~4 次/d,使尿液碱化,保持尿中 pH 在 6.5~7.0。口服别嘌呤醇 100 mg,2~3 次/d 可阻抑黄嘌呤氧化酶,使尿液形成减少。尿路结石患者不宜多吃糖,吃糖后尿中钙离子、草酸及尿的酸度均会增加,促使结石形成。少吃含盐、含钙高的食品。

(4)避免服用与形成结石有关的药物,如复方氢氧化铝片(胃舒平)、三硅酸镁、皮质类固醇、乙酰唑胺、硫胺类药物以及大量 Vit C、Vit D 及阿司匹林等。

(5)定期复查,教育结石易发体质及术后患者要至少每 3 个月到医院复查,以便及时发现尽早采取治疗措施。

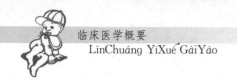

复习思考题

你一定能做对!

一、名词解释

1.肾病综合征　　2.慢性肾衰竭　　3.膀胱刺激症

二、单项选择题

1.急性肾小球肾炎常是哪种病原体感染后引起的变态反应所致?（　　）

 A.甲型肝炎病毒　　　　　　　　　　B.乙型肝炎病毒

 C.葡萄球菌　　　　　　　　　　　　D.β-溶血性链球菌

 E.大肠杆菌

2.慢性肾炎治疗的主要目的是（　　）

 A.消除蛋白尿　　　　　　　　　　　B.消除血尿

 C.控制感染　　　　　　　　　　　　D.应用血小板解聚药

 E.防止或延缓肾衰竭

3.急性肾小球肾炎的治疗原则是（　　）

 A.以休息及对症治疗为主　　　　　　B.以减轻水肿利尿为主

 C.以降低血压应用联合降压药物为主　D.以止血,治疗血尿为主

 E.以治疗并发症为主

4.慢性肾衰竭引起贫血的主要原因（　　）

 A.利钠激素增多　　　　　　　　　　B.甲状旁腺激素增多

 C.运铁蛋白　　　　　　　　　　　　D.血磷升高

 E.促红细胞生成因子减少

5.诊断急性肾盂肾炎最重要的依据是（　　）

 A.尿频、尿急、尿痛　　　　　　　　B.脓尿和菌尿

 C.高热、寒战、腰痛　　　　　　　　D.肾区叩击痛

 E.肉眼血尿

6.急性肾盂肾炎正确的治疗措施是（　　）

 A.口服环丙沙星 3 d

 B.口服复方磺胺甲基异噁唑 7 d

 C.根据细菌药物敏感试验选用有效的抗生素治疗 2 w

 D.联合应用 2 种以上抗生素进行治疗

 E.应用中药治疗

7.尿路感染最常见的感染途径是（　　）

 A.血行感染　　　　　　　　　　　　B.上行感染

 C.淋巴道感染　　　　　　　　　　　D.直接蔓延感染

 E.下行感染

8.尿路结石主要在下列哪些部位形成的?（　　）

A. 肾和输尿管　　　　　　　　　B. 肾和膀胱

C. 输尿管和膀胱　　　　　　　　D. 肾

E. 膀胱

三、简答题

1. 简述肾病综合征的诊断标准是什么？治疗要点有哪些？

2. 简述肾小球肾炎的临床表现有哪些？

3. 简述泌尿系统感染时应用抗菌药物的原则。

4. 试述如何诊断慢性细菌性前列腺炎？

5. 以肾绞痛为例简述尿路结石保守治疗措施。

（章宗武　刘付平）

第九章 血液疾病

教学目标

■ 掌握 贫血的概念、分类和临床表现,缺铁性贫血的治疗原则;出血性疾病的分类和临床表现。

■ 熟悉 贫血的发病原理、实验室检查指标;出血性疾病的分类和治疗原则。

■ 了解 贫血的诊断步骤、发病原理;了解出血性疾病的诊断依据。

第一节 贫血概述

贫血是指人体外周血红细胞和血红蛋白减少,低于正常范围下限的一组临床症状。在平原地区,成年男性 Hb<120 g/L,女性 Hb<110 g/L 可诊断为贫血。婴儿、儿童及妊娠妇女的血红蛋白浓度较成人低。久居高原地区居民的血红蛋白正常值较海平面居民为高。在妊娠、低蛋白血症、充血性心力衰竭等,血浆容量增加血液被稀释,血红蛋白浓度降低,容易被误诊为贫血;脱水或循环血容量减少时,由于血液浓缩,血红蛋白浓度增高,即使有贫血也不容易表现出来。

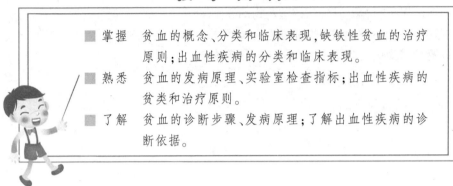

案例分析

患者,男,28岁,头晕、乏力3月伴活动后心悸一周。体格检查:体型消瘦,皮肤干燥,无光泽,心率84次/min,心律齐。实验室检查:血常规示血红蛋白72 g/L,白细胞 $5.3×10^9$/L,血小板 $165×10^9$/L,红细胞体积小,成熟红细胞苍白区扩大。

问题:1.该患者目前考虑何种疾病?2.分析可能的原因有哪些?3.患者饮食中应注意哪些?

一、分 类

贫血的分类通常是根据红细胞形态或引起贫血的原因和发生贫血的病理生理而分类的。

(一)根据红细胞形态特点分类

根据患者的红细胞平均体积(MVC)及红细胞平均血红蛋白浓度(MCHC)将贫血分为

三类。

1. 大细胞性贫血

MCV＞100fl、MCHC 32％～35％。属于此类贫血的主要有叶酸或 Vit B_{12} 缺乏引起的巨幼细胞贫血、伴网织红细胞大量增多的溶血性贫血、肝病及甲状腺功能减退症引起的贫血等。

2. 正常细胞性贫血

MCV 80～l00fl、MCHC 32％～35％。常见于再生障碍性贫血、溶血性贫血及急性失血性贫血。

3. 小细胞低色素性贫血

MCV＜80fl、MCHC＜32％。属于此类贫血的有缺铁性贫血、珠蛋白生成障碍性贫血、铁粒幼细胞贫血及某些慢性病贫血。

(二)根据贫血的病因和发病机制分类

1. 红细胞生成减少

包括缺乏造血原料(铁、叶酸及 Vit B_{12} 等)及骨髓疾病影响了造血。如缺铁性贫血、再生障碍性贫血。

2. 红细胞破坏过多

由于过度地红细胞破坏，体内的代偿能力不足以弥补和维持红细胞生成与破坏之间的平衡。如各种溶血性贫血。

3. 失血性贫血

各种原因引起的失血，如外伤、消化道出血等。

二、临床表现

贫血的病理生理学基础是血液携氧能力的降低。贫血的临床表现取决于：①贫血的程度；②贫血的速度；③机体对缺氧的代偿能力和适应能力；④患者的体力活动程度。此外，患者的年龄，有无心、脑血管基础疾病亦会有影响。如果贫血发生较迅速，血容量明显减少，患者年龄较大，伴有心血管及肺部疾病，临床表现较重。如果贫血是缓慢发生，机体有足够的时间适应低氧的状态，即使贫血较为严重(Hb＜60 g/L)，缺氧的症状也可以较为轻微。贫血的主要表现见下述。

(一)一般表现

疲乏、困倦、软弱无力是贫血最常见和最早出现的症状。皮肤黏膜苍白是贫血的主要体征。

(二)心血管系统表现

活动后心悸、气短最为常见。严重贫血患者可以出现心绞痛、心力衰竭。患者可有心率过快、脉压增加。部分患者可有心脏扩大，心尖部出现柔和的收缩期杂音，下肢水肿，心电图出现 ST 段降低，T 波平坦或倒置。

(三)中枢神经系统表现

头痛、头晕、目眩、耳鸣、注意力不集中及嗜睡等都是常见的症状。严重贫血患者可出现晕厥，老年患者可有神志模糊及精神异常的表现。Vit B_{12} 缺乏者可有肢体麻木、感觉障碍。

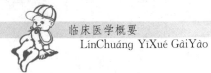
(四)消化系统表现

食欲减退、腹胀、恶心等症状较为常见,少数患者可有异食癖等。舌乳头萎缩见于巨幼细胞性贫血。黄疸及脾大见于溶血性贫血。

(五)泌尿生殖系统表现

严重贫血患者可有轻度的蛋白尿及尿浓缩功能减退,表现为夜尿增多。性欲改变及女性患者月经失调亦较为常见。

三、诊 断

贫血的诊断包括了解贫血的程度、类型及查明贫血的原因。贫血的病因诊断最为重要,只有查明病因,才能合理和有效地治疗贫血。诊断贫血的手段主要有:详细地询问病史、仔细地体格检查及进行必要的实验室检查。

(一)病 史

询问贫血发生的时间病程、贫血症状及可能的病因,包括:有无出血史、黑便、酱油色尿,妇女是否有月经过多,儿童注意营养状况及有无偏食习惯,有无化学毒物、放射线物质或特殊药物接触史,家族中有无类似的贫血患者及有无慢性炎症、感染、肝肾疾患、结缔组织病及恶性肿瘤的病史。

(二)体格检查

应该特别注意皮肤、巩膜情况,注意有无苍白、黄染,淋巴结、肝、脾是否肿大,心脏是否有杂音。肛门指检有助于直肠肿瘤的诊断。

(三)实验室检查

实验室检查是诊断贫血的主要依据。

1. 血常规检查

血红蛋白及红细胞计数是确定贫血的可靠指标。根据血红蛋白浓度、红细胞计数和血细胞比容计算出 MCV 及 MCHC 有助于贫血的诊断及分类。

如为小细胞低色素性贫血,应进一步测血清铁蛋白、血清铁、总铁结合力,以确定是否为缺铁性贫血,并进一步寻找缺铁的病因。如为非缺铁性低色素性贫血,则应测血红蛋白电泳,以证实是否为珠蛋白生成障碍性贫血或进一步做骨髓穿刺涂片及铁染色检查,看是否为铁粒幼细胞贫血。

如为大细胞性贫血,须做骨髓检查。如是巨幼细胞贫血,应测叶酸及 Vit B$_{12}$ 水平,以确定是叶酸缺乏还是 Vit B$_{12}$ 缺乏,并进一步寻找造成上述两类维生素缺乏的原因。如果不是巨幼细胞贫血,应从肝病或内分泌疾病等方面进行检查。

如为正常细胞性贫血,同时伴网织红细胞增多,则有溶血的可能,可进行溶血的实验室检查,以明确溶血的性质。如果网织红细胞不增多,且伴有白细胞及血小板减少,应做骨髓穿刺及活检,以确定是否为再生障碍性贫血。

2. 血涂片检查

外周血涂片检查可观察红细胞数量及形态方面的改变,有无异常细胞及疟原虫等,可对贫血的性质、类型提供诊断线索。如红细胞大小不等,中心淡染区扩大见于缺铁性贫血;球

形红细胞增多见于遗传性球形细胞增多症;红细胞嗜碱性点彩见于铅中毒;镰状细胞出现要考虑镰状细胞贫血;靶形红细胞常见于珠蛋白生成障碍性贫血;泪滴样红细胞见于骨髓纤维化;红细胞呈缗钱状排列见于多发性骨髓瘤;如见有多种异形红细胞或有红细胞碎片,常提示微血管病性溶血的可能。

3. 网织红细胞计数

网织红细胞计数可以帮助了解红细胞的增生情况,以及作为贫血疗效的早期指标,在贫血患者中应作为常规检查。网织红细胞增多见于大出血后、贫血有效治疗后或溶血性贫血。网织红细胞减少见于再生障碍性贫血。

4. 骨髓检查

任何不明原因的贫血都应做骨髓穿刺,必要时还应做骨髓活检。根据骨髓的增生情况,也可将贫血分为增生性贫血(包括营养性贫血、溶血性贫血、珠蛋白生成障碍性贫血及失血性贫血)及增生不良性贫血(如再生障碍性贫血)。

5. 病因检查

根据患者的不同情况选择病因检查项目。

四、治　疗

(一)去除病因

消除贫血的病因是治疗贫血的首要原则。贫血病因的性质决定了贫血的治疗效果。如急、慢性失血而致的贫血,在采取相应的治疗措施使失血停止后,贫血可以得到纠正。某些药物诱发的溶血性贫血或血型不合输血引起的溶血反应所致的贫血,在停用药物或停止输血后,贫血也会很快恢复正常。某些贫血由于原发病的疗效差,贫血常不能得到彻底的治疗。

(二)药物治疗

在贫血原因明确之前,不应随便用药,否则反会使情况复杂化,造成诊断上的困难,延误了治疗。常用治疗贫血的药物有下列几种:

1. 铁　剂

常用亚铁制剂(如琥珀酸亚铁、富马酸亚铁及葡萄糖酸亚铁等),仅对缺铁性贫血有效,对非缺铁性贫血长期应用是有害的。体内铁负荷过重可引起心、肝、胰等重要器官的损害并影响其功能。

2. 叶酸和 Vit B_{12}

仅对缺乏这两种维生素的巨幼细胞贫血有效,对其他贫血无效。溶血性贫血时由于叶酸消耗过多,也可补充叶酸。对单纯 Vit B_{12} 缺乏的巨幼细胞贫血或恶性贫血,不能单用叶酸治疗,否则会加重病情。

3. Vit B_6

大剂量服用(100 mg 每日 2～3 次)对部分铁粒幼细胞贫血有效。

4. 糖皮质激素

对自身免疫性溶血性贫血有较好的疗效,亦可用于再生障碍性贫血或阵发性睡眠性血红蛋白尿的发作期。

5.雄激素

常用的是司坦唑醇(康力龙),应用于再生障碍性贫血,可使贫血减轻。对一些慢性疾病伴发的贫血也有一定的疗效,应用过程要监测肝功能,或加用保肝药物。

6.红细胞生成素(EPO)

人基因重组的 EPO 可纠正肾性贫血,常与血液透析同时应用,改善肾脏疾病患者的生活质量。

(三)输 血

输血能迅速减轻或纠正贫血,是对症治疗的主要措施。由于输血可能发生严重的输血反应,增加肝炎、疟疾、梅毒及艾滋病感染的机会;而且长期多次输血有引起铁负荷过重或出现继发性血色病的可能,因此,必须严格掌握输血的适应证。为了减轻输血对心血管系统的负荷和多次输血引起的输血反应,应该尽量不输全血,而采用红细胞成分输血。

(四)脾切除

脾是破坏红细胞的主要场所,脾切除可使遗传性球形细胞增多症及脾功能亢进患者的红细胞破坏减少,减轻贫血。对用糖皮质激素难以维持疗效的自身免疫性溶血性贫血患者,脾切除有一定的疗效。

(五)骨髓移植

主要用于重型再生障碍性贫血。一般要求患者年龄不超过 45 岁,且需要有 HLA 配型的供髓者。

第二节 缺铁性贫血

缺铁性贫血(iron deficient anemia,IDA)是由于机体对铁的需求与供给失衡,导致体内贮存铁(包括骨髓、肝、脾及其他组织内)耗尽,不能满足正常红细胞生成的需要而发生的贫血。主要表现为小细胞低色素性贫血及其他异常。

一、铁的代谢

(一)铁的来源和吸收

1.铁的来源

有两个部分,主要是衰老的红细胞,其次是从食物中获得。

2.铁的吸收

铁的吸收部位主要在十二指肠及空肠上段。肉类食品中铁吸收率较高,为 $10\%\sim22\%$。而植物中的铁吸收率较低,为 $1\%\sim7\%$。其原因是动物食品中的血红蛋白和肌红蛋白在胃酸与蛋白分解酶的作用下,血红素与珠蛋白分离,可被肠黏膜直接吸收,在肠黏膜上皮细胞内经血红素分离酶将铁释放出来。植物中的铁往往以胶状氢氧化高铁 Fe^{3+} 形式存在,不利于吸收。

> **小贴士**
>
> 含铁最高的食品有:黑木耳、海带和猪肝,其次为肉类、豆类、蛋类等。

Vit C 能使 Fe^{3+} 还原成 Fe^{2+},以利于吸收。茶与咖啡影响铁的吸收,茶叶中的鞣酸与铁形成鞣酸铁复合体,可使铁的吸收减少 75%。

（二）铁的分布、运输、贮存及排泄

1.铁的分布

成年男性体内铁的总量为 $50\sim55$ mg/kg，女性 $35\sim40$ mg/kg。其中，血红蛋白含铁占 2/3，肌红蛋白含铁占 15％，其余为各种含铁的酶。

2.铁的运输及贮存

吸收入血的 Fe^{2+} 经铜蓝蛋白氧化成 Fe^{3+}，与转铁蛋白结合后被转运到组织，或与幼红细胞表面的转铁蛋白受体结合进入细胞，然后与转铁蛋白分离并还原为 Fe^{2+}，参与血红蛋白的合成。多余的铁以铁蛋白和含铁血黄素的形式贮存于肝、脾、骨髓。

3.铁的排泄

每天排泄量<1 mg，主要随肠黏膜脱落细胞从粪便中排出，少量由尿中排出。

二、病因及发病机制

（一）病　因

1.需要增加和摄入不足

多见于婴幼儿、青少年、孕妇及哺乳期妇女。婴幼儿缺铁性贫血，往往是由于没有及时添加辅食，青少年往往是由于偏食，妊娠、哺乳是由于母体中的铁供给了小儿引起的。

2.吸收铁障碍

见于胃大部切除术后、长期腹泻和呕吐、肠炎和痢疾等。

3.铁丢失过多

如消化道疾病（溃疡、肿瘤、钩虫病、痔疮）、月经过多等。

（二）发病机制

血红蛋白由血红素和珠蛋白结合形成，血红素合成需要原卟啉与铁离子结合，缺铁时，血红素的合成障碍，从而使血红蛋白生成减少，红细胞胞浆减少，体积变小，发生小细胞低色素性贫血。同时，细胞内含铁酶或铁依赖酶活性下降，进一步使免疫功能下降、患儿的生长发育和智力障碍，出现神经精神症状。另外，缺铁还可引起黏膜组织病变、外胚叶营养障碍，出现相应的症状和体征。

三、临床表现

（一）缺铁原发病表现

如消化性溃疡、胃和食管肿瘤、痔疮出血导致的黑便、便血等症状，妇女月经过多，肿瘤性消瘦，溶血性贫血有血红蛋白尿，钩虫性贫血往往有感染史等。

（二）贫血的一般表现

常见症状有乏力、失眠多梦、头昏头晕、眼花、耳鸣、心悸、气短、纳差、恶心，皮肤黏膜苍白等。

（三）组织缺铁的表现

口腔炎、反甲、皮肤干燥、毛发干枯、脱落。精神行为异常，小儿烦躁、易激惹、异癖、吞咽困难等。

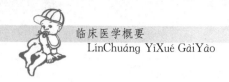

四、实验室检查

(一)血常规

血红蛋白含量下降,平均红细胞体积(MCV)<80fl,平均红细胞血红蛋白量(MCH)<27pg,平均红细胞血红蛋白浓度(MCHC)<32%。成熟红细胞中心淡染区扩大,红细胞形态可有轻度异常。网织红细胞计数正常或轻度增高。白细胞及血小板多在正常范围,少数可有减低。

(二)骨髓检查

骨髓增生活跃,以红细胞(中、晚、幼红细胞)增生为主,但体积变小,核染色质致密、胞浆少,所谓"老核幼浆"现象。粒:红比例下降。粒系、巨核细胞系正常。

(三)铁缺乏的检查

血清铁<8.95 μmol/L,总铁结合力>64.44 μmol/L,转铁蛋白饱和度<15%,血清铁蛋白<12 μg/L。骨髓铁染色:细胞外铁减少,铁粒幼细胞<15%或(-)。红细胞内游离原卟啉(FEP)>0.9 μmol/L,FEP/Hb>4.5 μg/gHb。

五、诊 断

(一)贫血的诊断

首先根据病史、临床表现、血常规检查判断是否有贫血及贫血的程度。

(二)缺铁性贫血的诊断

1. 体内贮存铁减少(ID)

①血清铁<8.95 μmol/L;②骨髓铁染色:细胞外铁减少,铁粒幼细胞<15%或(-);③血红蛋白和血清铁等指标尚正常。

2. 红细胞内铁缺乏(IDE)

①ID 的①+②;②转铁蛋白饱和度<15%;③红细胞内 FEP/Hb>4.5 μg/gHb;④血红蛋白尚正常。

3. 缺铁性贫血(IDA)

①IDE 的①+②+③;②小细胞低色素性贫血:成年男性 Hb<120 g/L,成年女性 Hb<110 g/L;MCV<80fl,MCH<27pg,MCHC<32%。

(三)病因诊断

病因诊断最重要,只有明确病因才可能根治缺铁性贫血。要根据病史和临床表现提供的线索,对可能的病因选择相应的检查方法。如月经增多,须做妇科 B 超检查;消化道出血选择胃镜检查;怀疑钩虫感染,须做粪常规检查找钩虫虫卵等。

六、治 疗

(一)病因治疗

尽可能地去除病因是治疗缺铁性贫血的关键。婴幼儿、青少年和妊娠妇女要针对需要增加和补充营养,合理地调整饮食结构,多吃富含铁的食物,如瘦肉、蛋类、黑木耳、菠菜等。

月经过多,要及时看妇产科医生找到原因,并及时治疗。寄生虫感染应驱虫治疗,可使用阿苯达唑(肠虫清)。消化道疾病,如慢性腹泻、消化性溃疡、消化道肿瘤应及时有效地治疗等。

(二)补充铁剂

1.口服补铁

为治疗缺铁性贫血的首选补铁方法。常用的补铁药物有硫酸亚铁0.3 g,每日3次;右旋糖酐铁50 mg,每日2～3次。铁剂禁与茶叶、谷类、乳类同时服用。Vit C可增加铁的吸收,可在补铁的同时加用。服用铁剂后,3～5 d网织红细胞开始增多,1 w可达高峰,2 w后血红蛋白开始上升,一般2个月左右恢复正常。当血红蛋白恢复正常后,再维持治疗4～6个月。

知识链接

经验点滴:如2～3 w后Hb、Ret若无改变,应注意:①服药是否按时足量;②有无铁剂吸收、利用障碍;③病因是否未去除;④是否合并叶酸、Vit B_{12}缺乏影响Hb恢复;⑤诊断是否正确。

2.注射补铁

适用于口服铁不能耐受;失血过快,用口服铁不能补偿;不能从胃肠道吸收铁剂者,如胃肠道手术患者;病情严重,亟待改善铁的供给。常用注射铁剂:右旋糖酐铁、山梨醇铁。计算公式:

$$补铁量(mg)=[150-患者Hb(g/L)]×体重(kg)×0.33$$

七、健康教育

缺铁性贫血重在预防。对婴幼儿应及时地添加富含铁的辅食,青少年和孕妇应注意营养保健。教育孩子不要偏食,防治寄生虫感染。对于有慢性失血性疾病患者要及时的治疗。指导患者合理地服用铁剂,不要与茶叶、乳类、咖啡等同时服用。

第三节 出血性疾病

出血性疾病是指由于人体的止血、凝血功能发生障碍而导致皮肤、黏膜、内脏的自发性出血或轻微损伤后出血不止的一组疾病。

一、出血性疾病分类

按病因及发病机制,出血性疾病可分为:

(一)血管壁异常

1.先天性或遗传性

如遗传性出血性毛细血管扩张症、家族性单纯性紫癜、先天性结缔组织病等。

2.获得性

如败血症、过敏性紫癜、药物性紫癜、Vit C及Vit PP缺乏症、糖尿病、库欣病、结缔组织病等。

案例分析

患者,女,21岁,反复出现双下肢青紫一年,月经量过多,病前无服药史。体格检查:腹部平软,脾脏肋下1 cm。实验室检查:血常规示血红蛋白100 g/L,白细胞5.6×10⁹/L,血小板30×10⁹/L。骨髓:幼稚巨核细胞增多,红系及粒、单核系正常。

问题:1.该患者目前考虑何种疾病?2.应该与哪些疾病相鉴别?

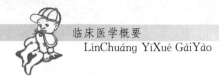

(二)血小板异常

1.血小板数量异常

(1)血小板减少 ①生成减少,如再生障碍性贫血、白血病、放疗及化疗后的骨髓抑制;②破坏过多,如特发性血小板减少性紫癜(ITP);③消耗过多,如弥散性血管内凝血;④分布异常,如肝脾大。

(2)血小板增多 但功能异常,如原发性出血性血小板增多症、继发于脾切除术后血小板增多。

2.血小板质量异常

(1)遗传性 如血小板无力症。

(2)获得性 由抗血小板药物、感染、尿毒症、异常球蛋白血症等引起。

(三)凝血异常

1.先天性或遗传性

血友病,遗传性凝血酶原缺乏症,FⅤ、Ⅶ、Ⅹ缺乏症,遗传性纤维蛋白原缺乏。

2.获得性

肝病性凝血障碍,Vit K 缺乏症,尿毒症性凝血异常。

(四)抗凝及纤维蛋白溶解异常

主要为获得性疾病。如肝素使用过量,香豆素类药物过量,蛇咬伤,水蛭咬伤和溶栓药物过量等。

(五)复合性止血机制异常

(1)先天性或遗传性 如血管性血友病(vWD)等。

(2)获得性 如弥散性血管内凝血等。

二、出血性疾病诊断

(一)病 史

应注意出血特征,如出血发生的年龄、部位、持续时间、出血量、有无出生时脐带出血等;出血诱因,如是否为自发性,与手术、创伤及药物的关系等;基础疾病,如肝病、肾病、消化系统疾病、糖尿病、感染等;家族史,如父系、母系及近亲家族成员有否出血病史;以及饮食、营养状况等。

(二)体格检查

应注意出血范围、部位、渗血及分布是否对称等;是否伴有贫血、肝、脾、淋巴结肿大、黄疸、蜘蛛痣、腹腔积液等;同时应注意心率、呼吸、血压、末梢循环状况等。

(三)实验室检查

1.筛选试验

包括出血时间(BT),毛细血管脆性试验,血小板计数,血块收缩试验,活化部分凝血活酶时间(APTT),凝血酶原时间(PT),凝血酶原消耗时间(PCT),凝血酶时间(TT)等。

2.确诊试验

血管异常:毛细血管镜,血 vWF,内皮素-1(ET-1)等;血小板异常:血小板形态,平均体积,血小板黏附、聚集功能,PF3 有效性测定,血小板相关抗体(PAIg)测定等。

凝血异常:①凝血第一阶段:因子 Ⅻ、Ⅺ、Ⅹ、Ⅸ、Ⅷ、Ⅶ、Ⅴ 及 TF 等抗原及活性测定,凝血活酶生成及纠正试验;②凝血第二阶段:凝血酶原抗原及活性,凝血酶原碎片 1＋2(F1＋2)测定;③凝血第三阶段:纤维蛋白原、异常纤维蛋白原、血(尿)纤维蛋白肽 A(FPA)测定,因子 Ⅹ、Ⅷ 抗原及活性测定等;④抗凝异常:AT 抗原及活性或凝血酶-抗凝血酶复合物(TAT)测定,PC 及相关因子测定,因子Ⅷ：C 抗体测定,狼疮抗凝物或心磷脂类抗体测定;⑤纤溶异常:鱼精蛋白副凝(3P)试验,血、尿 FDP 测定,D-二聚体测定,纤溶酶原测定,t-PA测定等。

3. 特殊试验

对某些遗传性疾病及一些特殊、少见的出血性疾病,在上述实验基础上,可能还需要进行一些特殊检查,方能确定诊断。如蛋白质结构分析、氨基酸测序、基因分析及免疫病理学检查等。

(四)诊断步骤

按照先常见病后少见病及罕见病、先易后难、先普通后特殊的原则,逐层深入进行程序性诊断。①确定是否属出血性疾病范畴。②大致区分是血管、血小板异常,为凝血障碍或其他疾病。③判断是哪一环节数量异常或质量缺陷。④通过病史及家系调查等,初步确定为先天性、遗传性或获得性。⑤如为先天或遗传性疾病,应进行基因及其他分子生物学检测,以确定其病因的准确性质及发病机制。

(五)鉴别诊断

常见出血性疾病临床特点的鉴别见下表 9-1 所示。

表 9-1 常见出血性疾病临床特点的鉴别

鉴别要点	血管性疾病	血小板疾病	凝血障碍性疾病
性别	多见于女性	多见于女性	多见于男性
家族史	少见	罕见	多见
皮肤紫癜	常见	多见	罕见
皮肤大片瘀斑	罕见	多见	可见
血肿	罕见	可见	常见
关节腔出血	偶见	罕见	多见
内脏出血	罕见	常见	常见
少见眼底出血	罕见	常见	少见
月经过多	少见	多见	少见
手术或外伤渗血不止	少见	可见	多见

三、治 疗

(一)病因防治

主要适用于获得性出血性疾病。

1. 防治基础疾病

如控制感染,积极治疗肝、胆疾病,抑制变态反应等。

2. 避免接触、使用可加重出血的物质及药物

如为血管性血友病、血小板质量异常等,应避免使用阿司匹林、保泰松、吲哚美辛、噻氯匹定等抗血小板药。如为血友病等,应慎用华法林、肝素等抗凝药。

(二)止血治疗

1. 补充血小板和(或)相关凝血因子

在紧急情况下,输入新鲜血浆或新鲜冷冻血浆是一种可靠的补充或替代疗法,因其含有除 TF、Ca^{2+} 以外的全部凝血因子。此外,如血小板悬液、纤维蛋白原、凝血酶原复合物、因子Ⅷ等,亦可根据病情予以补充。

2. 止血药物

(1)收缩血管,改善其通透性的药物,如卡巴克络(安络血)、垂体后叶素、Vit C 及糖皮质激素等。

(2)合成凝血因子所需药物,如 Vit K_1 等。

(3)抗纤溶药物,如氨基己酸(EACA)、氨甲苯酸(PAMBA,止血芳酸)等,可抑制纤溶酶生成。

(4)促进凝血因子释放的药物,如去氨加压素,有促进血管内皮释放 vWF,改善血小板黏附、聚集功能。

(5)局部止血药物,如凝血酶、立止血及明胶海绵等。

3. 局部处理

包括局部加压包扎、固定及手术结扎局部血管等。

(三)其他治疗

(1)抗凝及抗血小板药物治疗　DIC 和 TTP 时可用肝素等抗凝药终止异常凝血过程,减少凝血因子、血小板的消耗,可发挥一定的止血作用。

(2)血浆置换　可去除抗体或相关致病因素。

(3)手术治疗　包括脾切除、血肿清除、关节成形术等。

(4)中医中药　如蒲黄、重楼等可降低血管通透性、收缩血管,大黄可增强血小板功能,赤石脂、血余炭粗晶液可增强止血功能。

复习思考题

一、名词解释

1. 贫血　2. 缺铁性贫血　3. 过敏性紫癜　4. ITP　5. 类白血病反应

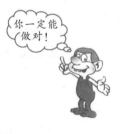

你一定能做对!

二、单项选择题

1. 诊断贫血的实验室检查下列哪一项更有价值?（　　）

A. 红细胞计数　　　　　　　　　B. 血红蛋白含量

C. 平均红细胞血红蛋白含量　　　D. 平均红细胞血红蛋白浓度

E. 平均红细胞体积

2.体内铁缺乏时,最早的表现是(　　)
　　A.贮存铁下降　　　　　　　　　　B.血清铁和运铁蛋白饱和度下降
　　C.正细胞正色素性贫血　　　　　　D.小细胞低色素性贫血
　　E.血清总铁结合力增高

3.关于缺铁性贫血下列哪项是错误的?(　　　　)
　　A.小细胞低色素性贫血　　　　　　B.多见于生育年龄妇女
　　C.主要原因是慢性失血　　　　　　D.线粒体功能障碍所致的血红素合成减少
　　E.症状由贫血、组织缺铁及发生缺铁的基础疾病所组成

4.在我国引起缺铁性贫血的主要原因是(　　　)
　　A.营养不良　　　　　　　　　　　B.慢性失血
　　C.慢性腹泻　　　　　　　　　　　D.吸收障碍
　　E.需要增多与摄入不足

5.与缺铁性贫血无关的表现是(　　　)
　　A.舌炎与口角炎　　　　　　　　　B.吞咽困难
　　C.黄疸　　　　　　　　　　　　　D.小儿行为异常
　　E.反甲现象

6.一贫血患者,测得 MCV 75 fl,MCH 24 pg,MCHC 31%,网织红细胞 0.011;口服硫
　酸亚铁 0.3 g 次,每日 3 次,治疗 1 w,复查 RBC、Hb 未见明显改善,网织红细胞
　0.065。对此患者应采取(　　　)
　　A.继续口服铁剂治疗　　　　　　　B.改用注射铁剂
　　C.加用叶酸、Vit B_{12}治疗　　　　　D.换用叶酸、Vit B_{12}治疗
　　E.加强输血治疗

三、简答题

1.试述贫血的分类、临床表现及治疗原则。
2.简述缺铁性贫血的铁剂治疗原则。
3.简述出血性疾病的概念及分类。

(张兰清)

第十章　内分泌及代谢障碍疾病

教学目标

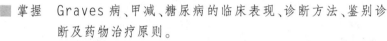

- ■ 掌握　Graves病、甲减、糖尿病的临床表现、诊断方法、鉴别诊断及药物治疗原则。
- ■ 熟悉　Graves病的放射性核素治疗和手术治疗的适应证；熟悉胰岛素和口服降糖药的使用方法；糖尿病酮症酸中毒的诊断依据和治疗原则；糖尿病常见并发症。
- ■ 了解　Graves病、甲减和糖尿病的病因分类和发病机制。

第一节　甲状腺功能亢进症

甲状腺功能亢进症是指由多种病因导致甲状腺激素（TH）分泌过多引起的临床综合征。甲亢的病因较复杂，其中以Graves病最多见，本节重点介绍。

Graves病，又称毒性弥漫性甲状腺肿（简称GD），是一种伴甲状腺激素（TH）分泌增多的器官特异性自身免疫病。GD是甲状腺功能亢进症的最常见病因，占全部甲亢的80%～85%。

案例分析

患者，男，42岁。因怕热、多食、多汗、烦躁、失眠2个月，伴消瘦半个月就诊。

问题：1.该患者在诊断上首先考虑是什么病？ 2.须与哪些病鉴别？ 3.进一步明确诊断须做哪些检查？ 4.对该患者怎样进行健康教育？

临床主要表现为：①甲状腺毒症；②弥漫性甲状腺肿；③眼征；④胫前黏液性水肿。

一、病因及发病机制

目前公认GD的发生与自身免疫有关，属于器官特异性自身免疫病。它与自身免疫性甲状腺炎等同属于自身免疫性甲状腺病。本病患者可伴有其他自身免疫病，如重症肌无力、类风湿关节炎、系统性红斑狼疮、特发性血小板减少性紫癜、恶性贫血、萎缩性胃炎等。

一般认为，本病以遗传易感为背景，在感染、精神创伤等因素作用下，诱发体内的免疫功能紊乱，产生针对甲状腺细胞的促甲状腺激素（TSH）受体的特异性自身抗体，称为TSH受体抗体（TRAb）。TRAb可分为两类，即TSH受体刺激性抗体（TSAb）和TSH受体刺激阻断性抗体(TSBAb)。TSAb 是 GD 的致病性抗体,TSBAb 是自身免疫性甲状腺炎导致甲减的原因之一。(图 10-1)

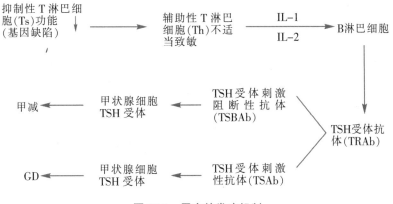

图 10-1 甲亢的发病机制

GD 浸润性突眼主要与细胞免疫有关。血循环中针对甲状腺滤泡上皮细胞抗原的 T 细胞识别球后成纤维细胞或眼外肌细胞上的抗原,浸润眶部,刺激成纤维细胞增殖;分泌的大量糖胺聚糖聚积于球后,继之水肿。

二、病 理

甲状腺呈不同程度的弥漫性肿大。甲状腺滤泡上皮细胞增生,呈高柱状或立方状,滤泡腔内的胶质减少或消失,滤泡间可见不同程度的与淋巴组织生发中心相关的淋巴细胞浸润。这些淋巴细胞的构成特点是以 T 细胞为主,伴少数的 B 细胞和浆细胞。Graves 眼病的眶后组织中有脂肪细胞浸润,纤维组织增生,大量黏多糖和糖胺聚糖(GAG)沉积,透明质酸增多,淋巴细胞和浆细胞浸润,同时眼肌纤维增粗,纹理模糊,肌纤维透明变性、断裂和破坏。胫前黏液性水肿者局部可见黏蛋白样透明质酸沉积,肥大细胞、巨噬细胞和成纤维细胞浸润。

三、临床表现

女性多见,男女之比为 1∶(4～6),各年龄组均可发病,以 20～50 岁为多。多数起病缓慢,少数在精神创伤或感染等应激后急性起病。临床表现不一,典型表现有甲状腺毒症表现、甲状腺肿及眼征。老年和小儿患者的临床表现常不典型。

(一)甲状腺毒症表现

1.高代谢症候群

由于 T_3、T_4 分泌过多和交感神经兴奋性增高,促进物质代谢,氧化加速使产热、散热明显增多。患者常有疲乏无力、怕热多汗、皮肤温暖潮湿、多食善饥、体重锐减、低热等表现,出现甲状腺危象时可有高热。

2.精神、神经系统

神经过敏、多言好动、紧张忧虑、焦躁易怒、失眠、思想不集中、记忆力减退;有时有幻觉,甚至表现为亚躁狂症或精神分裂症。也可有手、眼睑和(或)舌震颤,腱反射亢进。

3.心血管系统

可有心悸、胸闷、气短,慢性病程者可发生甲亢性心脏病。体征可有:①心动过速,常为窦性,休息和睡眠时心率仍快;②心尖区第一心音亢进,常有1~2级收缩期杂音;③心律失常,尤其以房性期前收缩多见,还可发生阵发性或持久性心房纤颤或心房扑动,偶见房室传导阻滞;④心脏增大,遇心脏负荷增加时易发生心力衰竭;⑤收缩压上升,舒张压下降,脉压差增大,可出现周围血管征。

4. 消化系统

常有食欲亢进,因肠道蠕动加快,消化吸收不良而出现稀便、排便次数增加。老年患者可有食欲减退、厌食。重者可有肝大、肝功能异常,偶有黄疸。

5. 肌肉骨骼系统

主要是甲状腺毒症性周期性瘫痪(TPP),在20~40岁亚洲男性好发。病变主要累及下肢,发作时血钾降低。TPP病程呈自限性,甲亢控制后可以自愈。少数患者发生甲亢性肌病,肌无力多累及近心端的肩胛和骨盆带肌群。另有1%GD伴发重症肌无力,该病和GD同属自身免疫病。

6. 生殖系统

女性常有月经减少或闭经;男性有阳痿,偶有乳腺发育。

7. 内分泌系统

早期血ACTH及24 h尿17-羟皮质类固醇升高,继而受过高的T_3、T_4抑制而下降。

8. 造血系统

周围血淋巴细胞绝对值和百分比及单核细胞增多,但白细胞总数偏低;血容量增大;可伴紫癜或贫血,血小板寿命缩短。

(二)甲状腺肿

绝大多数GD患者有程度不等的弥漫性、对称性甲状腺肿大,质软,无压痛,病程长者质地较韧,肿大程度与甲亢轻重无明显关系。触诊时肿大的甲状腺随吞咽动作上下移动,左右叶上下极可触及震颤。听诊时常可听到收缩期吹风样或连续性收缩期增强的血管杂音,为诊断本病的重要体征之一。少数病例甲状腺可以不肿大。

(三)眼　征

GD患者突眼为重要而较特异的体征之一,按表现不同可分两类:一类为单纯性突眼,病因与甲状腺毒症所致的交感神经兴奋性增高有关;另一类为浸润性眼征,发生在Graves眼病,也称为甲状腺相关性眼病(TAO)(近年来倾向称为Graves眶病),病因与眶周组织的自身免疫炎症反应有关。Graves眼病大部分病例病情活动持续6~12个月,然后炎症症状逐渐缓解,进入稳定期。部分病例可以复发。

四、特殊临床表现及类型

(一)甲状腺危象

甲状腺危象也称甲亢危象,是甲状腺毒症急性加重的一个综合征,发生原因可能与循环内甲状腺激素水平增高有关,多发生于较重甲亢未予治疗或治疗不充分的患者。常见诱因有:①应激状态,如感染、手术、放射性碘治疗等;②严重躯体疾病,如充血性心力衰竭、败血症、脑血管意外、急腹症或重症创伤等;③口服过量TH制剂;④严重精神创伤;⑤手术中过度挤压甲状腺。甲状腺危象属甲亢恶化时的严重表现,早期表现为原有甲亢症状加重,继而有高热(39 ℃以上)、心率增快(在 140 次/min 以上)、可伴心房纤颤或心房扑动、烦躁不安、呼吸急促、大汗淋漓、厌食、恶心、呕吐、腹泻等,甚至虚脱、休克、嗜睡、谵妄或昏迷,部分患者可伴有心力衰竭或肺水肿。白细胞总数及中性粒细胞常升高。甲亢危象的诊断主要靠临床表现综合判断。临床高度疑似本症及有危象前兆者应按甲亢危象处理。甲亢危象的病死率在 20%以上。

(二)甲状腺毒症性心脏病

甲状腺毒症性心脏病又称为甲状腺功能亢进性心脏病,简称甲亢性心脏病,多见于男性结节性甲状腺肿伴甲亢者。表现为心脏增大、严重心律失常或心力衰竭。甲亢性心脏病的心力衰竭分为两种类型:一类是心动过速和心排出量增加导致的心力衰竭,主要发生在年轻甲亢患者,此类心力衰竭非心脏泵衰竭所致,而是由于心脏高排出量后失代偿引起,称为"高排出量型心力衰竭",常随甲亢控制,心功能恢复;另一类是诱发和加重已有的或潜在的缺血性心脏病发生的心力衰竭,多发生在老年患者,此类心力衰竭是心脏泵衰竭。心房纤颤也是影响心脏功能的因素之一。甲亢患者中 10%～15%发生心房纤颤。甲亢患者发生心力衰竭时,30%～50%与心房纤颤并存。

小贴士

诊断甲亢性心脏病,必须排除冠心病及其他器质性心脏病,并在甲亢控制后心律失常、心脏增大和心绞痛等症状均能得以改善者才可诊断为本病。

(三)淡漠型甲状腺功能亢进症

多见于老年患者。起病隐袭,高代谢症候群、眼征及甲状腺肿均不明显。主要表现为神志淡漠、乏力、嗜睡、反应迟钝、明显消瘦,70%患者无甲状腺肿大。有时仅有腹泻、厌食等消化系症状,或仅表现为原因不明的阵发性或持续性心房纤颤,年老者可合并心绞痛、心肌梗死,更易与冠心病相混淆。由于甲亢长期未能得到及时诊治而易发生甲状腺危象。

(四)胫前黏液性水肿

胫前黏液性水肿也属自身免疫性病变,约 5%的 GD 患者伴发本症,白种人中多见。多见于胫骨前下 1/3 部位,也见于足背、踝关节、肩部、手背或手术瘢痕处,偶见于面部,皮损大多为对称性。早期皮肤增厚、变粗,有广泛大小不等的棕红色或红褐色或暗紫红色突起不平的斑块或结节,边界清楚,直径 5～30 mm,后期皮肤粗厚如橘皮样,皮损融合、有深沟,覆以灰色或黑色疣状物,下肢粗大似象皮腿。

(五)甲状腺功能亢进性周期性瘫痪

常以双侧对称性肌无力起病,活动后加重,伴肌痛或肌僵硬感,双下肢最易受累,劳累、进食高钠或富含糖的饮食以及应用胰岛素可诱发或加重。发作时血钾降低,但尿钾不高,可能由于钾转移至肝细胞及肌细胞内所致。本病多呈自限性,休息或补钾后缓解,甲亢控制后多明显减轻,但亦可在控制甲亢后发病后病情加重。

小贴士

诊断亚临床甲亢需要排除引起 TSH 减低的非甲状腺因素,并且在 2~4 个月内复查,以确定 TSH 降低为持续性而非一过性。

(六)亚临床甲亢

亚临床甲亢指血清 TSH 水平低于正常值下限,而 T_3、T_4 在正常范围,不伴或伴有轻微的甲亢症状。本病主要依赖实验室检查结果诊断。持续性亚临床甲亢的原因包括外源性甲状腺激素替代、甲状腺自主功能腺瘤、多结节性甲状腺肿、Graves病等。本病的可能不良结果是：①发展为临床甲亢；②对心血管系统影响：全身血管张力下降、心率加快、心输出量增加、心房纤颤等；③骨质疏松：主要影响绝经期女性，加重骨质疏松，骨折发生频度增加。

五、实验室及其他检查

(一)血清甲状腺激素测定

1.血清游离甲状腺素(FT_4)与游离三碘甲状腺原氨酸(FT_3)

FT_3、FT_4不受血TBG影响，直接反映甲状腺功能状态，其敏感性和特异性均明显高于总T_3(TT_3)和总T_4(TT_4)，是诊断临床甲亢的首选指标。

2.血清总甲状腺素(TT_4)

TT_4稳定、重复性好，也是诊断甲亢的主要指标之一。

3.血清总三碘甲腺原氨酸(TT_3)

TT_3为早期GD、治疗中疗效观察及停药后复发的敏感指标，亦是诊断T_3型甲亢的特异指标。

(二)促甲状腺激素(TSH)测定

血中TSH是反映下丘脑-垂体-甲状腺轴功能的敏感指标，尤其对亚临床型甲亢和亚临床型甲减的诊断有重要意义。

(三)甲状腺[131]I摄取率

本法诊断甲亢的符合率达90%，缺碘性甲状腺肿也可升高，但一般无高峰前移。[131]I摄取率是诊断甲亢的传统方法，目前已经被uTSH测定技术所代替。

(四)甲状腺自身抗体测定

未经治疗的GD患者血甲状腺刺激抗体(TSAb)阳性检出率为80%～100%，有早期诊断意义，对判断病情活动、是否复发亦有价值；还可作为治疗后停药的重要指标。50%～90%的GD患者血中可检出TgAb和TPOAb，但滴度较低。如长期持续阳性，且滴度较高，提示患者有进展为自身免疫性甲减的可能。

(五)影像学检查

超声、放射性核素扫描、CT、MRI等有助于甲状腺、异位甲状腺肿和球后病变性质的诊断，可根据需要选用。

六、诊断和鉴别诊断

(一)甲亢的诊断

典型病例根据病史及临床表现即可诊断，但确诊有赖于甲状腺功能检查和其他必要的特殊检查。具备以下三项诊断即可成立：①高代谢症状和体征。②甲状腺肿大。③血清TT_4、FT_4增高，TSH减低。应注意的是，淡漠型甲亢的高代谢症状不明显，仅表现为明显消瘦或心房颤动，尤其在老年患者；少数患者无甲状腺肿大；T_3型甲亢仅有血清T_3增高；血TSH降低，FT_3、FT_4正常，符合亚临床型甲亢，必要时可进一步做uTSH测定和(或)下丘脑-垂体-甲状腺动态试验。

（二）GD 的诊断

诊断 GD 的标准有：①甲亢诊断确立；②甲状腺弥漫性肿大（触诊和 B 超证实），少数病例可以无甲状腺肿大；③眼球突出和其他浸润性眼征；④胫前黏液性水肿；⑤TRAb、TSAb、TPOAb、TgAb 阳性。以上标准中，①②项为诊断必备条件，③④⑤项为诊断辅助条件。TPOAb、TgAb 虽然不是本病致病性抗体，但是可以交叉存在，提示本病的自身免疫病因。

（三）鉴别诊断

1. 单纯性甲状腺肿

无甲亢症状，T_4 正常或偏低，T_3 正常或偏高，TSH（或 uTSH）正常或偏高。血 TSAb、TgAb 和 TPOAb 阴性。

2. 嗜铬细胞瘤

本病的高代谢症候群、心动过速、神经精神症状、手抖、多汗、多食消瘦和糖尿等表现均酷似 GD，但嗜铬细胞瘤患者无甲状腺肿，甲状腺功能正常，而常有高血压（尤其是舒张压），血和尿儿茶酚胺及其代谢物升高，肾上腺影像检查异常等，均有助于鉴别。

3. 神经症

可有相似的神经、精神症候群，但无高代谢症候群、甲状腺肿及突眼，甲状腺功能正常。

4. 其　他

以消瘦、低热为主要表现者，应与结核、恶性肿瘤相鉴别；腹泻者应与慢性结肠炎相鉴别；心律失常应与风湿性心脏病、冠心病等相鉴别；突眼应与眶内肿瘤等相鉴别。

七、治　疗

（一）一般治疗

适当休息，注意补充足够热量和营养，包括糖、蛋白质和 B 族维生素等。精神紧张、不安或失眠较重者，可给予苯二氮䓬类镇静药。

（二）甲状腺功能亢进症的治疗

包括药物治疗、放射性^{131}I 治疗及手术治疗三种。

1. 药物治疗

（1）抗甲状腺药物治疗　常用的抗甲状腺药物分为硫脲类和咪唑类两类。硫脲类有丙硫氧嘧啶（PTU）和甲硫氧嘧啶（MTU）；咪唑类包括甲巯咪唑（MMI）和卡比马唑等。普遍使用 MMI 和 PTU。治疗分初治期、减量期及维持期，按病情轻重决定剂量。初治期：PTU 300～450 mg/d，MMI 30～40 mg/d，分 3 次口服，至症状缓解或血 TH 恢复正常时即可减量，持续 6～8 w。减量期：每 2～4 w 减量一次，PTU 每次减 50～100 mg，MMI 每次减 5～10 mg，待症状完全消除，体征明显好转后再减至最小维持量，需 3～4 个月。维持期：PTU 50～100 mg/d，MMI 5～10 mg/d，如此维持 1～1.5 年，必要时还可在停药前将维持量减半，疗程中除非有较严重反应，一般不宜中断，并定期随访疗效。治疗中如症状缓解而甲状腺肿或突眼反而恶化时，抗甲状腺药可酌情减量，并可加用左甲状腺素。

副作用：①粒细胞减少（MTU 多见，MMI 次之，PTU 最少），发生率约为 5%，严重时可致粒细胞缺乏症,发生率 0.37% 左右。②药疹,较常见,可用抗组胺药控制,不必停药,如皮疹加重,应立即停药,以免发生剥脱性皮炎。③药物性肝损害,发生率为 0.1%~0.2%,多在用药后 3 w 发生,转氨酶显著上升,死亡率高为 25%~30%。PTU 还可以引起部分患者转氨酶升高,升高幅度为正常值的 1.1~1.6 倍。另外甲亢本身也有转氨酶增高,所以在用药前需要检查基础的肝功能,以区别是否是药物的副作用。

复发与停药问题:复发是指甲亢完全缓解,停药半年后又有反复者,主要发生于停药后的第 1 年,3 年后则明显减少。如患者经治疗后,临床症状全部消失,甲状腺肿变小,血管杂音消失,所需的药物维持量小(如 PTU 25~50 mg/d),抗甲状腺自身抗体(主要是 TSAb)转为阴性,血 T_3、T_4、TSH 长期稳定在正常范围内,T_3 抑制试验正常等,均提示停药后复发的可能性较小。

(2)其他药物治疗　①复方碘口服溶液:仅用于术前准备和甲状腺危象。②β 受体阻滞剂:除阻滞 β 受体外,还可抑制 T_4 向 T_3 转换,用于改善甲亢初治期的症状。常用普萘洛尔每次 10~20 mg,每天 3~4 次。对于有支气管疾病者,可选用 $β_1$ 受体阻断药,如阿替洛尔、美托洛尔等。

2. 放射性 ^{131}I 治疗

(1)适应证　①中度甲亢、年龄在 25 岁以上者;②对抗甲状腺药有过敏等反应而不能继续使用,或长期治疗无效,或治疗后复发者;③合并心、肝、肾等疾病不宜手术,或术后复发,或不愿手术者;④某些高功能结节者;⑤非自身免疫性家族性毒性甲状腺肿者。

(2)禁忌证　①妊娠、哺乳期妇女(^{131}I 可透过胎盘和进入乳汁);②年龄在 25 岁以下者;③严重心、肾、肝功能衰竭或活动性肺结核者;④外周血白细胞在 $3.0×10^9$/L 以下或中性粒细胞低于 $1.5×10^9$/L 者;⑤重症浸润性突眼症;⑥甲状腺危象;⑦甲状腺不能摄碘者。

3. 手术治疗

甲状腺次全切除术的治愈率可达 95%,复发率为 0.6%~9.8%。但可引起多种并发症,有的病例于术后多年仍可复发或出现甲状腺功能减退症。

(1)适应证　①中、重度甲亢,长期服药无效,停药后复发,或不愿长期服药者;②甲状腺巨大,有压迫症状者;③胸骨后甲状腺肿伴甲亢者;④结节性甲状腺肿伴甲亢者。

(2)禁忌证　①伴严重 Graves 眼病;②合并较重心脏、肝、肾疾病,不能耐受手术;③妊娠初 3 个月和第 6 个月以后。

(三)甲状腺危象的治疗

(1)针对诱因治疗　如抗感染、纠正心力衰竭及电解质紊乱等。

(2)抑制甲状腺激素合成　首选 PTU 600 mg 口服或经胃管注入,以后给予 250 mg 每 6 h 口服一次,待症状缓解后减至一般治疗剂量。

(3)抑制甲状腺激素释放　口服 PTU 1 h 后再加用复方碘口服溶液 5 滴,每 8 h 一次,或碘化钠 1.0 g 加入 10% 葡萄糖盐水溶液中静滴 24 h,以后视病情逐渐减量,一般使用 3~7 d。如果对碘剂过敏,可改用碳酸锂 0.5~1.5 g/d,分 3 次口服,连用数日。

(4)普萘洛尔　20~40 mg,每 6~8 h 口服一次,或 1 mg 稀释后静脉缓慢注射。

(5)氢化可的松　50~100 mg 加入 5%~10% 葡萄糖溶液静滴,每 6~8 h 一次。

(6)如上述治疗效果不满意,可选用腹膜透析、血液透析或血浆置换等措施迅速降低血浆甲状腺激素浓度。

（7）对症支持治疗　高热者予物理降温，如使用冰袋、冰帽，必要时可使用药物降温，如冬眠疗法，避免用乙酰水杨酸类药物；出汗多者需及时补液及补充电解质，纠正酸碱平衡紊乱。

八、健康教育

甲亢患者易出现精神烦躁，因此要让患者认识甲亢的临床表现，有良好的心态和生活习惯。掌握饮食原则和眼睛防护方法。穿衣时，上衣宜宽松，严禁用手挤压甲状腺以免甲状腺受压后甲状腺激素分泌增多，加重病情。强调抗甲状腺药物长期服用的重要性，服用抗甲状腺药物者应定期复查血常规。学会自测脉搏和基础代谢率，定期测量体重，体重增加是治疗有效的重要标志。每隔1～2个月门诊随访做甲状腺功能测定。

第二节　甲状腺功能减退症

甲状腺功能减退症简称甲减，是由多种原因引起的甲状腺激素（TH）合成、分泌或生物效应不足所致的全身性低代谢综合征。

一、病　因

成人甲减的主要病因有：①自身免疫损伤：最常见的原因是自身免疫性甲状腺炎，包括桥本甲状腺炎、萎缩性甲状腺炎、产后甲状腺炎等。②甲状腺破坏：包括手术、^{131}I治疗等。③碘过量：碘过量可引起具有潜在性甲状腺疾病者发生甲减，也可诱发和加重自身免疫性甲状腺炎。④抗甲状腺药物：如硫脲类、咪唑类等。

二、临床表现

多见于中年女性。除手术切除或放疗毁损腺体者外，多数起病隐袭，发展缓慢，有时长达10年始有典型表现。

（一）一般表现

有怕冷、少汗、乏力、少言懒动、动作缓慢、体温偏低、食欲减退而体重不减或增加。典型黏液性水肿往往呈现表情淡漠、面色苍白、眼睑水肿，唇厚舌大，皮肤干燥发凉、肿胀增厚、粗糙多脱屑，毛发稀少、眉毛稀疏（外1/3脱落）。少数患者指甲厚而脆，多裂纹。由于贫血与胡萝卜素血症，手脚掌常呈姜黄色。

（二）精神神经系统

记忆力减退，智力低下。反应迟钝，嗜睡，精神抑郁，有时多虑而有神经质表现，严重者发展为猜疑型精神分裂症。重症者伴痴呆、幻想、木僵、昏睡或惊厥。黏蛋白沉积致小脑功能障碍时，出现共济失调、眼球震颤等。

（三）肌肉与关节

主要表现为肌肉软弱乏力，也可有暂时性肌强直、痉挛、疼痛等，偶见重症肌无力。咀嚼肌、胸锁乳突肌、股四头肌及手部肌肉可出现进行性肌萎缩。腱反射的弛缓期呈特征性延长,常超过 350 ms(正常 240～320 ms),其中跟腱反射的半弛缓时间延长更为明显,对本病有重要诊断价值。

(四)循环系统

心动过缓,常为窦性。心浊音界扩大、心音减弱。久病者由于血胆固醇增高,易并发冠心病。但因心肌耗氧量减少,心绞痛与心力衰竭者少见。

(五)消化系统

常有厌食、腹胀、便秘,严重者可出现麻痹性肠梗阻或黏液水肿性巨结肠。由于胃酸缺乏或 Vit B_{12} 吸收不良,可致缺铁性贫血或恶性贫血。

(六)内分泌系统

性欲减退,男性出现阳痿,女性常有月经过多、经期延长、闭经及不育症。约 1/3 患者可有溢乳。原发性甲减伴特发性肾上腺皮质功能减退和 1 型糖尿病,称为 Schmidt 综合征。

(七)黏液性水肿昏迷

见于病情严重者。诱因为严重躯体疾病、中断 TH 替代治疗、感染、手术和使用麻醉镇静药等。临床表现为嗜睡,体温低(<35 ℃),呼吸徐缓,心动过缓,血压下降,四肢肌肉松弛,反射减弱或消失,甚至昏迷、休克、心肾功能不全而危及生命。

(八)妊娠与甲减

国外报告妊娠妇女临床甲减的患病率是 0.3%～0.5%,亚临床甲减 2%～3%,甲状腺抗体在育龄妇女的阳性率是 5%～15%。自身免疫甲状腺炎是甲减的主要原因。由于妊娠期母体甲减会影响后代的神经智力发育,妊娠期甲减的治疗问题越来越受到关注。妊娠期间由于受多种因素的影响,TSH 和甲状腺激素的参考范围与普通人群不同。目前尚没有孕期特异性的 TSH 参考范围。国际上部分学者提出 2.5 mU/L 作为妊娠早期 TSH 正常范围的上限,超过这个上限可以诊断为妊娠期亚临床甲减。

三、实验室和影像学检查

(一)一般检查

由于 TH 不足,影响红细胞生成素合成,骨髓造血功能减低,可致轻、中度正常细胞正常色素性贫血;由于月经增多可引起小细胞低色素性贫血;少数由于胃酸减少,缺乏 Vit B_{12} 或叶酸可致巨幼细胞性贫血。血糖正常或偏低,血胆固醇、三酰甘油常增高。

(二)甲状腺功能检查

甲状腺功能检查:①血清 TSH 升高为原发性甲减的最早表现。如血 TSH 升高而 T_3、T_4 正常,可能为亚临床型甲减。②血 TT_4(或 FT_4)降低早于 TT_3(或 FT_3)下降。③血 TT_3(或 FT_3)下降仅见于后期或病重者。④甲状腺摄 ^{131}I 率降低,为避免 ^{131}I 对甲状腺进一步损伤,一般不做此项检查。

(三)病变部位检查

病变部位检查:①原发性甲减者血 TSH 增高,下丘脑-垂体性甲减者常降低。② TRH 兴奋试验,静注 TRH 400 μg 后,血 TSH 不升高提示为垂体性甲减,延迟升高者为下丘脑性甲减；如血 TSH 基值已增高，TRH 刺激后更高，提示为原发性甲减。③血 T_3、T_4 增高，血 TSH（基础值或 TRH 兴奋后）正常或增高，临床无甲亢表现，或甲减患者使用较大剂量 TH 仍无明显疗效者，提示为 TH 不敏感性甲减。④影像学检查有助于异位甲状腺、下丘脑-垂体病变等的确定。

（四）病因检查

根据病史、体征、实验室检查和特殊检查结果，一般可做出病因判断。如 TgAb、TPOAb 增高，表明原发性甲减是由自身免疫性甲状腺炎所致。

四、诊断和鉴别诊断

除临床表现外，主要依靠检测 TT_4（或 FT_4）、TT_3（或 FT_3）、TSH 以及 TRH 兴奋试验等确立诊断。在确诊甲减基础上，进一步按上述检查鉴定病变部位，并尽可能做出病因诊断。

早期轻型甲减多不典型，易被忽视或误诊为贫血、特发性水肿、肾病综合征、肾小球肾炎、冠心病等。确诊时还应排除低 T_3 综合征，后者常见严重的全身性疾病、创伤和心理疾病等，主要表现为血清 TT_3、FT_3 水平减低，血清 rT_3 增高，血清 T_4、TSH 水平正常，疾病的严重程度一般与 T_3 降低的程度相关，疾病危重时也可出现 T_4 水平降低。

五、防　治

（一）对症治疗

有贫血者可补充铁剂、$Vit B_{12}$、叶酸等，胃酸低者应补充稀盐酸。

（二）替代治疗

不论何种甲减，均需用 TH 替代，永久性者则需终身服用。

1. 药物和用法

对常规替代治疗者，几乎仅考虑用左甲状腺素（$L\text{-}T_4$）口服。成人一般初始剂量为 $25\sim50\,\mu g/d$，每 $1\sim2\,w$ 增加 $25\,\mu g/d$，直到达到治疗目标，剂量为 $50\sim200\,\mu g/d$，平均 $125\,\mu g/d$；儿童需要较高的剂量，大约 $2.0\,\mu g/(kg \cdot d)$；老年患者则需要较低的剂量，大约 $1.0\,\mu g/(kg \cdot d)$；妊娠时的替代剂量需要增加 $30\% \sim 50\%$；甲状腺癌术后的患者需要剂量大约 $2.2\,\mu g/(kg \cdot d)$。

2. 注意事项

替代治疗的目标是用最小剂量纠正甲减而不产生明显副作用。临床上要特别注意以下几点：①除继发性甲减外，评价替代治疗效果的最佳指标是血 TSH（常在治疗后 $2\sim3$ 个月恢复正常），理想的效果是血 TSH 恒定在正常范围（$0.5\sim5.0\,mU/L$）内，治疗初期每 $4\sim6\,w$ 检测一次，长期替代治疗者宜每 $6\sim12$ 个月检测一次，T_3、T_4 仅作参考。②替代必须从小剂量开始，视病情需要每 $1\sim2\,w$ 增加剂量一次，直至达到最佳效果。③接受长期替代治疗者要注意监测体重、心功能等，防止因 TH 过量引起的骨质疏松或冠心病恶化等的发生。

（三）黏液水肿性昏迷的治疗

（1）即刻补充 TH　首选 T_3 静脉注射，每 $4\,h\ 10\,\mu g$，直至患者症状改善，清醒后改为口服;或首次静注 L-T$_4$ 300 μg,以后每日注射 50 μg,待患者苏醒后改为口服。如无注射剂,可以 T$_3$ 片剂(20~30 μg/次,每 4~6 h 一次,以后每 6 h 5~15 μg)或 T$_4$ 片剂(首次 100~200 μg,以后每日 50 μg)经胃管给药,清醒后改为口服。有心脏病者起始量为一般用量的 1/5~1/4。

(2)保温,供氧,保持呼吸道通畅,必要时行气管切开、机械通气等。

(3)氢化可的松 200~300 mg/d 静脉滴注,待患者清醒及血压稳定后减量。

(4)根据需要补液,入水量不宜过多,并随时监测水、电解质、酸碱平衡及尿量和血压等。必要时可输血浆。

(5)积极控制感染,治疗原发疾病。

(6)抢救休克、昏迷并加强护理。

(四)亚临床甲减的处理

亚临床甲减引起的血脂异常可以促进动脉粥样硬化的发生、发展,部分亚临床甲减还可发展为临床甲减。目前认为在下述情况需要给予 L-T$_4$ 治疗:高胆固醇血症、血清 TSH>10 mU/L。

(五)妊娠期甲减的治疗

由于胎儿的初期脑发育直接依赖于母体循环的 T$_4$ 水平,而不依赖 T$_3$ 水平,所以,L-T$_4$ 是妊娠期甲减治疗的首选药物。妊娠前已经确诊的甲减,需要调整 L-T$_4$ 剂量,使血清 TSH 在正常值范围内 0.3~2.5 mU/L,再考虑怀孕。妊娠期间,L-T$_4$ 替代剂量通常较非妊娠状态时增加 30%~50%,所以要及时增加 L-T$_4$ 剂量,而不是减少剂量或停用 L-T$_4$。如果既往无甲减病史,妊娠期间新诊断为甲减,应立即进行 L-T$_4$ 治疗,而且要使血清 TSH 尽快达到妊娠时特异性正常值范围。达标的时间越早越好(最好在妊娠 8 w 之内)。调整 L-T$_4$ 剂量期,每 2~4 w 测定一次 TSH、FT$_4$ 或 TT$_4$,根据监测结果,调整 L-T$_4$ 剂量。TSH 达标以后,可以每 6~8 w 监测一次上述指标。分娩后及时减少 L-T$_4$ 剂量,恢复到妊娠前水平。

(六)病因治疗及预防

(1)甲减主要由自身免疫性甲状腺炎、缺碘、放射治疗及手术等所致,如及早预防可减少发病。

(2)由药物引起者,应注意及时调整剂量或停用。

> **知识链接**
>
> 碘是人体必需的微量元素,为甲状腺合成甲状腺激素的主要原料之一,每天对碘的基础需要量是 60 μg/d。要消除碘缺乏病的全部症状,每天需要补充碘 100 μg。因此,世界卫生组织(WHO)、联合国儿童基金会(UNICEF)和国际防治碘缺乏病委员会(ICCIDD)提出了人类碘摄入量的推荐供给量标准,即 6 岁以下儿童每日 90 μg,6~12 岁者,每日 120 μg,12 岁上以及成人,每日 150 μg,妊娠哺乳期妇女,需要量则增加到 200 μg/d。

第三节　糖　尿　病

糖尿病是由多种病因引起以慢性高血糖为特征的代谢紊乱综合征。高血糖是由于胰岛素分泌或作用的缺陷,或者两者同时存在而引起;除糖外,尚有蛋白质、脂肪代谢异常。久病可引起多系统损害,导致眼、肾、神经、心脏、血管等组织的慢性进行性病变,引起功能缺陷及衰竭。病情严重或应激时可发生急性代谢紊乱，例如酮症酸中毒、高渗性昏迷等。

糖尿病是常见病、多发病，其患病率正随着人民生活水平的提高、人口老化、生活方式改变而迅速增加，呈逐渐增长的流行趋势，已成为发达国家中继心血管病和肿瘤之后的第三大非传染性疾病，对社会和经济带来沉重

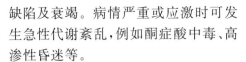

案例分析

患者，男，54岁，因多食、多饮、多尿、消瘦及反复尿路感染1个月就诊。

问题：1.该患者在诊断上首先考虑是什么病？ 2.须与哪些病鉴别？ 3.进一步明确诊断须做哪些检查？4.对该患者怎样进行健康教育？

负担，是严重威胁人类健康的世界性公共卫生问题。近30年，我国糖尿病患病率也显著增加，尤其最近10年糖尿病流行情况更为严重。2007—2008年，在中华医学会糖尿病学分会组织下，在全国14个省市进行了糖尿病的流行病学调查。通过加权分析，在考虑性别、年龄、城乡分布和地区差别的因素后，估计我国20岁以上的成年人糖尿病患病率为9.7%，中国成人糖尿病总数达9240万，其中农村4310万，城市4930万左右。我国可能已成为糖尿病患者人数最多的国家。

一、糖尿病分型

(一)1型糖尿病(T1DM)

患者有胰岛β细胞破坏，引起胰岛素绝对缺乏，有酮症酸中毒倾向。可发生于任何年龄，但多见于青少年。起病急，代谢紊乱症状明显，患者需注射胰岛素以维持生命。包括免疫介导和特发性两种亚型。

(二)2型糖尿病(T2DM)

主要原因是以胰岛素抵抗为主伴胰岛素分泌不足或胰岛素分泌不足为主伴胰岛素抵抗。患者大部分超重或肥胖，也可发生于任何年龄，但多见于成年人。在疾病初期大多不需要胰岛素治疗。通常无酮症酸中毒倾向，但在感染等应激情况下，也可诱发酮症酸中毒。2型糖尿病的遗传易感性较1型糖尿病强烈。

(三)其他特殊类型糖尿病

包括胰岛β细胞功能的基因缺陷导致的糖尿病，胰岛素作用的基因缺陷导致的糖尿病，胰腺外分泌疾病、内分泌疾病、感染、药物或化学品所致糖尿病，不常见的免疫介导糖尿病及其他可能与糖尿病相关的遗传性综合征。

(四)妊娠期糖尿病(GDM)

妊娠过程中初次发现的任何程度的糖耐量异常，均可认为是GDM。GDM不包括妊娠前已知的糖尿病患者，后者称为"糖尿病合并妊娠"。但二者均需有效处理，以降低围生期疾病的患病率和病死率。GDM妇女分娩后血糖可恢复正常，但有若干年后发生T2DM的高度危险性，需在分娩后6w行OGTT试验，必要时终身随访。

二、病因和发病机制

糖尿病的病因和发病机制尚未完全阐明。糖尿病不是单一疾病，而是复合病因引起的

综合征,是包括遗传因素、环境因素及自身免疫在内的多种因素共同作用的结果。胰岛素由胰岛β细胞合成和分泌,经血液循环到达体内各组织器官的靶细胞,与特异受体结合并引发细胞内物质代谢效应,在整个过程中任何一个环节发生异常均可导致糖尿病。

三、病理生理

糖尿病的代谢紊乱主要由于胰岛素生物活性或其效应绝对或相对不足引起的。总的来说,患糖尿病时,葡萄糖在肝、肌肉和脂肪组织的利用减少以及肝糖输出增多是发生高血糖的主要原因。脂肪代谢方面,由于胰岛素不足,脂肪组织摄取葡萄糖及从血浆移除三酰甘油减少,脂肪合成减少,血游离脂肪酸和三酰甘油浓度升高。在胰岛素极度缺乏时,脂肪组织大量动员分解,产生大量酮体,若超过机体对酮体的氧化利用能力,大量酮体堆积形成酮症或发展为酮症酸中毒。蛋白质合成减弱,分解代谢加速,导致负氮平衡。

四、临床表现

(一)代谢紊乱症候群

血糖升高后因渗透性利尿引起多尿,继而血浆容量减少导致口渴多饮,患者体内葡萄糖不能利用,脂肪分解增多,蛋白质代谢负平衡,肌肉渐见消瘦,疲乏无力,儿童生长发育受阻。为了补偿损失的糖分,维持机体活动,患者常易饥、多食,故糖尿病的表现常被描述为"三多一少",即多尿、多饮、多食和体重减轻。患者可有皮肤瘙痒,尤其外阴瘙痒。高血糖可使眼房水、晶体渗透压改变而引起屈光改变致视力模糊。部分患者上述表现轻微甚至无任何症状而仅在体检时发现血糖升高。

(二)并发症

包括急性并发症和慢性并发症,其中 T1DM 患者易出现急性并发症,而 T2DM 易出现慢性并发症。

1.急性并发症

(1)糖尿病酮症酸中毒(DKA) 为最常见的糖尿病急症。糖尿病加重时,胰岛素绝对缺乏,三大代谢紊乱,而且脂肪分解增加,产生大量酮体(包括 β-羟丁酸、乙酰乙酸和丙酮),造成代谢性酸中毒,患者出现意识障碍,称糖尿病酮症酸中毒。目前本症延误诊断和缺乏合理治疗而造成死亡的情况仍较常见。

(2)高血糖高渗状态(HHS) 是糖尿病急性代谢紊乱的另一临床类型,以严重高血糖、高血浆渗透压、脱水为特点,无明显酮症酸中毒,患者常有不同程度的意识障碍或昏迷。"高血糖高渗状态"与以前所称"高渗性非酮症性糖尿病昏迷"略有不同,因为部分患者并无昏迷,部分患者可伴有酮症。与 DKA 相比,失水更为严重、神经精神症状更为突出。本症病情危重、并发症多,病死率高于 DKA,强调早期诊断和治疗。

(3)感染 糖尿病患者常发生疖、痈等皮肤化脓性感染。皮肤真菌感染如足癣也常见,真菌性阴道炎和巴氏腺炎是女性糖尿病患者常见并发症,多为白色念珠菌感染所致。糖尿病合并肺结核的发生率较非糖尿病者高。尿路感染中以肾盂肾炎和膀胱炎最常见,尤其多见于女性患者。

2.慢性并发症

(1)大血管病变 主要为动脉粥样硬化。大、中动脉粥样硬化主要侵犯主动脉、冠状动脉、脑动脉、肾动脉和肢体外周动脉等,引起冠心病、缺血性或出血性脑血管病、肾动脉硬化、肢体动脉硬化等。肢体外周动脉粥样硬化常以下肢动脉病变为主,表现为下肢疼痛、感觉异常和间歇性跛行,严重供血不足可导致肢体坏疽。

(2)微血管病变 微血管是指微小动脉和微小静脉之间,管腔直径在 $100~\mu m$ 以下的毛细血管及微血管网。微血管病变主要表现在视网膜、肾、神经、心肌组织,其中尤以糖尿病肾病和视网膜病为重要。①糖尿病肾病:常见于糖尿病病程较长者,是造成慢性肾衰竭的常见原因,也是 T1DM 患者的主要死亡原因;在 T2DM,其严重性仅次于心、脑血管病。②糖尿病性视网膜病变:糖尿病病程超过 10 年,大部分患者合并程度不等的视网膜病变,在 T2DM 成年患者中,20%～40%出现视网膜病变,8%有严重视力丧失,是导致成年人群失明的主要原因。

(3)神经病变 其病变部位以周围神经为最常见,通常为对称性,下肢较上肢严重,病情进展缓慢。临床上先出现肢端感觉异常,分布如袜子或手套状,伴麻木、针刺、灼热或如踏棉垫感。后期可有运动神经受累,出现肌张力减弱,肌力减弱以至肌萎缩和瘫痪。自主神经病变也较常见,并可较早出现,影响胃肠、心血管、泌尿系统和性器官功能。中枢神经系统并发症常见有缺血性脑卒中,脑退化加速及老年性痴呆危险性增高等。

(4)眼病变 除视网膜病变外,糖尿病还可引起白内障、青光眼、屈光改变、虹膜睫状体病变等。

(5)糖尿病足 糖尿病患者因末梢神经病变、下肢动脉供血不足以及细菌感染等多种因素,引起足部疼痛、皮肤深溃疡、肢端坏疽等病变,统称为糖尿病足。糖尿病足是截肢、致残主要原因。

五、实验室检查

(一)血葡萄糖(血糖)测定

血糖升高是目前诊断糖尿病的主要依据。空腹静脉血浆测定值正常范围为 $3.9～6.0~mmol/L$。血糖测定又是判断糖尿病病情和控制情况的主要指标。

(二)葡萄糖耐量试验

有口服和静脉注射两种。当血糖高于正常范围而又未达到诊断糖尿病标准者,需进行口服葡萄糖耐量试验(OGTT)。静脉注射葡萄糖耐量试验(IVGTT)只适用于胃切除后、胃空肠吻合术后、吸收不良综合征。

(三)糖化血红蛋白(GHbA1)

GHbA1 含量与血糖浓度呈正相关。GHbA1 有 a、b、c 三种,以 GHbA1C 最为重要。正常人 GHA1C 占血红蛋白总量的 3%～6%。GHA1C 反映患者近 8～12 w 总的血糖水平,为糖尿病控制情况的主要监测指标之一。

近年来,人们越来越倾向将糖化血红蛋白作为筛查糖尿病高危人群和诊断糖尿病的一

小贴士

血细胞比容正常时,血浆、血清血糖比全血血糖可升高15%。糖尿病诊断应尽可能依据静脉血浆血糖,而不是毛细血管血的血糖检测结果。治疗过程中随访血糖控制程度时可用便携式血糖计(毛细血管全血测定)。

种方法。2010 年美国糖尿病学会(ADA)指南已将 GHbA1C≥6.5％作为糖尿病诊断标准之一。但 GHbA1C<6.5％ 也不能除外糖尿病,须进一步行糖耐量检查。我国 GHbA1C 检测方法的标准化程度不够,GHbA1C 测定的仪器和质量控制尚不能符合目前糖尿病诊断标准的要求。

(四)尿糖测定

尿糖阳性是诊断糖尿病的重要线索。每日 4 次尿糖定性检查(三餐餐前和晚上 9～10 时或分段检查),和 24 h 尿糖定量可作为判断疗效指标,并供调整降糖药物剂量的参考。

(五)血浆胰岛素和 C-肽测定

有助于了解 β 细胞功能和指导治疗,但不作为诊断糖尿病的依据。

六、诊断和鉴别诊断

(一)诊断标准

我国目前采用 WHO(1999 年)糖尿病诊断标准,见下表 10-1 所示。

表 10-1　糖尿病的诊断标准

糖尿病症状	静脉血浆葡萄糖水平 mmol/L(mg/dl)
1.有典型症状	(1)随机血糖≥11.1(200)
	(2)空腹血糖≥7.0(126)
	(3)OGTT2hPG≥11.1(200)
2.无典型症状	需在不同日 2 次检测血糖值达到以上标准

(二)诊断流程

见图 10-2 所示。

(三)鉴别诊断

1.其他原因所致的尿糖阳性

肾性糖尿因肾糖阈降低所致,虽尿糖阳性,但血糖及 OGTT 正常。甲状腺功能亢进症、胃空肠吻合术后,因糖在肠道吸收快,可出现糖尿,但 FPG 和餐后 2 h 血糖正常。

2.继发性糖尿病

肢端肥大症(或巨人症)、库欣综合征、嗜铬细胞瘤可分别因生长激素、皮质醇、儿茶酚胺分泌过多,对抗胰岛素而引起继发性糖尿病或糖耐量异常。此外,长期服用大量糖皮质激素可引起类固醇糖尿病。

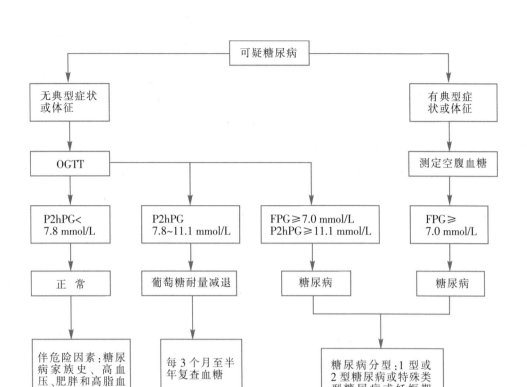

图 10-2　糖尿病诊断流程图

七、治　疗

目前强调早期治疗、长期治疗、综合治疗、治疗措施个体化的原则。治疗的目标是使血糖达到或接近正常水平,纠正代谢紊乱,消除糖尿病症状、防止或延缓并发症,维持良好健康和劳动能力,降低病死率,提高生活质量。具体措施是:健康教育、饮食治疗、合适运动、药物(口服降糖药、胰岛素)治疗和血糖监测。

小贴士

综合治疗"五驾马车":1.糖尿病教育是前提;2.合理的饮食是基础;3.适当运动,主张有氧运动;4.药物治疗是重要的辅助手段;5.血糖监测是理想控制的重要保证。

(一)健康教育

对糖尿病患者进行健康教育是重要的基本治疗措施之一。让患者了解糖尿病的基础知识,充分认识糖尿病的危害、可能会出现的并发症;了解治疗控制要求,学会自测尿糖,有条件的学会使用便携式血糖计、学会胰岛素注射技术;掌握饮食治疗和体育锻炼的要求,生活方式干预是糖尿病的基础治疗措施,应该贯穿于糖尿病治疗的始终。生活应有规律,戒烟忌酒,讲求个人卫生,预防各种感染。

(二)饮食治疗

饮食治疗是重要的基础治疗措施,应严格和长期执行。无论 1 型或 2 型糖尿病患者均应严格控制总能量的摄入,合理均衡分配各种营养物质(图 10-3)。对 1 型糖尿病患者,在合

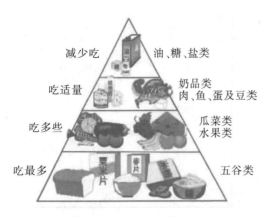

减少吃 — 油、糖、盐类

吃适量 — 奶品类 肉、鱼、蛋及豆类

吃多些 — 瓜菜类 水果类

吃最多 — 五谷类

图 10-3 糖尿病饮食金字塔

适的总热量、食物成分、规律的餐次安排等措施的基础上,配合胰岛素治疗有利于控制高血糖和防止低血糖的发生。对 2 型糖尿病患者,尤其是肥胖或超重患者,饮食治疗有利于减轻体重、改善高血糖、脂代谢紊乱和高血压,以及减少降血糖药物剂量。

(三) 体育锻炼

进行有规律的合适运动,每天至少运动 1 次。每次 30～60 min。对 1 型糖尿病患者,体育锻炼宜在餐后进行,运动量不宜过大,持续时间不宜过长,并予餐前在腹壁皮下注射胰岛素,以避免运动后的低血糖反应。

对 2 型糖尿病患者(尤其是肥胖患者),适当运动有利于减轻体重、提高胰岛素敏感性,改善血糖和脂代谢紊乱。但如有心、脑血管疾病或严重微血管病变者,亦应按具体情况作妥善安排。主张有氧运动,心率<170－年龄,年龄大者或平时运动量少者,应逐步增加运动量。

(四)血糖监测

定期监测血糖,患者可应用便携式血糖计进行自我监测血糖。血糖监测每月至少 2 次,包括空腹和餐后两小时。每 3～6 个月定期复查 GHbA1C,了解血糖总体控制情况,及时调整治疗方案。每年 1～2 次全面复查,了解血脂以及心、肾、神经和眼底情况,尽早发现有关并发症,给予相应治疗。

(五)口服药物治疗

治疗糖尿病的口服药主要有 4 类。

1. 促胰岛素分泌剂

促胰岛素分泌剂包括磺脲类和格列奈类。主要作用为刺激胰岛 β 细胞分泌胰岛素。主要适应证是 2 型糖尿病患者饮食控制和体育锻炼不能使血糖获得良好控制。

(1)磺脲类 本类药物不适用于 1 型糖尿病患者、2 型糖尿病患者合并严重感染、酮症酸中毒、高渗性昏迷、进行大手术、伴有肝肾功能不全以及合并妊娠的患者。磺脲类药物有多种,第一代药物有甲苯磺丁脲(D860)、氯磺丙脲等,现已少用;第二代药物有格列本脲、格列吡嗪、格列齐特、格列喹酮和格列美脲等。目前临床上应用的基本上都是第二代药物。本类药物主要不良反应有低血糖反应、体重增加、皮肤过敏反应等,其中以低血糖反应最常见而重要,故一般要求患者餐前半小时服用以减少此类反应。

(2)格列奈类 此类药物降血糖作用快而短,主要用于控制餐后高血糖。较适合于 T2DM 早期餐后高血糖阶段或以餐后高血糖为主的老年患者。可单独或与二甲双胍(甲福明)、胰岛素增敏剂等联合使用。常用药物有瑞格列奈、那格列奈。本类药物低血糖症发生率低、程度较轻而且限于餐后期间。

2. 双胍类

此类药物可增加外周组织(如肌肉)对葡萄糖的摄取和利用,通过抑制糖原异生及糖原分解,可降低糖尿病时的肝糖生成率,不影响血清胰岛素水平,对血糖在正常范围者无降血糖作用,单独应用不引起低血糖。双胍类是肥胖或超重的 2 型糖尿病患者第一线药物,与磺脲类合用则可增强其降糖作用。双胍类药物主要有二甲双胍,通常 500～1500 mg/d,分 2～3 次口服,最大剂量不超过 2 g/d。主要不良反应有消化道反应、皮肤过敏反应等,其中消化道反应较常见,餐后服用能有效减少此类反应。

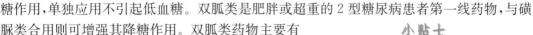

小贴士

2 型糖尿病药物治疗的首选药物应是二甲双胍,如果没有二甲双胍的禁忌证,该药物应该一直保留在糖尿病的治疗方案中。

3.噻唑烷二酮类(格列酮类)

为胰岛素增敏剂。主要作用是增强靶组织对胰岛素的敏感性,减轻胰岛素抵抗。可单独或与其他降糖药物合用治疗 2 型糖尿病患者。现有两种制剂:罗格列酮,用量为 4～8 mg,1 次/d 或分 2 次口服;吡格列酮,用量为 15～30 mg,1 次/d 口服。主要不良反应为水肿、体重增加,有心脏病、心力衰竭倾向或肝病者不用或慎用。单独应用不引起低血糖,但如与磺脲类或胰岛素合用,仍可发生低血糖。

4.α-葡萄糖苷酶抑制剂

通过抑制 α-葡萄糖苷酶延缓糖的吸收,降低餐后高血糖。可作为 2 型糖尿病的第一线药物,尤其适用于空腹血糖正常而餐后血糖明显升高者。常用药物有阿卡波糖,每次 50～100 mg,3 次/d。本类药物应在进食第一口食物后服用,饮食成分中应有一定量的糖类,否则不能发挥作用。常见不良反应为胃肠反应,如腹胀了排气增多或腹泻。单用本药不引起低血糖,但如与磺脲类或胰岛素合用,仍可发生低血糖,且一旦发生,应直接给予葡萄糖口服或静脉注射,进食双糖或淀粉类食物无效。

(六)胰岛素治疗

1.适应证

主要有:①1 型糖尿病;②糖尿病酮症酸中毒、高血糖高渗状态和乳酸性酸中毒伴高血糖;③各种严重的急慢性并发症;④因伴发病需外科治疗的围手术期;⑤妊娠和分娩;⑥2 型患者经饮食及口服降糖药治疗未获得良好控制;⑦全胰腺切除引起的继发性糖尿病。

2.制剂类型

按起效作用快慢和维持作用时间,胰岛素制剂可分为速(短)效、中效和长(慢)效三类。短效胰岛素主要控制一餐饭后高血糖;中效胰岛素主要控制两餐饭后高血糖,以第二餐饭为主;长效胰岛素无明显作用高峰,主要提供基础水平胰岛素。

3.使用原则和剂量调节

无论哪一种类型糖尿病,胰岛素治疗应在一般治疗和饮食治疗的基础上进行,并按患者反应情况和治疗需要做适当调整。对 2 型糖尿病患者,可选用中效胰岛素,每天早餐前 1/2 h 皮下注射 1 次,开始剂量为 4～8 U,根据尿糖和血糖测定结果,每隔数天调整胰岛素剂量,直至取得良好控制。如晚上尿糖阴性,早晨空腹血糖接近正常,而午餐前尿糖仍呈强阳性,可用中效与速效胰岛素混合使用(一般按 70/30 比例)。如早晨空腹血糖下降不满意,可每天注射中效胰岛素两次,早晚餐前的胰岛素用量为 3:2。也可将中效与速效胰岛素混合使用,早餐前大致按 2:1 比例,晚餐前大致按 2:1 或 1:1 比例。1 型糖尿病患者用上述方法常未能达到满意控制,需要强化胰岛素治疗,例如每日多次注射胰岛素。有如下几种方案可供选样:①早、中、晚餐前注射速效胰岛素,夜宵前注射中效胰岛素;②早、中、晚餐前注射速效胰岛素,早餐前同时注射长效胰岛素,或将长效胰岛素分两次于早、晚餐前注射,全日量不变。采用强化胰岛素治疗方案后,有时早晨空腹血糖仍然较高,其可能的原因有:①夜间胰岛素作用不足;②"黎明现象",即夜间血糖控制良好,也无低血糖发生,仅于黎明一段短时间出现高血糖,其机制可能为皮质醇、生长激素等对抗激素分泌增多所致;③Somogyi效应,即在夜间曾有低血糖,因在睡眠中未被察觉,继而发生低血糖后的反跳性高血糖。夜间多次(0、2、4、6、8时)测定血糖,有助于鉴别早晨高血糖的原因。

4. 胰岛素的抗药性和副作用

人体多次接受胰岛素注射约1个月后,血中可出现抗胰岛素抗体。临床上只有极少数患者表现为胰岛素抗药性,即在无酮症酸中毒也无抵抗胰岛素因素存在的情况下,每日胰岛素需要量超过100 U或200 U。此时应改用单组分人胰岛素速效制剂。胰岛素抗药性经适当治疗后可消失。

胰岛素的主要副作用是低血糖反应,与剂量过大和(或)饮食失调有关,多见于接受强化胰岛素治疗者。注意识别Somogyi现象,以避免发生胰岛素剂量调节上的错误。胰岛素治疗初期可因钠潴留作用而发生轻度水肿,可自行缓解而无需停药。部分患者注射胰岛素后视力模糊,为晶状体屈光改变,常于数周内自然恢复。胰岛素过敏反应通常表现为注射部位皮肤瘙痒,继而出现荨麻疹样皮疹,全身性荨麻疹少见,可伴恶心、呕吐、腹泻等胃肠症状,罕见严重过敏反应(如血清病、过敏性休克)。脂肪营养不良为注射部位皮下脂肪萎缩或增生,停止在该部位注射后可缓慢自然恢复,应经常更换注射部位以防止其发生。

(七)糖尿病治疗进展

1. 胰腺移植和胰岛细胞移植

治疗对象大多为1型糖尿病患者,单独胰腺移植(节段或全胰腺)可解除对胰岛素的依赖,改善生活质量。1型糖尿病患者合并糖尿病肾病肾功能不全是进行胰肾联合移植的适应证。

2. 胰岛素泵

胰岛素泵是一种内装有胰岛素的微电脑动力装置,体积为BP机大小,通过微电脑仿生原理,模仿人体胰腺功能,随时释放人体所需胰岛素,患者进餐后,根据进餐的多少,自动输入胰岛素,使人体内的血糖持续处于正常状态而不致上下剧烈波动。从而减少糖尿病患者并发症的发生。

3. 手术治疗

手术治疗可明显改善肥胖症伴2型糖尿病的血糖控制。2010年美国糖尿病学会(ADA)在2型糖尿病治疗指南中正式将减肥手术列为治疗肥胖症伴2型糖尿病的措施之一。手术治疗的适应证如下:①体重质量指数(BMI)$\geqslant$35 kg/m^2,合并2型糖尿病;②BMI 32～34.9 kg/m^2,合并2型糖尿病,经口服药物联合胰岛素治疗6个月以上HbA1c$\geqslant$7%;③年龄18～60岁之间;④2型糖尿病病程$\leqslant$5年;⑤胰岛自身免疫抗体测定阴性,C肽水平不低于0.3 mg/L;⑥无其他腹部手术的禁忌证。目前,我国也已经开展这方面的治疗,在选择手术治疗时应权衡利弊,掌握好适应证,避免手术扩大化。

(八)糖尿病合并妊娠的治疗

无论妊娠期糖尿病或在妊娠前已患糖尿病,妊娠对糖尿病以及糖尿病对孕妇和胎儿均有不同的影响。糖尿病患者在妊娠期易合并尿路感染、羊水过多和子痫,甚至诱发酮症酸中毒。此外,胎儿畸形、流产、死产、巨大儿、新生儿低血糖症、呼吸窘迫综合征等患病率和病死率明显升高,给孕妇和胎儿带来不利影响。应选用短效和中效胰岛素,忌用口服降糖药。在妊娠 28 w 前后,宜特别注意根据尿糖和血糖变化,调节胰岛素用量,通常在孕 36 w 前早产婴死亡率较高,38 w 后胎儿宫内死亡率增高,故在妊娠 32～36 w 时宜住院治疗直至分娩。住院期间密切监护产科情况,必要时进行引产或剖宫产。产后注意对新生儿低血糖症的预防和处理。

复习思考题

一、名词解释

1. 甲亢　2. 浸润性突眼　3. 甲亢危象　4. 糖尿病　5. 糖尿病酮症酸中毒　6. 口服葡萄糖耐量试验(OGTT)功能　7. "黎明现象"

二、单项选择题

1. 抗甲状腺药物的主要副作用是(　　)
　　A. 胃肠道反应　　　　　　　B. 药疹　　　　　　　　　C. 肝功能损害
　　D. 粒细胞减少　　　　　　　E. 肾脏损

2. 抗甲状腺药物治疗中如症状缓解而甲状腺肿或突眼加重,处理为(　　)
　　A. 增加抗甲状腺药物剂量　　B. 抗甲状腺药酌情减量,加用甲状腺素
　　C. 停用抗甲状腺药物　　　　D. 加用碘剂　　　　　　　E. 加用 β 受体阻滞剂

3. 甲亢危象时使用碘剂的主要目的是(　　)
　　A. 增强抗甲状腺药物的作用　B. 抑制 TH 的合成　　　　C. 降低基础代谢率
　　D. 阻抑 TH 的释放　　　　　E. 阻断甲状腺素兴奋交感神经作用

4. 中年女性,失眠、心悸、消瘦 2 年。体格检查:结节性甲状腺肿伴血管杂音,心脏增大,房颤律,心尖部 2 级 SM。诊断为(　　)
　　A. 甲亢性心脏病　　　　　　B. 风湿性心脏病　　　　　C. 冠心病
　　D. 心肌病　　　　　　　　　E. 先天性心脏病

5. 女性,36 岁,甲亢患者。抗甲状腺药物治疗 8 个月,外周血白细胞降至 $3 \times 10^9/L$,中性粒细胞<$1.5 \times 3 \times 10^9/L$。如何处理?(　　)
　　A. 减少抗甲状腺药物剂量　　B. 减少抗甲状腺药物剂量,加用促进白细胞增生药
　　C. 停用抗甲状腺药　　　　　D. 停用抗甲状腺药,严密观察
　　E. 停用抗甲状腺药,严密观察,加用促进白细胞增生药

6. 甲状腺危象时应用肾上腺皮质激素的主要作用是(　　)
　　A. 抑制免疫功能　　　　　　B. 纠正肾上腺皮质功能相对不全
　　C. 抗过敏　　　　　　　　　D. 抗炎　　　　　　　　　E. 抗休克

7. 2 型糖尿病发病机制的两个基本环节是(　　)
　　A. 高胰岛素血症和胰岛素抵抗　　　　B. 高胰岛素血症和糖耐量减低
　　C. 胰岛素抵抗和胰岛素分泌缺陷　　　　D. 胰岛素抵抗和糖耐量减低

你一定能做对!

E. 高胰岛素血症和糖耐量增高

8. 糖尿病诊断标准是:症状+静脉血浆葡萄糖值。下列哪项是正确的?(　　)

　　A. 随机≥11.1 mmol/L 或空腹≥7.0 mmol/L 或 OGTT 中 2 h≥11.1 mmol/L

　　B. 随机≥7.8 mmol/L 或空腹≥7.0 mmol/L

　　C. 随机≥11.1 mmol/L 或空腹≥7,8 mmol/L

　　D. 随机≥6.1 mmol/L 或空腹≥7.0 mmol/L

　　E. 随机≥6.1 mmol/L 或空腹≥7.8 mmol/L

9. 糖尿病的基础治疗包括(　　)

　　A. 饮食治疗和合适的体育锻炼　　　　　　　　B. 口服降糖药物治疗

　　C. 胰岛素治疗　　　　　　D. 胰腺移植　　　　　　E. 胰岛细胞移植

10. 1 型糖尿病患者,16 岁,2 d 来出现恶心,面色潮红,呼吸深快,逐渐发生神志模糊至昏迷。最可能的诊断为(　　)

　　A. 尿毒症酸中毒　　　　B. 糖尿病高渗昏迷　　　　C. 乳酸性酸中毒

　　D. 呼吸性碱中毒　　　　E. 糖尿病酮症酸中毒

11. 下列哪项糖尿病治疗原则是错误的?(　　)

　　A. 1 型和 2 型糖尿病均强调饮食治疗

　　B. 饮食须根据病情调整

　　C. 1 型糖尿病必须使用胰岛素

　　D. 肾功能不全的 1 型糖尿病患者,胰岛素的用量应酌减

　　E. 糖尿病酮症酸中毒应积极纠正酸中毒

12. 有关胰岛素的使用,下列哪一项不正确?(　　)

　　A. 所有接受大、中型手术的 1 型糖尿病患者均须用短效胰岛素

　　B. 所有出现并发症的糖尿病患者都必须使用胰岛素

　　C. 所有 1 型糖尿病患者饮食控制不佳时均须用胰岛素

　　D. 所有妊娠糖尿病患者都必须使用胰岛素

　　E. 合并肾功能不全者胰岛素应适当减量

三、简答题

1. 甲状腺功能亢进症的临床表现和治疗方法主要有哪些?

2. 简述甲状腺功能减退症的临床表现。

3. 试述糖尿病的主要并发症有哪项? 诊断标准及治疗措施是什么?

（李东风）

第十一章 风湿性疾病

第一节 类风湿关节炎

类风湿关节炎(rheumatoid arthritis,RA)是一种累及周围关节为主的全身性炎症性自身免疫病,其特征是慢性对称性的炎性关节病变,可伴有全身多个系统受累。未经系统治疗的类风湿关节炎可反复迁延多年,最终导致关节畸形、功能丧失。

类风湿关节炎呈全球性分布,在世界各地的各个种族均有发病,无明显地域性差异,是造成人类丧失劳动力和致残的主要原因之一。本病可发生在任何年龄,但在 40~50 岁更为常见。男女之比为 1:(2~4)。

案例分析

患者,女,45 岁。自觉清晨两手指间和掌指关节强直,4 个月后肿胀,运动时疼痛。

问题:1.该患者所患何病? 2.如何诊断该病? 3.如何治疗该病?

一、病因和发病机制

类风湿关节炎的确切病因尚不清楚。纵观近年来的大量研究,类风湿关节炎的发病可能是一个受抗原驱动的"激发—连锁反应"式的病理过程。感染、分子模拟及自身免疫反应是类风湿关节炎发病及迁延的中心环节。而遗传、内分泌及环境因素等则增加了类风湿关节炎的易感性。

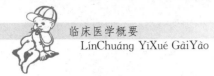
（一）感染因素

类风湿关节炎的发病和分布不具有典型的感染性疾病的流行病学特征，但长期以来，人们一直怀疑感染因素可能引起 RA。许多微生物被认为是诱发慢性滑膜炎的病原体，包括细菌、支原体、衣原体、病毒等。但到目前为止，还没有找到一个具体的感染因子。

1. 细 菌

不论是反应性关节炎，还是动物的关节炎模型，都显示细菌感染在其中起着重要作用。而"分子模拟学说"为此提供了理论基础。应用 PCR 技术鉴别滑膜组织中细菌的 DNA，证实了相当一部分 RA 和反应性关节炎患者具有细菌的核苷酸序列。

2. 病 毒

在感染与类风湿关节炎的关系中，以 EB 病毒的研究最多。与正常人相比，RA 患者血清中可检出较高滴度的多种 EB 病毒抗体，RA 患者的外周血中存在较多感染病毒的 B 细胞。在部分早期 RA 患者的血清中有新近感染细小病毒 B19 的证据。其他与类风湿关节炎有关系的病毒，包括 CMV、肝炎病毒及多种逆转录病毒，但迄今为止无确切的证据表明它们在类风湿关节炎中有原发性致病作用。

（二）免疫遗传因素

1. 遗 传

RA 患者家系以及同卵和异卵双生子的研究结果表明遗传因素在 RA 的发病中起重要作用。如果同卵双生子中的一个患 RA，那么他们患病的一致率为 30%～50%，如果父母双方有一人患 RA，那么异卵双生子的发病率为 2%～5%，而一般人群的发病率不到 1%。

2. 自身抗体

类风湿因子（RF）是类风湿关节炎患者最常见的一种自身抗体，包括 IgM、IgG、IgA、IgE 四型。用 ELISA 的方法发现，90% 以上的类风湿关节炎患者 IgM RF（+）。60%～70% 的患者 IgA、IgG 和 IgE RF 阳性。RF 与类风湿关节炎的滑膜炎症及关节外病变有关。抗核周因子、抗 RA33 抗体、抗角蛋白、抗 SA 抗体及抗 CCP 抗体等可能对类风湿关节炎的诊断有意义。

3. 细胞凋亡

类风湿关节炎滑膜中 T 细胞的积聚可能与渗出、局部增殖及 T 细胞凋亡减低有关。然而，有的研究发现类风湿关节炎滑膜有 Fas 介导的细胞凋亡增强的表现。类风湿关节炎滑膜 T 细胞表达高水平的 Fas 和低水平 Bcl-2，但是，对类风湿关节炎滑膜液的研究并未发现细胞凋亡增强。一般认为，这种关节内无 T 细胞凋亡增强的情况可能与滑膜内 T 细胞表达 Fas-L 降低有关。

（三）性激素

长期以来，人们对各种性激素的研究表明，RA 患者性腺和交感肾上腺激素介体的产生和作用异常，说明它们对 RA 的发生、发展有重要作用。同其他自身免疫病相似，RA 在女性患者中多见，男女之比为 1∶（2～4），说明性激素在其发病中可能起一定作用。

二、病 理

滑膜病变是类风湿关节炎的显著特点之一。主要表现为滑膜的水肿、肥厚和增生，这些变化的轻重依病程而异。急性期滑膜表现为渗出性和细胞浸润性。滑膜下层小血管扩张，内皮细胞肿胀、细胞间隙增大，间质有水肿和中性粒细胞浸润。病变进入慢性期，滑膜变得肥厚，形成许多绒毛样突起，突向关节腔内或侵入到软骨和软骨下的骨质。绒毛又名血管翳，有很强的破坏性，是造成关节破坏、畸形、功能障碍的病理基础。

类风湿关节炎的另一个病理特征是血管炎的形成。在组织学上，血管炎是一种以血管内膜增生，炎性细胞浸润和肉芽组织形成为特征的病变。血管炎可发生在类风湿关节炎患者关节外的任何组织。它累及中、小动脉和（或）静脉，管壁有淋巴细胞浸润、纤维素沉着，内膜有增生，导致血管腔的狭窄或堵塞。类风湿结节是血管炎的一种表现，常见于关节伸侧受压部位的皮下组织，也可发生于任何内脏器官。

三、临床表现

类风湿关节炎是一种以关节滑膜炎及系统性血管炎为特征的全身性疾病。其临床表现多种多样，发病方式也各不相同。

（一）发病方式

（1）慢性发病型　超过半数的类风湿关节炎患者呈隐匿性发病。

（2）急性发病型　5％～15％的类风湿关节炎患者属急性发病型，尤其多见于老年发病的患者。

（3）亚急性发病型　该型占类风湿关节炎的15％～20％，其关节受累特点与急性型类似，但一般在1w至数周内出现，全身表现相对较重。

（二）关节表现

本病最初受累的关节多为近端指间关节，掌指关节或腕关节，但是膝、踝和趾关节首先发病者也相当多见。就受累关节的意义而言，近端指间关节及腕关节在类风湿关节炎最具特征性。

1. 晨　僵

晨僵是指患者清晨醒后关节部位出现的发僵和发紧感，活动后这种感觉可得到明显改善。类风湿关节炎晨僵可持续1h以上甚至整个上午，而且程度较重。持续1h以上的晨僵被认为对类风湿关节炎具有诊断意义。晨僵出现在95％以上的RA患者。晨僵持续时间和关节炎症的程度呈正比，它常被作为观察本病活动指标之一。

2. 疼痛及触痛

关节痛往往是最早出现的症状，最常出现的部位是腕、掌指关节、近端指间关节，其次是足趾、膝、踝、肘、肩等关节（图11-1）。多呈对称性、持续性，但时轻时重，疼痛的关节往往伴有压痛，受累关节的皮肤出现褐色色素沉着。

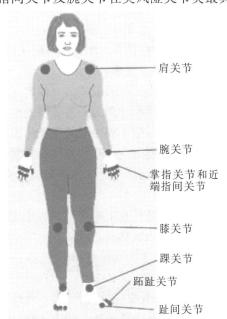

肩关节

腕关节

掌指关节和近端指间关节

膝关节

踝关节

跖趾关节

趾间关节

图 11-1　类风湿关节炎好发部位

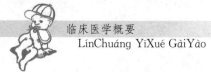

3.肿　胀

RA患者的关节肿胀主要是由于关节腔内积液或关节周围软组织炎症而致。临床上,以双手近端指间关节、掌指关节及腕关节受累最为常见,多呈对称性。

4.关节畸形

本病早期未得到及时而合理治疗的患者大多数最终会发展为关节破坏和畸形。由于关节软骨破坏,关节周围支持性肌肉的萎缩及韧带牵拉的综合作用可引起关节半脱位或脱位,导致关节畸形。最为常见的晚期关节畸形是腕和肘关节强直、掌指关节的半脱位、手指向尺侧偏斜和呈"天鹅颈"样及"纽扣花样"表现。重症患者关节呈纤维性或骨性强直失去关节功能,致使生活不能自理。

5.骨质疏松

类风湿关节炎患者的骨质疏松相当常见,而且随病程延长发生率上升。研究发现,在非激素治疗的类风湿关节炎者,骨量减低普遍存在。研究表明,RA患者的脊柱及股骨骨量减低主要与活动减少及体重增加有关,而小剂量激素的影响甚微。

(三)关节外表现

1.血管炎

血管炎是重症类风湿关节炎的表现之一,多见于类风湿因子阳性,伴有淋巴结病变及骨质破坏明显者。RA血管炎可表现为坏死性小动脉或中等动脉血管病变,在有脏器受累的本病患者,坏死性小、中动脉炎可导致内脏血管栓塞,甚至危及生命。

2.类风湿结节

见于20%～30%的RA患者,多发于尺骨鹰嘴下方、膝关节及跟腱附近等易受摩擦的骨突起部位,也可发生在内脏血管,尤其在摩擦多的部位,如胸膜、心包表面,甚至心内膜。类风湿结节大小不一,结节直径由数毫米至数厘米、质硬、无压痛、对称性分布。类风湿结节的存在常提示本病的活动。

3.心脏受累表现

急性和慢性的RA患者都可以出现心脏受累,多见于RF阳性、有类风湿结节的患者,但多数患者无相关临床表现。

(1)心包炎　类风湿关节炎最常见的心脏受累为心包炎,其发生率依据检查手段的不同差异很大,超声心动图是一种敏感的检查方法。心包的炎症性质与滑膜炎类似,为非特异性炎性病变,可发生于类风湿关节炎病程的任何阶段。

(2)心内膜炎　为非特异性心瓣膜炎,其中以主动脉瓣受累常见,其次为二尖瓣。表现为弥漫性瓣膜增厚和纤维化。瓣膜病变的早期多无症状,但病变广泛则可出现多个瓣膜病的临床表现。

(3)心肌炎　发生率为10%左右,其中包括坏死性心肌炎、弥漫性心肌炎、局限性心肌纤维化、肥厚性心肌病及心肌结节。当心肌病变累及心脏传导系统时,可导致不完全性或完全性房室传导阻滞及其他心律不齐。

4.胸膜和肺

肺受累很常见,其中男性多于女性,有时可为首发症状。

(1)胸膜炎　见于约10%的患者。为单侧或双侧性的少量胸腔积液,偶为大量胸腔积液。胸腔积液呈渗出性,糖含量很低。

（2）肺间质病变　是最常见的肺部病变,见于约30%的患者,逐渐出现气喘和肺功能不全,少数出现慢性纤维性肺泡炎则预后较差。肺功能和肺影像学检查异常,特别是高分辨CT有助早期诊断。

（3）肺类风湿结节　RA肺内类风湿结节见于5%～10%的患者,可在病程的任何阶段出现,其消长与类风湿关节炎的活动性一致。结节有时可液化,咳出后形成空洞。肺类风湿结节的诊断主要靠X线检查,CT及MRI的敏感性及特异性则更高。

（4）Caplan综合征　尘肺患者合并RA时易出现大量肺结节,称之为Caplan综合征,也称类风湿性尘肺病。临床和胸部X线表现均类似肺内的类风湿结节,数量多,较大,可突然出现并伴关节症状加重。病理检查结节中心坏死区内含有粉尘。

5.肾脏表现

RA患者的肾脏损害见于两方面的原因:与血管炎有关的原发性肾损害和与药物等有关的继发性肾损害。肾脏是淀粉样物质的主要沉积部位,类风湿关节炎患者的肾淀粉样变发生率为5%～15%,临床上表现为持续性蛋白尿,肾组织活检见淀粉样蛋白沉积及血清检查抗淀粉蛋白P抗体阳性。

6.神经系统

RA患者的神经病变多因免疫复合物和补体等致炎因子引起的血管炎或神经末梢变性及脱髓鞘而致,临床上常见的神经病损包括:①感觉型周围神经病;②混合型周围神经病;③多发性单神经炎;④颈脊髓神经病;⑤嵌压性周围神经病。

7.淋巴结病

30%的RA患者可有淋巴结肿大,患者多同时伴有活动性关节病变及血清类风湿因子阳性和红细胞沉降率增快,在男性相对多见。临床上,表浅及深部淋巴结均可受累。

8.其他关节外表现

RA患者可出现眼部受累,主要包括巩膜炎、角膜炎及继发性眼干燥症。虹膜炎也可见于RA,但是在RA的发生率是否高于正常人群尚无定论。部分RA患者还可出现因血管炎或淀粉样变而致的胃肠道、肝脏、脾及胰腺损害。

四、辅助检查

（一）实验室检查

1.血常规

轻至中度贫血,血小板升高,白细胞多正常。

2.血沉、CRP

多升高。

3.类风湿因子

可分为IgM、IgG、IgA及IgE型RF。在常规临床工作中主要检测IgM型RF,它见于70%～90%的患者血清,其滴度一般与本病的活动性和严重性呈比例。但RF并非RA的特异性抗体,甚至在5%的正常人也可以出现低滴度的RF。因此RF阳性者必须结合临床表现,方能诊断本病。

4.抗环状瓜氨酸肽（CCP）抗体

对RA的诊断敏感性和特异性高,已在临床中普遍使用。抗CCP抗体有助于RA的早期诊断,尤其是血清 RF 阴性、临床症状不典型的患者。

5.免疫复合物和补体

70%患者可出现各种免疫复合物,补体多升高。

6.关节滑液

炎性关节液,白细胞(2 000～80 000)×10^6/L。

(二)影像学

1.X 线检查

RA 患者由于关节滑膜炎症引起软骨,甚至软骨下骨破坏,故可出现相应的 X 线征象。一般说来,类风湿关节炎的 X 线片改变可有软组织变化、关节间隙异常、软骨侵蚀、软骨下骨质破坏、骨质疏松、关节融合或畸形等。

2.CT

CT 检查的优点是对关节间隙的分辨能力优于 MRI。CT 对软组织的分辨能力虽不如 MRI,但远高于常规 X 线片。因此,对需要分辨关节间隙、椎间盘、椎管及椎间孔的 RA 患者可选用 CT 检查。此外,CT 对骶髂关节和股骨头塌陷的检查也有 X 光片及 MRI 不能替代的价值。

3.MRI

MRI 在 RA 的应用价值在于其对软组织的分辨能力高。利用 T1 加权检查,MRI 可很好地分辨关节软骨、滑液及软骨下骨组织,从而为判断血管翳对关节的破坏程度提供客观依据。此外,MRI 对关节周围的软组织、肌腱、韧带损伤、半月板撕裂、缺血性骨坏死及新生物等均是理想的检查方法。有人曾对 MRI 与普通 X 线片在类风湿关节炎关节破坏中的价值进行比较,发现前者的敏感性远高于后者。

4.超声波检查

超声波检查已广泛应用于肌肉骨骼系统,特别适用于判断软组织结构,尤其是含水分的软组织。它对表浅病变的判断比深在病变容易。适用于观察髋关节、膝关节及软组织病变。

(三)关节镜及针刺活检

临床上,关节镜及针刺活检的应用已日趋广泛。前者对关节疾病的诊断及治疗均有价值,后者则是一操作简单及创伤小的检查方法。

五、诊 断

类风湿关节炎的诊断主要依靠患者的临床表现。X 线检查和某些自身抗体对诊断有很好的参考价值,但并非特异的指标。随检测技术的发展,一些自身抗体的特异性和敏感性可能会有提高,从而有助于类风湿关节炎的诊断。目前,在类风湿关节炎的诊断中,仍以美国风湿病学会(ARA)1987 年的修订标准最为常用。(表 11-1)

表 11-1 ARA 类风湿关节炎分类标准(1987)

序号	项 目	说 明
1	晨僵	关节内或关节周围,晨僵持续至少 1 h,持续至少 6 w
2	3 个或 3 个以上关节炎	14 个关节区中至少有 3 个同时出现肿胀或积液,持续至少 6 w。这 14 个关节区是:双侧近端指间关节、掌指关节、腕关节以及肘、膝、踝和跖趾关节
3	手关节炎	近端指间关节、掌指关节、腕关节至少 1 处关节肿胀,持续至少 6 w
4	对称性关节炎	身体双侧相同关节区同时受累(近端指间关节和掌指关节受累时可不完全对称)
5	类风湿结节	关节周围或骨突出部位的皮下结节
6	类风湿因子	阳性
7	影像学改变	手及腕部前后位摄片有骨质侵蚀或骨质疏松

符合上述 7 项中 4 项者即可诊断为类风湿关节炎。该标准敏感性为 91%～94%,特异性为 89%。上述分类标准不仅适用于大规模的流行病学调查、药物验证等病例的选择,在临床医疗工作中也以此作为诊断标准,但容易遗漏一些早期或不典型的患者,对此临床医师需结合本病的特点及辅助检查再进行综合全面考虑。

六、鉴别诊断

类风湿关节炎需与强直性脊柱炎(AS)、骨性关节炎(OA)、系统性红斑狼疮(SLE)、风湿性关节炎等疾病进行鉴别。见表 11-2 所示。

表 11-2 RA 与 AS、OA、SLE 及风湿性关节炎的鉴别要点

名 称	RA	AS	OA	SLE	风湿性关节炎
发病年龄(岁)	35～50	< 40	> 50	13～40	7～16
性别	女>男	男>女	女>男	女>男	男=女
起病方式	慢	慢	慢	慢	急
受累关节	小关节	大关节	大关节	不定	大关节
RF	(+)	(-)	(-)	(+)	(-)
X 线改变	关节间隙狭窄	骶髂关节炎	骨赘形成	无改变	无改变

七、治 疗

目前,在类风湿关节炎还不能被根治的情况下,防止关节破坏,保护关节功能,最大限度地提高患者的生活质量,是我们的最高目标。因此,治疗时机非常重要。早期积极、合理使用改善病情的抗风湿药(DMARDs)治疗是减少致残的关键。尽管,非甾体抗炎药(NSAIDs)和糖皮质激素可以减轻症状,但关节炎症和破坏仍可发生或进展。现有的DMARDs 有可能减轻或防止关节破坏的作用。治疗类风湿关节炎的原则是迅速给予NSAIDs 缓解疼痛和炎症,尽早使用 DMARDs,以减少或延缓骨破坏。必须指出,药物的选择要符合安全、有效、经济和简便原则。

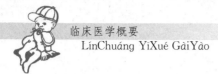

（一）一般治疗

休息、关节制动（急性期）、关节功能锻炼（恢复期）、物理治疗等。卧床休息只适宜于急性期、发热以及内脏受累的患者。

（二）药物治疗

1. 非甾体抗炎药（NSAID）

通过抑制环氧化合酶活性，减少前列腺素合成而具有抗炎、止痛、退热、消肿作用，是改善关节炎症状的常用药，但不能控制病情进展。由于 NSAID 使前列腺素的合成减少，故可出现相应的不良反应，如胃肠道不良反应、肾脏不良反应等。治疗类风湿关节炎的常见 NSAID 有：塞来昔布、美洛昔康、布洛芬、萘普生、吲哚美辛、双氯芬酸等。

2. 改善病情抗风湿药（DMARD）

该类药物较 NSAID 发挥作用慢，临床症状的明显改善需 1～6 个月，故又称慢作用药。它虽不具备即刻止痛和抗炎作用，但有改善和延缓病情进展的作用。目前尚不清楚类风湿关节炎的治疗首选何种 DMARD。从疗效和费用等考虑，一般首选甲氨蝶呤，并将它作为联合治疗的基本药物。常用于类风湿关节炎的 DMARDs 有：甲氨蝶呤（MTX）、柳氮磺吡啶（SASP）、来氟米特、金制剂、青霉胺、雷公藤、硫唑嘌呤（AZA）、环磷酰胺（CTX）、环孢素（CsA）、羟氯喹和氯喹等。

近年来国内外还逐渐使用生物制剂和免疫性治疗来延缓 RA 病情的进展。生物制剂如 TNF-α 拮抗剂、IL-1 拮抗剂、CD20 单克隆抗体、细胞毒 T 细胞活化抗原-4 抗体等。免疫性治疗包括口服诱导免疫耐受药、米诺环素类药，其疗效待定。免疫治疗还包括以去除血浆中异常免疫球蛋白为主要目的的血浆置换、免疫吸附等疗法，只用于一些难治的重症患者。

3. 糖皮质激素

能迅速减轻关节疼痛、肿胀，在关节炎急性发作或伴有心、肺、眼和神经系统等器官受累的重症患者，可给予短效激素，其剂量依病情严重程度而调整。小剂量糖皮质激素（每日泼尼松 10 mg 或等效其他激素）可缓解多数患者的症状，并作为 DMARD 起效前的"桥梁"作用，或 NSAID 疗效不满意时的短期措施，必须纠正单用激素治疗类风湿关节炎的倾向，用激素时应同时服用 DMARD。激素治疗类风湿关节炎的原则是：不需用大剂量时则用小剂量；能短期使用者，不长期使用；并在治疗过程中，注意补充钙剂和维生素以防止骨质疏松。关节腔注射激素有利于减轻关节炎症状，改善关节功能。但一年内不宜超过 3 次。过多的关节腔穿刺除了并发感染外，还可发生类固醇晶体性关节炎。

4. 植物药制剂

常有的植物药制剂有：

（1）雷公藤　雷公藤多苷 30～60 mg/d，分 3 次饭后服。主要不良反应是性腺抑制，导致精子生成减少男性不育和女性闭经；雷公藤还可以引起纳差、恶心、呕吐、腹痛、腹泻等，可有骨髓抑制作用，出现贫血、白细胞及血小板减少，并有可逆性肝酶升高和血肌酐清除率下降；其他不良反应包括皮疹、色素沉着、口腔溃疡、指甲变软、脱发、口干、心悸、胸闷、头痛、失眠等。

（2）青藤碱　青藤碱 20 mg，饭前口服，每次 1～4 片，3 次/d。常见不良反应有皮肤瘙痒、皮疹等过敏反应，少数患者出现白细胞减少。

（3）白芍总苷 常用剂量为 600 mg，2～3 次/d。毒副作用小，其不良反应有大便次数增多、轻度腹痛、纳差等。

（三）外科手术治疗

类风湿关节炎患者经过内科积极正规药物治疗后病情仍不能控制，为防止关节的破坏，纠正畸形，改善生活质量可考虑手术治疗。但手术并不能根治类风湿关节炎，故术后仍需内科药物治疗。常用的手术主要有滑膜切除术、关节成形术、软组织松解或修复手术、关节融合术。

（四）心理和康复治疗

关节疼痛、害怕残废或已经面对残废、生活不能自理、经济损失、家庭、朋友等关系改变、社交娱乐活动的停止等诸多因素不可避免地给类风湿关节炎患者带来精神压力，他们渴望治疗，却又担心药物不良反应或对药物实际作用效果信心不足，这又加重了患者的心理负担。抑郁是类风湿关节炎患者中最常见的精神症状，严重的抑郁有碍疾病的恢复。因此，在积极合理的药物治疗同时，还应注重类风湿关节炎的心理治疗。另外，在治疗方案的选择和疗效评定上亦应结合患者精神症状的改变。对于急性期关节剧烈疼痛和伴有全身症状者应卧床休息，并注意休息时的体位，尽量避免关节受压，为保持关节功能位，必要时短期夹板固定（2～3 w），以防畸形。在病情允许的情况下，进行被动和主动的关节活动度训练，防止肌萎缩。对缓解期患者，在不使患者感到疲劳的前提下，多进行运动锻炼，恢复体力，并在物理康复科医师指导下进行治疗。

知识链接

康复治疗开始时间的估计：(1) 3 个月以内没有用激素，血沉<30 mm/h，C 反应蛋白(−)，黏蛋白值正常，最适宜康复诊疗；(2) 100 mm/h>血沉>60 mm/h，C 反应蛋白(+~++)，在一定注意下可进行康复，但要慎重；(3) 血沉>100 mm/h，C 反应蛋白(+++)，黏蛋白值增高，此时治疗重点放在一般疗法和药物的治疗。

八、健康教育

（1）饮食上应选择容易消化的食物，烹调方式应以清淡爽口为原则，少吃辛辣、油腻及冰冷的食物。

（2）尽可能地减少脂肪的摄取，热量来源要以糖类和蛋白质为主，若是体重超过标准，要逐渐减轻体重。

（3）适当补足 Vit A、Vit C、Vit D、Vit E 或含钙、铁、铜、锌、硒等矿物质食物，以增强免疫力及预防组织氧化或贫血。

（4）冬季清晨起床时要注意保温，可以做些暖身运动，动作如下：将双手向前伸直，手掌向下、往下、往后作伸展划水的动作或者将双手举高至脸部，掌心朝向脸部，吸气后，双手向上、向外伸展，然后再缓缓放下。

（5）寒冷的冬天要注意保暖，关节疼痛时可以试试热水浴，减轻疼痛。

（6）切勿任意进行推拿、按摩、拔罐等传统关节疼痛的治疗方法，以免造成病情加重，造成无法弥补的伤害或延误治疗的黄金时机。

（7）要有耐心地配合医师进行长期的治疗，定时服药，定期复诊，并接受指定专业的理疗师进行正确的康复治疗。若有任何的不舒服情况发生时，应立即告知医生。

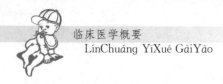

九、预后

影响预后的因素包括：①疾病的异质性：约10％可自行缓解，约15％快速进展，大多呈为缓解与发作的交替过程。②是否及时合理的治疗。本病的死亡原因有：内脏血管炎、感染、淀粉样变等。

第二节　系统性红斑狼疮

系统性红斑狼疮（systemic lupus erythematosus，SLE）是一种较常见的累及多系统多器官的自身免疫性疾病，由于细胞和体液免疫功能障碍，产生多种自身抗体。病情呈反复发作与缓解交替过程。本病以青年女性多见。我国患病率高于西方国家，可能与遗传因素有关。

案例分析

患者，女，23岁。高热，口腔溃疡，多关节酸痛，面部有蝶形红斑，实验室检查提示抗核抗体、狼疮细胞均为强阳性。问题：1. 该患者所患何病？2. 如何诊断？3. 如何治疗？

一、病因和发病机制

病因尚不清楚，可能与多种因素有关。

（一）遗传因素

SLE的发病有家族倾向，患者近亲发病率为5％～12％，同卵孪生中发病（69％）远较异卵生为高（3％），抗核抗体在患者家族中阳性率较正常人高。组织相容复合体抗原（HLA）的研究提示，HLA-A1、B8、B15、B19等表型均在SLE患者中增加。

（二）环境因素

1. 日光

日光和紫外光照射能使SLE全身和皮肤症状加重，日光过敏见于20％～40％患者。日晒后出现颊、额、颈、胸、手背等处红斑。

2. 药物及化学物质

如普鲁卡因酰胺、肼苯哒嗪可引起药物性狼疮，其症状与SLE相似，但血清补体正常，无抗双链DNA抗体和Sm抗体，极少发生肾炎和中枢神经损害，停药后症状和自身抗体消失。

3. 感染

应用电子显微镜观察到，在狼疮肾炎的内皮细胞内有"病毒包涵体"，皮肤、血管内皮、淋巴细胞内也能发现类似的包涵体，某些SLE患者可见麻疹病毒、风疹病毒、腮腺病毒、EB病毒的抗体滴度增高。

（三）雌激素

大部分SLE患者为20～40岁的育龄妇女，男女之比至少为1：（7～9）。无论男女患者血中雌酮羟基化产物皆增高。

二、病　理

SLE 的主要病理改变为炎症反应和血管异常。因 IC 沉积或抗体直接侵袭中小血管而出现管壁的炎症和坏死,继发的血栓使管腔变窄,导致局部组织缺血和功能障碍。受损器官的特征性改变是:①苏木紫小体(细胞核受抗体作用变性为嗜酸性团块);②"洋葱皮样病变",即小动脉周围有显著向心性纤维增生,明显表现于脾中央动脉,以及心瓣膜的结缔组织反复发生纤维蛋白样变性,而形成赘生物。以上病理改变可发生在机体任何器官和组织,造成不同系统的表现,其中以肾脏最多见。

三、临床表现

SLE 临床表现复杂多样。多数呈隐匿起病,开始累及 1～2 个系统,表现轻度的关节炎、皮疹、隐匿性肾炎、血小板减少性紫癜等,部分患者长期稳定在亚临床状态或轻型狼疮,部分患者可由轻型突然变为重症狼疮,更多的则由轻型逐渐出现多系统损害;也有一些患者发病时就累及多个系统,甚至表现为狼疮危象。SLE 的自然病程多表现为病情的加重与缓解交替。

(一)全身表现

SLE 患者常常出现发热,以低热、中热最常见,可能是 SLE 活动的表现,但应除外感染因素,尤其是在免疫抑制治疗中出现的发热,更需警惕。疲乏是 SLE 常见但容易被忽视的症状,常是狼疮活动的先兆。

(二)皮肤与黏膜

80％患者在病程中出现皮疹,常见的有颊部呈蝶形分布的红斑、盘状红斑、指掌部和甲周红斑、指端缺血、面部及躯干皮疹,其中以颊部蝶形红斑最具特征性。SLE 的皮肤损害还包括光敏感、脱发、手足掌面和甲周红斑、盘状红斑、结节性红斑、脂膜炎、网状青斑和雷诺现象等。SLE 皮疹无明显瘙痒,明显瘙痒则提示过敏。SLE 口腔溃疡或黏膜糜烂常见。

(三)关节和肌肉

常出现对称性多关节疼痛、肿胀,但不引起骨质破坏。激素治疗中的 SLE 患者出现髋关节区域隐痛不适,需注意无菌性股骨头坏死。SLE 可出现肌痛和肌无力,5％～10％出现肌炎,少数可有肌酶谱的增高。对于长期服用激素的患者,要除外激素所致的肌病。

(四)肾脏损害

又称狼疮性肾炎(LN),表现为蛋白尿、血尿、管型尿,乃至肾衰竭。50％～70％的 SLE 患者病程中会出现肾脏受累,肾活检显示几乎所有 SLE 均有病理学改变。LN 对 SLE 预后影响甚大,肾衰竭是 SLE 的主要死亡原因之一。LN 的世界卫生组织(WHO)病理分型为:Ⅰ型正常,Ⅱ型系膜增殖性,Ⅲ型局灶节段增殖性,Ⅳ型弥漫增殖性,Ⅴ型膜性,Ⅵ型肾小球硬化性。病理分型对于估计预后和指导治疗有积极的意义,通常Ⅰ型和Ⅱ型的预后较好,Ⅳ型和Ⅵ型预后较差。但 LN 的病理类型是可以转换的,Ⅲ型和Ⅱ型者有可能转变为较差的类型,Ⅳ型和Ⅴ型经过免疫抑制剂的治疗,也可以有良好的预后。

(五)神经系统损害

神经系统损害又称神经精神狼疮(NP-SLE)。轻者仅有偏头痛、性格改变、记忆力减退或轻度认知障碍;重者可表现为脑血管意外、昏迷、癫痫持续状态等。存在一种或一种以上上述表现,并除外感染、药物等继发因素的情况下,结合影像学、脑脊液、脑电图等检查可诊断神经精神狼疮。以弥漫性的高级皮质功能障碍为表现的神经精神狼疮,多与抗神经元抗体、抗核糖体 P 蛋白(Ribsomal P)抗体相关;有局灶性神经定位体征的精神神经狼疮,又可进一步分为两种情况,一种伴有抗磷脂抗体阳性,另一种常有全身血管炎表现和明显病情活动,在治疗上应有所侧重。少数患者出现脊髓损伤,表现为截瘫、大小便失禁等,虽经治疗后往往有后遗症,脊髓的磁共振检查可明确诊断。横贯性脊髓炎在 SLE 不多见,一旦发生横贯性脊髓炎,应尽早积极治疗,否则造成不可逆的损伤。

(六)血液系统表现

活动性 SLE 常出现贫血、白细胞减少和(或)血小板减少。贫血可能为慢性病贫血或肾性贫血。短期内出现重度贫血常是自身免疫性溶血所致,多有网织红细胞升高,Coombs 试验阳性。SLE 本身可出现白细胞减少,治疗 SLE 的细胞毒药物也常引起白细胞减少,需要鉴别。SLE 的白细胞减少,一般发生在治疗前或疾病复发时,多数对激素治疗敏感;细胞毒药物所致的白细胞减少,其发生与用药相关,恢复也有一定规律。血小板减少与血小板抗体、抗磷脂抗体以及骨髓巨核细胞成熟障碍有关。约 20% 患者在起病初期或疾病活动期伴有淋巴结肿大,以颈部和腋下为多见。约 15% 患者有脾大。

(七)肺部表现

部分患者可出现胸膜炎,常表现为胸腔积液,多为中小量、双侧性,其性质常为渗出液,少部分患者因低蛋白血症引起漏出液或介于两者之间。年轻患者(尤其是女性)的渗出性浆膜腔积液,除结核外应注意 SLE 的可能性。SLE 患者还可发生狼疮肺炎,为非感染性肺实变,表现为发热、干咳、气促,肺 X 线可见片状浸润阴影,多见于双下肺,有时与肺部继发感染较难鉴别。相对于感染性肺炎,狼疮肺炎的咳嗽症状相对较轻,痰量较少,一般不咳黄色黏稠痰。SLE 所引起的肺间质性病变主要是急性和亚急性期的毛玻璃样改变和慢性期的纤维化,表现为活动后气促、干咳、低氧血症,肺功能检查常显示弥散功能下降。SLE 合并弥漫性出血性肺泡炎死亡率极高。SLE 还可出现肺动脉高压、肺梗死、肺萎缩综合征。后者表现为肺容积的缩小,横膈上抬,盘状肺不张,呼吸肌功能障碍,而无肺实质、肺血管的受累,也无全身性肌无力、肌炎、血管炎的表现。

(八)心脏表现

SLE 患者常出现心包炎,表现为心包积液,但心包填塞少见。SLE 可有心肌炎、心律失常,多数情况下 SLE 的心肌损害不太严重,但是在重症的 SLE,可伴有心功能不全,为预后不良指征。SLE 可出现疣状心内膜炎,病理表现为瓣膜赘生物,其与感染性心内膜炎的区别,疣状心内膜炎瓣膜赘生物最常见于二尖瓣后叶的心室侧,且并不引起心脏杂音性质的改变。通常疣状心内膜炎不引起临床症状,但可以脱落引起栓塞,或并发感染性心内膜炎。SLE 可以有冠状动脉受累,表现为心绞痛和心电图 ST-T 改变,甚至出现急性心肌梗死。除冠状动脉炎参与了发病外,长期使用糖皮质激素加速动脉粥样硬化和抗磷脂抗体导致动脉血栓形成,可能是冠状动脉病变的另两个主要原因。

(九)消化系统表现

部分 SLE 患者可出现恶心、呕吐、腹痛、腹泻或便秘等消化道表现,其中以腹泻较常见,可伴有蛋白丢失性肠炎,并引起低蛋白血症。活动期 SLE 可出现肠系膜血管炎,其表现类似急腹症,甚至被误诊为胃穿孔、肠梗阻而手术探查。当 SLE 有明显的全身病情活动,有胃肠道症状和腹部阳性体征(反跳痛、压痛),除外感染、电解质紊乱、药物、合并其他急腹症等因素,应考虑本病。SLE 肠系膜血管炎尚缺乏有力的辅助检查手段,腹部 CT 可表现为小肠壁增厚伴水肿,肠袢扩张伴肠系膜血管强化等间接征象。SLE 还可并发急性胰腺炎。SLE 常见肝酶增高,仅少数出现严重肝损害和黄疸。

(十)其他器官受累表现

SLE 的眼部受累包括结膜炎、葡萄膜炎、眼底改变、视神经病变等。眼底改变包括出血、视乳头水肿、视网膜渗出等,视神经病变可以导致突然失明。SLE 常伴有继发性干燥综合征,有外分泌腺受累,表现为口干、眼干,常有血清抗 SSB、抗 SSA 抗体阳性。

(十一)SLE 免疫异常

主要体现在抗核抗体谱(ANAs)方面。免疫荧光抗核抗体(IFANA)是 SLE 的筛选检查。对 SLE 的诊断敏感性为 95%,特异性相对较低为 65%。除 SLE 之外,其他结缔组织病的血清中也常存在 ANA,一些慢性感染也可出现低滴度的 ANA。

四、辅助检查

(一)一般检查

患者常有贫血,白细胞和血小板减少,或表现为全血细胞减少。血沉常增快。肾损害者有程度不等的尿检查异常,如蛋白尿、血尿。血浆蛋白测定可见球蛋白增高,白/球蛋白比例倒置,血胆固醇增高,严重肾损害者血中 BUN 和 Cr 升高。

(二)自身抗体

(1)抗核抗体　对 SLE 的敏感性为 95%,特异性较差,仅 65%。它是目前最佳的 SLE 筛选试验。

(2)抗双链 DNA(ds-DNA)抗体　特异性高达 95%,敏感性仅 70%,对确诊 SLE 和判断狼疮的活动性参考价值大。本抗体滴度高者常有肾损害。

(3)抗 Sm 抗体　特异性高达 99%,但敏感性仅 25%。它与 SLE 的活动性不相关。

(4)抗核 RNP(U_1-RNP)抗体　阳性率约 40%,特异性不高。

(三)补　体

CH_{50}(总补体)、C3、C4 降低,有助于 SLE 的诊断阳性率约 70%,特异性比较高。C3 低下常提示狼疮活动性。

(四)狼疮带试验

取腕上方伸侧部位的正常皮肤做检查。用免疫荧光法检测皮肤的真皮和表皮交界处有否 Ig 沉积带,阳性率约为 50%,IgG 沉着诊断意义较大。狼疮带试验阳性代表 SLE 活动性。

(五)肾活检

对狼疮性肾炎的诊断、治疗和估计预后均有价值。如肾组织活动性病变少,而以慢性病变为主,则对免疫抑制治疗反应差;反之,则反应较好。

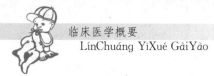

(六)其 他

头颅 CT 可见狼疮梗死性、出血性脑病,X 线可有肺部浸润、胸膜炎等,超声心动图可见心包积液、心肌、心瓣膜病变等。

五、诊断与鉴别诊断

目前普遍采用美国风湿病学会 1997 年修订的 SLE 分类标准(表 11-3)。作为诊断标准 SLE 分类标准的 11 项中,符合 4 项或 4 项以上者,在除外感染、肿瘤和其他结缔组织病后,可诊断 SLE。其敏感性和特异性均较高,分别为 95% 和 85%。需强调指出的是患者病情的初始或许不具备分类标准中的 4 条。随着病情的进展而有 4 条以上或更多的项目。11 条分类标准中,免疫学异常和高滴度抗核抗体更具有诊断意义。一旦患者免疫学异常,即便临床诊断不够条件,也应密切随访,以便尽早做出诊断和及早治疗。

表 11-3 美国风湿病学院 1997 年修订的 SLE 分类标准

1.	颊部红斑	固定红斑,扁平或高起,在两颧突出部位
2.	盘状红斑	片状高起于皮肤的红斑,黏附有角质脱屑和毛囊栓;陈旧病变可发生萎缩性瘢痕
3.	光过敏	对日光有明显的反应,引起皮疹,从病史中得知或医生观察到
4.	口腔溃疡	经医生观察到的口腔或鼻咽部溃疡,一般为无痛性
5.	关节炎	非侵蚀性关节炎,累及 2 个或更多的外周关节,有压痛、肿胀或积液
6.	浆膜炎	胸膜炎或心包炎
7.	肾脏病变	尿蛋白 >0.5 g/24 h 或 +++,或管型(红细胞、血红蛋白、颗粒或混合管型)
8.	神经病变	癫痫发作或精神病,除外药物或已知的代谢紊乱
9.	血液学疾病	溶血性贫血,或白细胞减少,或淋巴细胞减少,或血小板减少
10.	免疫学异常	抗 ds-DNA 抗体阳性,或抗 Sm 抗体阳性,或抗磷脂抗体阳性(后者包括抗心磷脂抗体、或狼疮抗凝物阳性、或至少持续 6 个月的梅毒血清试验假阳性三者之一)
11.	抗核抗体	在任何时候和未用药物诱发"药物性狼疮"的情况下,抗核抗体滴度异常

SLE 应与下述疾病鉴别:有皮疹者须与 RA、各种皮炎及湿疹、特发性血小板减少性紫癜、药物性皮疹等相鉴别;有肾脏损害者须与原发性肾小球肾炎相鉴别;有神经精神症状者须与癫痫病、精神病相鉴别。抗 dsDNA 抗体、抗 Sm 抗体、血清补体检测可资鉴别。

六、治 疗

治疗主要着重于缓解症状和阻抑病理过程,由于病情个体差异大,应根据每个患者情况而异。

(一)一般治疗

急性活动期应卧床休息。慢性期或病情已稳定者可适当参加工作,精神和心理治疗很重要。患者应定期随访,避免诱发因素和刺激,避免皮肤直接暴露于阳光。生育期妇女应严格避孕。

(二)药物治疗

1. 糖皮质激素

是目前治疗本病的主要药物,适用于所有 SLE 患者。一般选用泼尼松或甲泼尼龙,只有鞘内注射时用地塞米松。用法有两种：一是小剂量使用，适用于不甚严重的病例，可先用泼尼松 0.5～1 mg/kg，晨起顿服，病情稳定后 2 w 或疗程 8 w 内，开始以每 1～2 w 减 10％的速度缓慢减量；如果病情允许，维持治疗的激素剂量尽量小于泼尼松每日 10 mg。二是大剂量冲击疗法，用于急性暴发性危重 SLE，如急进性肾衰竭、NP-SLE 的癫痫发作或明显精神症状、严重溶血性贫血等，即用甲泼尼龙 500～1 000 mg，溶于 5％葡萄糖 250 ml 中，缓慢静脉滴注每天 1 次，连用 3 天为 1 疗程，接着使用以上所述的大剂量泼尼松，如病情需要，1 w 后可重复使用，这样能较快控制 SLE 暴发。

2. 免疫抑制剂

主要适用于激素减量后病情复发者或激素有效但需用量过大出现严重副作用者，以及狼疮肾炎、狼疮脑病等症难以单用激素控制者。常用药物有环磷酰胺，标准冲击方案是：CTX 0.5～0.75 g/m²（不超过 1.0 g/m²），每月 1 次，6 个月后改为相同剂量每 3 个月 1 次，总疗程 2 年。毒副作用主要是骨髓抑制、性腺萎缩、致畸形、出血性膀胱炎、脱发等。应当注意的是，细胞毒药物并不能代替激素。还可选用的药物有硫唑嘌呤、环孢素、吗替麦考酚酯等。

抗淋巴细胞球蛋白（ALG）或抗胸腺细胞球蛋白（ATG）是近年大量用于治疗重症再障的免疫抑制剂，具有较高活力的 T 淋巴细胞毒性和抑制 T 淋巴细胞免疫反应的功能。一些医院用于治疗活动性 SLE，取得满意疗效。用法是 20～30 mg/(kg·d)，稀释于 250～500 ml 生理盐水，缓慢静脉滴注，连用 5～7 d，副作用是皮疹、发热、全身关节酸痛、血小板一过性减少和血清病。若同时加用激素可使之减轻。

> **知识链接**
>
> 长期随访显示，标准冲击方案虽然使患者肾功能改善较好，但远期总体生存率并未提高。此外，CTX 治疗所致的不良反应也很突出，最明显的不良反应包括感染危险增加、性腺早衰、恶性肿瘤发生率增加等。尽管不良反应很明显，仍有相当一部分患者无法达到缓解，或在维持阶段复发。
>
> 最近，欧洲一些医学中心开始采用 CTX 小冲击方案(0.5 g，每 1～2 周 1 次)，并在维持治疗阶段用其他免疫抑制剂代替 CTX，如硫唑嘌呤(AZA)，使患者总体生存率有所提高。

3. 抗疟药

羟氯喹口服后主要聚集于皮肤，能抑制 DNA 与抗 DNA 抗体的结合，对皮疹、光敏感和关节症状有一定疗效。羟氯喹每次 0.1～0.2 g，每日 2 次；氯喹每次 0.25 g，每日 1 次。长期服用因在体内积蓄，可引起视网膜退行性变及心肌损害。早期停药可复发，应定期检查眼底。

4. 非甾体类抗炎药

这类药能抑制前腺素合成，可作为发热、关节痛、肌痛的对症治疗。如吲哚美辛对 SLE 的发热、胸膜、心包病变有良好效果。由于这类药物影响肾血流量，合并肾炎时慎用。

5. 雷公藤总苷

每次 20 mg，每日 3 次。对本病有一定疗效。不良反应主要为对性腺的毒性，可发生停经、精子减少，尚有肝损害、胃肠道反应、白细胞减少等。

6. 其他药物

如左旋咪唑，可增强低于正常的免疫反应，可能对 SLE 患者合并感染有帮助。用法是 50 mg/d，连用 3 d，休息 11 d。副作用是胃纳减退，白细胞减少。

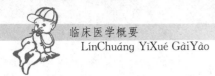

（三）血浆交换疗法

通过去除患者血浆，达到去除血浆中所含免疫复合物、自身抗体等，后输入正常血浆。效果显著，但难持久，且价格昂贵，适用于急重型病例。

（四）人造血干细胞移植

人造血干细胞移植是目前研究较多的新疗法，通过异体或自体的造血干细胞植入受体内而获得造血和免疫功能的重建。多项研究已经证实，人造血干细胞移植可以使传统免疫抑制剂治疗无效的患者病情得以缓解，但移植后复发是自体干细胞移植的突出问题，其远期疗效尚待长期随访后确定。

（五）生物制剂

生物制剂是目前治疗免疫系统疾病的方向之一，但具体疗效有待大规模临床试验证实。目前治疗 SLE 的生物制剂分为以下几类：①改变细胞因子活化和调节；②抑制 T 细胞活化并诱导 T 细胞耐受、阻断 T-B 细胞相互作用；③作用于 B 细胞以减少 B 细胞产生抗 dsDNA 抗体；④抑制补体活化。目前用于临床和临床试验治疗 SLE 的药物主要有抗 CD20 单抗（利妥昔单抗）和 CTLA-4。

七、SLE 与妊娠

患 SLE 的育龄妇女，如无中枢神经系统、肾脏或其他脏器严重损害，病情处于缓解期半年以上者，一般能安全地妊娠，并分娩出正常婴儿；非缓解期的 SLE 患者容易出现流产、早产和死胎，发生率约 30%，故应避孕；妊娠前 3 个月至妊娠期应用环磷酰胺、甲氨蝶呤、硫唑嘌呤者均可能影响胎儿的生长发育，故必须停用以上药物至少 3 个月方能妊娠。妊娠可诱发 SLE 活动，特别在妊娠早期和产后 6 w。有习惯性流产病史或抗磷脂抗体阳性者，妊娠时应服低剂量阿司匹林（50 mg/d）。激素通过胎盘时被灭活（但是地塞米松和倍他米松是例外）不会对胎儿有害，妊娠时及产后一个月可按病情需要给予激素治疗。产后避免哺乳。

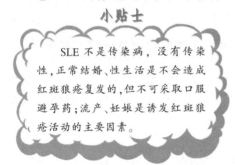

小贴士

SLE 不是传染病，没有传染性，正常结婚、性生活是不会造成红斑狼疮复发的，但不可采取口服避孕药；流产、妊娠是诱发红斑狼疮活动的主要因素。

八、健康教育

系统性红斑狼疮患者应十分重视预防措施，力争少复发，延长静止期。具体预防措施如下：

1. 避免日光曝晒，紫外线照射

在阳光下活动必须使用遮阳伞，或宽边帽，穿长袖衣长裤，皮肤涂防护膏等。

2. 防寒冷

寒冷刺激可导致本病复发，气候变化或季节转换要随时加减衣服。冬季外出应戴帽、手套。狼疮患者易患感冒，要防受凉。

3. 谨慎用药

研究证明，系统性红斑狼疮发病与药物有关，如青霉素、磺胺类、保太松、金制剂、口服避

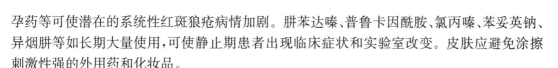

孕药等可使潜在的系统性红斑狼疮病情加剧。肼苯达嗪、普鲁卡因酰胺、氯丙嗪、苯妥英钠、异烟肼等如长期大量使用,可使静止期患者出现临床症状和实验室改变。皮肤应避免涂擦刺激性强的外用药和化妆品。

4.注意饮食

饮食宜清淡,忌烟酒、辛辣刺激性食物和油腻、油炸食物。限制患者进食有高苯丙氨酸和酪氨酸蛋白质,如牛奶及其制品,可以脱脂奶代替全奶。避免进食蚕豆、苜蓿,因其含有刀豆氨,可促使狼疮恶化。注意补充钙质,服用鱼类、鱼肝油、维生素,多吃水果和蔬菜。

5.树立乐观情绪和战胜疾病信心

病情处于活动或多次反复患者情绪极易产生波动,特别出现脱发或大量激素引起面肿体胖时,容易有焦虑、悲恐等心理障碍。患者应面对现实,调整自己的心理状态,向医生敞开心扉,接受心理治疗,以积极的态度战胜自我,主动迎接病魔的挑战,增强了自信心,只有这样才能战胜疾病。

九、预 后

预后与个体的临床经历有关,目前一年存活率约 96%、5 年约 85%、10 年约 75%、20 年约 68%。有下述者预后差:血肌酐已升高、高血压、心肌损害伴心功能不全、严重狼疮脑病等。急性期患者的主要死亡原因是并发症如感染、肾衰竭、神经精神狼疮和心力衰竭等。

复习思考题

一、名词解释

1.晨僵 2.蝶形红斑 3.NP-SLE 4.狼疮性肾炎

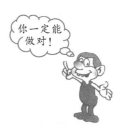

你一定能做对!

二、单项选择题

1.系统性红斑狼疮患者死因最主要的原因是( )
  A.狼疮肾炎 B.贫血 C.狼疮脑病
  D.心肌炎 E.以上都不是

2.风湿性疾病是指( )
  A.累及软组织及血液的一大类疾病
  B.累及肌肉、肌腱的一大类疾病
  C.累及关节的一大类疾病
  D.累及关节及周围软组织的一大类疾病
  E.累及关节、肾脏、皮肤的一大类疾病

3.下列哪项是类风湿关节炎的最早关节表现?( )
  A.关节晨僵 B.关节肿 C.关节痛
  D.关节压痛 E.关节畸形

4.下列哪项对 NSAIDs 之作用的表述不正确?( )
  A.起效快,可迅速缓解关节与肌肉疼痛和晨僵

B. 可以阻止风湿病病程的进展

C. 停药不久即可出现"反跳"或症状再现

D. 副作用发生率高

E. 只适用于低度至中度疼痛,对内脏痛无效

5. 下列哪项对 SLE 的表述不正确?(　　)

　　A. 是自身免疫病　　　　　　B. 是弥漫性结缔组织病　　　　C. 体内有自身抗体

　　D. 女性约占九成　　　　　　E. 高发年龄为老年妇女

6. SLE 最典型皮疹是(　　)

　　A. 盘状红斑　　　　　　　　B. 蝶形红斑　　　　　　　　　C. 斑丘疹

　　D. 水肿性紫红斑　　　　　　E. 网状青斑

7. SLE 的特异性抗体,哪项特异性较高?(　　)

　　A. ANA　　　　　　　　　　B. 抗 dsDNA 抗体　　　　　　C. 抗 rRNP 抗体

　　D. 抗 SSA 抗体　　　　　　　E. 抗 Sm 抗体

8. SLE 活动期检查首选下列哪种抗体?(　　)

　　A. ANA　　　　　　　　　　B. 抗 dsDNA 抗体　　　　　　C. 抗 rRNP 抗体

　　D. 抗 SSA 抗体　　　　　　　E. 抗 Sm 抗体

三、简答题

1. 类风湿关节炎的关节表现和关节外表现如何?

2. 类风湿关节炎的诊断标准是什么?

3. 类风湿关节炎的治疗原则是什么?

4. 系统性红斑狼疮的诊断标准是什么?

5. 系统性红斑狼疮的治疗原则是什么?

(李东风)

第十二章　神经系统疾病

教 学 目 标

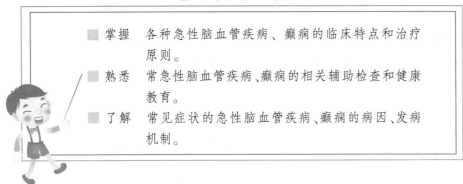

- ■ 掌握　各种急性脑血管疾病、癫痫的临床特点和治疗原则。
- ■ 熟悉　常急性脑血管疾病、癫痫的相关辅助检查和健康教育。
- ■ 了解　常见症状的急性脑血管疾病、癫痫的病因、发病机制。

第一节　急性脑血管病

案例分析

患者,男,64 岁,有高血压病史 20 年,平时间断性的服用降压药物,1 h 前因与别人发生争执突然出现头痛、恶心及呕吐,约半小时后出现昏迷。检查:BP 180/110 mmHg、P 84 次/min、T 36.8 ℃、R 18 次/min。心浊音界向左下扩大,$A_2 > P_2$,两肺和腹部(-),右侧肌力 1 级。

问题:1.昏迷患者的诊断常从哪几方面考虑?2.该患者昏迷的原因是什么?应与哪几种病进行鉴别?3.进一步明确诊断应做哪些必要的辅助检查?4.对于这种患者我们如何处理?

急性脑血管疾病俗称脑卒中或中风,是由于各种原因引起的脑血管阻塞或破裂后导致脑组织缺血、缺氧、水肿或受压导致神经细胞损伤和坏死,出现一系列临床症状的一组疾病。随着我国人口的快速老龄化,高血压、心脏病、糖尿病、血脂异常、吸烟等卒中重要危险因素的急剧增长,卒中的危害将越加突出。据 WHO 调查结果显示,在脑卒中高发的亚太地区,我国的年发病率排名第一,每年新发患者数约 200 万人,每年死于脑血管病约 150 万人;存活的患者数(包括已痊愈者)600 万～700 万。

一、短暂性脑缺血发作

脑的短暂性血液供应不足并出现脑功能障碍的一系列症状叫作短暂性脑缺血发作(TIA),是一种常见的急性脑血管病,每次发病持续时间不长,通常是数秒钟、数分钟或数小时,一般在24 h内完全恢复正常,但可以反复发作,患者一般在1～5年内可能发生脑梗死,而脑梗死的患者中的1/3～2/3曾经发生过短暂性脑缺血发作。所以,对此应积极地对待和有效地处理。

(一)病因和发病机制

1.动脉粥样硬化与微小血栓形成

其机制有:

(1)动脉粥样硬化斑块及溃疡破裂时,附壁凝块的脱落碎屑可堵塞脑部某些小动脉;

(2)在动脉粥样硬化的基础上也可有微血栓的形成;

(3)在原有血管狭窄的基础上,当血压一过性下降时,脑部血供突然减少,引起暂时性脑功能障碍的症状,当侧支循环及时建立、再通后,供血改善使症状在24 h内消失。

2.高血压病引起脑血管痉挛

脑血管痉挛使血流不畅,供血不足,引起TIA发作。

3.血小板增多及血黏稠度增高

血小板增多、脱水和血脂增高使血液黏稠度增高时易导致微血栓的形成。

4.其 他

脑血管畸形、颈椎病血管受压、血氧含量不足,以及贫血、心脏病、心肌炎均可引起TIA发作。

(二)临床表现

1.发病年龄

多在50岁以上,往往有高血压、高血脂、糖尿病、心脏病和动脉粥样硬化病史。

2.发病形式

往往是突然发病,病程短暂,有局灶性神经功能缺失,发作多在24 h恢复,无后遗症。可反复发作,间隔时间不等。

3.主要症状

局灶性神经功能缺失症状主要有:①颈内动脉系统常有:单肢或偏侧肢体偏瘫、偏身麻木,感觉减退,视力障碍;②椎-基底动脉系统常有:眩晕、共济失调、平衡障碍、头痛、耳鸣、眼前发黑、面部麻木、饮水呛咳、说话不清等。以上诸多症状持续数分钟或数小时即完全恢复正常,少数患者持续到十几小时,但多在24 h内恢复正常。

小贴士

约1/3患者可发生脑梗死,1/3患者持续发作,1/3患者发作可自行终止。

(三)诊断要点

(1)年龄在50岁以上发病,有高血压、糖尿病、动脉粥样硬化或心脏病、颈椎病等病史。

(2)突然发作,呈一过性、病程短,每次发作持续时间,通常为数分钟或数小时,最长不超过24 h。

(3)反复发作,多则每天发作数次,少则数月或数年1次,但每次发作的症状和体征基本相同。

(4)临床上有典型TIA表现,多无意识障碍和无颅内压增高。

(5)脑CT和磁共振检查多正常或可见腔隙性梗死灶。

(四)治　疗

约 1/3 的 TIA 患者最终会发生脑梗死,因此对发作频繁者,近期内发生脑梗死的可能性很大,应积极治疗,防止发生脑梗死。治疗要点和措施如下:

1.积极治疗危险因素

如高血压、高血脂、心脏病、糖尿病、脑动脉硬化应积极的给予治疗。

2.抗血小板药物

主要是抑制血小板聚集和释放,使之不能形成微小血栓。此类药物安全简便,易被患者接受。常用肠溶阿司匹林,75～100 mg,1 次/d;双嘧达莫 50～100 mg,3 次/d;噻氯吡啶(抵克力得)250 mg,1 次/d;氯吡格雷 75 mg,1 次/d 等。

3.扩容治疗

右旋糖酐 40 及 706 代血浆具有扩容、改善微循环和降低血黏度的作用,常用右旋糖酐 40 或 706 代血浆 500 ml 静脉滴注,1 次/d,14 d 为 1 疗程。

4.抗凝治疗

若患者发作频繁,用其他药物疗效不佳,又无出血疾患禁忌者,可抗凝治疗。常用药物有肝素、双香豆素等。如肝素可用超小剂量 1 500～2 000 U 加 5%～10% 葡萄糖 500 ml 静滴,1 次/d,7～10 d 为 1 疗程。必要时可重复应用,疗程间隔时间为 1 w,但在应用期间,要注意出血并发症。藻酸双脂钠是一种新型类肝素类药物,能使纤维蛋白原和因子Ⅷ相关抗原降低,使凝血酶原时间延长,有抗凝,溶栓,降脂降黏的作用。可口服或静滴,口服 50～100 mg,3 次/d;静滴 2～4 mg 加 10% GS 500 ml,20～30 滴/min,10 d 为 1 疗程。

5.扩血管治疗

可选用培他定、桂利嗪(脑益嗪)、西比灵等。常用剂量:培他定 10 mg,3 次/d;桂利嗪 25 mg,3 次/d;西比灵 6 mg,2 次/d。

6.活血化瘀中药

丹参、川芎、桃仁、红花等,有活血化瘀,改善微循环,降低血黏度的作用,对治疗短暂性脑缺血发作有一定的作用,可选用。

7.脑 CT、脑血管造影和多普勒检查

脑 CT 检查如有微小脑梗死病灶的,按脑梗死治疗。脑血管造影或多普勒证实有颅内动脉狭窄者,药物治疗无效时,可考虑手术治疗。

(五)健康教育

(1)要让患者了解脑血管疾病的一些知识,告诉他们 TIA 的危险因素和发生原因,养成良好的生活习惯,如戒烟、限酒、适当运动、合理饮食等,非常有利于预防 TIA 的发作和防止发生脑梗死。

(2)及时有效的治疗伴发疾病,如血脂异常、高血压、糖尿病和心脏病等。

(3)对有 TIA 发作史的患者要长期服用小剂量肠溶阿司匹林预防发生脑卒中。

(4)建议发作时或短暂发作后到医院进一步检查,然后针对病因治疗。

二、脑血栓形成

脑血栓形成是指脑动脉管壁血栓形成,导致脑血液循环障碍、脑细胞缺血、缺氧坏死而产生一系列局灶性脑功能缺损症状和体征的急性脑血管疾病。中老年人多见,常见原因为脑动脉粥样硬化。

(一)病因和发病机制

1.动脉粥样硬化

动脉粥样硬化是引起脑血栓形成最常见的原因,动脉粥样硬化斑块破溃的部位血小板发生黏附、凝聚形成血栓堵塞血流,血小板凝聚力增加、血黏度增高、血管痉挛和血流缓慢是其诱发因素。

2.其他原因

(1)动脉炎症　如感染性动脉炎(结核性、脓毒性等)、胶原病性动脉炎(系统性红斑狼疮)、血管闭塞性脉管炎等。

(2)各种疾病引起的高凝状态,如慢性肺部疾病患者由于长期缺氧所造成红细胞异常升高、怀孕早期的妇女由于呕吐脱水加之雌激素、孕激素的升高造成高凝状态、"真性红细胞增多症"都可能诱发脑血栓形成。

(二)临床表现

1.一般性特点

多见于50～60岁以上患有动脉硬化的老年人,常伴有高血压、糖尿病或冠心病。男性多于女性。约25%的患者病前有短暂性脑缺血发作病史,部分可有头晕和头痛等前驱症状。通常在安静或休息状态下发病,典型病例局灶性神经症状、在1～3 d内症状达高峰。患者通常意识清晰,少数可有程度不同的意识障碍,一般生命体征无明显改变。

2.局灶性症状和体征

脑梗死后的症状和体征与脑血管内血栓形成的部位和大小有关。如图 12-1 所示。

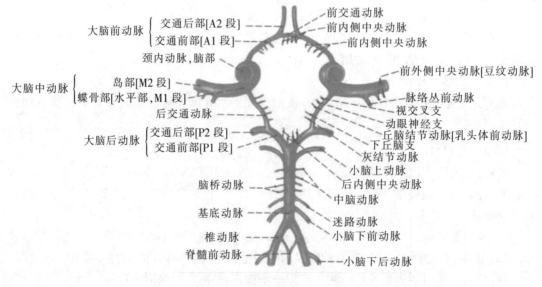

图 12-1　大脑动脉环(Willis 环)

(1)颈内动脉闭塞　常表现有对侧偏瘫、偏身感觉障碍、优势半球病变时可有失语。

(2)大脑中动脉闭塞　主干闭塞表现为对侧偏瘫、偏身感觉障碍、偏盲即"三偏综合征"

和双眼向对侧凝视,发生在优势半球有失语,重者有意识障碍。

(3)大脑前动脉闭塞　主干闭塞表现为病变对侧肢体瘫痪,下肢重于上肢,面部较少受累,一般无失语,可伴感觉障碍;深支闭塞主要为对侧上肢和面神经、舌下神经中枢性瘫痪。

(4)大脑后动脉闭塞　主干闭塞表现为对侧偏盲、轻度偏瘫及偏身感觉障碍、丘脑综合征、失读症。深支闭塞表现病灶侧小脑性共济失调、意向性震颤、不自主运动和对侧感觉障碍。皮层支闭塞表现有对侧同向性偏盲或象限盲,视觉失认及色觉失认。

(5)椎-基底动脉闭塞　表现为眩晕、复视、眼震、吞咽困难、构音障碍、共济失调、交叉性瘫痪等。主干闭塞时症状严重,表现为瞳孔缩小、四肢瘫痪、消化道出血、深昏迷、高热和呼吸衰竭等,患者可很快死亡。

(6)小脑后下动脉闭塞　表现为突然眩晕、小脑性共济失调、恶心呕吐、构音障碍、饮水呛咳、病侧咽反射消失、软腭不能抬举,病侧可有霍纳综合征(瞳孔缩小、眼睑下垂和眼球内陷)。

(三)实验室及辅助检查

1.头颅 CT

CT 扫描是诊断脑血栓形成较方便的检查,可见梗死区呈低密度阴影(图 12-2)。可明确脑组织坏死的部位、大小、脑水肿的程度等,对治疗有指导意义。但在发病 24 h 以内常不能发现病灶,此时 CT 扫描的意义在于排除脑出血,为及早开始治疗争取时间。此外,CT 的不足在于对脑干、小脑的病灶显示不良。

2.头颅磁共振扫描(MRI)

该检查可弥补头颅 CT 在 24 h 内不能发现病灶、及对某些部位病灶显示不良的缺陷。其不足之处在于价格较贵,医院的拥有率不高。而且有些患者由于体内有不能取出的金属物品,如心脏起搏器、金属牙齿、骨折钉等而不能进行此项检查,限制了它的使用。

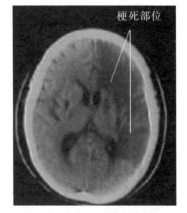
图 12-2　梗死区低密度阴影

3.脑血管造影

该检查可发现血管狭窄和闭塞的部位,在早期(发病 6 h 以内)尚可直接将溶栓药物注入狭窄或闭塞处进行溶栓,缺点是有一定的损伤和并发症。

4.其　他

血流变检查、肝肾功能、血脂、血糖等根据需要选做。

(四)诊断要点

1.具有本病的危险因素

年龄在 60 岁以上的老年人,病前常有高血压、动脉硬化、糖尿病、高脂血症等病史。

2.典型的症状和体征

可有短暂性脑缺血发作史,一般起病缓慢,呈进行性加重,1~3 d 达高峰,多在安静状态下发病,有肢体偏瘫等定位性体征,多无明显头痛、呕吐,意识清晰或有轻度障碍,无脑膜刺激征。

3.CT 检查

CT 检查显示密度减低区,发现病变区密度减低,大面积脑梗死可伴有脑水肿和占位效应。脑脊液检查正常。

4.排除其他脑血管疾病。

(五)治 疗

1.一般治疗

应卧床休息,注意加强皮肤、口腔、呼吸道及二便的护理。注意水、电解质的平衡,如起病 24～48 h 后仍不能自行进食者,应予鼻饲流质以保障营养供应。特别注意调整血压,使其不可过高或过低而影响局部脑血流量。

2.控制脑水肿

梗死区域大或发病急骤者均可能产生脑水肿,更加剧病灶区缺血缺氧。因此急性期或重症患者应给予脱水降颅压处理,常用药物有 20％甘露醇 125～250 ml/次,2～4 次/d,3～7 d;也可用呋塞米、白蛋白、甘油果糖和 β-七叶皂苷钠等。

3.改善脑血循环

(1)溶栓治疗　早期 6 h 以内的患者可进行尿激酶、纤溶酶原激活物(t-PA)、重组纤溶酶原激活剂(rt-PA)等溶栓治疗,但要严格掌握适应证和禁忌证,以防发生颅内出血并发症。

(2)降纤治疗　脑梗死早期,特别是 12 h 以内可选择巴曲酶、降纤酶或其他降纤制剂如蚓激酶、蝮蛇抗栓酶等治疗。应严格掌握适应证、禁忌证。

(3)抗凝治疗　可用于不完全性缺血性卒中,尤其是椎-基底动脉血栓,宜早期应用。但凡有出血倾向、溃疡病史、严重高血压、肝肾疾患及年龄过大者忌用。常用药有:肝素、双香豆素、华法林等。原则上使用这类药物应使凝血酶原时间保持在正常值的 2～2.5 倍,每疗程不应少于 3～6 月。治疗期间如发生出血时,应即停用,并予 Vit K 治疗。

(4)抗血小板药物　肠溶阿司匹林 75～100 mg,1 次/d;双嘧达莫 50～100 mg,3 次/d;氯吡格雷 75 mg,1 次/d。

(5)扩容:右旋糖酐 40 或 708 代血浆可以稀释血液,减少血黏度和红细胞压积,增加血流速度,有利于脑微循环。常用 250～500 ml,1 次/d,7～10 d 为一疗程。

4.脑神经营养、代谢药及脑神经保护剂

吡拉西坦或奥拉西坦、胞二磷胆碱、钙通道阻滞剂、细胞色素 C、辅酶 A 和 B 族维生素、自由基清除剂等对改善患者的认知功能和康复有一定辅助治疗效果。亚低温和高压氧可能是有前途的治疗方法,有关研究正在进行。

5.中医药治疗

以活血化瘀兼以理气为主,如丹参、川芎嗪、三七、葛根素、银杏叶制剂丹红注射液、灯盏花素等,但应注意辨证论治。

6.康复治疗

正确有效的康复治疗可明显改善患者的功能障碍,提高其生活自理能力,从而改善患者的生活质量,使他们最大限度地回归社会。

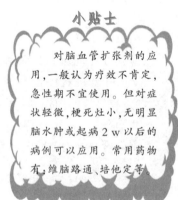

小贴士

对脑血管扩张剂的应用,一般认为疗效不肯定,急性期不宜使用。但对症状轻微,梗死灶小,无明显脑水肿或起病 2 w 以后的病例可以应用。常用药物有:维脑路通、培他定等。

(六)健康教育

合理安排膳食。低盐、低脂、高维生素、戒烟酒，摄入适量的蛋白质，以瘦肉、鱼、蛋清以及禽肉等含胆固醇小者为佳，大豆亦是很好的选择。食用植物油，少吃动物油，多食新鲜蔬菜和水果及高纤维素食物。由于脑卒中患者肢体功能不便，活动较少，常易便秘，故应适当食用芹菜、油菜等含纤维素量多的蔬菜，因其能刺激肠蠕动，防止便秘。加强对动脉硬化、血脂异常、高血压、糖尿病等疾病的防治。注意防止引起血压急骤降低、脑血流缓慢、血黏度增加，以及血凝固性增高的各种因素。积极治疗短暂性脑缺血发作，平时坚持长期服用小剂量阿司匹林。动员有神经功能障碍患者积极的配合康复治疗。

小贴士

高同型半胱氨酸(Hcy)是脑卒中的新标签

有研究表明我国高血压患者平均 75%伴有血浆 Hcy 升高，高血压与 Hcy 升高同时存使脑卒中风险大幅度升高。有专家指出：补充叶酸总体降低脑卒中风险 18%。在没有进行食物叶酸强化的地区，补充叶酸能使血中 Hcy 下降超过 20%，进而使脑卒中风险下降 25%。

三、脑栓塞

脑栓塞是各种栓子经血液循环流入脑动脉并造成血管阻塞，引起该血管供应区脑组织缺血、缺氧、坏死并出现脑功能障碍的一种疾病。

(一)病 因

1. 心源性栓子

以风湿性心瓣膜病并房颤附壁血栓脱落最常见，其他有：亚急性感染性心内膜炎、心肌病、心肌梗死后和左房黏液瘤等所形成的栓子阻塞脑动脉血管。

2. 非心源性栓子

大动脉粥样硬化的斑块脱落、羊水栓塞、脂肪栓塞、空气栓塞、癌性栓子等。

3. 来源不明栓子

来源不明的栓子，是指经仔细检查仍未发现栓子的来源。

(二)临床表现

临床表现的轻重与栓子的大小、数量、部位、心功能状况等因素有关。发病急骤，症状多在数分钟或短时间内达到高峰。多数可有原发病的症状。

1. 病 史

青壮年多见，多有栓子来源的原发病史，以及心脏手术、长骨骨折等病史。

2. 起病形式

起病急骤，多在活动中发病，无前驱症状，局限性神经功能缺失症状在数秒至数分钟内达到高峰。

3. 症状及体征

与脑血栓形成相似，但症状较重，部分患者可有意识障碍，较大栓塞或多发性栓塞时患者可迅速进入昏迷和出现颅内压增高症状。局部神经缺失症状取决于栓塞的动脉，多为偏瘫或单瘫、偏身感觉缺失、偏盲及抽搐等。

Willis环前部栓塞约占4/5,发生失语、偏瘫、偏身感觉障碍和局灶性癫痫发作等,多为完全性卒中;Willis环后部栓塞约占1/5,出现眩晕、复视、共济失调、交叉瘫或四肢瘫等椎-基底动脉闭塞症状。累及单、双侧大脑后动脉导致同向性偏盲或皮层盲,椎-基底动脉主干闭塞导致突然昏迷、四肢瘫、出汗和呼吸衰竭等可突然引起死亡。

(三)诊断和鉴别诊断

典型病例可根据起病急骤、发现栓子来源(约80%来于心脏),或其他栓塞现象、神经系统局灶性体征、无昏迷或昏迷时间较短很快恢复等情况,结合头颅CT或磁共振等辅助检查不难做出诊断。但要与其他脑血管疾病鉴别。见表12-1所示。

表12-1　五种常见的脑血管疾病的鉴别

名称	脑出血	蛛网膜下隙出血	脑血栓形成	脑栓塞	TIA
发病年龄	中、老年	青、壮年多见	老年多见	青、壮、中年	老年多见
主要病因	高血压及动脉硬化,血压突然升高引起动脉破裂	先天性动脉瘤或脑血管畸形或动脉硬化性动脉瘤破裂	脑动脉硬化、动脉内膜炎、脑血管腔变窄,于血流减慢时形成血栓	风湿性心瓣膜病、亚急性细菌性心内膜炎、先心病、大动脉硬化斑块脱落、心肌病及房颤患者左房血栓脱落	动脉硬化斑块及附壁血栓的微栓子脱落、脑血管痉挛、颈椎病动脉受压
发病形式	急骤,多在活动或情绪激动时发生	急骤,起病时有剧烈头痛	发病稍慢,多于睡眠或安静状态下发生,症状于1~2 d才达高峰	最急,发病时间不定	突然发作每次发作持续数分钟到1 h以内,24 h内完全恢复
意识状态	昏迷较深,多呈持续性	常为短期轻度昏迷	清醒或有轻度意识模糊	昏迷较轻,且易恢复	短暂性或一过性意识丧失或跌倒发作
瘫痪	最常见	可有一侧动眼神经递交,肢体瘫痪较少	最常见	单瘫或不完全偏瘫	单肢无力或轻偏瘫
脑膜刺激征	见于大约半数的病者	明显	少见	少见	无
抽搐	间有	可有	少见	间有	可有
颅内压增高	多有	多有	少见	间有	无
脑脊液	压力高,多为血性	压力高,血性	压力正常或稍高,清亮	压力正常或稍高,清亮	压力正常,清亮
头颅CT	脑实质内高密度病灶	脑室、脑池、脑裂显示高密度区	脑实质内低密度病灶	脑实质内低密度病灶	可有(或无)小的低密度区

（四）治　疗

与脑血栓形成相似，但要进行病因治疗，防止再次栓塞。许多患者可能有心脏疾病，因此要注意心功能情况。

四、脑出血

脑血管壁病变、血液凝结功能障碍及血流动力学改变等因素所导致的非创伤性脑实质内出血称为自发性脑出血。能引起这种出血的病因很多，但它所表现的临床特点大致相同，仅在治疗上有较大的差异。这里主要介绍高血压性脑出血，又称出血性脑卒中。

（一）病因和发病机制

脑出血的根本病因是血管病变和血压升高。但以高血压性脑出血最为常见。高血压性脑出血大多发生在脑内较细小的但又是从脑的一级大动脉直接分出来的第二级分支，如大脑中动脉的豆纹动脉、基底动脉的脑桥支等。这些动脉管壁结构比较薄弱，然它所承受的压力却较大。在长期的高血压影响下，管壁上的结缔组织发生透明变性，管壁内的弹力纤维大多断裂；同时又因动脉粥样硬化使管腔狭窄扭曲，阻力增大。当患者在体力活动、情绪波动等引起血压骤然升高时，这种血管承受不了增高压力的冲击而破裂，导致出血。此外，先天动脉畸形、动脉瘤、血液病、梗死性出血、抗凝药物的使用不当等，也可引起脑出血。

（二）病理生理

高血压性脑出血约70％发生基底节内囊区（壳核及丘脑），脑叶、脑干及小脑齿状核各占约10％。壳核出血常侵及内囊和破入侧脑室，丘脑出血破入第三脑室或侧脑室，向外损伤内囊，脑桥或小脑出血直接破入蛛网膜下隙或第四脑室。血管破裂后，血管供应区缺血缺氧，同时出血形成血肿挤压脑组织参与引起脑组织的水肿和坏死，脑组织的受压、变形及脑脊液的循环不畅使颅内压上升，加重脑水肿，严重时脑疝形成而直接危及生命。丘脑、脑桥及小脑的出血很早就可引起极严重的神经功能紊乱。

血肿存在较久时可有机化现象。在血肿的外围出现新生的肉芽及血管组织，内含有巨噬细胞，吞食大量细胞碎片。血肿的四壁相继出现纤维组织，有含铁血黄素的沉积。部分囊壁可见钙质。如血肿不是太大可自行慢慢吸收，最后留下脑部的一个腔隙。

（三）临床表现

1.一般表现

多在50～70岁发病，常见高血压病史，通常在情绪激动、酒后、体力劳动、气候变化等时发病。大多数病例无预兆，数分钟到数小时症状达到高峰。临床表现因出血部位及量不同而异，如重症者突感剧烈头痛、呕吐，遂即陷入意识模糊或昏迷。

2.基底节区出血

出血大多位于内囊-基底节区：局限于壳核、外囊和豆状核者，称为壳核出血，也称外侧型；出血局限于丘脑附近，为丘脑出血，也称内侧型；如出血扩大到内囊的内外两侧，则称为内囊出血（混合型）。

（1）壳核出血（豆纹动脉外侧支破裂）　壳核出血若为大量出血，患者突然昏迷伴出血对侧偏瘫，并迅速进行性加重，数小时后病情可明显恶化，甚至死亡。如果出血逐渐由小到大，患者主诉头痛，以后对侧肢体逐渐无力，主侧半球累及时可言语含糊，甚至失语。双眼向病侧偏斜。半小时至数小时后可出现典型"三偏"综合征：病变对侧中枢性面瘫和肢体瘫痪、感觉障碍、同向偏盲。偏瘫先由弛缓性逐渐变成反射增强，张力增高，Babinski(巴宾斯)征阳性。小量出血可仅有轻偏瘫和轻度感觉障碍，不易与腔隙性梗死区分。

（2）丘脑出血(丘脑膝状动脉、丘脑穿通动脉破裂)　一般病情较为严重。通常在中到大量出血时，为昏迷和对侧肢体的偏瘫。出血量不大时，血进入下丘脑引起几种典型的眼征：双眼垂直和侧视凝视瘫痪，其中上视更为困难，这样双眼呈内收下视鼻尖；瞳孔缩小，可不等大，对光反应消失；眼球偏斜视，出现对侧眼球向下内侧偏斜，同侧眼睑下垂和瞳孔缩小，会聚障碍，回缩性眼震。如果出血增多向外扩展到内囊时出现"三偏"综合征。如果向内出血增多破入侧脑室，有病情突然加重，出现高热、意识不清、四肢强直性抽搐等表现。

总之丘脑型和混合型出血病情多十分严重，昏迷不断加深，肢体瘫痪转为双侧性和去大脑强直，最后有脑疝表现。

3.脑桥出血(基底动脉脑桥支破裂)

出血灶多在脑桥基底与被盖部之间。小量出血(出血灶直径在1.0 cm以下)，无意识障碍，交叉性瘫和共济失调性偏瘫，两眼向病灶侧凝视麻痹。大量出血(>5 ml)破入第四脑室，患者迅速出现昏迷、双侧针尖样瞳孔、呕吐咖啡样物、中枢性高热、中枢性呼吸障碍、眼球浮动、四肢瘫、去大脑强直发作等，多在48 h内死亡。

4.小脑出血(齿状核动脉破裂)

病初意识清楚或轻度障碍，眩晕、频繁呕吐、枕部剧痛和平衡障碍等，无肢体瘫痪是常见特点。轻症可见一侧肢体笨拙、共济失调和眼球震颤等。晚期瞳孔散大，中枢性呼吸障碍（枕大孔疝）而死亡。

5.脑叶出血

常由脑血管畸形、Moyamoya病等引起，顶叶最常见。常有头痛、呕吐及局灶性定位症状等，常见癫痫发作。

6.脑室出血(脑室脉络丛动脉、室管膜下动脉破裂)

小量出血常见头痛、呕吐、脑膜刺激征，酷似蛛网膜下隙出血，预后好。大量脑室出血起病急骤，迅速昏迷、呕吐、针尖样瞳孔、眼球分离斜视或浮动、四肢弛缓瘫痪、去大脑强直发作等，迅速死亡。

（四）诊　断

有高血压史的中老年患者，突发剧烈头痛、呕吐、偏瘫，均应考虑到高血压性脑出血。进

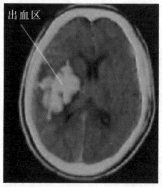

图 12-3　出血区呈高密度影

一步检查可做头部CT扫描，可见出血区呈高密度影(图12-3)，其CT值在45～90 Hu之间，周围有低密度水肿带，其宽度自数毫米至15 mm不等。血肿呈高密度是因血凝块内血红蛋白的成分高，它的吸收X线性能比正常脑组织为高。一般血肿在7 d后边缘开始模糊，数星期后逐渐从CT中消失。脑血管造影有助于排除颅内动脉瘤、脑动静脉畸形及其他足以引起自发性脑出血的病变，但对于诊断高血压脑出血，除有助于确定血肿的位置以外，帮助是有限的。在CT已较普及的今日，脑血管造影和脑脊液检查已较少应用。

(五)治　疗

脑出血急性期治疗的目的是挽救患者的生命,预防各种并发症,使患者顺利度过急性期。处理原则如下:

1.保持安静和卧床休息

尽量减少不必要的搬动,最好就近治疗。定时观察血压、脉搏、呼吸和意识的变化。

2.保持呼吸道通畅

侧卧位较好,便于口腔分泌物自行流出和防止舌后坠。呼吸道分泌物及痰液过多者,必要时做气管切开。

3.保持营养和水、电解质平衡

对清醒且无呕吐者,可试进流质食物;意识不清者,3～5 d后病情较平稳可鼻饲;有呕吐的患者应禁食,经静脉补充营养维持水、电解质平衡。

4.治疗脑水肿,降低颅内压

常用药物有20%甘露醇、25%山梨醇或甘油制剂。急性期主张静脉给药,以避免呕吐或消化道出血,甚至造成吸入性肺炎等并发症。具体用法,由医生视病情而定。

5.调整血压

原则上降压不宜过低、过快,血压一般保持在150/90 mmHg左右为宜。

6.防治并发症

昏迷患者常发生肺部感染,要勤翻身和防止产生褥疮。对于重患者,早期给予抗生素以预防肺部感染。注意患者口腔清洁,随时吸出口腔分泌物及呕吐物,定时更换体位,保持肢体功能位等。

7.外科治疗

脑出血量在30 ml以上,或者有偏瘫、昏迷等情况时应行手术治疗。早期手术清除血肿,有利于抢救患者生命及减少并发症及后遗症的出现。

8.微创血肿清除术

具有费用低、适应证宽、损伤小、禁忌证少和患者恢复快等特点,目前已在许多医院开展,有较大的前途。本法对颅内性血肿幕上＞30 ml、幕下或丘脑＞10 ml、脑室内出血(除脑干出血、脑干功能衰竭者外)均可采用微创颅脑血肿清除术治疗。

(六)健康教育

针对高血压、动脉硬化是脑出血的重要危险因素,积极开展健康教育讲座。对降低脑出血的发生率、死亡率,预防脑出血的再发生均有重要意义。同时教育患者要:①坚持服用降血压药物,使血压稳定在安全理想水平;②少食含胆固醇高的食物,忌烟酒,防止过胖;③生活规律化,心胸要宽阔,防止情绪激动。④严重的咳嗽、便秘和性交活动可使脑出血再发,不可忽视。⑤恢复期患者适当进行功能锻炼,但不可过急过早。

五、蛛网膜下隙出血

脑的表面,有三层被膜,即硬脑膜、蛛网膜与软脑膜。蛛网膜是一层极其薄的膜,因上面布满网状的血管而得名。蛛网膜与软脑膜之间的间隙称蛛网膜下隙。蛛网膜下隙出血是指脑底或脑浅表部位的血管破裂,血液直接进入蛛网膜下隙而言。

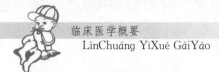
(一)病因和发病机制

凡能引起脑出血的病因也能引起蛛网膜下隙出血,但以颅内动脉瘤、动静脉畸形、高血压动脉硬化症等为常见。有约 1/10 的患者原因不明。当血管破裂血流入脑蛛网膜下隙后,颅腔内容物增加,压力增高,并继发脑血管痉挛。另外大量积血或凝血块沉积于颅底,部分凝集的红细胞还可堵塞蛛网膜绒毛间的小沟,使脑脊液的回吸收被阻,因而可发生急性交通性脑积水,使颅内压急骤升高,进一步减少了脑血流量,加重了脑水肿,甚至导致脑疝形成。

(二)临床表现

各年龄均可发病,以青壮年多见。多在情绪激动中或用力情况下急性发生,部分患者可有反复发作头痛史。

1. 头痛与呕吐

患者常有突发剧烈头痛、呕吐、颜面苍白、全身冷汗。

2. 意识障碍和精神症状

多数患者无意识障碍,但可有烦躁不安。危重者可有谵妄,不同程度的意识不清及至昏迷,少数可出现癫痫发作和精神症状。

3. 脑膜刺激征

患者常有颈强直、Kernig 征和 Brudzinski 征阳性,伴有颈背部痛。老年患者、出血早期或深昏迷者可无脑膜刺激征。

4. 其他临床症状

如低热、腰背腿痛等。亦可见轻偏瘫,视力障碍,第 Ⅲ、Ⅴ、Ⅵ、Ⅶ 等颅神经麻痹,视网膜片状出血和视神经乳头水肿等。此外还可并发上消化道出血和呼吸道感染等。

(三)实验室和辅助检查

1. 脑脊液检查

腰穿颅内压多增高,脑脊液早期即为均匀血性,3 d 后开始黄变。

2. 头颅 CT 扫描

阳性率为 75%～85%,表现为颅底各池、大脑纵裂及脑沟密度增高,积血较厚处提示可能即系破裂动脉所在处或其附近部位。(图 12-4)

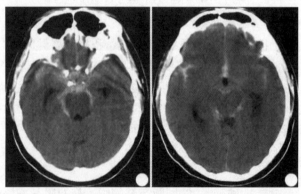

CT 平扫示幕上半球灰白质分界模糊,双侧外侧裂、鞍上池、环池被高密度影充填

图 12-4 蛛网膜下隙出血

3.脑血管造影

可将动脉瘤及动脉畸形的大小、数量、形态及出血情况显示出来。时机应在急性期后或手术前进行。

4.数字减影血管造影(DSA)

意义和脑血管造影相同,但比脑血管造影更易更快地捕捉到良好图像。在术前可选择。

(四)诊　断

诊断要点是:①突然起病,无外伤史;②有剧烈头痛、呕吐等症状;③以脑膜刺激征为主要体征,无明显脑实质的局灶性损害表现;④脑脊液均匀血性、CT 颅底各池、大脑纵裂及脑沟密度增高,但脑实质内无血肿等。鉴别诊断见表 12-1 所示。

(五)治　疗

1.一般治疗

避免情绪激动,保证营养和水电解质平衡,保持呼吸道通畅,加强护理,保持肢体的功能位。

2.防治脑水肿

脑水肿高峰出现于 48 h 至 3～5 d,降低颅内压、控制脑水肿是急性期治疗的关键。可选用 20%甘露醇、呋塞米、甘油和 10%血清白蛋白。重症患者可在水肿高峰期短时间表应用地塞米松 10～20 mg/d,静脉滴注,以保护细胞膜和溶酶体膜,防止脑细胞损伤的加重。β-七叶皂苷钠 20 mg/d 静脉滴注对防止脑水肿和防止脑细胞损伤也有一定的作用。

3.止血药的应用

以 6-氨基己酸、酚磺乙胺(止血敏)、氨甲环酸(止血环酸)等为主,一般应用 7～10 d。

4.防治脑动脉痉挛及脑缺血

可用尼莫地平 20 mg,3 次/d,用至 3 w 以上。

5.对症治疗

头痛剧烈,烦躁不安,可肌注或口服地西泮、苯巴比妥(鲁米那)、罗通定(颅通定)或布桂嗪。必要时用亚冬眠疗法(冬眠灵加非那根);大便秘结者给予开塞露纳肛通便,或番泻叶、通便灵等服用;如有感染应选用适当的抗生素;应激性溃疡可用 H_2 受体阻滞剂如甲氰咪呱静脉滴注;中枢性高热行物理降温;预防下肢深静脉血栓形成应勤翻身、被动活动或抬高瘫痪肢体。

6.手术治疗

目前,认为由脑动脉瘤和脑血管畸形所致的蛛网膜下隙出血,一旦诊断明确,应争取手术治疗,以避免再发。

第二节　癫　痫

案例分析

患儿,男性,8 岁,玩耍时突然尖叫一声倒地,并出现全身抽动、意识丧失、口吐白沫等,1 min 后抽动消失,急送男孩到医院就诊。

问题:1.该患儿最可能是什么病?2.如何进一步明确诊断?应做哪些必要的辅助检查?4.对于这种患者我们今后如何处理?

癫痫是多种原因引起脑部神经元群阵发性异常放电所致的发作性运动、感觉、意识、精神、自主神经功能异常的一种疾病。临床上可分：大发作、小发作、局限性发作和精神运动性发作等，具有间歇性、短时性和刻板性的共同特点。

一、病　因

引起癫痫的原因很多，一般分为原发性和继发性两类。

(一)原发性癫痫

原发性癫痫又称真性或特发性癫痫。目前的诊断技术找不到脑部有病理和代谢的异常。

(二)继发性癫痫

继发性癫痫又称症状性癫痫，指能找到病因的癫痫。常见的原因有：

1. 脑部疾病

如先天性发育异常、颅脑肿瘤、颅脑外伤、颅内感染、脑血管病。

2. 全身或系统性疾病

缺氧、代谢性疾病、内分泌疾病、心血管疾病、中毒性疾病、高热等。

(三)临床表现

癫痫的临床发作形式繁多，常见的有以下类型：

1. 全面性发作

(1)强直-阵挛性发作　又称大发作。按其发展过程可分如下三期：

先兆期　约半数患者有先兆，是指在意识丧失前的一瞬间所出现的各种体验。常见的先兆可为特殊感觉性的幻视、幻嗅、眩晕，一般感觉性的肢体麻木、触电感。

痉挛期　继先兆期后，随即意识丧失，进入痉挛发作期。首先为强直性发作(强直期)，表现突然尖叫一声，跌倒在地，眼球向上凝视，瞳孔散大，全身肌肉强直，上肢伸直或屈曲，手握拳，下肢伸直，头转向一侧或后仰，口吐白沫，大小便失禁等，持续 1 min 左右。

痉挛后期　抽搐停止后患者进入昏睡、昏迷状态，然后逐渐清醒，部分患者在清醒过程中有精神行为异常，表现为惊恐、躁动不安等。醒后患者常有头痛、头昏现象，持续数小时到数天不等。

(2)失神发作　①典型失神发作：又称小发作，儿童期起病，青春期前停止发作。临床表现为突发突止的意识障碍，可在工作、活动、进食和步行等情况下发生，双眼茫然凝视，呼之不应，如"愣神"，可有单纯自动性动作，如咂嘴、吞咽等，可伴有手中持物坠落或小的阵挛，一般不会跌倒，事后对发作时的情况无记忆。②非典型失神发作：意识障碍发生及停止较典型者缓慢，肌张力改变较明显。常有脑部弥漫性损害。

(3)肌阵挛性发作　是一种突发、短暂的闪电样肌肉收缩，出现于眼、面、颈、四肢或躯干或个别肌群，单独出现或连续成串出现，不伴有或伴有短暂意识障碍。

(4)失张力性发作　突然出现短暂意识障碍，肌张力丧失姿势不能维持而跌倒。发作后立即清醒和站起。

(5)强直性发作　多见于有脑部损害的儿童，表现为全身或局部肌肉强烈持续的强直性收缩，伴短暂意识丧失，头、眼和肢体固定在某一位置，以及面部发青、瞳孔散大等。

(6)阵挛性发作 主要发生于婴幼儿,表现为重复阵挛性抽动及意识丧失,持续 1 至几分钟。

2.部分性发作

(1)简单部分性发作 又称局限性发作。不伴有意识障碍的运动、感觉和自主神经症状的发作。

(2)复杂部分性发作 又称精神运动性癫痫。系伴有意识障碍的部分性发作。成人癫痫发作以此种类型最多。其多数病例病灶在颞叶和边缘系统。

(3)部分性发作继发泛化 患者选出现简单部分性发作或复杂部分性发作,之后引起强直-阵挛性发作经、强直性发作、阵挛性发作。

(四)辅助检查

1.脑电图(EEG)

脑电图检查是将脑部自发的生物电放大后显现或记录下来的一种检查方法,可作为癫痫诊断的首选检查,发现癫痫样电活动是诊断癫痫的客观指标。强直-阵挛性发作 EEG 表现为逐渐增强的泛发性 10 周/s 小棘波,阵挛期为逐渐变慢的弥漫性慢波和肌电干扰,惊厥后期呈脑电低平。典型失神发作 EEG 呈双侧对称 3 周/s 棘-慢波,不典型小发作呈慢而不规则的棘-慢波。肌阵挛性小发作为多棘-慢波。

2.脑地形图

脑地形图是采用电子计算机发展起来的一种脑电波的成像技术,可直观地了解脑电波的分布情况,该法安全、无创、易行,但由于采样时间短,对发作性癫痫易漏诊,它不能识别波型、位相和伪差,只能进行频率和波幅的分析,所以分析时必须结合脑电图,可作为脑电图分析的一种补充。

3.头颅 CT、MRI

对原发性癫痫的诊断意义不大,但对继发性癫痫的颅内病变性质的诊断有重要价值。

4.其 他

肝肾功能、血糖、血钙、血脂、脑脊液等,根据需要选做。

(五)诊 断

诊断要点如下:

(1)病史 是诊断癫痫的主要手段之一,在病史中应询问有无家族史,有无产伤、头颅外伤、脑炎、脑膜炎、脑寄生虫病史等。体检时注意有无皮下结节、全身性疾病及神经系统局限体征等。应设法查明病因。

(2)脑电图检查 EEG 发现棘-慢波、棘波等电活动是诊断癫痫的客观指标。

(3)排除其他发作性疾患。

(六)治 疗

1.病因治疗

一旦病因明确,应对因治疗。

2.药物治疗

对于病因未明或病因已明而暂不能治疗者。

(1)发作期的治疗 ①一般治疗:全身强直-阵挛性发作时,首先应将患者置于安全处,解开衣扣,拿去可移去义齿,保持呼吸道通畅。同时在上下牙齿之间垫上软物,以防舌咬伤。②迅速控制抽搐:可选用:地西泮、异戊巴比妥钠、10%水合氯醛等。③减轻脑水肿:可用20%甘露醇、呋塞米 20～40 mg 或 10%葡萄糖甘油利尿脱水,以减轻脑水肿。④其他:维护呼吸道通畅,注意循环功能,纠正水电解质及酸碱平衡紊乱,控制高热及感染等。

(2)发作间歇期的处理　使用的抗癫痫药物。用药的原则是:①根据发作类型选择药物。大发作首选卡马西平、丙戊酸钠,次选苯巴比妥、苯妥英钠、扑痫酮等;部分发作首选卡马西平,次选丙戊酸钠、苯妥英钠、苯巴比妥等;失神发作首选乙琥胺、丙戊酸钠。②尽量单用药物,联合用药不超过两种。③坚持长期规律治疗。癫痫治疗是一个长期过程,一般需要控制发作后再维持 1～2 年。④掌握停药时机及方法。⑤严密观察不良反应。

(七)健康教育

健康教育可防止癫痫患者出现一系列躯体、社会和心理障碍。重点要注意:①让患者注意安全保护,尽量不去可能出现意外的地方,如池塘边、山上、机器旁等,不能高空作业;②衣袋里放一个卡片,写上自己是什么病、家庭及联系人的电话号码,以便发作时周围的人能简单处理并及时的与家人取得联系;③保持良好心态、注意睡眠、防止疲劳、忌烟酒及精神兴奋性药物或食物;④告诉患者绝大多数癫痫症状是可以控制或治愈的,取得患者与医生的配合,让其坚持合理用药、遵医生要求用药。

复习思考题

一、名词解释

1. TIA　2. 癫痫　3. "三偏综合征"

你一定能做对!

二、单项选择题

1. 椎-基底动脉系统短暂性脑缺血发作最常见的症状是(　　　)
　　A. 眩晕　　　　　　　　　B. 耳鸣和耳聋　　　　　　C. 跌倒发作
　　D. 吞咽困难　　　　　　　E. 复视

2. 动脉粥样硬化性脑梗死最常发生于下列哪支动脉?(　　　)
　　A. 大脑前动脉　　　　　　B. 颈内动脉及大脑中动脉
　　C. 基底动脉　　　　　　　D. 大脑后动脉　　　　　　E. 椎基底动脉

3. 脑血栓形成的最常见病因是(　　　)
　　A. 高血压　　　　　　　　B. 脑动脉粥样硬化　　　　C. 各种脑动脉炎
　　D. 血压偏低　　　　　　　E. 红细胞增多症

4. 脑梗死不应出现的症状、体征是(　　　)
　　A. 意识不清　　　　　　　B. 肢体瘫痪　　　　　　　C. 头痛
　　D. 癫痫发作　　　　　　　E. 脑膜刺激征

5. 椎-基底动脉血栓形成不出现以下哪个症状?(　　　)
　　A. 眩晕　　　　　　　　　B. 眼球运动障碍　　　　　C. 吞咽困难
　　D. 失语　　　　　　　　　E. 交叉性瘫痪

6. 对急性脑梗死患者,下列哪种情况不适于溶栓治疗?（　　）

  A. 发病 6 h 以内   B. CT 证实无出血灶 C. 患者无出血素质

  D. 出凝血时间正常   E. 24 h 后,头部 CT 出现低密度灶

7. 心源性脑栓塞多发生在（　　）

  A. 大脑前动脉   B. 大脑中动脉   C. 大脑后动脉

  D. 椎动脉   E. 基底动脉

8. 脑栓塞的临床表现,下列哪项是不正确的?（　　）

  A. 起病急骤   B. 多数患者年龄较轻 C. 常见脑膜刺激征

  D. 常发生局灶性癫痫发作、偏瘫和失语   E. 多患有风湿性心脏病

9. 脑出血最常见的原因是（　　）

  A. 脑动脉炎   B. 高血压和脑动脉硬化 C. 血液病

  D. 脑动脉瘤   E. 脑血管畸形

10. 高血压性脑出血的好发部位是（　　）

  A. 皮质下白质   B. 脑桥   C. 小脑

  D. 基底节区   E. 脑室

11. 患者,男性,56 岁。突发脑出血,头痛,呕吐,昏迷,血压现 160/100 mmHg,应迅速采取的治疗措施是（　　）

  A. 止血   B. 降血压   C. 降颅压

  D. 维持生命体征   E. 防治血管痉挛

12. 脑出血临床表现的下列哪项表述是正确的?（　　）

  A. 均在 65 岁以上发病 B. 均出现偏瘫   C. 脑脊液均为血性

  D. CT 显示出血区呈高密度病灶   E. 均有脑膜刺激征

13. 患者,女,52 岁。洗衣时突发右侧肢体活动不灵。查体:意识清,失语,二尖瓣区可闻双期杂音,心房纤颤,右侧偏瘫,上肢重于下肢,右偏身痛觉减退。最可能的诊断结论是（　　）

  A. 脑血栓形成   B. 脑栓塞   C. 脑出血

  D. 蛛网膜下隙出血 E. 短暂性脑缺血发作

14. 降颅压时最常用的药物是（　　）

  A. 20% 甘露醇   B. 呋塞米   C. 甘油

  D. 白蛋白   E. 50% 葡萄糖

15. 特发性全面强直-阵挛发作的首选治疗药物是（　　）

  A. 丙戊酸钠   B. 卡马西平   C. 苯妥英钠

  D. 乙琥胺   E. 苯巴比妥

16. 癫痫患者服用抗癫痫药最切忌（　　）

  A. 用药剂量太小   B. 同时合用两种药 C. 只在夜间服

  D. 药物价格太高   E. 突然停药

17. 癫痫诊断的有效检查项目是（　　）

  A. 头部 CT   B. 腰穿   C. 头部 MRI

  D. 脑电图   E. 脑血管造影

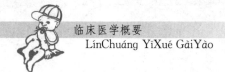
三、问答题

1.试述各种脑血管疾病的鉴别诊断。

2.试述癫痫全身强直-阵挛性发作时的处理原则有哪些?

（刘付平）

第十三章　妇产科疾病

教 学 目 标

- ■ **掌握**　妊娠3个时期的划分及各期的临床表现和诊断要点。
- ■ **熟悉**　异位妊娠的定义、病因、临床表现及处理原则;常见阴道炎、宫颈炎的诊断要点及处理原则;子宫肌瘤、宫颈癌的临床表现、辅助检查及治疗原则;常见避孕方法的原理、适应证、禁忌证、方法、并发症、副反应及处理。

第一节　妊 娠 诊 断

临床将妊娠全过程分为3个时期:妊娠13 w末以前称早期妊娠,第14～27 w末称中期妊娠,第28 w及以后称晚期妊娠。

一、早期妊娠的诊断

(一)症　状

1. 停　经

生育年龄已婚妇女,平时月经周期规则,有性生活史,一旦月经过期10 d或以上,应疑为妊娠。若停经已达8 w,妊娠的可能性更大。但停经不一定都是妊娠,应予以鉴别。

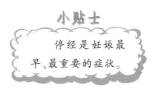

小贴士

停经是妊娠最早、最重要的症状。

2. 早孕反应

约半数妇女停经6 w左右出现头晕、乏力、嗜睡、流涎、食欲不振、恶心、晨起呕吐等症状,称早孕反应。恶心、晨起呕吐与体内HCG增多、胃酸分泌减少以及胃排空时间延长可能有关。早孕反应多在妊娠12 w左右自行消失。

3. 尿　频

妊娠早期出现尿频,为增大的前倾子宫压迫膀胱所致。约在妊娠12 w后,宫体增大超出盆腔,尿频症状自然消失。

(二)体　征

1. 乳房的变化

自妊娠8 w起,受雌激素及孕激素影响,乳房逐渐增大。初孕妇自觉乳房轻度胀痛及乳

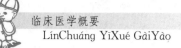

头疼痛。检查见乳头及乳晕着色加深,乳晕周围皮脂腺增生出现蒙氏结节。

2. 生殖器官的变化

妊娠 6~8 w 行阴道窥器检查,可见阴道壁及宫颈充血,呈紫蓝色。双合诊检查发现子宫峡部极软,感觉宫颈与宫体似不相连称黑加征。随妊娠月份增加,宫体增大变软。孕 12 w 时子宫超出骨盆腔,故可在耻骨联合上方触及。

(三)辅助检查

1. 妊娠试验

妊娠试验是检查早期妊娠常用的方法。临床多采用早早孕试纸法检测孕妇尿液中的 HCG,若为阳性,在白色显示区呈现两条红色线,表明受检者尿中含 HCG,可协助诊断早期妊娠。

2. 超声检查

(1)B 型超声显像法　是检查早期妊娠快速准确的方法。最早在妊娠 5 w 时见到妊娠环。若在妊娠环内见到有节律的胎心搏动和胎动,可确诊为早期妊娠。

(2)超声多普勒法　最早在妊娠 7 w 时能听到有节律、单一高调的胎心音,胎心率多在 150~160 次/min,可确诊为早期妊娠。

3. 黄体酮试验

对月经过期可疑早孕妇女,每日肌注黄体酮注射液 20 mg,连用 3 d,停药后 2~7 d 内出现阴道流血,提示体内有一定量雌激素,注射孕激素后子宫内膜由增生期转为分泌期,停药后孕激素水平下降致使子宫内膜剥脱,可以排除妊娠。若停药后超过 7 d 仍未出现阴道流血,则早期妊娠的可能性很大。

4. 宫颈黏液检查

宫颈黏液量少质稠,涂片干燥后光镜下见到排列成行的椭圆体,不见羊齿植物叶状结晶,则早期妊娠的可能性大。

5. 基础体温测定

双相型体温的妇女,高温相持续 18 d 不见下降,早期妊娠的可能性大。高温相持续 3 w 以上,早期妊娠的可能性更大。

> **知识链接**　基础体温又称静息体温,是指人经过 6~8 h 的睡眠以后,比如在早晨从熟睡中醒来,体温尚未受到运动饮食或情绪变化影响时所测出的体温。基础体温通常是人体一昼夜中的最低体温。

二、中、晚期妊娠的诊断

妊娠中期以后,子宫明显增大,能扪到胎体,感到胎动,听到胎心音,易确诊。

(一)症　状

有早期妊娠的经过,并逐渐感到腹部增大和自觉胎动。

(二)体　征

1. 子宫增大

子宫随妊娠进展逐渐增大。检查腹部时,根据手测宫底高度及尺测耻上子宫长度,可以估计妊娠周数。宫底高度因孕妇的脐耻间距离、胎儿发育情况、羊水量、单胎或多胎等而有差异,故仅供参考。

2.胎 动

孕妇多于妊娠 18~20 w 开始自觉胎动,胎动 3~5 次/h。检查腹部时可扪到胎动,也可用听诊器听到胎动音。妊娠周数越多,胎动越明显,但妊娠末期胎动渐减少。

3.胎心音

妊娠 18~20 w 用听诊器经孕妇腹壁能听到胎心音。胎心音呈双音,似钟表"滴答"声,110~160 次/min。胎心音须与子宫杂音、腹主动脉音、胎动音及脐带杂音等相鉴别。子宫杂音为血液流过子宫血管时出现的吹风样低音响。腹主动脉音为咚咚样强音响,两种杂音均与孕妇脉搏数相一致。胎动音为强弱不一的无节律音响。脐带杂音为脐带血流受阻出现的与胎心率一致的吹风样低音响。

> **小贴士**
>
> 妊娠 24 w 以前,胎心音多在脐下正中或稍偏左、右听到;妊娠 24 w 以后,胎心音多在胎背所在处听得最清楚。

4.胎 体

妊娠 20 w 以后,经腹壁可触到子宫内的胎体。妊娠 24 w 以后,能区分胎头、胎背、胎臀和胎儿肢体。胎头圆而硬,有浮球感;胎背宽而平坦;胎臀宽而软,形状略不规则;胎儿肢体小且有不规则活动。

(三)辅助检查

超声检查不仅能显示胎儿数目、胎产式、胎先露、胎方位、有无胎心搏动以及胎盘位置和分级,且能测量胎头双顶径等多条径线,并可观察有无胎儿体表畸形。超声多普勒能探出胎心音、胎动音、脐带血流音及胎盘血流音。

第二节 异位妊娠

正常妊娠时,孕卵着床于子宫体部内膜,当孕卵在子宫体腔以外着床发育称为异位妊娠,习惯上称为宫外孕。根据孕卵着床部位不同,可分为输卵管妊娠、腹腔妊娠、卵巢妊娠、宫颈妊娠等,其中以输卵管妊娠最常见,占 95%~98%。

> **案例分析**
>
> 患者,女,人流术后 2 d,下腹剧痛,阴道少量流血。体检:脉搏 120 次/min,呼吸 24 次/min,血压 97/60 mmHg,宫颈举痛(+),宫体略大,右侧附件触及包块,压痛,左侧(-)。辅助检查:血常规:血红蛋白 70 g/L,后穹隆穿刺抽出不凝固血液。
>
> 问题:1.根据上述描述你的印象是什么? 并找出相关的依据。2.确诊后患者如何处理?

一、病 因

异位妊娠主要原因是慢性输卵管炎,致输卵管管腔狭窄、堵塞阻碍孕卵的正常运送;输卵管过长等发育异常及输卵管蠕动等生理功能异常,亦可导致孕卵运送障碍;输卵管手术后因瘢痕使管腔狭窄而致病;盆腔子宫内膜异位症可导致盆腔内广泛粘连,使输卵管扭曲变形,蠕动受到影响;另外,孕卵的游走(指一侧卵巢排卵受精后经宫腔或腹腔进入对侧输卵管)可因移行时间过长,孕卵未及到达宫腔即在输卵管内着床。

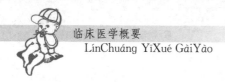

二、病　理

因输卵管管壁薄，管腔小，当输卵管膨大到一定限度，可能发生：胚胎部分或全部从输卵管管壁剥离，经输卵管蠕动被排至腹腔，形成流产；当胚胎向外生长穿透输卵管肌层及浆膜层时，可导致输卵管破裂，因输卵管肌层血管丰富而粗大，可导致大出血。壶腹部妊娠一般在妊娠 8～12 w 发病，以流产型多见；峡部妊娠在妊娠 6 w 左右发病，往往发生输卵管破裂；间质部妊娠较少见，约在妊娠 4 个月时破裂，在极短时间内发生致命性腹腔内出血。偶有输卵管妊娠流产或破裂胚胎存活导致继发腹腔妊娠。

三、临床表现

异位妊娠的临床表现与孕卵在输卵管的着床部位、有无流产或破裂、发病时间及腹腔内出血量多少有关。

（一）停　经

除输卵管间质部妊娠停经时间较长外，多数患者停经 6～8 w。少数患者也可无停经史。

（二）腹　痛

腹痛是输卵管妊娠患者就诊的主要症状。输卵管妊娠流产或破裂前，出现一侧下腹胀痛。输卵管妊娠流产或破裂时，常有一侧下腹撕裂样疼痛，伴恶心和呕吐，有时肛门有坠胀感，严重时疼痛可向全腹扩散。

（三）阴道流血

胚胎死亡后常有少量的阴道出血，色深褐，一般少于月经量，有时可排出子宫蜕膜碎片。

（四）休　克

腹腔内出血较多时，可出现面色苍白、手足发凉、脉搏快而细弱、血压下降等症状。

（五）腹部检查

下腹有明显的压痛及反跳痛，肌紧张较一般腹膜炎轻。内出血多时，腹部稍膨出，叩诊有移动性浊音。

（六）妇科检查

阴道有少量暗红色血液，宫颈略呈紫蓝色、软、有明显举痛，阴道后穹隆饱满，触痛，子宫稍大变软。可触及一侧附件有包块。

四、诊　断

对有典型破裂的症状及体征者，诊断不困难。对不典型者可采取血 β-HCG 测定和 B 型超声检查，两者配合，对确诊有重要意义。凡是血 β-HCG 超过 18 kU/L，B 超检查未发现宫内妊娠囊者，应首先考虑异位妊娠。腹腔镜检查目前是异位妊娠诊断的金标准，并且可以在确诊的同时进行治疗。

知识链接

妇科经阴道 B 超（TVS）

因具有探头分辨率高，贴近病变组织，不受肠道气体干扰，不用憋尿等优点，较腹部 B 型超声检查准确性高，在临床上有重要的使用价值。

五、治　疗

异位妊娠的治疗可分为手术治疗和保守治疗。

(一)手术治疗

输卵管妊娠确诊后,原则上立即手术。手术方法主要有腹腔镜探查术;患侧输卵管切除术;对有生育要求者应尽量保留输卵管,可行保守性手术,仅清除病灶,保留输卵管。

(二)保守治疗

对于输卵管妊娠未发生流产或破裂的患者,以及病情较轻无内出血或内出血少患者,可以采取保守治疗。主要方法有化疗药物甲氨蝶呤(MTX)进行治疗和中医治疗。

第三节　生殖系统炎症

一、阴道炎

【滴虫性阴道炎】

(一)病　因

由阴道毛滴虫引起。滴虫适宜生长在温度 25～40 ℃、pH 为 5.2～6.6 的潮湿环境,在 pH 为 5.0 以下或 7.5 以上的环境中则不生长。滴虫不仅寄生于阴道,还常侵入尿道或尿道旁腺。

(二)传染方式

(1)直接传播　经性交传播。
(2)间接传播　经公共浴池、浴盆、游泳池、坐便器、衣物等间接传播。
(3)医源性传播　通过污染的器械及敷料传播。

(三)临床表现

滴虫性阴道炎的潜伏期为 4～28 d。

1.症　状

白带增多及外阴瘙痒。白带稀薄、黄绿色脓性、泡沫状,有腥臭味。瘙痒部位主要为阴道口及外阴。阴道毛滴虫能吞噬精子,可致不孕。若尿道有感染,出现尿频、尿痛,有时见血尿。

2.体　征

检查时见阴道黏膜充血,有散在出血斑点,后穹隆有多量白带。

(四)辅助检查

对本病最简便的方法是悬滴法。此方法的敏感性为 60%～70%。可疑患者,若多次悬滴法未能发现滴虫时,可用培养法,准确性达 98%。

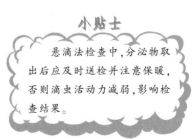

小贴士

悬滴法检查中,分泌物取出后应及时送检并注意保暖,否则滴虫活动力减弱,影响检查结果。

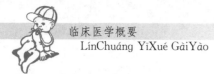

（五）健康教育

作好卫生宣传，加强普查普治，消灭传染源。医疗单位必须作好消毒隔离，防止交叉感染。

（六）治　疗

1. 全身用药

甲硝唑 400 mg，2～3 次/d，7 d 为一疗程，对初诊患者单次口服甲硝唑 2 g，可收到同样效果。口服吸收好，疗效高，毒性小，应用方便。性伴侣应同时治疗。

2. 局部用药

甲硝唑阴道泡腾片 200 mg，每晚塞入阴道 1 枚，7～10 d 为一疗程。

【外阴阴道假丝酵母菌病】

（一）病　因

本病 80％～90％ 的病原体为白假丝酵母菌，是真菌。白假丝酵母菌对热的抵抗力不强，加热至 60 ℃ 1 h 即可死亡；但对干燥、日光、紫外线及化学制剂的抵抗力较强。白假丝酵母菌为条件致病菌，约 10％ 非孕妇女及 30％ 孕妇阴道中有此菌寄生。白假丝酵母菌感染的阴道 pH 在 4.0～4.7，通常 < 4.5。多见于孕妇、糖尿病患者、长期应用抗生素和雌激素治疗者。

> **案例分析**
>
> 患者，女，28 岁，外阴瘙痒 5 d，白带增多 3 d，伴有尿频、尿急、尿痛及性交痛。妇科检查：外阴已婚式，白带豆渣样，小阴唇内侧及阴道黏膜上附着白色膜状物。宫颈充血，子宫大小正常，两侧附件未触及异常。
>
> 问题：1. 根据上述描述你的印象是什么？并找出相关的依据。2. 确诊后患者如何处理？

（二）传染方式

假丝酵母菌常寄生于人的阴道、口腔、肠道这三个部位，可互相自身传染，当局部环境适合时易发病。此外，少部分患者可通过性交直接传染或衣物间接传染。

（三）临床表现

本病主要表现为外阴瘙痒、灼痛，严重时坐卧不宁，异常痛苦，还可伴有尿频、尿痛及性交痛。白带增多，呈白色稠厚凝乳状或豆渣样。检查见外阴抓痕，小阴唇内侧及阴道黏膜附有白色膜状物，擦除后露出红肿黏膜面，见到糜烂及浅表溃疡。

（四）诊　断

典型病例不难诊断。若在阴道分泌物中找到孢子和假菌丝即可确诊。若有症状且多次悬滴法检查均为阴性，可用培养法。顽固病例应检查尿糖及血糖，并询问有无服用大量雌激素或长期应用抗生素的病史。

（五）治　疗

1. 消除诱因

若有糖尿病应积极治疗，及时停用广谱抗生素、雌激素、皮质类固醇激素。勤换内裤，用过的内裤、盆及毛巾均应用开水烫洗。

2.局部用药

可选用下列药物放于阴道内,咪康唑栓剂,每晚1粒,连用7 d;克霉唑栓剂或片剂,每晚1粒,连用7 d;制霉菌素栓剂,每晚1粒,连用10~14 d。

3.全身用药

若局部用药效果差或病情较顽固者可选用伊曲康唑每次200 mg,1次/d口服,连用3~5 d;氟康唑150 mg,顿服。这两种药损害肝脏,用药前及用药中应监测肝功能,有肝炎病史者禁用。对妊娠合并外阴阴道假丝酵母菌者禁用口服唑类药物。

二、宫颈炎症

宫颈炎症是常见的女性生殖道炎症,包括宫颈阴道部及宫颈管黏膜炎症。因宫颈阴道部鳞状上皮与阴道鳞状上皮相延续,阴道炎症往往可引起宫颈阴道部炎症。临床多见的子宫颈炎是急性子宫颈管黏膜炎。急性子宫颈炎若得不到及时彻底治疗,可引起慢性子宫颈炎。

案例分析

患者,女30岁,已婚,阴道分泌物增多2年余,性生活后少许血性白带,偶有下腹坠胀不适2月余。平日月经规律,无发热、食欲不振的表现。妇科检查:外阴已婚已产型;阴道畅,黏膜无红肿;宫颈充血、水肿、有分泌物从颈管流出;子宫前位,正常大小,压痛(−);附件未见异常。

问题:1.根据上述资料你的初步诊断是什么?2.为明确诊断须做何辅助检查?3.该患者如何治疗?

【急性子宫颈炎】

急性子宫颈炎又称急性宫颈炎,是妇科常见疾病。

(一)病原体

急性宫颈炎的病原体:①性传播疾病病原体:淋病奈瑟菌及沙眼衣原体,常见于性传播疾病的高危人群;②内源性病原体:部分宫颈炎的病原体与细菌性阴道病、生殖支原体感染有关。有些患者的病原体不清楚。

(二)临床表现

1.症　状

大部分患者无症状。有症状主要表现为阴道分泌物增多,呈黏液脓性,阴道分泌物刺激可引起外阴瘙痒及灼热感,月经间期出血、性交后出血等。有些患者可出现尿急、尿频、尿痛等尿路感染症状。

2.体　征

妇科检查见宫颈充血、水肿、黏膜外翻,有脓性分泌物附着,或分泌物从宫颈管流出,宫颈管黏膜质脆,易诱发出血。若淋病奈瑟菌感染尿道旁腺、前庭大腺,可见尿道口、阴道口黏膜充血、水肿及多量脓性分泌物。

(三)诊　断

出现两个特征性体征(具备一个或两个同时具备),显微镜检查阴道分泌物白细胞增多,即可做出宫颈炎的初步诊断。宫颈炎症诊断后,进一步做衣原体及淋病奈瑟菌的检测。

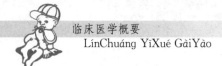

1. 两个特征性体征

(1)宫颈管或宫颈管棉拭子标本上,肉眼见到脓性或黏液脓性分泌物。

(2)用棉拭子擦拭宫颈管时,容易诱发宫颈管内出血。

2. 白细胞检测

可检测宫颈管分泌物或阴道分泌物中的白细胞,后者须排除引起白细胞增高的阴道炎症。

(1)宫颈管脓性分泌物涂片作革兰染色,中性粒细胞>30/HP。

(2)阴道分泌物湿片检查,白细胞>10/HP。

3. 病原体检测

应做衣原体及淋病奈瑟菌的检测,以及有无细菌性阴道病及滴虫性阴道炎。淋病奈瑟菌培养,为诊断淋病的金标准方法;衣原体培养,因其方法复杂,临床少用,酶联免疫吸附试验检测沙眼衣原体抗原,为临床常用的方法。

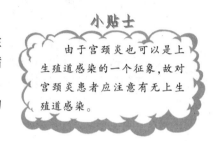

小贴士

由于宫颈炎也可以是上生殖道感染的一个征象,故对宫颈炎患者应注意有无上生殖道感染。

(四)治 疗

主要为抗生素药物治疗。方案为阿奇霉素 1 g 单次顿服;或多西环素 100 mg,2 次/d,连服 7 d。

1. 单纯急性淋病奈瑟菌性宫颈炎

主张大剂量单次用药,常用药物有第三代头孢菌素,如头孢曲松钠 250 mg,单次肌内注射。

2. 沙眼衣原体感染所致宫颈炎

治疗药物主要有四环素类,如多西环素 100 mg,2 次/d,连服 7 d;红霉素类,主要有阿奇霉素 1 g 单次顿服,或红霉素 500 mg,4 次/d,连服 7 d。淋病奈瑟菌感染常伴衣原体感染,治疗时除选用抗淋病奈瑟菌药物外,还应同时使用抗衣原体感染的药物。

3. 合并细菌性阴道炎

对于合并细菌性阴道病者,同时治疗细菌性阴道病,否则将导致宫颈炎持续存在。

4. 随 访

治疗后症状持续存在者,应告知患者随诊。对持续性宫颈炎症,需了解是否再次感染性传播疾病,性伴侣是否已进行治疗,阴道菌群失调是否持续存在。

【慢性子宫颈炎】

慢性子宫颈炎又称慢性宫颈炎,常由急性子宫颈炎迁延而来。病原体与急性子宫颈炎相似。

(一)病 理

1. 慢性子宫颈管黏膜炎

病变局限于颈管黏膜及黏膜下组织,表现为子宫颈管黏液及脓性分泌物,反复发作。

2. 子宫颈息肉

宫颈管局部黏膜增生并向宫颈外口突出而形成。子宫颈息肉常为单个或多个,红色、质软而脆、舌型。

3.子宫颈肥大

慢性炎症长期刺激可引起腺体及间质增生,导致子宫颈不同程度肥大。

(二)临床表现

1.症　状

多无症状,少数患者可有阴道分泌物增多,淡黄色或脓性,性交后出血,月经间期出血,偶有分泌物刺激引起外阴瘙痒不适。

2.体　征

妇科检查可发现子宫颈呈糜烂样改变,或有黄色分泌物覆盖子宫颈口或从子宫颈口流出,也可表现为子宫颈息肉或子宫颈肥大。

(三)诊断及鉴别诊断

根据临床表现可初步做出诊断,但应与下列疾病相鉴别。

1.子宫颈柱状上皮异位和子宫颈上皮内瘤变

慢性子宫颈炎、子宫颈柱状上皮异位和子宫颈上皮内瘤变,甚至早期宫颈癌均可呈现宫颈糜烂样改变。鉴别要点为对宫颈糜烂样改变者行宫颈脱落细胞学检查及 HPV 检查,必要时行阴道镜及宫颈活组织检查以除外宫颈上皮内瘤变或宫颈癌。

2.子宫颈腺囊肿

子宫颈腺囊肿是由于子宫颈腺管口狭窄或阻塞,引起腺体分泌物引流不畅而形成囊肿。妇科检查可见宫颈表面有单个或多个突出的青白色小囊泡。深部的子宫颈腺囊肿可表现为子宫颈肥大,应与宫颈癌相鉴别。

3.子宫恶性肿瘤

子宫颈息肉应与子宫颈及子宫体的恶性肿瘤相鉴别,鉴别方法为行子宫颈息肉切除并做病理学检查以确诊。

(四)治　疗

对糜烂样改变伴有分泌物增多、乳头状增生或接触性出血者,可给予局部物理治疗,包括微波、激光、冷冻等方法。物理治疗的注意事项:治疗时间应在月经干净后3～7 d 内进行,有急性生殖器炎症时禁用。治疗前应进行宫颈癌筛查。物理治疗术后阴道分泌物增多,应保持外阴清洁,在创面尚未愈合前(术后4～8 w)应避免盆浴、性交及阴道冲洗。物理治疗可引起阴道出血、宫颈狭窄、不孕等,应定期复查。

(1)慢性子宫颈管黏膜炎　对持续性子宫颈管黏膜炎症,需了解有无沙眼衣原体及淋病奈瑟菌的再次感染、性伴侣是否已进行治疗、阴道微生物群失调是否持续存在。针对病因给予治疗。

(2)子宫颈息肉　行息肉摘除术,术后将切除息肉送病理组织学检查。

(3)子宫颈肥大　一般无需治疗。

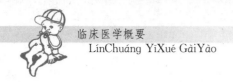

第四节　生殖系统肿瘤

一、子宫肌瘤

案例分析

患者,女,月经量增多,经期延长2年。近2年来量比以往多2倍,持续10余天干净,未治疗。体格检查:体温36.5℃,脉搏80次/min,呼吸20次/min,血压140/70 mmHg。妇科检查:宫颈轻度糜烂,子宫前位,均匀增大约4个月妊娠大小,质中等硬,双附件无异常。B型超声检查提示子宫122 mm×72 mm×92 mm,呈球形。血常规:Hb 88 g/L。

问题:1.根据上述资料你的初步诊断是什么?写出诊断依据。2.该患者如何处理?

子宫肌瘤是女性生殖器官最常见的良性肿瘤,多见于育龄妇女。根据好发于生育期,绝经后肌瘤停止生长,甚至萎缩、消失,提示发生可能与女性性激素有关。

(一)病　理

肌瘤为实质性球形结节,表面光滑,与正常的肌肉组织有明显界限,肌瘤外有一层假包膜覆盖,手术时易剥出。肌瘤切面呈白色漩涡状结构,质硬。镜下见皱纹状排列的平滑肌纤维相互交叉,漩涡状,其间有不等量的纤维结缔组织。当肌瘤生长加快时血管受压,易引起循环障碍使肌瘤发生各种变性。常见的肌瘤变性有玻璃样变、囊性变、红色变、钙化和肉瘤变。

知识链接　肌瘤红色变多见于孕妇和产褥期妇女,可引起剧烈腹痛伴恶心呕吐、发热、白细胞计数升高等。

(二)分　类

肌瘤多生长于宫体部,约占90%,生长于宫颈者较少,约占10%。根据肌瘤发展过程中与子宫肌壁的关系可分三类:

(1)肌壁间肌瘤　占60%～70%,肌瘤位于子宫肌壁内,周围均被肌层包围。

(2)浆膜下肌瘤　占20%,肌瘤向子宫浆膜面生长,突起在子宫表面,肌瘤表面仅由浆膜层覆盖。

(3)黏膜下肌瘤　占10%～15%,肌瘤向子宫黏膜方向生长,突出于宫腔,表面仅由黏膜层覆盖。

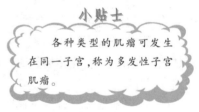

小贴士　各种类型的肌瘤可发生在同一子宫,称为多发性子宫肌瘤。

(三)临床表现

子宫肌瘤临床表现的主要特点是月经改变、腹部包块、下腹痛、腰酸、阴道分泌物增多和继发性贫血。症状出现与肌瘤生长的部位、大小、生长速度、数目及肌瘤变性有关。

1.局部表现

月经改变、腹部肿块、阴道分泌物增多等,与肌瘤类型有关。

（1）肌壁间肌瘤　使宫腔及内膜面积增大，导致月经周期缩短、经量增多。检查时子宫常增大，表面不规则，有单个或多个结节状突起。

（2）浆膜下肌瘤　增大到一定程度时，患者自诉腹部胀大，扪到下腹包块。检查时可扪及质硬、球状包块与子宫有细蒂相连，活动。

（3）黏膜下肌瘤　不规则阴道出血，月经过多、经期延长等，随肌瘤逐渐增大，肌瘤发生坏死、感染时，可产生脓性分泌物。检查时子宫多均匀增大，有时宫颈口扩张可见瘤体。

2. 全身表现

多数患者无明显症状，仅于盆腔检查时偶尔发现。若长期月经过多可导致继发性贫血，严重时有全身乏力、面色苍白、气短、心悸等。若肌瘤生长于子宫前壁压迫膀胱可出现尿频、排尿障碍；若肌瘤位于子宫后壁压迫直肠可致排便困难。浆膜下肌瘤发生蒂扭转时，出现急性腹痛。肌瘤造成宫腔变形时，可妨碍孕卵着床导致不孕。

（四）辅助检查

（1）B 型超声检查　明确肌瘤类型、有无变性，是常用而准确的辅助手段。

（2）宫腔镜、腹腔镜、子宫输卵管造影等协助确诊。

（五）治　疗

可根据肌瘤的大小、部位、数目、临床表现、患者年龄、有无生育要求及并发症等情况确定治疗方案，包括随访观察、药物治疗和手术治疗。

1. 随　访

对肌瘤小且无症状，尤其近绝经年龄患者，雌激素水平低落，肌瘤可自然萎缩或消失。每 3～6 个月随访一次，随访期间注意监测肌瘤情况，询问患者症状的变化。

2. 药物治疗

适用于肌瘤不超过 2 个月妊娠子宫大小、症状较轻、近绝经年龄或全身情况不能手术者。可选用促性腺激素释放激素类似物（GnRH-α），抑制 FSH 和 LH 分泌作用，降低雌二醇至绝经水平，以缓解症状并抑制肌瘤生长使其萎缩。常用药物有亮丙瑞林每次 3.75 mg，或戈舍瑞林，每次 3.6 mg。还可选用米非司酮，12.5 mg/d，作为术前用药或提前绝经使用。

3. 手术治疗

适用于症状明显导致继发性贫血、肌瘤超过妊娠 10 w 子宫大小或经保守治疗无效者。

（1）肌瘤摘除术　适用于 35 岁以下未婚或已婚未生育、排除子宫及子宫颈的癌前病变，希望保留生育能力的患者。可经腹或腹腔镜手术，黏膜下肌瘤部分可经阴道或宫腔镜手术。

（2）子宫切除术　适用于无需保留生育功能的患者。年龄 50 岁以下，卵巢外观正常者可考虑保留卵巢。

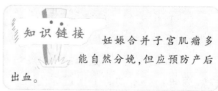

知识链接

妊娠合并子宫肌瘤多能自然分娩，但应预防产后出血。

（六）健康教育

指导患者保持会阴清洁干燥，使用消毒会阴垫，正确使用雌激素，促使妇女定期做妇科检查。肌瘤小、无症状者，应每隔 3～6 个月复查 1 次，以防恶变。手术者，出院 1 个月后到门诊复查，以了解术后康复情况，术后 3 个月内禁止性生活，避免重体力劳动。

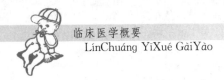

二、宫颈癌

宫颈癌是最常见的女性生殖器官恶性肿瘤,50～55岁为发病年龄高峰。由于宫颈癌癌前期病变阶段较长,且宫颈易暴露,可直接进行宫颈刮片及宫颈活检,使宫颈癌得以早发现及早治疗,因而近年来其发病率及死亡率明显下降。

案例分析

患者,女,阴道分泌物增多2年,性生活后少量阴道流血2月余。既往有尖锐湿疣感染史。18岁有过性生活,22岁结婚。1-0-1-1 妇检:宫颈重度糜烂,触血(+),子宫前位,正常大小,双侧附件(-)。辅助检查:宫颈刮片细胞学检查:巴氏Ⅳ级;宫颈活检:原位癌(鳞状上皮癌)。

问题:1. 根据上述资料你的初步诊断是什么?写出诊断依据。2.该患者如何处理?

(一)病 因

宫颈癌的确切病因不明。根据普查和临床资料分析,发病与早婚、早育、多育、性生活紊乱有关。近年的研究发现人乳头状瘤病毒(HPV)是宫颈癌的主要危险因素,其他如单纯疱疹病毒Ⅱ型、人巨细胞病毒(CMV)也可能为宫颈癌的致病因素。

(二)病 理

宫颈癌以鳞状细胞癌为主,占75％～80％,腺癌占20％～25％。腺鳞癌少见,但恶性度最高,预后最差。

1.宫颈上皮内瘤变(CIN)

包括宫颈不典型增生及原位癌。①不典型增生:底层细胞增生,细胞排列紊乱,核质比例失常,核大小不等,染色深,核分裂象增多;②原位癌:鳞状上皮全层皆为病变细胞,但基底膜完整,间质不受侵犯。

2.宫颈浸润癌

包括早期浸润癌及浸润癌。①早期浸润癌:在原位癌的基础上,少量癌细胞穿过基底膜而侵入间质,浸润深度在5 mm以内,宽度在7 mm以内,无血管和(或)淋巴管侵犯,且癌灶无融合现象;②浸润癌:癌细胞穿过基底膜,侵入间质的范围较广,浸润深度在5 mm以上,且有血管和(或)淋巴管侵犯。

(三)转移途径

(1)直接蔓延 最常见。癌灶可向下蔓延到阴道,向上侵犯子宫体,向两侧蔓延至宫旁组织,甚至达骨盆壁,向前后蔓延至膀胱或直肠。

(2)淋巴转移 发生转移最多的淋巴结为宫旁和闭孔淋巴结,其次为髂内、髂外、髂总、腹股沟深和腹主动脉旁淋巴结等。

(3)血行转移 少见。发生在晚期,可转移到肺、肾、脊柱等。

(四)临床表现

1.症 状

(1)阴道流血 是其主要症状。最早表现为性交后和双合诊后少量出血,称接触性出血。不规则阴道出血,特别是在绝经期后阴道流血。

(2)阴道排液 阴道排液增多,呈白色或血性,稀薄如水样或米泔样,有腥臭味。

（3）晚期癌症状　疼痛是晚期症状。可引起下腹痛和腰腿痛，下肢水肿，排尿及排便的异常。此外，还可出现贫血、感染及恶病质等全身衰竭症状。

2.体　征

外生型宫颈癌宫颈有息肉状、乳头状、菜花样赘生物，质脆，易出血；内生型宫颈肥大、质硬，宫颈膨大如桶状。晚期癌组织坏死脱落形成空洞。

（五）诊　断

依据病史、临床表现、全身和妇科体检可诊断，系列辅助检查可协助诊断。

1.宫颈刮片细胞学检查

是筛查宫颈癌简便有效的方法。如有宫颈接触性出血或糜烂较重、久治不愈者，应做宫颈刮片检查。宫颈癌普查时，多采用此法进行筛选。细胞学检查发现癌细胞或核异质细胞应进一步做宫颈活检。HPV检测配合宫颈刮片细胞学检查可提高诊断的准确性。

2.宫颈和宫颈管活组织检查

是确诊宫颈癌和癌前病变最可靠和必需的检查方法。可多点取材，即在3、6、9、12点作四点活检，以防漏诊；也可做碘试验，在未染色区取材，可提高准确性；阴道镜检查可更直接观察宫颈表面有无异型细胞及鳞柱上皮交界处，在阴道镜指导下做活检，可提高准确性。

3.宫颈锥切术

多次宫颈细胞学检查结果阳性而宫颈活检结果阴性，或活检是原位癌，而临床不能排除宫颈浸润癌时，可考虑作宫颈锥形切除。方法包括冷刀切除、环形电切除（LEEP）或冷凝电刀切除。切除的标本可做连续病理切片检查。

（六）治　疗

依据临床分期、年龄、生育要求、全身情况选择手术、放疗及化疗。

1.手术治疗

可选用全子宫切除术、广泛子宫切除术和盆腔淋巴结清扫术。对年轻的患者，若卵巢正常可保留。

> **知识链接**
>
> LEEP刀亦称超高频电波刀，是近年发展起来的专门用来微创性诊断和治疗宫颈疾病的专业技术。LEEP是经由电极尖端产生3.8 MHz的高频电波，接触身体后，由于组织本身阻抗，吸收此高频电波而瞬间产生高热，以完成宫颈糜烂处理。

2.放射治疗

适用于各期患者，分为腔内和体外两种照射方法。早期病例以腔内放疗为主，晚期病例以体外照射为主。

3.化　疗

主要用于晚期或复发转移的患者。常用的药物有顺铂、卡铂、博莱霉素、异环磷酰胺、紫杉醇等。

（七）健康教育

开展性健康教育，提倡晚婚，积极开展计划生育，推行新法接生，注意性卫生，定期开展防癌普查。

（八）预　后

宫颈癌的5年生存率Ⅰ期为81.6%，Ⅱ期61.3%，Ⅲ期36.7%，Ⅳ期12.1%。

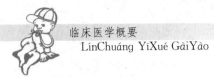
(九)随 访

宫颈癌治疗后第1年第1个月随访一次,以后每隔2~3个月复查一次,1年后每3~6个月复查一次。每次复查应进行盆腔检查,阴道脱落细胞学检查及胸部X线摄片等。

第五节 避 孕

避孕是应用科学手段使妇女暂时不受孕,主要是通过控制生殖过程中的三个重要环节:①抑制精子与卵子产生;②阻止精子与卵子结合;③使子宫环境不利于精子获能、生存,或者不适宜受精卵着床和发育。常见的避孕方法主要包括使用避孕药物和避孕工具。

一、药物避孕

女用避孕药物是一种高效避孕方法,主要应用人工合成的甾体激素避孕。避孕药物制剂大致分3类:①睾酮衍生物如炔诺酮、18-甲基炔诺酮、左炔诺孕酮等;②孕酮衍生物如甲地孕酮、甲孕酮、氯地孕酮等;③雌激素衍生物如炔雌醇、炔雌醇环戊醚、戊酸雌二醇等。根据避孕作用的时间长短不同避孕药物又分为长效、短效和速效(探亲)3种。

(一)避孕原理

1.抑制排卵

避孕药物可抑制下丘脑和垂体促性腺激素的释放,影响卵泡发育,抑制排卵。

2.改变宫颈黏液性状

宫颈黏液受孕激素影响,黏稠度增加,不利于精子穿透。

3.改变子宫内膜形态及功能

避孕药中的孕激素干扰了雌激素效应,子宫内膜增殖变化受到抑制,使子宫内膜与胚胎发育不同步,不利于受精卵着床。

4.改变输卵管的功能

通过影响输卵管的蠕动和分泌功能,改变受精卵在输卵管内正常运动,干扰其着床。

(二)种 类

常用的避孕药分为复方短效口服避孕药、复方长效口服避孕药、探亲避孕药、长效避孕针剂等。(表13-1)

1.复方短效口服避孕药

由雌、孕激素制成的复方制剂,雌激素成分以炔雌醇为主,因孕激素成分不同构成不同配方和制剂。

使用方法:一般从月经第1~5 d开始服用,每天1片,连服21~22 d,不能间断,若偶然漏服应于12 h内补服。停药后2~4 d来月经,若停药7 d仍不来月经则应立即开始服下一个周期的药。连续闭经3个月以上应停药。短效口服避孕药避孕效果满意,是目前应用最广的一类甾体避孕药,若正确使用,有效率接近100%。

表 13-1 女性常用甾体激素避孕药种类

类 别		名 称	雌激素含量(mg)	孕激素含量(mg)	剂型
口服避孕药	短效片	复方炔诺酮片(避孕片 1 号)	炔雌醇 0.035	炔诺酮 0.6	22 片/板
		复方甲地孕酮片(避孕片 2 号)	炔雌醇 0.035	甲地孕酮 1.0	22 片/板
		复方去氧孕烯片(妈富隆)	炔雌醇 0.03	去氧孕烯 0.15	21 片/板
		炔雌醇环丙孕酮片	炔雌醇 0.035	环丙孕酮 2.0	21 片/板
	长效片	复方炔雌醚片(长效避孕片 1 号)	炔雌醚 3.0	左炔诺孕酮 6.0	片
		三合一炔雌醚片	炔雌醚 2.0	炔诺孕酮 6.0	片
				氯地孕酮 6.0	
	探亲药	炔诺酮探亲片		炔诺酮 5.0	片
		甲地孕酮探亲避孕片 1 号		甲地孕酮 2.0	片
		53 号避孕药		双炔失碳酯 7.5	片
长效避孕针	复方	复方己酸羟孕酮注射液（避孕针 1 号）	戊酸雌二醇 5.0	己酸羟孕酮 250.0	针
		美尔伊避孕注射液	雌二醇 3.5	甲地孕酮 25.0	针
	单方	醋酸甲羟孕酮避孕针		醋酸甲羟孕酮 150	针
		庚炔诺酮注射液		庚炔诺酮 200	针

2.长效口服避孕药

由人工合成的孕激素和长效雌激素配伍制成,服药 1 次可避孕 1 个月。主要依靠炔雌醚在脂肪组织中贮存并逐渐释放而起长效避孕作用。这类药物服法简便,但副反应较多,市场上已经很少见。

3.探亲避孕药

是适宜分居两地的夫妇探亲时短期服用的一种剂型,其应用不受月经周期的限制。使用方法:于探亲当日开始服用,每天 1 片,直到探亲结束。停药 1 w 左右月经可来潮。

4.长效避孕针

适用于对口服避孕药有明显胃肠道反应的妇女。使用方法:第 1 次于月经周期第 5 d 及第 12 d 各肌注 1 支,以后每月月经周期第 10～12 d 肌注 1 次,每次 1 支。

(三)适应证和禁忌证

1.适应证

生育年龄的健康妇女均可服用。

2.禁忌证

(1)严重心血管疾病、血栓性疾病不宜服用;

(2)急、慢性肝炎或肾炎;

(3)内分泌疾病;

(4)恶性肿瘤、癌前病变;

(5)哺乳期不宜服用;

(6)月经稀少者;

(7)年龄≥35 岁的吸烟妇女;

(8)精神病生活不能自理者。

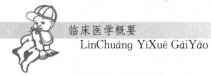

(四)副反应及处理

1. 类早孕反应

服药后有部分妇女出现食欲不振、恶心、呕吐以至乏力、头晕等类似早孕反应的症状。轻症不需处理,较重者可考虑更换制剂或停药改用其他措施。

2. 不规则阴道流血

服药期间发生不规则少量出血,称突破出血,多发生在漏服药后,少数人虽未漏服也能发生。若在服药前半周期出血,可每晚增服炔雌醇 1 片,若在服药后半周期出血,可每晚增服避孕药 1/2～1 片,若出血量多如月经,应立即停药,待出血第 5 d 再开始下一周期用药。

3. 月经过少或停经

一般服药后月经变规则,经期缩短,经量减少,痛经减轻或消失。若用药后出现闭经,应停药观察,查找闭经原因。

4. 体重增加

长时间服用避孕药,部分妇女可出现体重增加。可能由于避孕药中孕激素成分的弱雄激素活性促进体内合成代谢引起,也可因雌激素使水钠潴留所致。

5. 其　他

少数妇女颜面部皮肤出现淡褐色色素沉着。个别妇女服药后出现头痛、复视、乳房胀痛等,可对症处理,必要时停药。

二、工具避孕

利用工具防止精子进入阴道,阻止进入阴道内的精子进入子宫腔,或改变子宫腔内的环境,以实现避孕目的的方法。目前常用的避孕工具主要有男用避孕套和女用宫内节育器。

(一)避孕套

避孕套也称阴茎套,由乳胶制成,是一种男用避孕工具。通过阻断精液进入阴道起屏障作用达到避孕目的。此外,避孕套还有防止淋病、艾滋病等性传播疾病的作用,近年来受到全球重视。

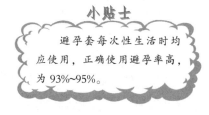
小贴士
避孕套每次性生活时均应使用,正确使用避孕率高,为 93%～95%。

(二)宫内节育器

宫内节育器(IUD)是我国育龄妇女主要采用的避孕措施,是一种经济、简便、安全、有效、可逆的避孕方法。

1. 种　类

(1)惰性宫内节育器(第一代 IUD)　由金属、硅胶或塑料等惰性材料制成(图 13-1)。因脱离率和带器妊娠率高,于 1993 年已停止生产。

(2)活性宫内节育器(第二代 IUD)　以惰性材料为支架,加入活性物质如铜离子(Cu^{2+})、激素及药物等,以增加避孕效果,减少副反应。目前我国使用最广泛的一类活性宫内育器是含铜宫内节育器,包括含铜 T 形宫内节育器、含铜 V 形宫内节育器、母体乐、宫铜 IUD、吉妮 IUD 等(图 13-1)。此外,还有含药宫内节育器,主要是含孕激素 IUD 和含吲哚美辛 IUD。

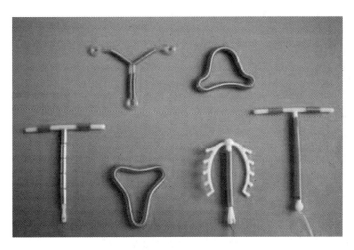

图 13-1　国内常用的宫内节育器

2.避孕机制

宫内节育器的避孕机制至今尚未完全明确。大量研究资料表明,IUD 主要是通过干扰子宫内膜的生理状态,影响精子在女性生殖道内游动,影响受精,阻碍胚泡发育,或影响受精卵着床等方面起到避孕作用。另外,宫内节育器中的活性物质可影响精子穿透、杀精毒胚、干扰着床,从而提高避孕效果。

3.适应证和禁忌证

(1)适应证　已婚育龄妇女,愿意选用而无禁忌证者均可放置。

(2)禁忌证　①妊娠或可疑妊娠;②生殖器官急性炎症;③人工流产、中期妊娠引产、分娩或剖宫产后子宫收缩不良或有感染可能;④生殖器官肿瘤或畸形;⑤宫颈口过松、重度宫颈裂伤或子宫脱垂;⑥严重的全身性疾患;⑦宫腔<5.5 cm 或>9 cm;⑧近 3 个月内有月经过多,月经频发或不规则阴道流血。

4.宫内节育器放置术

(1)放置时间　①常规在月经干净后 3~7 d 内放置;②人工流产术后,宫腔深度在10 cm以内,无感染或出血倾向者可立即放置;③产后 42 d 恶露已净,子宫恢复正常,会阴伤口已愈合;④剖宫产术后半年放置;⑤自然流产转经后放置,药物流产 2 次正常月经后放置;⑥哺乳期放置应先排除早孕。

(2)放置方法　常规外阴消毒、铺巾,双合诊检查子宫位置、大小及附件情况。用窥器扩张阴道后暴露宫颈,消毒阴道、宫颈,宫颈钳夹住宫颈前唇,用探针探测宫腔深度。用放置器将节育器推送入宫腔,有尾丝者在距宫口 2 cm 处剪断。观察无出血可取出宫颈钳及窥阴器。

(3)术后注意事项　①术后休息 3 d,保持外阴清洁;②1 w 内避免重体力劳动;③2 w 内禁止性生活及盆浴;④在术后第 1、3、6、12 月各随访 l 次,以后每年随访 1 次直至停用。特殊情况应随时复诊。

5.副反应及处理

(1)不规则阴道出血　主要表现为经量增多、经期延长或少量点滴出血,是放置宫内节育器的常见副反应,一般不需特殊处理,观察 3~6 个月后可逐渐好转。若症状严重,经治疗无效,可取出更换或改用其他避孕措施。

(2)腹坠、腰酸或白带增多　可能由于节育器过大或位置偏低,应根据具体情况明确诊断后对症处理。

6.并发症

(1)子宫穿孔、节育器异位　手术时应操作不当、子宫位置检查错误等原因将手术器械穿破子宫进入腹腔,或可能将节育器放置于腹腔。确诊后应根据节育器的位置经腹腔镜或开腹手术取出节育器。

(2)节育器嵌顿或断裂　由于放置节育器时损伤子宫壁或带器时间较长,致节育器部分或全部嵌入子宫壁或发生断裂。发现后应及时取出,若取出困难,可经 B 超或宫腔镜下取出。

(3)节育器下移或脱落　多和手术者的技术熟练程度、选用 IUD 的大小有关。受术者宫口过松、体力劳动过强及放置 IUD 后月经过多也易造成 IUD 脱落。常发生于放置 IUD 后 1 年内。

(4)带器妊娠　多由于节育器放置的位置或大小不适宜,而发生 IUD 下移导致带器妊娠。一经发现,应行人工流产术,同时取出节育器。

复习思考题

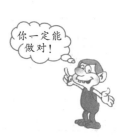

你一定能做对!

一、名词解释

1.早孕反应　2.异位妊娠　3.宫颈上皮内瘤变(CIN)

二、单项选择题

1.早孕时最早及最重要的症状是(　　　)

    A.停经　　　　　　　　　B.早孕反应　　　　　　　C.尿频

    D.腹疼　　　　　　　　　E.乳房胀痛

2.对胎心的描述,下列哪项是错误的?(　　　)

    A.正常胎心 120～140 次/min

    B.孕 18～20 w 可在母腹部听到胎心

    C.头先露在母腹部脐下两侧听

    D.臀先露在母腹部脐上两侧听

    E.横位在脐周听

3.一般孕妇自觉胎动开始于(　　　)

    A.孕 12～14 w　　　　　　B.孕 18～20 w　　　　　　C.孕 24～28 w

    D.孕 30～32 w　　　　　　E.孕 32 w 以后

4.输卵管妊娠的症状,下列哪项不符合?(　　　)

    A.腹痛　　　　　　　　　B.停经　　　　　　　　　C.晕厥与休克

    D.腹部包块　　　　　　　E.贫血与阴道流血呈正比

5.女,38 岁,阴道分泌物增多伴外阴瘙痒 3 d,妇检见:分泌物呈黄色泡沫状,阴道壁充

血,宫颈充血。该患者的最可能诊断结果是( )

    A. 细菌性阴道病   B. 外阴阴道假丝酵母菌病   C. 滴虫性阴道炎

    D. 非特异性阴道炎   E. 淋菌性阴道炎

6. 下列哪项不是外阴阴道假丝酵母菌病的诱发因素?( )

    A. 糖尿病   B. 长期使用激素类药物   C. 妊娠

    D. 月经来潮   E. 长期使用抗生素

7. 我国女性生殖器最常见的恶性肿瘤是( )

    A. 子宫内膜癌   B. 宫颈癌   C. 卵巢癌

    D. 绒毛膜癌   E. 子宫肉瘤

8. 普查宫颈癌最常用的方法是( )

    A. 妇科检查   B. 宫颈刮片   C. 宫颈病检

    D. 白带检查   E. 阴道检查

9. 下列哪项是早期宫颈癌的症状?( )

    A. 阴道大量排液   B. 反复阴道出血   C. 疼痛

    D. 接触性阴道出血   E. 恶病质

10. 女性生殖道最常见的良性肿瘤是( )

    A. 子宫肌瘤   B. 卵巢皮样囊肿   C. 卵巢浆液性囊腺瘤

    D. 卵巢黏液性囊腺瘤   E. 成熟畸胎瘤

11. 子宫肌瘤最主要的症状是( )

    A. 绝经后出血   B. 月经过多   C. 接触性出血

    D. 不规则阴道流血   E. 周期延长

12. 根据肌瘤与子宫壁的关系,子宫肌瘤可分为( )

    A. 宫体肌瘤与宫颈肌瘤   B. 游离性肌瘤与阔韧带肌瘤

    C. 宫体肌瘤与游离性肌瘤

    D. 肌壁间肌瘤、浆膜下肌瘤与黏膜下肌瘤   E. 有蒂肌瘤与无蒂肌瘤

13. 最常见的子宫肌瘤类型是( )

    A. 宫颈肌瘤   B. 浆膜下肌瘤   C. 黏膜下肌瘤

    D. 肌壁间肌瘤   E. 阔韧带肌瘤

14. 宫内节育器放置时间是在月经干净后( )

    A. 立即   B. 1~3 d   C. 3~7 d

    D. 10~12 d   E. 12~15 d

15. 有一个孩子健康育龄的妇女,最好的避孕方法是( )

    A. 口服避孕药   B. 输卵管结扎   C. 安全期避孕

    D. 阴道隔膜   E. 宫内上节育器

16. 下列哪种方法既能避孕,又能防止 STD(性传播疾病)的传播?( )

    A. 宫内节育器   B. 避孕套   C. 口服避孕药

    D. 皮下埋植避孕   E. 安全期避孕

17. 口服短效避孕药的副反应正确的是( )

    A. 类早孕反应系孕激素刺激胃黏膜所致

B. 服药期间出现阴道流血,多发生在漏服药物之后

C. 能使经血量多,不适用于经量多的妇女

D. 白带增多系孕激素作用的结果

E. 体重减轻系因进食少、恶心所致

18. 23 岁,新婚,想半年后要小孩,现应选用哪种避孕方法最适宜?(　　)

    A. 宫内节育器　　　　　B. 口服避孕药　　　　　C. 避孕套

    D. 皮下埋植避孕　　　　E. 阴道隔膜

三、问答题

1. 早期妊娠的临床表现有哪些?

2. 滴虫性阴道炎与假丝酵母菌性阴道炎的鉴别要点?

3. 子宫肌瘤的类型有哪些?各类型的临床特点?

4. 宫内节育器放置的适应证、禁忌证及副反应?

(黄　丽)

第十四章 儿科疾病

教学目标

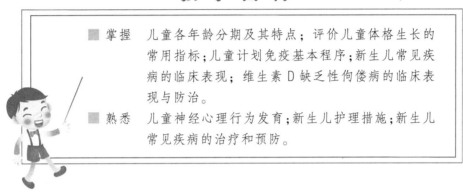

- 掌握 儿童各年龄分期及其特点；评价儿童体格生长的常用指标；儿童计划免疫基本程序；新生儿常见疾病的临床表现；维生素 D 缺乏性佝偻病的临床表现与防治。

- 熟悉 儿童神经心理行为发育；新生儿护理措施；新生儿常见疾病的治疗和预防。

第一节 生长发育

一、小儿年龄分期

儿童的生长发育是一个连续变化的动态过程，随着年龄的增长，儿童在解剖结构、生理机能、疾病特点、心理活动等方面表现不同的特点，因此，在临床实际工作中将儿童年龄分为七个阶段。

(一)胎儿期

从受精卵形成到胎儿出生为止，一般为 40 w 左右。此阶段胎儿完全依赖母体生存，容易受到母亲的营养、情绪、疾病等方面的影响而出现生长发育的改变。孕母妊娠期间，可因外界不良因素影响，如病毒感染、严重疾病、滥用药物、接触放射性物质及毒品等而造成胎儿发育的不良结果，如先天畸形、生长发育障碍、死胎、早产、流产等。

(二)新生儿期

从胎儿娩出脐带结扎开始至生后满 28 d 为止。此阶段实际包含在婴儿期内，但是因此期婴儿生长发育和疾病表现等方面更加特殊，所以单独列出。新生儿期的特点是脱离母体开始独立生存、适应外界环境的能力差，因此这一阶段的发病率和死亡率较高，尤以早期新生儿(出生后 7 d 之内的新生儿)最高。

(三)婴儿期

从出生后到满 1 周岁之前。婴儿期的个体生长发育迅速，对能量和营养素的需求相对较高，容易发生消化功能紊乱和营养障碍性疾病；小儿体内经胎盘从母体获得的抗体逐渐减少,自身免疫功能尚未成熟,易患各种感染性和传染性疾病。

(四)幼儿期

从1周岁至满3周岁前。幼儿期的特点是:体格生长发育速度较婴儿期开始减慢;语言、动作行为与表达能力明显发育,自主性和独立性不断发展,但对危险的识别能力不足,意外伤害发生率很高;营养障碍性疾病仍然多见;免疫功能发育仍不成熟,感染性疾病发生率高。

(五)学龄前期

从3周岁至6~7岁入小学前为止。学龄前期儿童体格生长发育继续稳步增长,智能发育更加迅速,求知欲强,往往好奇、多问,个性开始形成。此期儿童免疫功能逐渐成熟,开始出现自身免疫性疾病(如风湿热、急性肾小球肾炎等)。

(六)学龄期

从入小学(6~7岁)到青春期前为止。儿童体格生长仍在继续,除生殖系统外,其他系统均在此期结束时发育到接近成人水平;认知能力发展逐渐完善,是接受教育的重要时期;容易出现因学习而导致的相应问题,如近视以及心理和行为障碍等;自身免疫性疾病发病率较高。

(七)青春期

从第二性征出现到生殖功能基本成熟,身高停止增长为止,称为青春期。此期进入和结束的年龄存在较大个体差异性,女童一般从11~12岁开始至17~18岁为止,男童一般从13~14岁开始到18~20岁为止。青春期个体的体格生长发育再次加速,称之为第二高峰;第二性征和生殖系统迅速发育并逐渐成熟,表现出明显的性别差异;神经内分泌调节机制不稳定,常可引起心理、行为、精神方面问题或者障碍。

二、体格生长

(一)体 重

体重是机体各器官、组织和体液的总质量,是反映儿童体格发育和营养状况的敏感指标,也是儿科临床计算给药量和输液量的重要依据。

案例分析

妈妈带着2岁大的小明到社区保健门诊进行健康体检,保健人员测量他的身高是87 cm,体重是14 kg,头围48.3 cm。请问:小明的体格发育水平处于正常水平吗?

新生儿的出生体重与胎次、胎龄、性别以及母亲的健康状况有关,一般情况下,仍然视正常新生儿的平均出生体重为3 kg。生后1 w内,因新生儿摄入相对少,皮肤蒸发大量水分、大小便排泄相对多等因素,可导致生理性体重下降,一般7~10 d可恢复至出生时的体重,减少的体重不超过原体重的10%。

儿童年龄越小,体重增长速度越快,以1岁以内增长最快,其中前半年增长速度又快于后半年。进入青春期后,体重增长再次加速。

在无条件测量体重时,为了便于医务人员计算药量和输液量,可用以下公式粗略估计12岁以内儿童体重:

≤6个月:体重(kg)=出生时体重+月龄×0.7

7～12个月:体重(kg)＝6＋月龄×0.25

1～12岁:体重(kg)＝年龄(岁)×2＋8

12岁以后儿童受内分泌激素影响,体重增长不能按上述公式推算。

(二)身高(长)

身高(长)指从头顶到足底的距离,是反映骨骼发育的重要指标。一般3岁以内仰卧位测量身长,3岁以上直立位测量身高。身高(长)的增长规律与体重相似,年龄越小增长越快。

足月新生儿的平均出生身长为50 cm,1岁时达到75 cm,2岁末为85～87 cm。为了便于临床应用,2岁以后至青春期发育前身高(长)的推算公式为:

2～12岁:身高(cm)＝年龄(岁)×7＋75

(三)头 围

自眉弓上缘和枕骨结节绕头一周的长度为头围,反映了颅骨和脑的发育。出生时头围相对较大,平均32～34 cm,3个月的时候约40 cm,1岁时约46 cm,2岁时约48 cm,15岁时接近成人水平,为54～58 cm。

(四)胸 围

沿乳头下缘水平绕胸一周的长度为胸围,反映了肺与胸廓的发育水平。出生时胸围32 cm,比头围小1～2 cm。胸围增长速度略快于头围,1岁左右胸围可达46 cm,与头围相等,此后胸围超过头围。1岁至青春期发育前,胸围大约等于头围＋年龄－1 cm。

(五)上臂围

经肩峰与鹰嘴连线中点绕上臂一周的长度为上臂围,代表上臂肌肉、骨骼、皮下脂肪和皮肤的增长,在没有条件称量体重和身高时,常用来评估5岁以下小儿营养状况。上臂围＞13.5 cm为营养良好;12.5～13.5 cm为营养中等;＜12.5 cm为营养不良。

(六)囟 门

在评价颅骨发育情况时,除了头围以外,还可根据婴儿囟门和骨缝闭合的情况来衡量颅骨的生长。骨缝一般于生后3～4个月时闭合。后囟为顶骨与枕骨构成的三角形间隙,出生时就很小或已经闭合,最迟生后6～8 w闭合。前囟为顶骨和额骨形成的菱形间隙(见图14-1),临床意义较大。

前囟出生时1～2 cm(对边中点连线长度),6个月左右开始逐渐变小,1～1.5岁闭合。前囟闭合过早或过小可见于小头畸形;前囟闭合过迟或过大可见于佝偻病、脑积水等;前囟饱满提示颅内压增高;前囟凹陷见于脱水或极度消瘦患儿。

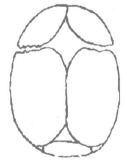

图14-1 囟门

(七)牙 齿

人的一生有两副牙齿,乳牙和恒牙。小儿生后4～10个月(平均6个月)开始萌出乳牙,2岁到2.5岁时出齐,一共20颗,2岁以内乳牙的数目大致为月龄减4～6。乳牙萌出时间个体差异较大,与遗传、内分泌和食物性状有关,一般生后12个月仍未萌出才视为出牙延迟。6岁左右开始萌出第一恒磨牙,7岁左右恒牙按照萌出的顺序替换乳牙,12岁萌出第二恒磨牙,18

岁左右萌出第三恒磨牙(即智齿),恒牙一共 32 颗(也有人终生未出智齿)。

(八)生殖系统

生殖系统到青春期才开始迅速发育,持续 6~7 年。女孩 9~11 岁、男孩 11~13 岁开始是青春前期,体格生长迅速,出现第二性征;14~16 岁为青春中期,体格生长达高峰,第二性征全部出现,性器官基本成熟;女孩 17~21 岁、男孩 19~24 岁,体格生长停止,生殖系统完全成熟。

三、神经、心理、行为发育

(一)神经系统发育

胎儿期神经系统的发育领先与其他系统,尤其是脑的发育最为迅速。新生儿出生时神经细胞数目已与成人相同,但树突与轴突少而短。此后脑重的增加主要是由于神经细胞体积增大和树突的增多、加长以及神经髓鞘的形成。神经纤维髓鞘化约在 4 岁完成,在此之前,各种刺激引起的神经冲动传导缓慢,而且易于泛化,不容易形成兴奋灶,易因疲劳而进入睡眠状态。

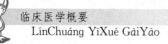

案例分析

小刚目前体重 7.2 kg,身长 66 cm,前囟约 1.5×1.5 cm²,刚开始出牙,能伸手取玩具,可独坐片刻,发出单音节。最可能的月龄是什么时候?

脊髓的发育与运动功能的发育平行,但和脊柱的发育水平不平衡。在胎儿期,脊髓下端在第 2 腰椎下缘,4 岁时上移至第 1 腰椎。因此临床上,在进行腰椎穿刺时应注意穿刺部位的选择。

初生婴儿具备一些基本的生理反射,如拥抱反射、握持反射、吸吮反射、觅食反射等,这些反射会随年龄增长 3~6 个月时消失。如果出生时不能引出这些先天性反射或者这些反射持续数月不退,都可以表示大脑发育不良或者神经系统病理改变。

(二)感知觉发育

1.视 觉

新生儿安静清醒状态下可短暂注视物体,但只能看清 15~20 cm 内的物体;1 个月后即可凝视光源,开始出现头眼协调;3~4 个月时喜欢看自己的手,头眼协调较好;18 个月时已能区别各种图形;2 岁时可区别垂直线与横线;5 岁能区别颜色;6 岁时视力达 1.0。

2.听 觉

出生后 3~7 d 听觉已相当良好;3 个月时头可转向声源,有定向反应,听到悦耳声时会微笑;12 月龄是能听懂自己的名字;2 岁时能听懂简单的吩咐。

3.嗅觉和味觉

出生时味觉和嗅觉的发育已很完善,对乳香味和酸甜苦各种味道的反应都不同。3~4 月时能区别好闻与不好闻的气味,7~8 月对芳香气味有反应。4~5 个月婴儿对食物的微小改变已经敏感,应适时添加各类辅食,使其适应食物转换。

4.皮肤感觉

包括触觉、痛觉、温度觉及深感觉。新生儿触觉比较很灵敏,尤其是眼、口周、手掌、足底等部位。新生儿有痛觉,但比较迟钝,比较泛化,第 2 个月起才逐渐改善。出生时温度觉就很灵敏,尤其是对冷的反应。

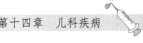

5. 知　觉

发育与上述各感觉的发育密切相关,是人对事物的综合反映。5~6 个月时通过动作的发展和手眼的协调,开始逐渐了解事物各方面的属性。1 岁末开始有时间和空间知觉的萌芽;3 岁辨上下;4 岁辨前后;4~5 岁开始有时间概念。

(三)运动功能发育

1. 大运动发育

3 个月时抬头较稳、6 个月时能双手向前撑住独坐片刻、8~9 个月可用双上肢向前爬、11 个月时可独自站立、15 个月可独自走稳。可大致归纳为:"二抬四翻六会坐,七滚八爬周会走"。2 岁时能双足并跳,3 岁时双足交替走下楼梯。

2. 精细运动发育

3~4 个月时握持反射消失,6~7 个月时出现换手与捏、敲等探索性动作,9~10 个月时可用拇、食指捏取物品,12~15 个月时学会用匙,能够乱涂画,2 岁时叠 6~7 块方形积木,能一页一页翻书,拿杯子喝水。4 岁基本能自己穿衣。

详细的动作发育列表见表 14-1 所示。

表 14-1　小儿动作、语言与适应性能力的发育过程

年龄	粗细动作	语言	适应周围人物的能力与行为
新生儿	无规律,不协调动作,紧握拳	能哭叫	铃声使全身活动减少
2 个月	直立位及俯卧位时能抬头	发出和谐的喉音	能微笑,有面部表情,眼随物转动
3 个月	仰卧位变为侧卧位,用手摸东西	发咿呀元音	头可随看到的物品或听到的声音转动 180°,注意自己的手
4 个月	扶着髂部能坐,可以在俯卧位时用手支持抬起胸部,手能握持玩具	笑出声	抓面前物体,自己弄手玩,见食物表示喜悦,较有意识地哭和笑
5 个月	扶腋下能站得直,两手能各握玩具	能嗯嗯地发出单调音节	伸手取物,能辨别人声音,望镜中人笑能辨别熟人和陌生人,自拉衣服,自握玩具
7 个月	会翻身,自己独坐,将玩具从一手换到另一手	能发出"爸爸""妈妈"复音,但无意识	能听懂自己的名字,自握饼干吃
8 个月	会爬,会自己坐起来和躺下去,会扶栏杆站起来,会拍手	能重复大人所发简单音节	注意观察大人的行为,开始认识物体,两手会传递玩具
9 个月	试着独站,会从抽屉中取出玩具	能懂几个较复杂的词句,如"再见"等	看到熟人会手伸出来要人抱,能与人合作游戏
10~11 个月	能独站片刻,扶椅或推车能走几步,能用拇、示指对指拿东西	开始用单词,能用一个单词表示很多意义	能模仿成人的动作,招手说"再见",抱奶瓶自食
12 个月	能独走,弯腰拾东西,会将圆圈套在木棍上	能说出物品的名字,如灯、碗等,指出自己的手、眼	对人和事物有喜憎之分,穿衣能合作,自己用杯喝水
15 个月	走得好,能蹲着玩,能叠一块方木	能说出几个词不达意和自己的名字	能表示同意或不同意
18 个月	能爬台阶,有目标地扔皮球	能认识并指出自己身体的各个部位	会表示大、小便,懂命令,会自己进食

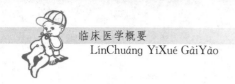

续表

年龄	粗细动作	语　　言	适应周围人物的能力与行为
2 岁	能双脚跳,手的动作更准确,会用勺子吃饭	能说出 2～3 个字构成的句子	能完成简单的动作,如拾起地上的物品,能表达懂、喜、怒、怕
3 岁	能跑,会骑三轮车,会洗手、洗脸,穿、脱简单衣服	能说短歌谣,数几个数	能认识画上的东西,认识男女,自称"我",表现自尊心、同情心,怕羞
4 岁	能爬梯子,会穿鞋	能唱歌	能画人像,初步思考问题,记忆力强,好问
5 岁	能单腿跳,会系鞋带	开始识字	能分辨颜色,数 10 个数,知道物品用途及性能
6～7 岁	参加简单劳动,如扫地、擦桌子、剪纸、泥塑、结绳等	能讲故事,开始写字	能数几十个数,可简单加、减运算,喜欢独立自主,形成性格

四、语言发育

语言发育的基础是必须听觉、发音器官和大脑功能正常,环境必须提供适当的条件,其发展要经过发音、理解和表达三个阶段。小儿语言和适应性行为的发育过程见表 14-1 所示。

第二节　婴儿喂养

一、母乳喂养

母乳是婴儿,尤其是 6 个月以内的小儿最适宜的天然营养品,能提供其所需营养素和能量,母乳喂养是 4～6 个月内小儿首选的喂养方式。

> **案例分析**
>
> 杨女士即将分娩,面对商家铺天盖地的婴儿奶粉宣传感到困惑,对于未来该如何选择宝宝的喂养方式,你有什么建议呢?

(一)母乳的成分

产后 4 d 内分泌的乳汁称为初乳,产后 5～10 d 为过渡乳,产后 11 d～9 个月为成熟乳,到 10 个月以后为晚乳。随着时间的推移,母乳内的水分越来越多,蛋白质越来越少,6 个月以后营养价值逐步降低。其中初乳的量最少,呈嫩黄色,含蛋白质较多,尤其是以免疫球蛋白为主,Vit A、牛磺酸、矿物质及其他免疫活性物质的含量也很丰富,对婴儿的免疫能力十分重要。

(二)母乳的优点

1.营养丰富,易于吸收

母乳的营养物质比较全面,而且生物效价高。母乳中蛋白质以白蛋白为主,容易吸收;糖以乙型乳糖为主,可以促进双歧杆菌的生长,增加肠道免疫力;脂肪以不饱和脂肪酸为主,属于人体必需脂肪酸;钙磷比例适宜(2:1),铁的吸收率高,对婴儿的生长发育十分有利。

2.增加小儿的免疫力

母乳含有分泌型 IgA 和大量的免疫活性细胞,如淋巴细胞、巨噬细胞等,还有乳铁蛋白、

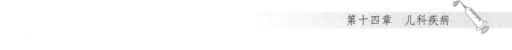

补体、溶菌酶及双歧因子等免疫活性物质,能降低婴儿的患病率。

3. 其 他

母乳喂养经济、方便、安全,还有利于婴儿心理健康和母亲产后身体复原。

(三)母乳喂养的方式

为了防止哺乳时出现乳头皲裂而不得不中止哺乳,孕母在妊娠后期就应每日用清水擦洗乳头,在哺乳后可挤出少许乳汁涂抹在乳头上,对乳头进行保护。为了促进产后母亲乳汁的分泌,应尽早开奶,条件许可的情况下,以生后半小时内进行为宜。早期乳汁虽然没有分泌,但吸吮可以刺激分泌,而尽早喝到乳汁可以减轻婴儿的一些生理性不适,如生理性黄疸、生理性体重下降等,减少新生儿低血糖的发生。

母亲哺乳时,两侧乳房应交替进行哺乳,每次哺乳应让乳汁排空,以避免乳汁分泌减少。哺乳以婴儿需要为主,不刻意设定哺乳时间和间隔时间。哺乳时注意婴儿口鼻通畅,防止堵塞出现窒息,哺乳结束后要将婴儿竖抱,头靠在母亲的肩膀上,轻拍其背,等咽下的空气排出后再让婴儿保持右侧卧位,这样可以防止溢乳现象的发生。

6个月之后,母乳已经不能满足小儿的需要,这时需要添加辅助食品。

二、人工喂养

4个月以内小儿由于各种原因不能进行母乳喂养,采用其他代乳品来代替,称为人工喂养。

因为营养相对全面,所以代乳品最常选择牛乳及其制品。但是与母乳比较,牛乳中乳糖含量低,又以甲型乳糖为主,有利于大肠杆菌的生长;蛋白质以酪蛋白为主,胃内形成的凝块大,加重胃的负担;脂肪颗粒大,缺乏脂肪酶,不饱和脂肪酸低;矿物质吸收率低且含量大,所以加重肾脏负担;缺乏各种免疫因子则是牛乳和母乳最大的区别。

因此,为了能更适合婴儿需要,人工喂养的小儿应首选配方奶,使用时应按年龄选用,合理的奶粉调配在保证婴儿营养摄入中至关重要。

人工喂养喂哺婴儿时应特别注意要选用适宜的奶嘴,注意奶液的温度,可滴在手背或手腕内侧,不烫为宜。同时还要注意哺喂时奶瓶的位置,要保证奶嘴前段始终充满奶液,以防婴儿吸入太多空气导致溢乳。

第三节 计划免疫

计划免疫是根据儿童的免疫特点和传染病发生的情况制定的免疫程序,通过有计划地使用生物制品进行预防接种,以提高人群的免疫水平,达到控制和消灭传染病的目的。

按照我国国家卫生和计划生育委员会的规定,婴儿必须在1岁内完成卡介苗、乙型肝炎病毒疫苗、脊髓灰质炎三价混合疫苗、百日咳白喉破伤风类毒素混合制剂(简称百白破混合制剂)和麻疹减毒疫苗接种的基础免疫工作。根据流行地区和季节,或根据家长的意愿,

案例分析

小红现在已经三个月大了,近几天因为"上呼吸道感染"而出现发热,食欲减退。妈妈接到社区保健服务站的通知,要为小红进行预防接种。请问:小红这种情况目前可以进行预防接种吗?

还可进行乙型脑炎疫苗、流行性脑脊髓膜炎疫苗、风疹疫苗、流感疫苗、腮腺炎疫苗、甲型肝炎病毒疫苗、水痘疫苗、肺炎疫苗、轮状病毒疫苗等的预防接种工作。（表 14-2）

表 14-2　我国国家卫生和计划生育委员会规定的儿童计划免疫程序

年龄	接 种 疫 苗
出生	卡介苗　乙肝疫苗
1 个月	乙肝疫苗
2 个月	脊髓灰质炎三价混合疫苗
3 个月	脊髓灰质炎三价混合疫苗、百白破混合制剂
4 个月	脊髓灰质炎三价混合疫苗、百白破混合制剂
5 个月	百白破混合制剂
6 个月	乙肝疫苗
8 个月	麻疹疫苗
1.5—2 岁	百白破混合制剂复种
4 岁	脊髓灰质炎三价混合疫苗复种
7 岁	麻疹疫苗复种　百白破混合制剂复种
12 岁	乙肝疫苗复种

预防接种必须严格按照工作规范执行，做好解释和宣传工作，消除家长和儿童的紧张、恐惧心理。接种应在饭后进行，以避免晕厥现象的出现。要严格执行免疫程序，掌握接种剂量、次数、间隔时间和不同疫苗的联合免疫方案，严格掌握疫苗接种禁忌证，严格执行查对制度和无菌操作原则。

预防接种的免疫制剂属于生物制品，在接种后可能引起一些局部或全身不同程度的反应：

（1）卡介苗接种后 2 w 左右局部可出现红肿浸润，6～8 w 显现 OT 试验阳性，8～12 w 后结痂。若化脓形成小溃疡，腋下淋巴结肿大，可局部处理以防感染扩散，但不可切开引流。

（2）脊髓灰质炎三型混合疫苗接种后有极少数婴儿发生轻微腹泻，但往往能不治自愈。

（3）百日咳白喉破伤风类毒素混合制剂接种后局部可出现红肿、疼痛或伴低热、疲倦等，偶见过敏性皮疹、血管性水肿。若全身反应严重，应及时到医院诊治。

（4）麻疹疫苗接种后，局部一般无反应，少数人可在 6～10 d 产生轻微的麻疹，予对症治疗即可。

（5）乙型肝炎病毒疫苗接种后很少有不良反应，个别儿童可有发热，或局部轻痛，不必处理。

第四节　新生儿疾病

一、新生儿的特点及护理

新生儿是指从出生脐带结扎到生后 28 d 内的婴儿。正常足月新生儿指的是胎龄满 37 w

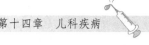

至不满 42 w,出生体重在 2 500 g 到 4 000 g 之间,没有畸形和疾病的活产婴儿;早产儿指的是胎龄不满 37 w 的婴儿,又叫未成熟儿。

案例分析

思考:你能够区分正常足月新生儿与早产儿吗?如何保证他们出生后得到合理的照顾呢?

(一)外观特点

正常足月新生儿和早产儿在外观各具特点,见表 14-3 所示。

表 14-3 足月儿和早产儿外观特点

名　称		足月儿	早产儿
皮肤		红润,胎毛少	水肿,胎毛多
头发		分条清楚	细如绒线头
耳壳		发育好,耳舟成形,直挺	软,耳舟不清楚,缺乏软骨
指(趾)甲		达到或超过指(趾)端	未达指(趾)端
足底纹理		遍及整个足底	少,足底光滑
乳腺结节		平均直径 7 mm	无结节,或直径<4 mm
外生殖器	男婴	睾丸已降入阴囊	睾丸未降或未全降入阴囊
	女婴	大阴唇遮盖小阴唇	大阴唇不能遮盖小阴唇

(二)生理特点

1. 呼吸系统

呼吸频率安静时约 40 次/min,一般不超过 60 次/min,以腹式呼吸为主。呼吸道管腔狭窄、黏膜柔嫩、血管丰富,容易因为炎症而导致气道堵塞。早产儿呼吸中枢发育不成熟,呼吸节律易不规则出现呼吸暂停现象。

2. 循环系统

出生后血液循环动力学发生重大变化,胎盘-脐带血循环中止,肺循环阻力下降,体循环压力上升,卵圆孔、动脉导管等胎儿时期的特殊通路关闭。心率波动范围较大,一般 120～140 次/min,血压平均为 70/50 mmHg。早产儿出生时可伴有动脉导管持续开发。

3. 消化系统

新生儿生后 24 h 内会排出胎粪,胎粪是由胎儿肠道分泌物、吞咽下的羊水、消化液组成,墨绿色糊状,无臭味,一般 3 d 内排完,过渡成正常粪便。若生后 24 h 未排出胎粪,为胎粪排出延迟现象,首先考虑有无肛门闭锁等消化道畸形。

4. 泌尿系统

一般生后 24 h 内排尿,若超过 48 h 仍未排尿,须查找原因。新生儿生后 1 w 内排尿次数可达 20 次/d。

5. 血　液

出生时血液中红细胞、血红蛋白和白细胞总数均较高,以后逐渐下降。胎儿肝脏 Vit K 储存量少,凝血因子活性低,一般需要注射 Vit K,防止新生儿出血症。

6. 免疫系统

新生儿非特异性和特异性免疫功能都不成熟,皮肤薄嫩容易受损,脐带残端未落,细菌容易入侵而发生感染,呼吸道纤毛运动差,容易发生呼吸道感染等。小儿能通过母亲获得的被动型免疫主要是:通过胎盘获得 IgG,通过乳汁获得分泌性 IgA(SIgA)。

7.体温调节

新生儿体温调节中枢不完善,体表面积较大,容易散热,产热量相对不足,需要及时保温。不显性失水可以导致热的消耗增加,所以适宜的环境湿度应为 55%～65%。

8.常见的几种特殊生理状态

(1)"马牙"和"螳螂嘴"　口腔上颚中线和牙龈部分有黄白色米粒大小的小颗粒,是上皮细胞或黏液腺分泌物积留形成,数周后可自然消失,无需处理;小儿两颊部各有一隆起的脂肪垫,俗称"螳螂嘴",有利于吸吮乳汁,不可挑破,以防感染。

(2)乳腺肿大和假月经　男女婴儿生后 7 d 内都可有乳腺肿大,蚕豆大小,不需处理,2～3 w 可消退;部分女婴在生后 7 d 内可出现阴道少量血性分泌物排出,持续 1 w,也不需处理。二者均由母亲雌激素中断所致对孩子的影响,属正常现象,观察即可。

(三)护理

1.保暖

采用各种保暖措施,使新生儿处于中性温度中,对体重未达 2 000 g 的早产儿应尽早置于暖箱保暖,并根据体重和日龄选择适中温度。用热水袋保暖的时候,要注意避免烫伤。小儿头部表面积大,散热多,寒冷季节可戴绒线帽。

2.喂养

生后半小时内即可开始母乳喂养,按需喂哺。无母乳者可先试喂 10%葡萄糖液,以后给配方乳,遵循由少到多的原则。小儿生后体重能稳步增长,说明奶量足够。

3.预防感染

接触新生儿前要严格洗手,护理和操作时应注意无菌。医护人员或新生儿如有感染性疾病要立刻隔离,防止交叉感染。给小儿勤洗澡,保持皮肤清洁。便后温水清洗臀部,使用吸水和透气性好的尿布,及时更换,防止臀红。脐带脱落前,注意残端的清洁和干燥,可用75%乙醇行正常脐部护理工作。口腔黏膜不宜擦洗,可喂温开水清洗口腔。

4.预防接种

注意按程序接种卡介苗、乙肝疫苗等。

二、新生儿缺氧缺血性脑病

新生儿缺氧缺血性脑病(hypoxic-ischemic encephalopathy,HIE)是指围生期(胎龄 28 w 至出生 7 d)窒息引起的部分或完全缺氧、脑血流减少或暂停而导致的胎儿或新生儿的脑损伤,是新生儿窒息后的严重并发症,也是引起新生儿死亡和神经系统损伤的主要原因之一。

案例分析

患儿,男,4 h,以"生后青紫 4 h"入院。生后 Apgar 评分 1 min 3 分,5 min 5 分。颜面青紫,下颌抖动,持续吸氧 1 h 无改善。查体:T 35.4 ℃,P 126 次/min,R 60 次/min,W 2 850 g,意识清,瞳孔等大等圆,对光反射灵敏,颜面手足青紫,前囟平坦,三凹征阳性,肺部听诊呼吸音粗,心腹无异常,觅食反射正常,吸吮、拥抱、握持反射均减弱、四肢肌张力高。

问题:1.该小儿可能的诊断结果是什么?
2.还须完善哪些检查?

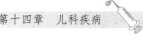

（一）病因

凡能引起新生儿窒息的因素均可导致本病的发生，围生期窒息是最主要的原因。另外，出生后肺部疾病、心脏疾病、严重贫血或失血也可引起。

（二）发病机制

1. 脑血流的改变

当机体出现缺血缺氧时，体内血液重新分配，为了保证心、脑等生命脏器的血供，血压会升高，其他一些脏器的血管会收缩、供血会减少，此时机体还属于代偿阶段。随着缺氧时间的延长，代偿机制丧失，脑血流会因心功能受损、全身血压锐减，出现全身血流的第二次重新分配，大脑半球血流减少，脑损伤加重，大脑皮质矢状旁区及脑室周围白质最易受损。缺氧和高碳酸血症还可导致脑血管自主调节功能障碍，形成"压力被动性脑血流"，在血压高的时候，脑血流过度灌注可致颅内血管破裂出血；当血压下降、脑血流减少，则引起缺血性脑损伤。

2. 脑组织代谢的改变

脑组织唯一能够利用的能量来源是葡萄糖，但脑组织糖原储存很少，一般情况下，绝大部分脑组织都是依靠葡萄糖氧化来获得能量。当脑组织缺氧时，葡萄糖无氧酵解增加，脑组织中乳酸堆积，导致低血糖和代谢性酸中毒；缺氧时 ATP 产生也急剧减少，最终能量耗竭、脑细胞死亡。

（三）临床表现

一般可以根据意识变化、肌张力、瞳孔反射、惊厥表现等，将 HIE 分为轻、中、重三度，见表 14-4 所示。

表 14-4　HIE 的临床分度

项　目	轻　度	中　度	重　度
意识障碍	过度兴奋	嗜睡、迟钝	昏迷
肌张力	正常	减低	松弛
拥抱反射	稍活跃	减弱	消失
吸吮反射	正常	减弱	消失
惊厥	无	通常伴有	多见或持续
中枢性呼吸衰竭	无	无或轻度	伴有
瞳孔变化	无	缩小、对光反射迟钝	不对称、扩大或对光反射消失
前囟张力	正常	正常或稍饱满	饱满、紧张
脑电图	正常	可出现低波幅及癫痫样波	可见爆发抑制波
病程及预后	症状持续 24 h 左右，预后好	大多数在 1 w 后消失，不消失者如能存活可能有后遗症	病死率高，多数在 1 w 内死亡，存活者病程可持续数周，多数有后遗症

（四）实验室及辅助检查

（1）血清肌酸磷酸激酶同工酶（CPK-BB）　正常值<10 U/L，脑组织受损时会升高。

（2）B 超　对脑室及其周围出血有较高的特异性，无创、低廉。

（3）CT 扫描　有助于了解脑水肿的范围、颅内出血的类型，但是应注意检查时间。

（4）磁共振（MRI）　分辨率高，可以清晰显示 B 超以及 CT 不容易探及的部位病变的特点。

（5）脑电图　可以客观地反映脑损害的程度，有助于判断预后。

（五）诊断与鉴别诊断

根据围生期窒息史以及神经系统症状，再结合影像学检查，一般可以做出诊断。需要与遗传代谢性疾病等可以引起神经系统症状的疾病相鉴别。

（六）治　疗

1. 支持疗法

（1）维持良好的通气和换气，使血气和 pH 保持在正常范围。酌情采取不同方式进行氧疗，严重者可以机械通气。

（2）维持周身和各脏器的血液灌流，低血压时可用多巴胺维持血压稳定。

（3）维持血糖在正常高值，以保证能量。

2. 控制惊厥

首选苯巴比妥，负荷量为 $20\sim30$ mg/kg，静脉缓慢注射，12 h 后给维持量 5 mg/（kg·d）静滴或肌注，临床症状明显好转停药。用苯巴比妥无效可加用短效镇静药如水合氯醛 50 mg/kg 灌肠或地西泮 $0.1\sim0.3$ mg/kg 静滴。

3. 减轻脑水肿

每日液体总量不超过 $60\sim80$ ml/kg。如第一天内出现前囟张力增加可静注呋塞米 $0.5\sim1$ mg/kg，严重者可用 20% 甘露醇 $0.25\sim0.5$ g/kg 静注，$4\sim6$ h 后可重复应用，连用 $3\sim5$ d。

4. 其　他

亚低温治疗目前国内外已应用于临床，应于发病 6 h 内予以治疗，其安全性和疗效已得到充分肯定；清除自由基可酌情用 Vit C 或 Vit E；合并颅内出血应用 Vit K_1；促使神经细胞代谢药物在 24 h 后便可及早使用等。

（七）健康教育

本病预后与缺氧的程度、抢救是否正确和及时有关。当惊厥、脑干症状超过 1 w 时，血清 CPK-BB 和脑电图持续异常者预后差。幸存者常留有不同程度的运动和智能障碍，以及癫痫等后遗症。

积极推广新生儿复苏技术、防止围生期窒息是预防本病的主要方法。加强围生期孕母的保健，及时处理高危妊娠；加强胎儿的监护，防止宫内缺氧。

三、新生儿黄疸

新生儿黄疸又称新生儿高胆红素血症，为新生儿时期最常见表现之一，因新生儿体内胆红素堆积而出现的肉眼见的皮肤、巩膜以及黏膜黄染情况，分为生理性和病理性两种类型。新生儿黄疸多数表现为未结合胆红素水平

案例分析

小明，男，足月顺产，5 d。生后母乳喂养，第 2 d 出现皮肤黄染，以头面部为主，胃纳好，体温正常。体检：体重 3 100 g，除皮肤黄染外，无其他异常。血常规及尿常规均正常，血清胆红素 204 μmol/L。请问该如何处理？

增高,严重者可引起胆红素脑病(核黄疸),从而造成神经系统永久性损害,甚至可引起死亡。

(一)新生儿胆红素代谢特点

1.胆红素生成过多

胆红素 80％来自于红细胞中的血红蛋白。新生儿每日生成的胆红素明显比成人多,主要是因为胎儿时期血氧含量低,红细胞代偿性增多,出生后血氧含量明显增加,因此过多的红细胞会被破坏,释放出胆红素。此外新生儿红细胞寿命比成人短、血红蛋白分解速度比成人快也是原因之一。

2.肝功能不完善

红细胞释出的胆红素为不能溶于水的间接胆红素,间接胆红素在进入肝细胞内进行转换时,需要经过白蛋白、肝细胞上 Y、Z 蛋白的输送,在肝细胞内还需要葡萄糖醛酸转移酶的作用,合成能溶于水的直接胆红素。上述蛋白与酶均由肝细胞合成,新生儿早期由于肝功能不完善导致处理胆红素能力差,直接胆红素生成少,肝脏将直接胆红素排入肠道能力差,从而共同导致胆红素在体内积聚。

3.肠肝循环增多

直接胆红素进入肠道内会被细菌还原成尿胆原及其氧化产物,大部分可随粪便排出,但有一小部分被结肠重吸收后经门静脉系统回至肝脏,这就叫胆红素的“肠肝循环”。但新生儿时期,由于肠腔内有葡萄糖醛酸酶,可将直接胆红素还原成间接胆红素,加上肠道内缺乏细菌,间接胆红素的产生和吸收增加,黄疸加重。

(二)新生儿黄疸的分类

1.生理性黄疸

50％～60％的足月儿和 80％的早产儿会出现。特点为:一般情况良好;足月儿生后 2～3 d 出现,早产儿生后 3～5 d 出现;每日血清胆红素升高不超过 85 μmol/L(5 mg/dl);足月儿 4～5 d 达高峰,早产儿 5～7 d 达高峰;足月儿黄疸消退最迟不超过 2 w,早产儿最迟不超过 4 w;黄疸高峰时,足月儿胆红素最高不超过 221 μmol/L(12.9 mg/dl),早产儿不超过 257 μmol/L(15 mg/dl)。

2.病理性黄疸

生后 24 h 之内出现肉眼可以辨别的黄疸;血清胆红素足月儿超过 221 μmol/L,早产儿超过 257 μmol/L,或每日上升的幅度超过 85 μmol/L;足月儿超过 2 w 黄疸,早产儿超过 4 w 仍未消退;黄疸退而复现或进行性加重;血清直接胆红素超过 34 μmol/L(2 mg/dl)。

(三)常见疾病

1.新生儿溶血症

母婴血型不合引起的同族免疫性溶血,比较常见的有 ABO 血型不合,其次为 Rh 血型不合。临床表现主要有生后 24 h 之内出现肉眼可以辨别的黄疸、贫血、肝脾大以及水肿,严重者可发生胆红素脑病(大量间接胆红素透过血脑屏障进入中枢神经系统,导致大脑神经细胞变性和脑损伤),出现神经系统症状。

2.母乳性黄疸

病因尚不清楚,可能是母乳中有抑制胆红素代谢的物质,增加肠肝循环。见于单纯母乳喂养小儿,足月儿多见;黄疸在生理性黄疸期内(2 d～2 w)发生,但不随生理性黄疸的消失而消退；黄疸程度以轻度（血清胆红素＜205.24 μmol/L）至中度（205.2～342 μmol/L）为主，重度≥342 μmol/L 较少见，以未结合胆红素增高为主；患儿一般情况良好，生长发育正常，肝功能正常；停母乳 24～48 h 后黄疸明显减轻，如再喂母乳可有反复，但不会达到原来的程度；预后一般良好，很少引起胆红素脑病。

3. 新生儿肝炎

大多为宫内病毒感染导致，巨细胞病毒感染多见。一般生后 1～3 w 发病，黄疸有波动性改变，药物治疗可有减轻，肝大＜4 cm，明确有过黄色大便，以后颜色逐步转为淡黄甚至灰白色。诊断后以内科治疗为主。

4. 先天性胆道闭锁

分肝内闭锁和肝外闭锁。胆道闭锁的小儿黄疸持续加深，肝脏进行性肿大，质硬，生后大便由浅黄很快转变成白陶土色。患儿检查以直接胆红素水平升高为主，血清转氨酶升高明显。

（四）实验室检查

新生儿黄疸常见，但产生的原因又很多，发病机制比较复杂，所以除了详细的病史询问、全面的体格检查外，按照一定的步骤选择适当的实验室检查，对黄疸的诊断与鉴别诊断很有帮助。见表 14-5 所示。

表 14-5　新生儿黄疸的实验室检查

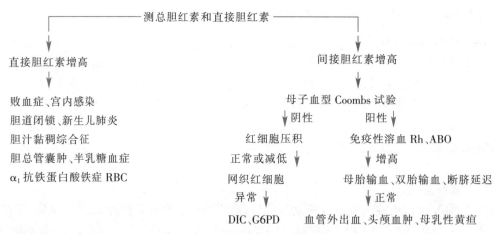

（五）治　疗

新生儿黄疸的治疗重点在降低血清胆红素水平，防治胆红素脑病的发生。

1. 光照疗法

利用蓝光的波长照射到皮肤，促进皮下胆红素转变成水溶性的胆红素并且排出体外。因此，只能适用于间接胆红素增高的黄疸类型。在光疗时需注意给婴儿戴黑色眼罩保护眼睛，包裹尿布保护会阴部，其余皮肤均应裸露取得良好的效果。光疗时患儿可出现低热、绿色稀薄粪便以及皮疹，一般停止光疗即可恢复正常，不需特别处理。

2. 白蛋白

提高新生儿体内胆红素的运输能力，防止间接胆红素进入脑部。每次 1 g/kg，1～2 次/d。

3. 换血疗法

主要适用于新生儿溶血症以及一些严重的新生儿高胆红素血症。换血的主要目的是除去体内过高的胆红素或者抗体。换血指征主要有:出生前明确诊断有溶血病、出生时有严重症状者;血清胆红素生后 12 h 内大于 171 μmol/L(10 mg/dl),24~48 h 大于 257 μmol/L(15 mg/dl);生后任何时段血清胆红素大于 340 μmol/L(20 mg/dl);出现胆红素脑病早期症状者。

4.肝酶诱导剂

苯巴比妥能够诱导肝细胞葡萄糖醛酸转移酶的生成,加强肝脏代谢胆红素的能力。

(六)健康教育

为了预防新生儿发生高胆红素血症,孕母产前用药要慎重;分娩过程中严密监护,以免胎儿发生窒息和产伤;生后注意保持新生儿体温,适当提早喂养。若已发生新生儿高胆红素血症,要尽快降低黄疸水平,以减少胆红素脑病的发生。一旦发生胆红素脑病,可能会留有严重的后遗症,需要尽早进行治疗和康复性训练。

第五节　维生素 D 缺乏性佝偻病

维生素 D(Vit D)缺乏性佝偻病简称佝偻病,是由于儿童体内 Vit D缺乏导致钙、磷代谢异常,产生的以骨骼病变为特征的慢性营养缺乏性疾病。

本病常见于婴幼儿,尤其是 2 岁以下儿童,是我国儿科重点防治的四大疾病之一。北方地区更为多见,大力推广佝偻病的防治工作、婴儿食品中强化 Vit D 以后,发病率逐年降低,重症佝偻病也已大为减少。

案例分析

患儿 6 个月,早产儿,出生体重 2 200 g,母乳喂养,现体重 8 kg,家长发现孩子多汗、夜惊明显,体检时发现患儿前囟大、方颅、肋骨串珠。

请问:1.最可能的诊断是什么?

2.最可能的病因是什么?

3.最有诊断价值的实验室指标是什么?

本病最主要的病因是阳光照射不足,最典型的症状是骨骼改变,治疗主要是合理补充 Vit D 制剂以及适宜的户外活动开展。

人体 Vit D 的来源有二:由阳光中的紫外线直接照射到人体皮下的 7-脱氢胆固醇,经光化学作用和皮肤温热作用转化为胆钙化醇,即 Vit D_3,此为内源性;通过膳食或药物制剂获得,有 Vit D_3(动物性食品)和 Vit D_2(植物性食品),此为外源性。其中内源性是人体 Vit D 的主要来源,但这些都需要在肝脏和肾脏经过两次羟化以后才能具备最有活性的 Vit D。Vit D 可以促进小肠黏膜对钙的吸收,增加肾小管对钙磷的重吸收,提高血钙浓度,有利于骨骼钙化。

(一)病　因

1.阳光照射不足

阳光中的紫外线照射是 Vit D 的主要来源,而紫外线不能透过玻璃窗,患儿如果户外活动过少,可导致 Vit D 生成不足。城市高大建筑物阻挡日光照射,大气污染导致紫外线被部分吸收,都可出现照射不足的现象。此外,北方冬季日照时间短,紫外线较弱,这也是导致佝偻病发生的重要原因。

2. Vit D 摄入不足

乳汁中含 Vit D 偏少,小儿没有及时添加 Vit D 类的辅食,可以出现 Vit D 的缺乏;小儿偏食、挑食也可导致 Vit D 缺乏。孕母有缺乏 Vit D 的情况,影响胎儿期储备,或者小儿为多胎、早产又未及时补充 Vit D 也可出现缺乏。

3. 疾病影响

胃肠道疾病、肝胆类疾病、肾脏疾病都可影响 Vit D 的吸收和转化,一些药物会抑制 Vit D 的吸收。

(二)临床表现

多见于婴幼儿,特别是小婴儿。生长最快的部位骨骼改变最明显,并可影响肌肉发育和神经兴奋性状态。因为 Vit D 在体内有存储,所以佝偻病的骨骼改变往往在 Vit D 缺乏一段时间后方才出现。本病在临床上可分期如下:

1. 初期(早期)

多于 3 个月左右开始发病,以神经兴奋性增高为主。患儿表现为易激惹、烦躁不安、夜啼、睡眠不安,与季节室温无关的多汗,因多汗、睡眠不安、枕部反复摩擦,可导致"枕秃"。(图 14-2)

2. 激期(活动期)

除继续出现神经兴奋性增高以外,以骨骼畸形改变为主为本期重要特征。

(1)骨骼改变　3~6 个月出现指尖稍用力压迫颅骨,可有压乒乓球样的感觉,称为颅骨软化;7~8 个月时从上向下看变成"方盒样"头型即方颅。(图 14-3)

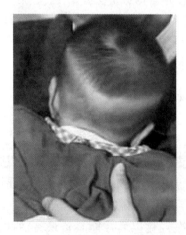

图 14-2　枕　秃

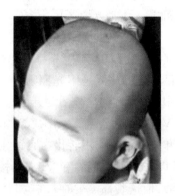

图 14-3　方　颅

前囟过大或迟闭;出牙延迟或顺序颠倒;肋骨与肋软骨交界处因骨样组织堆积而膨大,从上至下如串珠样突起,以 7~10 肋骨最明显,称佝偻病串珠,又叫肋骨串珠。(图 14-4)

1 岁左右可出现胸廓畸形,鸡胸或漏斗胸。(图 14-5)

胸廓下缘肋骨因膈肌牵拉内陷形成一水平凹陷,即肋膈沟或郝氏沟。(图 14-6)

手腕、足踝部亦可因骨样组织堆积形成钝圆形环状隆起,称手、足镯。(图 14-7)

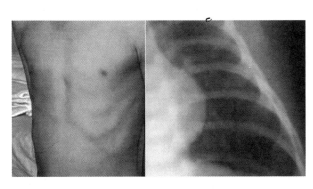

图 14-4　肋骨串珠

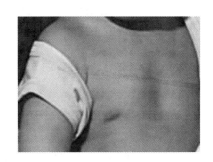

图 14-5　漏斗胸

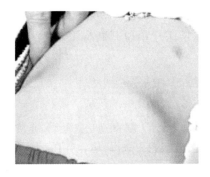

图 14-6　肋膈沟

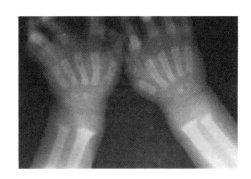

图 14-7　手镯征

小儿开始站立与行走后双下肢负重,加上骨质软化与肌肉关节松弛,出现股骨、胫骨、腓骨弯曲形成严重膝内翻("O"形)(图 14-8)或膝外翻("X"形)(图 14-9)。患儿会坐与站立后,可致脊柱畸形;可出现扁平骨盆,女孩长大后可导致难产。

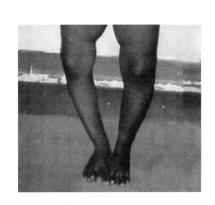

图 14-8　"O"形腿

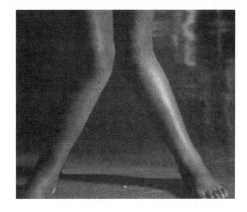

图 14-9　"X"形腿

(2)肌肉关节松弛　小儿颈项无力,坐、立、行均发育较晚,腹部膨隆成"蛙腹"。(图 14-10)

(3)神经精神发育迟缓　重症患儿条件反射形成较慢,情感、语言发育落后于同年龄小儿。

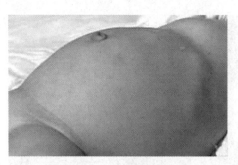

图 14-10　蛙状腹

3.恢复期

以上两期经过治疗及日光照射,临床症状和体征逐渐减轻或消失。

4.后遗症期

多见于 2 岁以后的小儿。除残留不同程度的骨骼畸形外,无任何临床症状。

(三)诊断与鉴别诊断

早期诊断、及时治疗,避免骨骼畸形的发生是本病诊治的基本原则。开展正确的诊断需要依靠 Vit D 缺乏的病因、临床表现以及血生化和骨骼 X 线的检查,应该注意到早期的神经兴奋性增高的症状没有特异性,需要结合 Vit D 缺乏相关病史仔细判断。血清 25-(OH)D 水平测定为相对最可靠的诊断标准,在早期即可明显降低,但基层医疗单位开展有限。血生化和骨骼 X 线检查可明确诊断。

注意与脑积水、甲状腺功能低下、黏多糖病、肾性佝偻病等进行鉴别。

(四)治　疗

治疗目的在于控制活动期,防止骨骼畸形。以口服 Vit D 制剂为主,还需进食富含 Vit D 的食物,如母乳、动物肝脏、蛋类等;按医嘱给予 Vit D 每日 2 000～4 000 IU,一个月之后改预防量每日 400 IU。治疗期间,还需注意供给患儿富含蛋白质和钙的食物,每天到户外活动,多晒太阳。

(五)健康教育

孕母和小儿要多到户外活动,多晒太阳,夏秋季节尽量暴露皮肤,平均每天户外活动应在 2 h 左右。提倡母乳喂养,及时添加辅食,生后 2 w 开始,小儿可以服用预防量 Vit D (400 IU/d)至 2 岁以加强预防工作。活动期佝偻病患儿尽量少到公共场合,以免出现呼吸道感染,防止骨骼畸形进一步加重,已经出现骨骼畸形可通过按摩促进肌肉组织发育以改善外观,必要时可要进行外科手术矫正。

注意预防 Vit D 中毒,严格按照治疗剂量遵照医嘱使用,不可过量以及服用治疗过久,密切观察有无食欲减退、烦躁不安、呕吐、腹泻、顽固性便秘等症状,一旦出现立刻停用,并及时就医。

小贴士

为什么胃肠道、肝胆、肾脏疾病会影响 Vit D 的吸收、转化?

1.食物中的 Vit D 是在胆汁的作用下,在小肠刷状缘经淋巴管吸收的。

2.Vit D₃ 在人体内都没有生物活性,它们贮存于肝脏、脂肪等组织内。

3.Vit D 在体内必须经肝、肾两次羟化以后,才是具有很强生物活性的 Vit D(即 1,25-(OH)₂D)

复习思考题

一、名词解释

1. 计划免疫　　2. 正常足月新生儿　　3. 肋骨串珠

你一定能做对！

二、单项选择题

1. 小儿年龄阶段的划分中，婴儿期是指（　　）

　　A. 从出生～28 d　　　　　　　　B. 出生～12 个月　　　　　　　C. 生后 13 个月～2 岁

　　D. 生后 2～3 岁　　　　　　　　E. 生后 3～5 岁

2. 小儿时期生长发育最迅速的时期是（　　）

　　A. 新生儿期　　　　　　　　　　B. 幼儿期　　　　　　　　　　　C. 学龄前期

　　D. 学龄期　　　　　　　　　　　E. 婴儿期

3. 一女孩，身高 75 cm，体重 9 kg，出牙 4 颗，刚能独走，其最有可能的年龄为（　　）

　　A. 6 个月　　　　　　　　　　　B. 9 个月　　　　　　　　　　　C. 12 个月

　　D. 15 个月　　　　　　　　　　 E. 18 个月

4. 前囟隆起且有紧张感常见于（　　）

　　A. 佝偻病　　　　　　　　　　　B. 脑部肿瘤　　　　　　　　　　C. 头小畸形

　　D. 脱水　　　　　　　　　　　　E. 脑膜炎

5. 3 个月小儿的体重按公式计算应是（　　）

　　A. 4.5 kg　　　　　　　　　　　B. 4.8 kg　　　　　　　　　　　C. 5.1 kg

　　D. 5.5 kg　　　　　　　　　　　E. 6 kg

6. 关于下列疫苗的初种时间，哪项是错误的？（　　）

　　A. 脊髓灰质炎疫苗在 2 个月以上

　　B. 卡介苗在生后 2～3 个月

　　C. 百白破混合制剂在 3 个月以上

　　D. 麻疹减毒活疫苗在 8 个月以上

　　E. 乙脑疫苗在 1 岁以上

7. 2 个月婴儿，足月平产，母乳喂养，夜间喜哭，易惊，从未预防接种，目前进行下述哪项接种是正确的？（　　）

　　A. 卡介苗和脊髓灰质炎疫苗　　　B. 卡介苗和麻疹减毒活疫苗

　　C. 卡介苗和百白破混合疫苗　　　D. 脊髓灰质炎疫苗和百白破混合疫苗

　　E. 卡介苗、百白破混合疫苗和脊髓灰质炎疫苗

8. 人乳与牛奶的最大区别是（　　）

　　A. 营养齐全　　　　　　　　　　B. 含优质蛋白质　　　　　　　　C. 含丰富氨基酸

　　D. 各种免疫因子丰富　　　　　　E. 含丰富乳糖

9. 新生儿的保暖措施应除外（　　）

　　A. 辐射式保暖床　　　　　　　　B. 热水袋　　　　　　　　　　　C. 沐浴

D. 暖箱 E. 戴绒布帽

10. 关于新生儿黄疸的治疗,下列哪项是错误的?( )

    A. 血清未结合胆红素高者可应用白蛋白

    B. 可用蓝光治疗

    C. 可应用抗生素如磺胺类和青霉素类

    D. 对于早产儿,严重感染儿应尽早治疗

    E. 应注意保暖,避免低血糖

11. 判断小儿体格发育最常用的指标是( )

    A. 动作发育能力   B. 语言发育程度   C. 智能发育水平

    D. 神经反射发育   E. 体重、身高、头围

12. 关于母乳喂养的优点不正确的是( )

    A. 营养生物效价高   B. 含饱和脂肪酸较多

    C. 含必需氨基酸比例适宜   D. Vit D 含量低

    E. 有利于婴儿心理健康

13. Vit D 缺乏性佝偻病不正确的预防措施是( )

    A. 适当多晒太阳   B. 提倡母乳喂养

    C. 孕母补充 Vit D 及钙剂   D. 及时添加辅食

    E. 早产儿 2 个月开始补充 Vit D

14. 新生儿开始排便的时间常为生后多久内?( )

    A. 24 h   B. 36 h   C. 48 h

    D. 60 h   E. 72 h

15. 足月婴儿出生时全身皮肤青紫,Apgar 评分为 3 分,查体:昏迷,反射消失,肌张力极低,心率慢,呼吸不规则,诊断为缺氧缺血性脑病,临床分度为( )

    A. 极轻度   B. 轻度   C. 中度

    D. 重度   E. 极重度

三、简答题

1. 评价儿童体格生长发育的主要指标有哪些?

2. 小儿什么时候学会坐、立、行?什么时候学会说第一个有意义的字?

3. 母乳喂养的优点有哪些?

4. 新生儿生理性黄疸和病理性黄疸各有何特点?

5. Vit D 缺乏性佝偻病的预防措施有哪些?

(橦 枫)

部分复习思考题答案

第一章　诊断学基础

1. A	2. A	3. C	4. D	5. A	6. A	7. E	8. C	9. A	10. D
11. B	12. B	13. B	14. C	15. B	16. C	17. E	18. B	19. A	20. C
21. B	22. A	23. B	24. C	25. B	26. A	27. D	28. A	29. B	30. C
31. E	32. C	33. B	34. B	35. E	36. C	37. E	38. D		

第二章　急诊医学

1. E	2. E	3. D	4. A	5. C	6. C	7. C	8. A

第三章　传染病

1. B	2. B	3. A	4. E	5. C	6. A	7. C	8. D	9. C	10. E
11. D	12. D	13. C	14. B	15. E	16. B	17. A	18. D	19. B	20. C

第四章　肿　瘤

1. D	2. E	3. A	4. D	5. C	6. A	7. A	8. A

第六章　循环系统疾病

1. A	2. D	3. C	4. C	5. C	6. C	7. C	8. B	9. E	10. B

第七章　消化系统疾病

1. D	2. C	3. D	4. A	5. D	6. E	7. A	8. B	9. A	10. D
11. B	12. A	13. A	14. C	15. A	16. B	17. E	18. B	19. B	20. D
21. B	22. D	23. A	24. B						

第八章　泌尿生殖系统疾病

1. D	2. E	3. A	4. E	5. B	6. C	7. B	8. B

第九章　血液系统疾病

1. B	2. A	3. D	4. D	5. C	6. B

第十章　内分泌及代谢障碍疾病

1. D	2. B	3. D	4. A	5. E	6. A	7. A	8. A	9. A	10. E
11. E	12. B								

第十一章　风湿性疾病

1. A	2. D	3. C	4. B	5. E	6. B	7. E	8. B

第十二章　神经系统疾病

1. A	2. B	3. B	4. E	5. E	6. E	7. B	8. C	9. B	10. D
11. C	12. D	13. B	14. A	15. C	16. E	17. E			

第十三章　妇产科疾病

1. A	2. A	3. B	4. E	5. C	6. D	7. B	8. B	9. D	10. A
11. B	12. D	13. D	14. C	15. E	16. B	17. B	18. C		

第十四章　儿科疾病

1. B	2. E	3. C	4. E	5. C	6. B	7. A	8. D	9. C	10. C
11. E	12. B	13. E	14. A	15. D					